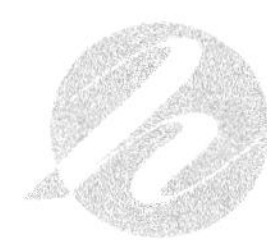

成 人 高 等 教 育 药 学 专 业 教 材

总主编 / 陈金宝 刘 强

天然药物化学

NATURAL MEDICINAL CHEMISTRY

第 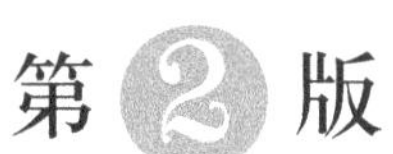 版

主 编

邱 峰

副主编

刘 涛 陈丽霞

上海科学技术出版社

图书在版编目(CIP)数据

天然药物化学 / 陈金宝,刘强总主编;邱峰主编. —2 版.
—上海:上海科学技术出版社,2017.1
成人高等教育药学专业教材
ISBN 978 - 7 - 5478 - 3278 - 3

Ⅰ.①天…　Ⅱ.①陈…②刘…③邱…　Ⅲ.①生物药—
药物化学—成人高等教育—教材　Ⅳ.①R284

中国版本图书馆 CIP 数据核字(2016)第 236160 号

天然药物化学(第 2 版)
总主编　陈金宝　刘　强
主　编　邱　峰

上海世纪出版股份有限公司
上海 科 学 技 术 出 版 社　出版
(上海钦州南路 71 号　邮政编码 200235)

上海世纪出版股份有限公司发行中心发行
200001　上海福建中路 193 号　www.ewen.co

字数 520 千字　　　　印张:20.25
2011 年 9 月第 1 版
2017 年 1 月第 2 版　2017 年 1 月第 7 次印刷
ISBN 978 - 7 - 5478 - 3278 - 3/R · 1241
定价:58.00 元

本书如有缺页、错装或坏损等严重质量问题,
请向工厂联系调换

编 委 会

主 编

邱　峰

副主编

刘　涛　陈丽霞

编 委　（以姓氏笔画为序）

于丽丽（辽宁医学院）

王　宇（中国医科大学）

王莉宁（天津中医药大学）

刘　涛（中国医科大学）

李　宁（沈阳药科大学）

李行诺（浙江工业大学）

邱　莉（广西医科大学）

邱　峰（天津中医药大学）

张　雪（沈阳药科大学）

陈丽霞（沈阳药科大学）

赵芬琴（河南大学）

赵启铎（天津中医药大学）

赵　烽（烟台大学）

靳　鑫（中国医科大学）

秘 书

王莉宁（天津中医药大学）

再 版 前 言

　　成人高等教育医学系列教材出版发行已经 6 年有余了。该系列教材编排新颖，内容完备，版式紧凑，注重实践，深受学生和教师好评，在全国成人医学高等教育中发挥了一定作用。为了适应发展需要，紧跟学科发展动向，提升教材质量水平，更好地把握 21 世纪成人高等教育医学内容和课程体系的改革方向，使本系列教材更有利于夯实能力基础、激发创新思维、培养合格的医学应用型人才，故决定对其进行全面修订。

　　再版系列教材将继续明确坚持"系统全面、关注发展、科学合理、结合专业、注重实用、助教助学"的编写原则，分析不足，丰富内容，完善体系，在保持原教材优点的基础上，删去了一些叙述偏多的与各学科交叉的内容，充实和更新了一些新知识、新技术、新工艺和新方法，使其能充分发挥助教助学的功能，真正成为课程的载体、师生的益友。

　　本系列教材每章仍由三大部分组成：第一部分是导学，告知学生本章需要掌握的内容和重点难点，以方便教师教学和学生有目的地学习相关内容；第二部分是具体教学内容，力求体现科学性、适用性和易读性的特点；第三部分是复习题，便于学生课后复习，其中选择题和判断题的参考答案附于书后。

　　本系列教材包括成人高等教育基础医学教材、成人高等教育护理学专业教材和成人高等教育药学专业教材，使用对象主要为护理学专业及药学专业的高起本、高起专和专升本三个层次的学生。其中，对高起本和专升本层次的学习要求相同，对高起专层次的学习要求在每章导学部分予以说明。本套教材中的一些基础课程也适用于其他相关医学专业。

　　除了教材外，我们还将通过中国医科大学网络教育平台（http://des.cmu.edu.cn）提供与教材配套的教学大纲、网络课件、电子教案、教学资源、网上练习、模拟测试等，为学生自主学习提供多种资源，建造一个立体化的学习环境。

　　本系列教材的再版发行再一次得到了以中国医科大学为主，包括沈阳药科大学、天津中医药大学、辽宁中医药大学、辽宁省肿瘤医院等单位专家的鼎力支持与合作,对于他们为此次修订工作做出的巨大贡献,谨致深切的谢意。

由于整体修订,工程巨大,任务繁重,在教材修订中难免存在一些不足,恳请广大教师、学生和读者惠予指正,使本套教材更臻完善,成为科学性更强、教学效果更好、更符合现代成人高等教育要求的精品教材。

陈金宝　刘　强

2016 年 6 月

再 版 说 明

　　《天然药物化学》教材为适应成人高等教育的教学要求而编写，旨在达成成人教育的培养目标，主要针对在职应用人才的培养，重点在于提高学生分析问题和解决问题的能力。本教材的编写内容力求做到深入浅出、循序渐进，使全书紧密衔接、融会贯通。注重理论联系实践，通过引用临床用药的经典案例及药典中的具体实例，让学生将理论知识与实际应用联系起来。为了适应"以教师为主导、以学生自主学习为主"的教学模式，每一章正文内容之前有导学部分，告诉学生这章的重点、难点，以及对专科学生的要求；正文内容之后附有相对应的练习题，让学生能够及时检查自己的学习效果，更扎实地掌握学习内容，书末附有答案。

　　本教材实行主编负责制，按照专业特点分工编写修订，书稿完成后由主编进行审定。本教材的第一章由张雪、邱峰编写修订，第二章由刘涛、李行诺编写修订，第三章由赵启铎编写修订，第四章由赵烽编写修订，第五章由陈丽霞、靳鑫编写修订，第六章由赵芬琴、于丽丽编写修订，第七章由王莉宁编写修订，第八章由李宁、王宇编写修订，第九章由邱莉、邱峰编写修订。其中，邱峰担任主编，刘涛、陈丽霞担任副主编，王莉宁担任秘书。

　　本教材的全部内容为本科学生使用，以下章节对专科生不做要求：第一章第二节（天然产物化学成分的生物合成）中的主要的生物合成途径；第二章第四节（糖和苷类化合物的理化性质）中的苷类化合物乙酰化裂解、碱催化水解、酶催化水解和过碘酸裂解反应的基本原理和应用；第三章第一节（概述）中的苯丙素类化合物的生物合成途径，以及第三节（香豆素类）和第四节（木脂素类）中的香豆素类和木脂素类化合物的紫外光谱特征；第四章第四节（检识）中醌类化合物的色谱法检识；第五章第二节（结构与分类）中的黄酮类化合物的生物合成途径，以及第四节（黄酮类化合物的检识）中紫外光谱法检识；第六章第一节（概述）中的萜类化合物的生物合成途径及第四节（检识）中的皂苷的光谱检识；第七章第三、第四节

（强心苷、甾体皂苷）中的强心苷、甾体皂苷的紫外光谱特征及结构与生物活性的关系；第八章第一节（概述）中的生物碱的分布、命名、主要生物合成途径和部分代表化合物的结构，以及第六节（生物活性）中的一些来源于生物碱的临床用药；第九章第二节（结构与分类）中的鞣质的结构特征及分类依据。

　　由于编者学术水平和编写能力有限，不当之处在所难免，敬请使用本书的广大师生和读者予以批评指正。

《天然药物化学》编委会

2016 年 7 月

目　录

总　论

导　学

内容及要求

掌握天然药物常用的提取和分离方法的原理、特点；各类吸附剂的特点。熟悉天然药物化学的概念、研究范围、研究目的和任务；天然化合物的主要生物合成途径。了解天然药物化学的发展概况；天然药物研究开发的程序和方法。

重点、难点

重点是天然药物化学的研究目的和意义；溶剂提取法的原理、分类和应用；硅胶、聚酰胺、大孔吸附树脂和凝胶色谱法的原理和应用。难点是根据不同提取方法的优缺点和适用对象制定有针对性的提取方案；硅胶吸附色谱法、硅胶分配色谱法的原理和应用。

专科生的要求

掌握天然药物常用的提取和分离方法的原理、特点；各类吸附剂的特点。熟悉天然药物化学的概念、研究范围、研究目的和任务。了解天然药物化学的发展概况；天然药物研究开发的程序和方法。

第一节　绪　论

一、天然药物化学研究的内容及意义

人类应用天然药物有着悠久的历史。自古以来，在人类获取食物和与疾病做斗争的过程中，通过以身试药和历代经验积累，逐渐发展形成了具有各民族和区域特色的天然药物，为人类的繁衍昌盛做出了巨大的贡献。在世界范围内"回归自然"和"绿色运动"潮流兴起的今天，天然药物更加受到关注。

（一）天然药物化学的概念和研究内容

天然药物通常指来源于自然界中的具有防治疾病作用的药物，可以是单一化学成分，也可以是

多组分物质，其来源包括植物、动物、矿物和微生物。天然药物化学（natural medicinal chemistry）是运用现代科学理论、方法和技术研究天然药物中化学成分，寻找防治疾病的活性物质或有效成分的一门学科。其研究内容主要包括各类天然药物化学成分（主要是生理活性成分或药效成分）的结构特征、物理化学性质、提取分离和纯化方法、结构鉴定、生物合成途径，以及有效成分的半合成或全合成、结构修饰改造和构效关系等。

天然药物是一个广义的概念，具有悠久用药历史的中药、植物药均属于天然药物的范畴。天然药物是药物的重要组成部分，天然药物之所以能够防治疾病，其物质基础在于所含的有效成分。然而天然药物的化学成分多数极其复杂，一种天然药物往往含有结构、性质不尽相同的多种成分，但并不是所有成分都具有防治疾病的作用。天然药物中所含有的化学成分通常被划分为有效成分、有效部位和无效成分或杂质。有效成分一般指天然药物中经动物试验验证或临床上能够起到防治疾病作用的化学成分。有效部位一般指天然药物中经动物试验验证或临床上具有防治疾病作用的一类或几类化学成分组成的混合物，它们可以是诸如总生物碱、总皂苷等某一大类成分，也可以是经提取分离得到的某个极性部分。而与有效成分共存的其他成分则一般视为无效成分。如中药甘草（*Glycyrrhiza uralensis* 的根及根茎）含有甘草酸等多种皂苷类及黄酮类、淀粉、纤维素、草酸钙等成分。甘草酸（glycyrrhizin）具有抗炎、抗过敏、治疗胃溃疡等作用，被认为是甘草的代表性有效成分。在以甘草为原料的制剂中，应以有效成分甘草酸为指标性成分进行质量控制。而甘草中含有的淀粉、纤维素、草酸钙等则是无效成分或者杂质，在加工过程中应设法除去，以得到有效成分。需要强调指出的是：

（1）在中草药及其他天然药物中，真正搞清有效成分的品种并不多，多数情况下获得的只是经过体内或体外生物活性试验证明对机体具有一定生理活性的成分。它们并不一定是真正代表天然药物临床疗效的有效成分。

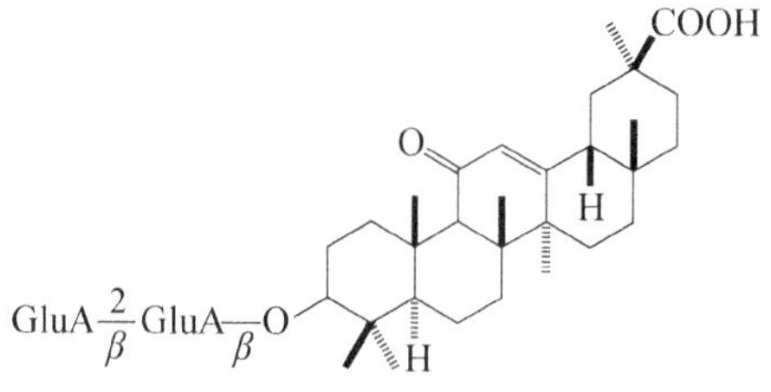

甘草酸

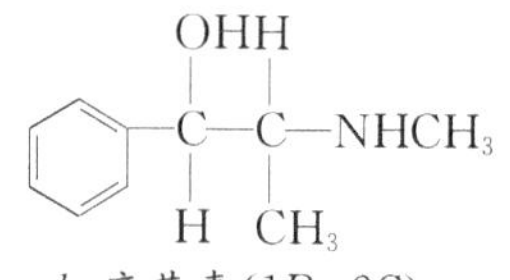

l-麻黄素（1*R*, 2*S*）
d-伪麻黄素（1*S*, 2*S*）

（2）一种天然药物往往含有多种有效成分，故可有多种临床用途。例如，中药麻黄中含有麻黄碱（*l*‐ephedrine）、伪麻黄碱（*d*‐pseudoephedrine）等多种有机胺类生物碱，其中麻黄碱具有平喘、解痉作用，而伪麻黄碱则有升压、利尿作用，是麻黄中具有不同药理作用的有效成分。又如中药鸦片中的吗啡（morphine）具有镇痛作用，罂粟碱（papaverine）具有解痉作用，而可待因（codeine）具有止咳作用，这3种不同作用的有效成分，分别代表了鸦片不同的临床用途。

（3）有效成分和无效成分的划分是相对的，"有效"的概念针对的是某种特定疾病的治疗作用，同类成分在不同中药中的情况可能完全不同。如鞣质，在多数中药中被认为是无效成分，尤其在中药注射剂中，因能聚合产生沉淀使患者疼痛难忍而属于毒副作用成分，在生产中应尽量除去。但在地榆、大黄、五倍子等中药中，它们又是具有收敛、止血和抗菌消炎作用的有效成分。而且，随着研究的不断深入，一些原来认为的无效成分的药理作用被不断发现，如鹧鸪菜中的氨基酸具有驱虫活性，天花粉中的蛋白质具有引产活性，香菇中的多糖具有协同抗肿瘤活性。

（4）天然药物中的一些无效成分，虽然本身没有特定的疗效，但有的可能起到减毒增效的作用，有的可能有利于有效成分的溶出或中药制剂的稳定,在研究中同样不可忽视。

吗啡　　　　　　　　　罂粟碱　　　　　　　　　可待因

(二) 天然药物化学在药学研究中的作用与地位

1. 寻找先导化合物,研究开发新药　　天然药物是人类预防和治疗疾病的重要物质来源,不仅世界各国传统医学中使用的药物均属于天然药物,即使现代医学临床应用的许多化学药物最初也是从药用植物中开发出来的,如吗啡、奎宁、利血平、青霉素、长春碱、紫杉醇等。纵观国内外创新药物的研制可以看出主要有 3 种途径:①从天然药物中寻找有效成分,直接开发成新药;②以活性成分作为先导化合物(leading compound),经过结构修饰制备有效衍生物,从中发现新药;③根据活性成分的结构进行人工设计或人工合成。如青蒿素(qinghaosu, arteannuin, artemisinin)是我国科学家从菊科植物黄花蒿(*Artemisia annua* L.)中分离得到的抗恶性疟疾的有效物质,具有高效低毒的特点,但在水和油中均难溶解,生物利用度低,影响其发挥治疗作用。经过结构修饰和改造,相继开发成功双氢青蒿素(dihydroarteannuin)、蒿甲醚(artemether)和青蒿琥珀酸单酯(artesunate),现已有多种制剂用于临床,为人类健康做出了重要贡献。又如早期由南美洲古柯树叶中分离得到的可卡因(cocaine)具有局部麻醉作用,但毒性大,且有成瘾性,其水溶液在制剂过程中常因加热消毒导致水解而失效。经过结构改造,获得了优良的局部麻醉药物普鲁卡因(procaine)。

青蒿素　　　　　　双氢青蒿素　　　　　　蒿甲醚　　　　　　青蒿琥珀酸单酯

可卡因　　　　　　　　　　　　　　　　普鲁卡因

在寻找新的先导化合物或开发新药的过程中,植物依然是天然药物化学研究工作者主要的研究对象。世界范围内高等植物约有 50 万种,药用植物约有 14 500 种,其中仅约 5% 的高等植物进行过药理筛选。我国幅员辽阔,复杂的地形、地貌特征和气候条件孕育生长了大量珍贵的生物资源,已证实的药用植物约有 11 800 种,其中不少为我国特有植物,为发现生物活性成分、筛选先导化合物提供了极其有利的自然条件。我国各民族在长期与疾病做斗争的过程中,积累了宝贵的医学经验,传统中药、民族药、民间药是祖国医药学的重要宝库,从中研究开发新药的前景广阔。

海洋占地球表面积的 71%,其中蕴藏着极为丰富的生物资源。海洋生物高压、高盐、低温、缺氧、低营养、无光照的生长环境,使其次级代谢产物往往具有不同于陆生生物的独特新颖的化学结构,并体现出各种各样的生物学活性,成为一个潜在的巨大药物宝库。近年来,对海洋药物的研究日益增加,已逐渐成为天然药物研究的热点领域。此外,从微生物等天然资源中寻找生物活性成分或先导化合物也是天然药物化学工作者关注的热点。

除了从天然药物中发现生物活性成分或先导化合物,开发成单一成分的药物外,从天然药物、特别是中药中开发有效部位新药也是天然药物化学工作者重要的研究任务和方向。有效部位药物不仅仍然具有传统中药多成分、多靶点、多途径协同作用发挥药效的特点,而且经过精制,除去无效成分,药理作用和临床疗效增强,服用剂量降低,达到了化学成分相对清楚、质量稳定可控的目的,符合中药现代化的发展趋势。

2. 探索天然药物防治疾病的物质基础及作用机制　应用天然药物化学的研究方法与技术可以探索包括中药在内的天然药物预防和治疗疾病的物质基础,即相应的生物活性成分。研究方法有很多,目前较为常用的是针对某种疾病选择合适的生物活性筛选体系,在其指导下综合运用现代提取分离和结构鉴定技术追踪分离获得有效成分,进而采用药理实验或体外分子生物学实验阐明有效成分的作用机制。在此基础上,可以进一步研究有效成分的化学结构和生物活性之间的相关性,还可以应用现代科学技术,观察有效成分在体内的吸收、分布、代谢和排泄过程。中药和天然药物中的成分,由于具有比化学药更好的生物顺应性,在体内更易发生代谢,一些情况下其代谢产物才是真正的活性成分。如黄芩苷在体内水解成黄芩素后才可吸收,番泻苷在体内真正发挥作用的是其代谢产物大黄酸蒽酮。上述工作不仅对探索中药、天然药物防治疾病的作用基础和作用机制具有重要意义,还将有助于推动拥有自主知识产权的新药研究与开发。

中药复方是中医药防治疾病的主要手段,是在中医理论的指导下配伍组合而成,强调整体调节作用,其疗效在长期临床实践中已得到充分验证。研究复方中的药效物质是中药复方研究的核心,采用现代细胞、分子和基因水平的研究方法探索中药复方不同化学层次的配伍规律、药效和作用机制,将有助于揭示中药复方多成分、多靶点、多途径协同作用防治疾病的科学内涵,使其达到安全、有效和质量可控。

3. 开辟中药和植物药新资源　随着我国医疗卫生事业的发展,中药的需求量日益增大,供需矛盾导致的过度采伐造成一些中药材资源严重匮乏,甚至有濒临灭绝的危险。通过天然药物化学的研究方法,确定某种中药材所含的有效成分,就可以根据有效成分的化学结构和性质,在其他植物中寻找该成分,从而获得临床用药和工业生产的代用品,开辟新的药用资源。如具有抗菌消炎作用的小檗碱(黄连素),最初是从毛茛科植物黄连中发现的,但黄连资源较为紧缺、供不应求,后来发现小檗科的三颗针、芸香科的黄柏等植物中也含有此成分。因此,三颗针等成为制药工业上提取小檗碱的主要原料。

4. 解决中药现代化的关键问题　我国是中药大国,中药材拥有量居世界之首,但中成药及制剂在国际医药市场的占有率却很低,主要是中药材的出口。而国外以我国药材为原料生产的"洋中药"在我国的销售却呈逐年增加的趋势。究其原因,我国传统中药药效成分复杂、制剂质量不稳定、剂型服用不便等问题有待解决。天然药物化学的学科知识在与上述问题相关的中药质量控制、中药炮制、中药制剂、中药资源开发及品质评价、药材规范种植(GAP)等各个领域的研究中发挥着举足轻重的作用。

天然药物防病治病的作用,取决于有效成分的存在及其含量的多少,而含量又受其品种、产地、采收季节、贮存条件等因素的影响,其结果又会影响到临床疗效。如汉防己中的有效成分生物碱的含量与产地有关,北京地区出产的汉防己中生物碱的含量为 1%,而浙江出产的汉防己中生物碱的含量可达 $2\% \sim 3\%$。若仅以药材的重量作为标准,而不考虑有效成分的含量,必然难以保证制剂质量和临床疗效。若从天然药物中分离出有效成分作为对照品,对药材进行定性和定量测定,则可有效控制制剂的质量，确保临床疗效。如银黄注射液，由金银花和黄芩两味中药提取的有效部位配制而成，其质量控制方法为测定制剂中绿原酸（金银花中的有效成分之一）和黄芩苷（黄芩中的有效成分之一）的含量。

中药炮制是根据中医临床用药理论和药用配制的需要，将药材进一步加工的传统技术，是祖国医药遗产的重要组成部分，其目的是消除和降低药物的毒性和副作用，改变药性，提高疗效。但传统炮制法没有客观标准可循，往往不同操作的人有不同的经验和方法，所得产品很难一致。如中药黄芩，因其有小毒，需炮制后再作药用，炮制方法有冷浸法和热蒸法两种。药理实验表明，热蒸法的疗效优于冷浸法，其原因为有效成分黄芩苷在冷浸法炮制时容易被存在于同一植物中的酶水解为苷元，水解后苷元又容易被氧化变为带有绿色的物质，使其药理作用降低。因此黄芩的炮制以热蒸为宜，可破坏其共存酶的活性，使药材保持黄色为佳，并使药材软化容易切片，天然药物化学的研究结果为黄芩的炮制提供了科学依据。

中药的传统剂型，如丸、散、膏、丹、汤剂等，虽然几千年来在保障我国人民健康方面发挥了巨大的作用，但已不能完全适应现代临床应用的需要。应在研究天然药物有效成分的基础上，对其进行提取分离、去粗取精，加工成现代药物剂型，如片剂、胶囊剂、注射剂等，从而满足临床用药安全、高效、便携、易服的需要。

二、天然药物化学发展概况

早在公元前，四大河流域文化发达地区的人民就开始了应用天然药物的漫长历史，经过不断的尝试和世代的积累、发展，在天然药物应用方面获得了丰富的经验，保留下来很多宝贵的医药学遗产。

（一）天然药物化学的产生和发展

人类应用天然药物的历史可谓源远流长。早在公元前 2600 年，两河流域的苏美尔人最早以楔形文字记载了用作药物的 30 种动物、植物和矿物。欧洲草药医学的创立者之一戴奥斯柯瑞迪（Pedanius Dioscorides）出版的《药物学》一书，收载了 600 种药用植物并记录了相应的采集、储存和使用方法，成为欧洲早期重要的医药经典著作。我国数千年前就有神农尝百草的传说；汉代的《神农本草经》记载了 365 种药物，其中主要是植物药、动物药和矿物药；明代李时珍整理编写的《本草纲目》共 52 卷，收载了 1 892 种草药；清代赵学敏的《本草纲目拾遗》又补充了 1 021 种，对东南亚、日本等国的草药研究也产生了深远的影响。传统医药学的产生和发展对天然药物化学的产生起到了关键作用。

18 世纪后期，瑞典化学家舍勒从多种植物中分离得到酒石酸等多种有机酸，促成了天然有机化学和植物化学的形成。19 世纪初德国药剂师 Sertürner 从鸦片中首次分离出单体化合物吗啡，开创了从天然药物中寻找活性成分的先河，也是天然药物化学初级阶段开始形成的标志。随着有机化学和天然药物化学的逐步发展，诸如吐根碱、马钱子碱、士的宁、奎宁、麻黄碱、咖啡因、阿托品、洋地黄毒苷和苦杏仁苷等具有生物活性的单体化合物陆续从植物中被发现。

20 世纪 50 年代，磺胺类化合物等合成药物得到爆发性发展，使这一时期成为化学合成药物的黄金时代，而天然药物化学研究进入低潮。然而，一些较严重的药源性药害不断涌现，其中影响最大的是 20 世纪 60 年代初震惊世界的德国"反应停"事件，造成万例以上的短肢畸胎。当年的"反应停"是酞胺哌啶酮（thalidomide）的外消旋化合物，用以治疗妊娠呕吐，随后的研究发现其 R 型异构体具有良好的镇静和止吐作用，而 S 型异构体则具有强烈的致畸作用。由此，各国纷纷加强药品监管，严格要求新药研究中的毒性实验，导致新药上市数量急剧减少，研究费用增加，于是人们开始重新重视经千百年临床实践检验的天然药物。在这一时期，青霉素的偶然发现和成功上市不但扩大了天然药物的研究范围，同时也加快了其发展速度。

1952 年从印度民间草药蛇根木(*Rauwolfia serpentina*)的根中发现了具有较高治疗指数的降压药利血平(reserpine),1954 年确定其结构,1956 年完成全合成,被认为是现代天然药物化学研究和兴盛的开始。1958 年美国科学家从长春花(*Catharanthus roseus*)中发现了具有抑制肿瘤细胞微管聚合活性的长春碱(vinblastine),随后又发现了长春新碱(vincristine),1963 年投入市场,给美国制药企业带来了 3 000 万美元的年销售收入。1969 年美国科学家从太平洋红豆杉(*Taxus brevifolia*)中分离得到紫杉醇(taxol),1971 年确定结构,1992 年美国 FDA 批准其用于临床治疗卵巢癌和乳腺癌,紫杉醇被誉为 20 世纪最令人瞩目的抗肿瘤药物。

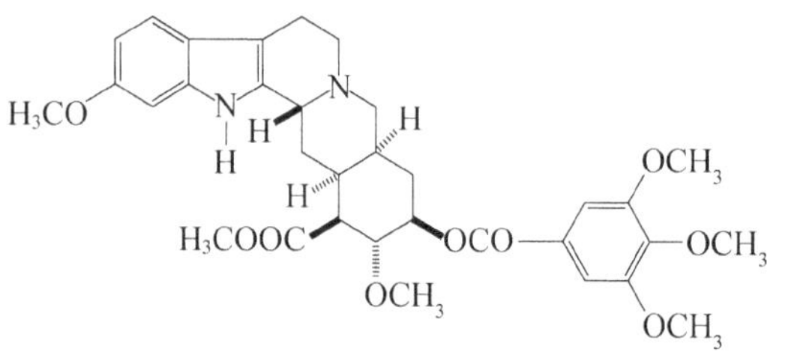

利血平

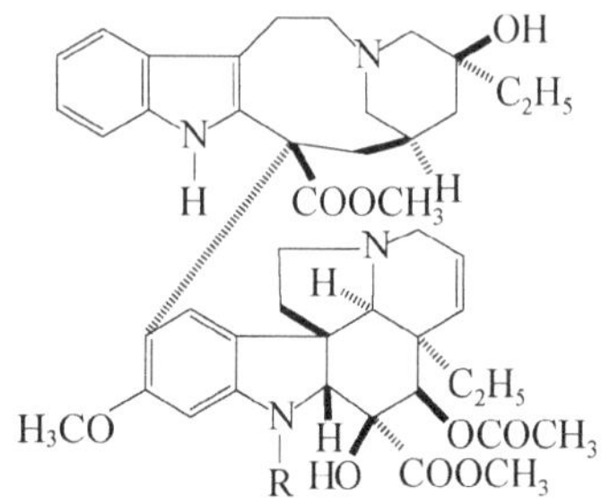

长春碱　　R＝ CH₃
长春新碱　R＝ CHO

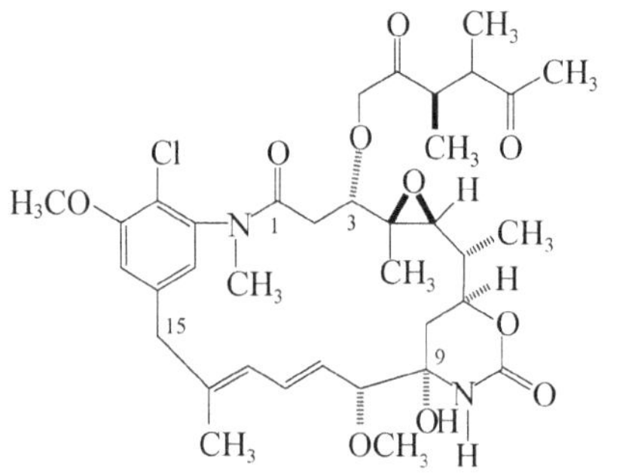

美登碱

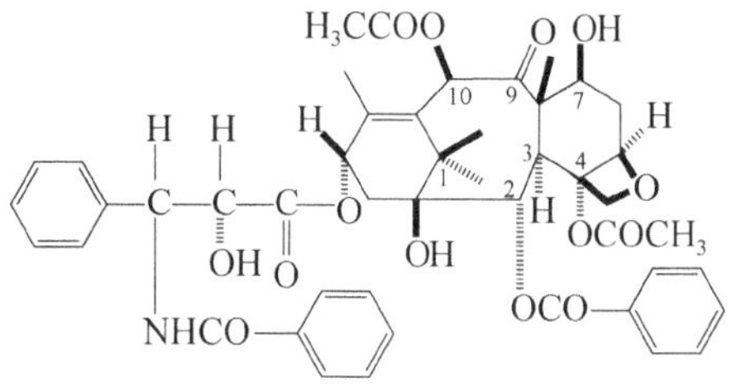

紫杉醇

（二）我国天然药物化学发展概况

我国历代本草著作中记述着许多关于中药、天然药物化学的实践,知识极为丰富。如明代李挺的《医学入门》(1575 年)记载了用发酵法从五倍子中制备没食子酸的全过程,是世界上最早制得的有机酸,比瑞典化学家舍勒的发明早两百多年。又如关于樟脑的记载在我国最早见于 1170 年洪遵的《集验方》一书,《本草纲目》中很详细地记载了用升华法制备、纯化樟脑的过程,后由马可波罗传到欧洲,而欧洲直到 18 世纪下半叶才分离出樟脑纯品。由此可见,古代中国的医药化学与其他自然科学一样,在世界处于领先地位,故有"医药化学源于中国"的高度评价。

尽管我国中医药理论博大精深、蕴含丰富并且有着悠久的历史,但直到 20 世纪 20 年代我国天然药物化学先驱赵承嘏先生等科学家才开始运用近代化学方法研究中药、天然药物,先后对延胡索、防己、贝母等多种中药中的有效成分进行研究,其中成就最大的是对麻黄碱的研究。1923 年,我国现代药理学先驱陈克恢先生从麻黄(*Ephedra sinica*)中分离出麻黄碱纯品,并通过药理作用和临床疗效的研究证实其具有平喘作用,使麻黄碱成为世界范围治疗哮喘病的常用药物,同时奠定了我国天然麻黄碱制药工业的基础。在最初的三四十年中,我国科学家虽然在中草药有效成分和药理作用方面开展了一些艰苦的工作,但突破性成果不多。

中华人民共和国成立后，"中西医药结合创造新医学、新药学"和"中药现代化"的号召推动了天然药物化学进入蓬勃发展的新时代。一方面，我国科学家利用丰富的药用植物资源生产出麻黄素、芦丁、洋地黄毒苷、小檗碱等天然化学药物。另一方面，逐步实现了地高辛、阿托品、长春碱、长春新碱等依赖于进口的药物的自给自足；对于合成激素的原料药薯蓣皂苷元，则不仅满足了国内需求，还有大量出口。在天然创新药物的研发方面，从民间草药中开发出岩白菜素、川楝素、鹤草酚、羟基喜树碱等；利用我国传统中草药研制出青蒿素、三尖杉酯碱、山莨菪碱、齐墩果酸、石杉碱甲等；还通过结构修饰和改造生产出常咯啉、联苯双酯等，对我国创新药物的发展产生了深远的影响。此外，我国的黄连素、延胡索乙素、山莨菪碱、天麻素、咖啡因等一些天然药物已经能够实现工厂半合成、全合成供药。

（三）天然药物化学研究的发展趋势

随着现代科学技术的进步，天然药物化学得到了长足的发展。过去，一个天然化合物从天然药物中分离、纯化，到确定结构需要很长的时间。测定一个化合物的结构时，往往需要用化学方法进行降解或制成适当衍生物进行比较才可能确认。因此对样品的需求量较大，一般需要至少几百毫克甚至几克的纯化合物，十几毫克乃至几十毫克的物质往往难以确定结构。以吗啡为例，1804～1806 年由德国学者发现，1925 年提出结构，1952 年人工合成，其间经历了约 150 年的时间。近几十年来，随着各种新的色谱学分离技术和光谱学分析鉴定方法不断被发现和利用，天然药物化学的研究速度和水平得到了很大的提高。仅以生物碱类成分为例，从吗啡分离出来到确定结构的 150 年间发现生物碱的总数为 950 种，1952～1962 年 10 年间发现的新生物碱的数目为 1 107 种，而 1962～1972 年发现新生物碱 3 443 种，又是前 10 年的 3 倍，1972～1987 年发现新生物碱 4 500 多种，2001 年报道从天然界（植物、动物、霉菌、细菌、海洋生物和微生物）分离得到约 26 900 多种生物碱。

色谱技术的发展极大地推动和加快了复杂天然产物的分离纯化进程，过去由于技术手段限制研究甚少的水溶性成分、不稳定成分、微量成分以及生物体内源性生理活性物质的研究方法日趋成熟，一些具有较强生物活性的物质逐渐被发现。如人参和三七中的环肽，可能是一类新型活性成分；大蒜水溶性成分的研究，可为动脉粥样硬化疾病的新药研究提供先导化合物。而蚕蛾醇（bombykol，$10E,12Z$ - hexadiene - 1 - ol）的分离鉴定可以作为超微量生理活性物质研究的一个典型例子。研究者从 50 万只蚕蛾中才得到 12 mg 的蚕蛾醇 NABS 衍生物，这种雌性信息素 10^{-10} μg/ml 的超微量浓度即对蚕的雄性成虫具有明显的诱引活性。

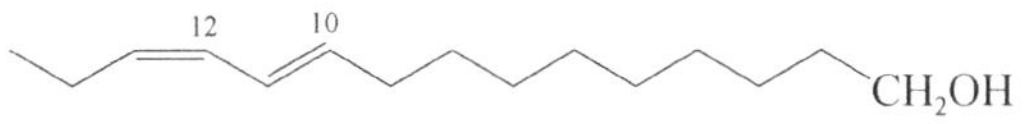

$$\text{（12 位、10 位 双键的十六碳二烯醇结构）}\quad CH_2OH$$

蚕蛾醇

在天然化合物的结构鉴定中，随着高分辨质谱（HR - MS）、二维核磁共振（2D - NMR）、X 射线单晶衍射等在仪器性能和测试技术方面的不断完善，化学方法已降至次要地位，成为辅助手段，只需要几毫克的样品量就可以借助仪器完成结构测定工作。分子量在 1 000 以下的大多数天然化合物甚至单用 NMR 技术就可以决定其结构。有的微量成分，分子量虽然很大，结构也相当复杂，但如果能够培养好的单晶，单独采用 X 射线单晶衍射的方法就可以确定其分子结构。沙海葵毒素（palytoxin）的结构确定就是一个典型的例子，沙海葵毒素分子式 $C_{129}H_{223}N_3O_{54}$，平均分子量高达 2 680，含有 64 个不对称碳原子，如此复杂的庞大分子，从 1974 年分离得到纯品（60 kg 原料得到几毫克）到 1981 年确定其平面结构仅用了不到 10 年的时间。

在自然界蕴含的生物资源中寻找天然药物或先导化合物始终是天然药物化学研究的重点领域，结构新颖的活性天然化合物一直是创新药物先导化合物的主要来源之一。现代分离纯化和结构鉴定

沙海葵毒素

技术与高通量活性筛选技术相结合应用于天然药物化学研究，改变了传统的天然药物化学研究模式，加快了天然药物的研究步伐。对活性天然化合物进行结构修饰、改造和构效关系研究也是创新药物研究的重要环节。临床上应用的许多药物都是以新颖结构的活性天然产物为先导物，经过结构改造获得的结构优化产物。如氢化可的松经结构修饰发展出了一系列弱、中、高和强效的甾体激素类药物；喜树碱由于毒性大不便应用，其衍生物 10-羟基喜树碱则毒性降低，临床用来治疗肝癌和头颈部肿瘤等。

现代科学技术的进步和多学科理论方法的交叉渗透、综合运用，促使目前天然药物化学的研究速度明显加快，研究水平迅速提高，研究深度和广度日益加强。研究对象从传统的陆生动、植物向海洋生物、微生物、生物体内源性生理活性物质等延伸，从单一中药或天然药物向中药复方扩展，从主成分向微量、超微量成分深入；研究范围从传统的萜类、生物碱类、甾体类等小分子结构的化合物向聚醚类、大环内酯类、多肽类等结构复杂的大分子化合物延伸，从脂溶性成分向水溶性成分拓展；研究方法由单纯化学成分研究发展为生物活性为导向寻找生物活性物质或先导化合物的研究。相信随着现代分离、结构鉴定和生物活性测试技术的飞速发展以及国家、地区、民族间文化交流的扩大，我国的天然药物化学研究必将取得更加丰硕的成果，为我国的新药创制和中药现代化做出重要的贡献。

第二节　天然产物化学成分的生物合成

天然药物所含化学成分复杂多样，随着研究的不断深入，人们发现天然化合物的结构之间具有一定的规律性，各类天然产物在生物体内是经几种共同的生物合成途径代谢而成的。探讨和研究天然产物化学成分的生源途径和形成规律对于整理天然药物化合物类群、发现先导化合物和天然药物资源的可持续发展都具有重要的意义。下面以植物中的有机化合物为例进行介绍。

一、一次代谢与二次代谢

植物体内存在的物质代谢与生物合成过程见图 1-1。在代谢过程中，绿色植物中的叶绿素可以通过光合作用将二氧化碳和水合成为糖类，并放出氧气。生成的糖类进一步通过不同的途径（五碳糖磷酸途径及糖分解途径）代谢，产生三磷酸腺苷（ATP）及辅酶Ⅰ（NADPH）等维持植物机体生命必需的物质，以及丙酮酸（pyruvic acid）、磷酸烯醇式丙酮酸（PEP）、赤藓糖-4-磷酸（erythrose-4-phosphate）、核糖等。核糖为合成核酸的重要原料；磷酸烯醇式丙酮酸和赤藓糖-4-磷酸可进一步合成莽草酸（shikimic acid）；丙酮酸经过氧化、脱羧后生成乙酰辅酶 A（acetyl CoA），再进入三羧酸（TAC）循环，生成一系列的有机酸及丙二酸单酰辅酶 A（malonyl CoA，合成脂质的重要原料）等，并通过反应得到一系列氨基酸（合成含氮类化合物的重要原料）。上述过程几乎存在于所有的绿色植物中，对维持植物生命活动来说是不可缺少的，习惯称之为一次代谢过程。糖、蛋白质、脂质、核酸等对植物机体生命活动来说不可缺少的物质，则称为一次代谢产物（primary metabolites）。

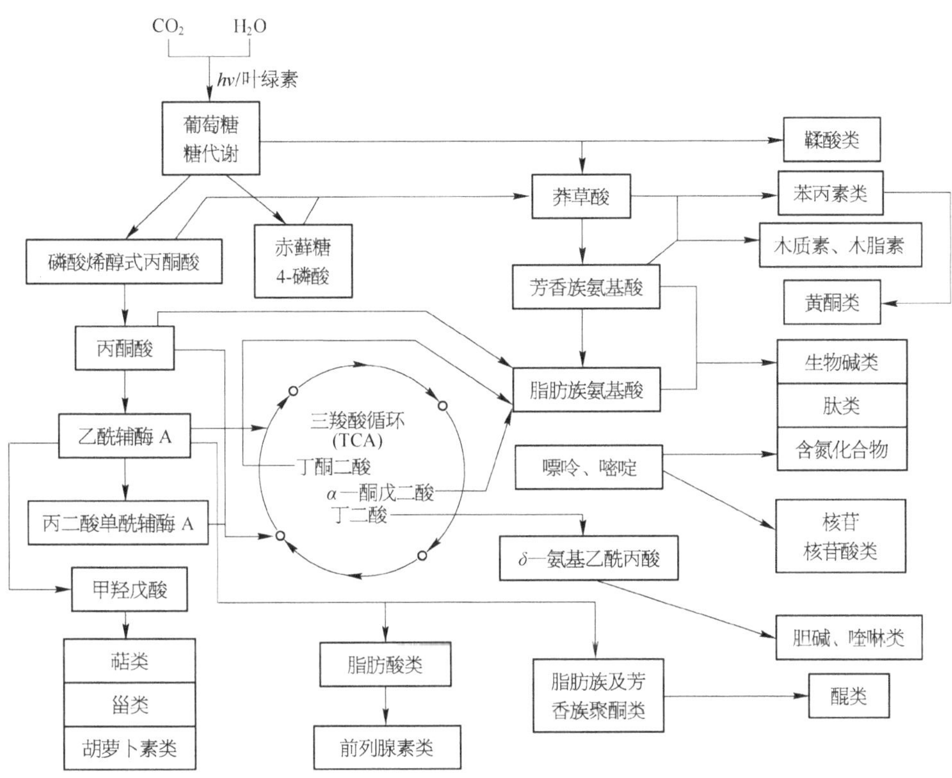

图 1-1 植物体内的物质代谢与生物合成过程

代谢过程到此并没有停止，在特定的条件下，一些重要的一次代谢产物，如乙酰辅酶 A、丙二酸单酰辅酶 A、莽草酸及一些氨基酸等作为原料或前体物，又进一步经不同的代谢过程，生成如生物碱、黄酮、萜类等化合物。这一过程并非在所有的植物中都能够发生，对维持植物生命活动来说不起重要作用，故称之为二次代谢过程，生物碱、黄酮、萜类等化合物则称之为二次代谢产物（secondary metabolites）。二次代谢产物不仅具有维系植物形态特征的作用，而且由于它们的结构千变万化，又多具有明显的生物活性，因而成为天然药物化学的主要研究对象，也是活性先导化合物的主要资源。

二、主要的生物合成途径

虽然从自然界得到的化合物数目众多，结构复杂多样，但仔细分析可以发现它们均是由一定的基本单位按不同方式组合而成。

常见的基本单位类型如下。

C_2 单位（乙酸单位）：如脂肪酸、酚类、苯醌等聚酮类化合物。

C_5 单位（异戊烯单位）：如萜类、甾体类等化合物。

C_6 单位：如香豆素、木脂素等苯丙素类化合物。

氨基酸单位：如生物碱类化合物。

复合单位：由上述单位复合构成。

下面介绍几种天然产物的主要生物合成途径，这些途径大多数已采用同位素示踪试验得到了证实。

（一）乙酸-丙二酸途径

乙酸-丙二酸途径（acetate - malonate pathway，AA - MA 途径）是生物合成的主要途径之一，脂肪酸类、酚类、蒽酮类等物质均由这一途径生成。

1. 脂肪酸类　天然饱和脂肪酸类均由 AA - MA 途径生成。这一过程的出发单位是乙酰辅酶 A，起延伸碳链作用的是丙二酸单酰辅酶 A，碳链的延伸由缩合和还原两个步骤交替而成，得到的饱和脂肪酸均为偶数（图 1 - 2）。碳链为奇数的脂肪酸，起始物质不是乙酰辅酶 A，而是丙酰辅酶 A（propionyl CoA）。不饱和脂肪酸的主要生物合成途径为饱和脂肪酸碳链经环氧化、羟基化后脱水形成，主要过程如下。

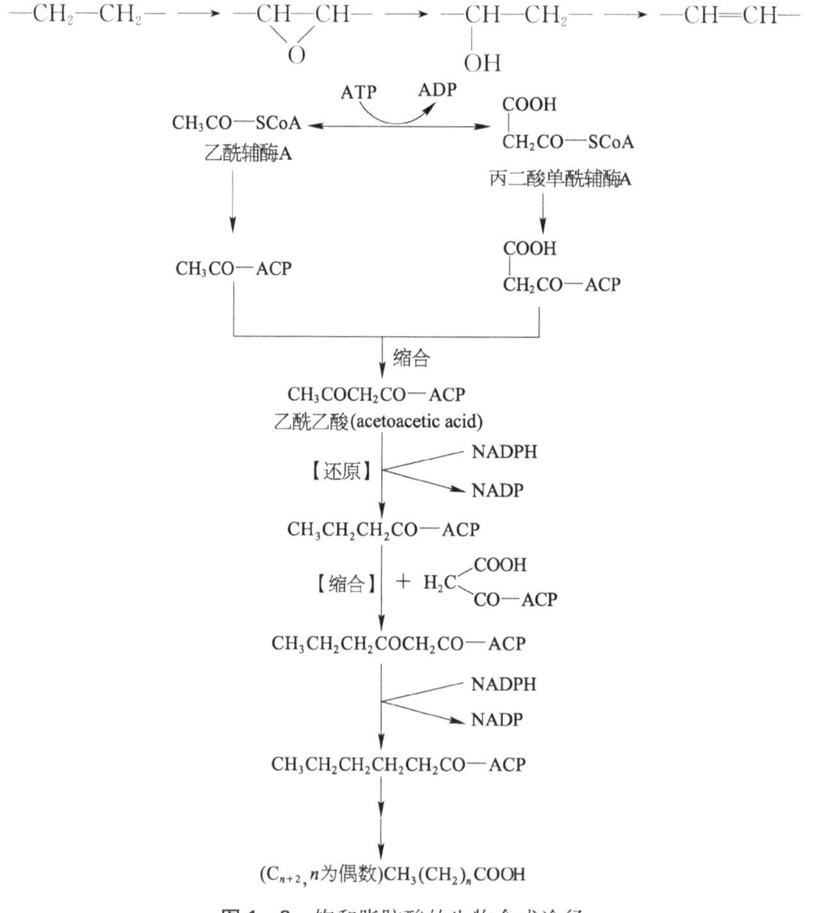

图 1-2　饱和脂肪酸的生物合成途径

2. **酚类和蒽酮类**　天然酚类和蒽酮类化合物主要由乙酰辅酶 A 和不同比例的丙二酸单酰辅酶 A 缩合形成聚酮，再环合形成酚类和蒽酮类化合物（图 1-3、图 1-4）。与脂肪酸生物合成途径不同的是碳链延伸过程中只有缩合过程，没有还原过程，生成的聚酮链的大小与丙二酸单酰辅酶 A 的比例有关。聚酮类化合物根据分子结构中乙酸单位的数目可以分为聚戊酮类（pentaketide）、聚己酮类（hexaketide）、聚庚酮类（heptaketide）等。

聚戊酮类

聚己酮类

聚庚酮类

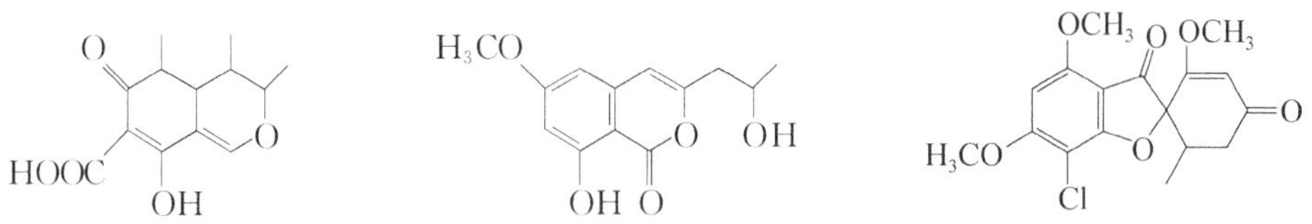

橘霉素
（citrinin）

腐皮壳菌素
（diaporthin）

灰黄霉素
（griseofulvin）

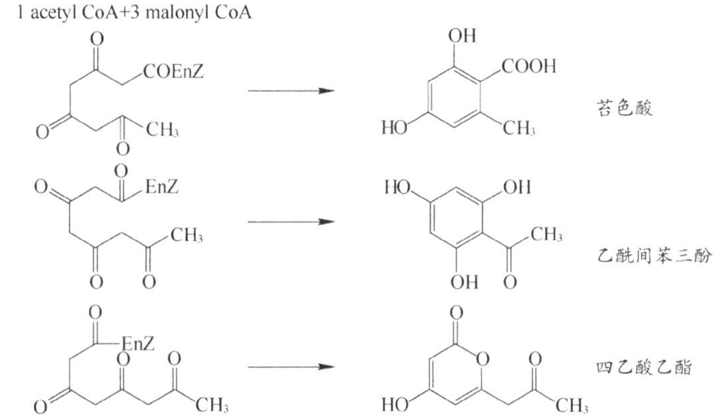

图 1-3　酚类化合物的生物合成途径

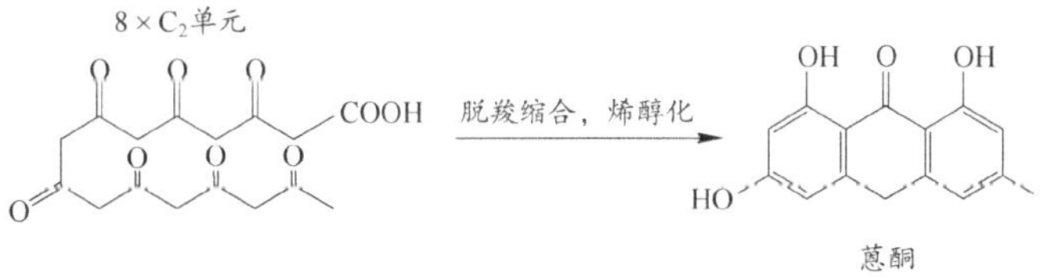

图 1-4　蒽酮类化合物的生物合成途径

（二）甲戊二羟酸途径

甲戊二羟酸途径（mevalonic acid pathway，MVA 途径）是由乙酰辅酶 A 出发，经甲戊二羟酸形成焦磷酸二甲烯丙酯（DMAPP）及其异构体焦磷酸异戊烯酯（IPP），进而以不同方式形成萜类化合物的途径（图 1-5）。各种萜类分别经由对应的焦磷酸酯得来，三萜及甾体则由反式角鲨烯（*trans*-squalene）转变而成。它们再经氧化、还原、脱羧、环合或重排，生成种类繁多的三萜类（triterpenoids）和甾类（steroids）化合物。

（三）桂皮酸及莽草酸途径

桂皮酸途径（cinnamic acid pathway）是由苯丙氨酸（phenylalanine）经苯丙氨酸脱氨酶（phenylalanine ammonialyase，PAL）脱去氨后生成的桂皮酸，再经环化、氧化和还原等多种反应形成苯丙素类化合物的生物合成途径（图 1-6）。莽草酸途径（shikimic acid pathway）是由赤藓糖-4-磷

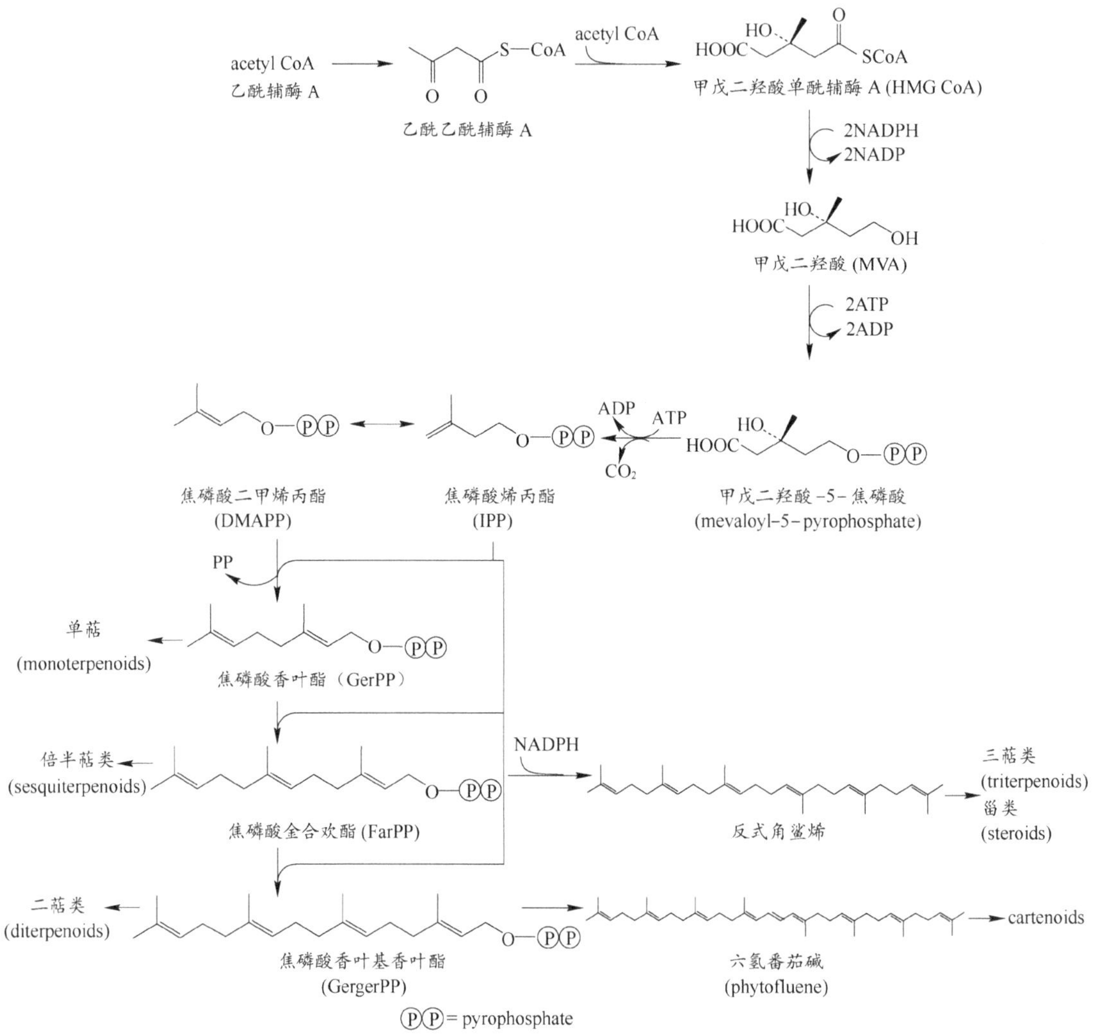

图 1-5　甲戊二羟酸途径

酸经环合、还原形成莽草酸,进一步转化成苯丙氨酸、色氨酸、酪氨酸等化合物的生物合成途径(图1-7)。由莽草酸转化得到的苯丙氨酸是桂皮酸的前体,故莽草酸是桂皮酸的前体。但莽草酸也是色氨酸、酪氨酸等其他芳香氨基酸的前体,这些芳香氨基酸与生物碱的生物合成密切相关,以莽草酸途径界定由桂皮酸形成的苯丙素类化合物不够准确,因此现在用桂皮酸途径定义苯丙素类化合物的生物合成途径。

天然化合物中具有 $C_6 - C_3$ 骨架的苯丙素类(phenylpropanoids)、香豆素类(coumarins)、木脂素类(lignans)、木质素类(lignins)以及具有 $C_6 - C_3 - C_6$ 骨架的黄酮类化合物(flavonoids)在自然界中极为多见。其中的 $C_6 - C_3$ 骨架多由苯丙氨酸经苯丙氨酸脱氨酶脱去氨后生成的桂皮酸而来,还可经环化、氧化、还原等反应生成具有 $C_6 - C_2$、$C_6 - C_1$ 及 C_6 等骨架的化合物。

(四) 氨基酸途径

氨基酸途径(amino acid pathway)是以氨基酸为前体,脱羧形成有机胺中间体,再经环合、氧化、还原和重排等反应形成以生物碱为主的天然产物的生物合成途径(图1-8)。

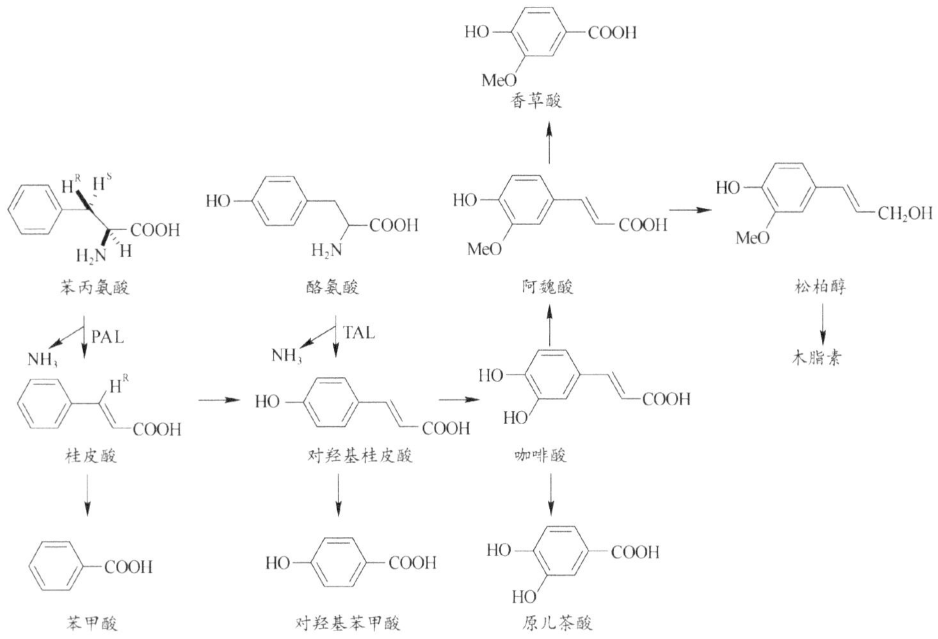

图 1-6 桂 皮 酸 途 径

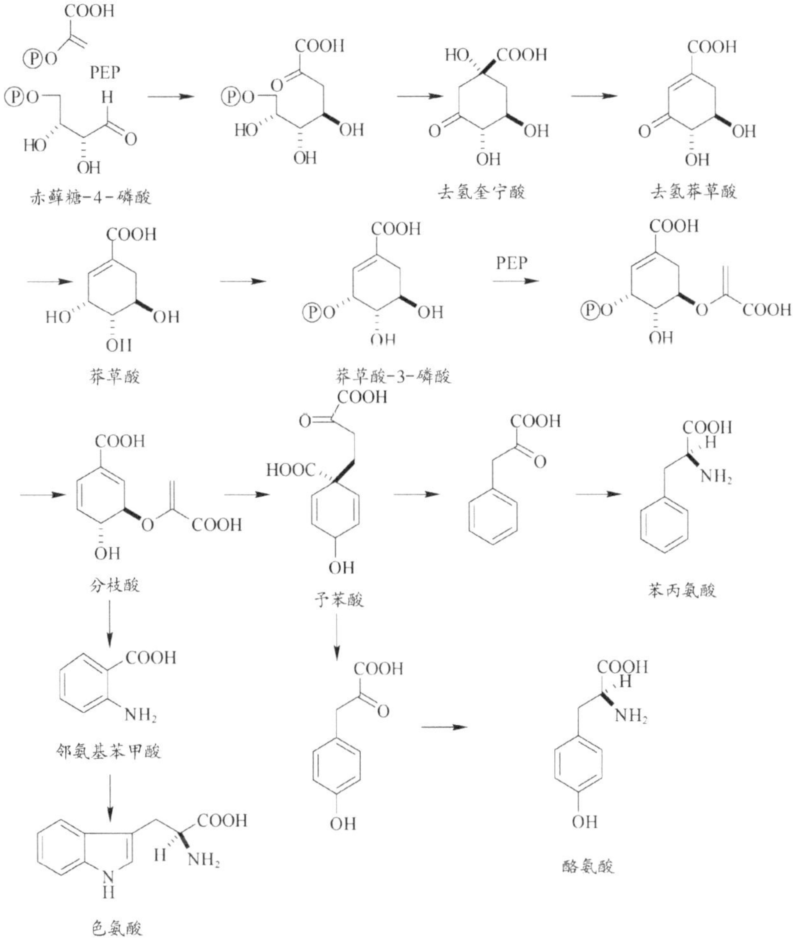

图 1-7 莽 草 酸 途 径

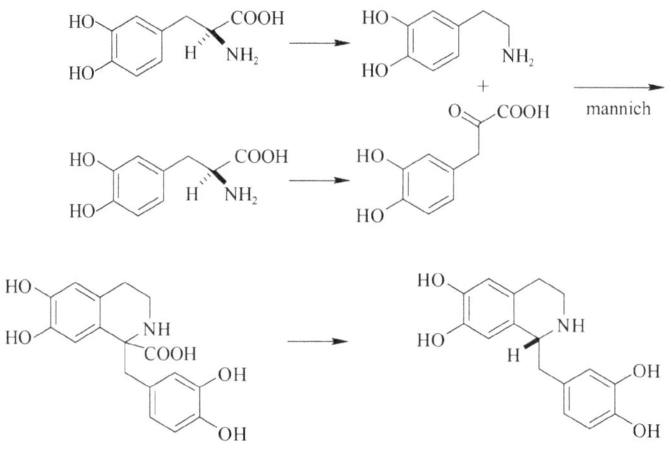

图 1-8　氨基酸途径

　　并非所有的氨基酸都能转变为生物碱。已知作为生物碱前体的氨基酸，在脂肪族氨基酸中主要有鸟氨酸（ornithine）、赖氨酸（lysine），芳香族氨基酸中有苯丙氨酸（phenylalanine）、酪氨酸（tyrosine）及色氨酸（tryptophane）等，由这些芳香族氨基酸衍生的生物碱类占绝大多数。

（五）复合途径

　　复合途径是指天然化合物的生物合成途径中包括两种或两种以上不同的生物合成途径。

　　常见的复合生物合成途径有以下几种：

（1）乙酸-丙二酸-桂皮酸途径。

（2）乙酸-丙二酸-甲戊二羟酸途径。

（3）氨基酸-甲戊二羟酸途径。

（4）氨基酸-乙酸-丙二酸途径。

（5）氨基酸-莽草酸途径。

　　如查耳酮（chalcone）或二氢黄酮（dihydroflavone）的生物合成途径为乙酸-丙二酸-桂皮酸途径（图 1-9）。

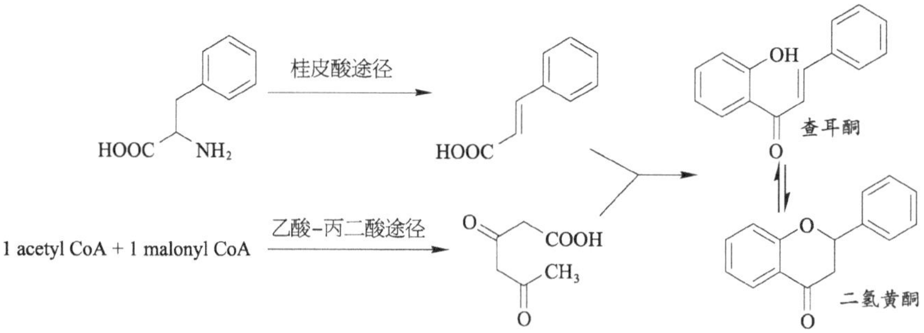

图 1-9　复 合 途 径

第三节　天然药物的提取分离方法

天然药物的提取分离是用适当的方法将动、植物等生物体中的有效成分或生物活性物质分离出来的过程。只有将有效成分或生物活性物质提取出来并加以分离纯化，才能够开展深入的研究工作，因而天然药物的提取和分离在天然药物化学研究中始终占有重要的地位。在进行提取之前，应考察所用材料的基原（如动、植物的学名）、产地、药用部位、采集时间与方法等信息，并系统地查阅文献，以便充分了解和利用前人的经验。

若目的物为已知成分或已知化学结构类型，如从麻黄中提取麻黄碱，或从植物中提取某类成分，如总皂苷、总生物碱或总酸性成分，工作比较简单。一般通过查阅有关资料全面了解该种或该类成分的各种提取方案，尤其是工业生产方法，再根据具体情况加以选用。若从中药或天然药物中寻找未知有效成分或有效部位，情况就要复杂得多。一般是根据预先选定的目标，在适当的活性测试体系指导下，进行提取、分离，通过体外和体内模型进行筛选，经临床验证，反复探索实践，才能达到目的。

一、天然药物有效成分的提取方法

天然药物有效成分的提取方法可分为经典提取方法和现代提取方法。经典提取方法有溶剂提取法、水蒸气蒸馏法和升华法等，其中溶剂提取法最为常用。现代提取方法包括超临界流体萃取法、超声波辅助溶剂提取法、微波辅助溶剂提取法等。

在提取前，首先要对待提取的药材进行预处理。应根据选择的提取方法对药材进行干燥和适当的粉碎，通过增大样品的表面积使溶剂更易于渗入细胞以提高提取效率。种子类药材常含有大量油脂，通常采用压榨法或石油醚脱去大量油脂。叶或花中的蜡、树脂和叶绿素也可先用石油醚处理除去。苷类成分的提取，为防止酶的水解，可用乙醇或沸水处理，抑制或杀灭酶的活性。但若要提取苷元或次生苷，则要保留酶的活性。

（一）溶剂提取法

1. **基本原理**　溶剂提取法是根据天然药物中各种化学成分的溶解性能，选择对有效成分溶解度大而对其他成分溶解度小的溶剂，用适当的方法将所需化学成分尽可能完全地从药材组织中溶解提出的过程。具体操作方法：根据所要提取物质的性质，选择合适的溶剂，加入到经适度粉碎的药材中，溶剂在渗透、扩散作用下渗入药材组织细胞内部，溶解可溶性物质，造成细胞内外溶质的浓度差，从而带动溶质做不断往返的运动，直至细胞内外溶液中被溶解的化学成分的浓度达到平衡，将此溶液滤出，即提出所需化学成分。为使提取更加充分，可向过滤后的药渣中再加入新溶剂，重复上述过程多次。

采用溶剂提取法从天然药物中提取所需成分遵循"相似相溶"原理，即天然药物中的成分在溶剂中的溶解度与溶剂的性质直接相关。溶剂根据极性的不同，可分为水、亲水性有机溶剂和亲脂性有机溶剂。常用的甲醇、乙醇是亲水性强的溶剂，它们的分子较小，并且存在羟基与水分子的结构近似，可和水以任意比例混溶。正丁醇分子中虽有羟基，但分子中的碳链较长，与水分子性质逐渐疏远，与水仅能部分互溶，在与水互溶达到饱和状态后，能与水分层，常用来从水中萃取极性较大的物质，如皂苷等。石油醚、三氯甲烷等为烃类或卤代烃类，属于亲脂性强的有机溶剂。

常见溶剂的极性强弱顺序可表示如下：

石油醚（低沸点→高沸点）＜二硫化碳＜四氯化碳＜苯＜二氯甲烷＜三氯甲烷＜乙醚＜乙酸乙酯＜正丁醇＜丙酮＜乙醇＜甲醇＜水＜吡啶＜乙酸

被溶解的成分由于分子结构的差异也有亲水性和亲脂性程度的不同。一般来说,两种基本母核相同的成分,其分子中官能团的极性越大或极性官能团的数目越多,则整个分子的极性越大,亲水性越强,亲脂性越弱;其分子中非极性部分越大或碳链越长,则整个分子的极性越小,亲脂性越强,亲水性越弱。如果两种成分的结构相似,则分子的平面性越强,亲脂性越强。

依据相似相溶的原理,天然药物中的亲水性成分易溶于亲水性溶剂,亲脂性成分则易溶于亲脂性溶剂。因此,在实际工作中可针对天然药物化学成分的性质,选择相应的溶剂进行提取。如甾体、萜类等脂环类及芳香类化合物,因极性较小,易溶于三氯甲烷、乙醚等亲脂性有机溶剂。糖苷、氨基酸等类成分极性较大,易溶于水及含水醇中。酸性、碱性及两性化合物,其存在状态(分子或离子形式)随溶液 pH 变化,溶解度随之改变。如生物碱盐类因能够离子化,极性加大而易溶于水,不溶或难溶于有机溶剂;而多数游离生物碱是亲脂性化合物,易溶于三氯甲烷等亲脂性有机溶剂,难溶或不溶于水。

然而天然药物化学成分十分复杂,各成分间相互影响,存在增溶现象或发生化学作用,使溶解性有所改变。因此,从天然药物中提取活性成分很难有一个固定的模式,需根据多方面的因素进行综合考虑。

2. 溶剂的选择　溶剂提取法的关键是选择适当的溶剂。选择溶剂时应考虑:①溶剂对所需成分的溶解度要大,对杂质溶解度要小,或反之;②溶剂不能与天然药物成分发生包括可逆反应在内的任何化学反应;③溶剂要经济、易得、使用安全;④沸点适中,便于回收和反复利用。

在具体操作中,可根据不同的提取方式选择适当的溶剂。

(1) 单一溶剂提取

1) 水:水是一种强极性的溶剂,对药材细胞穿透力大。天然药物中如糖类、氨基酸、蛋白质、鞣质、生物碱盐、有机酸盐、大多数苷类、无机盐等亲水性成分都可被水溶出。对于碱性、酸性等成分,为了增加其溶解度,也常用酸水或碱水作为提取溶剂。如多数生物碱是亲脂性化合物,在水中溶解度低,但与酸结合成盐后可离子化,极性增大,成为亲水性物质,故常用酸水提取生物碱。而有机酸、黄酮、蒽醌等酸性、酚性成分,则常用碱水提取。使用水作为提取溶剂具有廉价易得、安全无毒等优点。但是也存在不少不足:水提取液(尤其是含糖及蛋白质者)易霉变,难以保存;某些含果胶、黏液质较多的药材,水溶液常呈胶状,很难过滤;含淀粉多的药材,加热过程中由于易于糊化而过滤困难;水提取液中若含有皂苷、黏液质等成分,在减压浓缩时会产生大量气泡,造成浓缩困难,需要通过加入少量戊醇或辛醇消泡等方式来克服。

2) 亲水性有机溶剂:指甲醇、乙醇、丙酮等极性较大且能与水相互混溶的有机溶剂,其中乙醇最为常用。乙醇能与水以任意比例混溶,溶解极性成分,同时具有较强的穿透能力,对一些亲脂性成分也有很好的溶解性能,因此提取范围较广,效率较高,且提取液易于保存、过滤和回收,毒性小,价格相对便宜,来源方便,但易燃问题需要注意。甲醇具有与乙醇相似的性质,但因为有毒性,使用较少。

3) 亲脂性有机溶剂:指石油醚、三氯甲烷、乙醚、乙酸乙酯等极性较小,与水不能混溶的有机溶剂。这些溶剂具有较强的选择性,天然药物中的亲脂性成分如油脂、挥发油、脂溶性色素、某些游离生物碱及一些苷元等均可被提出。此类溶剂穿透力较弱,常需长时间反复提取。这类溶剂容易挥发,故易于浓缩回收,但多易燃、毒性大、价格较贵、对设备要求高,使用时需注意安全,应用具有一定的局限性。

(2) 不同极性溶剂分步提取:除了选择某种单一溶剂,提取出药材中的大部分成分外,还可以选择 3~4 种不同极性的溶剂,由低极性到高极性分步进行提取,使各成分依据其在不同极性溶剂中的溶解度的差异而得到分离。一般先采用低极性、与水不互溶的有机溶剂,如石油醚、三氯甲烷、乙酸乙酯等进行提取;然后再用能与水互溶的有机溶剂,如丙酮、乙醇、甲醇等进行提取;最后用水提取。这样可使药材中的非极性成分与极性成分得到初步分离,本法常用于制备供前期生物活性筛选的样品。

　　需要强调指出的是,在新药开发和药品生产中,除要根据待提取物质和溶剂的性质选择溶剂外,还要充分考虑药品中残留溶剂的安全性问题。所谓药品中的残留溶剂是指在原料药或辅料的生产中,以及在制剂制备过程中使用的,但在工艺过程中未能完全去除的有机溶剂。根据人用药品注册技术要求协调会(ICH)颁布的残留溶剂研究指导原则将溶剂分为 4 类:第一类溶剂是指人体致癌物、疑为人体致癌物或环境危害物的有机溶剂,因其具有不可接受的毒性或对环境造成公害,应避免使用,如苯、四氯化碳等;第二类溶剂是指有非遗传毒性致癌(动物实验)、可能导致其他不可逆毒性(如神经毒性或致畸性)或可能具有其他严重的但可逆毒性的有机溶剂,此类溶剂应限制使用,如三氯甲烷、环己烷、二氯甲烷、甲醇等;第三类溶剂是指 GMP 或其他质量要求限制使用,对人体低毒的溶剂,如丙酮、正丁醇、乙醇、乙酸乙酯等;第四类溶剂是指在药品生产过程中可能会使用到,但目前尚无足够毒理学资料的溶剂,如石油醚、三氟乙酸等。《中华人民共和国药典》(2015 年版)中规定的药品中常见残留溶剂的种类和限度见表 1-1。

表 1-1　药品中常见的残留溶剂及限度

溶剂名称	限度(%)	溶剂名称	限度(%)	溶剂名称	限度(%)	溶剂名称	限度(%)
第一类溶剂(应该避免使用)		第二类溶剂(应该限制使用)		第三类溶剂(药品 GMP 或其他质量要求限制使用)		第三类溶剂(药品 GMP 或其他质量要求限制使用)	
苯	0.000 2	甲醇	0.3	乙酸	0.5	甲基异丁基酮	0.5
四氯化碳	0.000 4	2-甲氧基乙醇	0.005	丙酮	0.5	异丁醇	0.5
1,2-二氯乙烷	0.000 5	甲基丁基酮	0.005	甲氧基苯	0.5	正戊烷	0.5
1,1-二氯乙烯	0.000 8	甲基环己烷	0.118	正丁醇	0.5	正戊醇	0.5
1,1,1-三氯乙烷	0.15	N-甲基吡咯烷酮	0.053	仲丁醇	0.5	正丙醇	0.5
第二类溶剂(应该限制使用)		硝基甲烷	0.005	乙酸丁酯	0.5	异丙醇	0.5
乙腈	0.041	吡啶	0.02	叔丁基甲基醚	0.5	乙酸丙酯	0.5
氯苯	0.036	四氢噻吩	0.016	异丙基苯	0.5	第四类溶剂(尚无足够毒理学资料)	
三氯甲烷	0.006	四氢化萘	0.01	二甲基亚砜	0.5	1,1-二乙氧基丙烷	
环己烷	0.388	四氢呋喃	0.072	乙醇	0.5	1,1-二甲氧基甲烷	
1,2-二氯乙烯	0.187	甲苯	0.089	乙酸乙酯	0.5	2,2-二甲氧基丙烷	
二氯甲烷	0.06	1,1,2-三氯乙烯	0.008	乙醚	0.5	异辛烷	
1,2-二甲氧基乙烷	0.01	二甲苯	0.217	甲酸乙酯	0.5	异丙醚	

（续表）

溶剂名称	限度(%)	溶剂名称	限度(%)	溶剂名称	限度(%)	溶剂名称	限度(%)
N，N-二甲基乙酰胺	0.109			甲酸	0.5	甲基异丙基酮	
N，N-二甲基甲酰胺	0.088			正庚烷	0.5	甲基四氢呋喃	
二氧六环	0.038			乙酸异丁酯	0.5	石油醚	
2-乙氧基乙醇	0.016			乙酸异丙酯	0.5	三氯乙酸	
乙二醇	0.062			乙酸甲酯	0.5	三氟乙酸	
甲酰胺	0.022			3-甲基-1-丁醇	0.5		
正己烷	0.029			丁酮	0.5		

3. 提取方法　常用的溶剂提取方法有浸渍法、渗漉法、煎煮法、回流提取法及连续回流提取法等。为避免提取过程中成分发生变化，一般采用玻璃或搪瓷器皿进行提取。

（1）浸渍法：浸渍法是将处理过的药材用适当的溶剂在常温或温热（＜80 ℃）的条件下浸泡以溶出有效成分的方法。此法适用于有效成分遇热易破坏及含有多糖、淀粉、果胶、黏液质、树胶等物质较多的药材，操作方便，简单易行。但提取时间长，效率低，以水为溶剂时浸提液易霉变，必要时需加适量的甲苯、三氯甲烷等防腐剂。

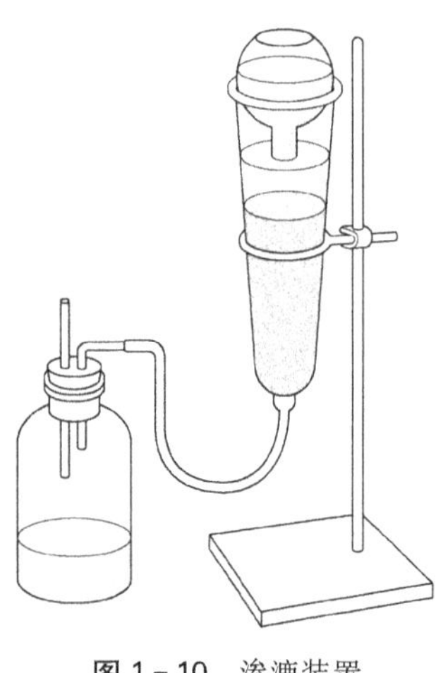

图 1-10　渗漉装置

（2）渗漉法：渗漉法是将粉碎好的药材置于渗漉筒中，连续添加溶剂使其自上而下慢慢渗过药材，从渗漉筒下端流出浸出液的一种动态提取方法。当溶剂浸出有效成分向下移动时，新鲜的溶剂或较稀的溶液便会及时补充其位置，能够保持良好的浓度差，故提取效率高于浸渍法。本法在常温下进行，选用的溶剂多为水、酸水、碱水及不同浓度的乙醇等，适用于提取遇热易破坏的成分。不足之处是溶剂消耗量大，提取时间长，操作比较麻烦。渗漉装置如图 1-10 所示。

（3）煎煮法：煎煮法是将药材加水加热煮沸将有效成分提取出来的方法，是我国中药常用的传统提取方法。此法操作简单（注意勿使用铁器），药材中的大部分成分可被不同程度地提取出来，提取效率高于浸渍法、渗漉法等冷浸方法，适用于有效成分能溶于水且热稳定性好的天然药物的提取。但不适于提取含挥发性成分及有效成分遇热易破坏的天然药物。煎出液杂质较多，特别是含多糖类丰富的药材，煎出液黏稠，难以过滤，且容易发生霉变。

（4）回流提取法：回流提取法是使用易挥发的有机溶剂如乙醇、三氯甲烷等加热回流提取天然药物中的有效成分的方法。有机溶剂由于沸点低，为避免挥发损失和污染环境，需采用加热回流装置。本法提取效率高，但溶剂消耗量仍较大，操作较麻烦，对热不稳定成分的提取不宜采用此法。

（5）连续回流提取法：连续回流提取法是在回流提取法的基础上改进的，能用少量溶剂进行连续循环回流提取，充分将有效成分浸出的方法。实验室中常用索氏提取器进行提取，其装置如图 1-11 所示。该法提取效率高，溶剂用量少，但浸出液受热时间长，故不适用于热不稳定物质的提取。

4. 影响因素　溶剂提取法的提取效率受原料的粉碎度、提取时间、提取温度、提取方式、溶剂的选择等因素的影响。

一般来说，粉碎和提高温度有利于化学成分的提取。粉碎一方面可以增大样品的表面积使溶剂更易于渗入细胞，另一方面可以使细胞大量被破坏，有利于物质的溶出。而提高温度有利于增大溶剂对物质的溶解能力。冷浸法提取效率相对较低，原料可粉碎得细些，以利于有效成分的浸出；但渗漉法因过细的药材会堵塞渗漉筒，故需要保持一定的粒度；采用热提法，特别是以水为溶剂提取淀粉、多糖等含量较高的药材时也不宜粉碎得太细，以免糊化影响过滤。虽然热提法效率高，但若所提取药材中的化学成分未知，为防止热不稳定成分发生变化，一般采用室温浸渍，提取液浓缩时温度也应控制在 60 ℃ 以下。

单一溶剂和混合溶剂都可用于提取。需要采用混合溶剂时，一般选择两种互溶的溶剂组成二元溶剂系统。使用索氏提取器时，通常使用单一溶剂，因为混合溶剂会因为两种溶剂挥发性的不同导致提取器中溶剂比例的改变。

（二）水蒸气蒸馏法

水蒸气蒸馏法适用于具有挥发性的、能随水蒸气蒸馏而不被破坏且难溶或不溶于水的天然化合物的提取。此类成分的沸点多在 100 ℃ 以上，并在 100 ℃ 左右有一定的蒸汽压。与水一起加热时，当两者的蒸汽压总和与大气压相等时，混合物就开始沸腾，挥发性物质随水蒸气被蒸馏出来。对于某些在水中溶解度稍大的挥发性成分，馏出液可再蒸馏一次，以提高纯度。天然药物中的挥发油，某些小分子生物碱如麻黄碱、烟碱等，某些小分子的酸性或中性物质如丹皮酚、丁香酚、香豆素、内酯类化合物等均可采用本法进行提取。

（三）升华法

升华法是利用某些固体物质具有在低于其熔点的温度下受热后，不经熔融就直接转化为蒸汽，遇冷后又凝结为原来的固体的性质，使之从天然药物中提取出来的方法。本法适用于天然药物中具有升华性的某些生物碱类、香豆素类、有机酸类、小分子单萜类等物质的提取，如咖啡碱、七叶内酯、苯甲酸以及樟脑等。

升华法虽然简单易行，但往往提取不完全，产率低，有时还伴随有物质的分解现象；而且由于升华的温度较高，易使天然药物炭化，伴随产生的挥发性焦油状物常黏附在升华物上，难以去除。故在天然药物的实际提取中很少采用。

（四）超临界流体萃取法

超临界流体（supercritical fluid，SF）是指当某物质处于其临界温度（Tc）和临界压力（Pc）以上时，形成的一种既非液体又非气体的特殊相态。超临界流体兼有气体和液体的双重特性，既有与气体相近的黏度，又有与液体相近的密度，具有良好的溶解特性和传质特性，其扩散系数大、黏度小、渗透性好，且介电常数随压力增大而增加，因此对许多物质有很强的溶解能力，可作为溶剂进行萃取。

可用作超临界流体的物质很多，如二氧化碳、乙烷、一氧化二氮、六氟化硫、乙烯等，其中最常用于天然产物提取的是二氧化碳。二氧化碳具有溶解能力强、传质速率高、安全、无毒、无污染、可循环利用、成本低等多方面的优点。因而在超临界流体技术中具有广泛的应用。

虽然通过调节压力与温度可以方便地改变超临界二氧化碳的溶解性能，但是单一的超临界二氧

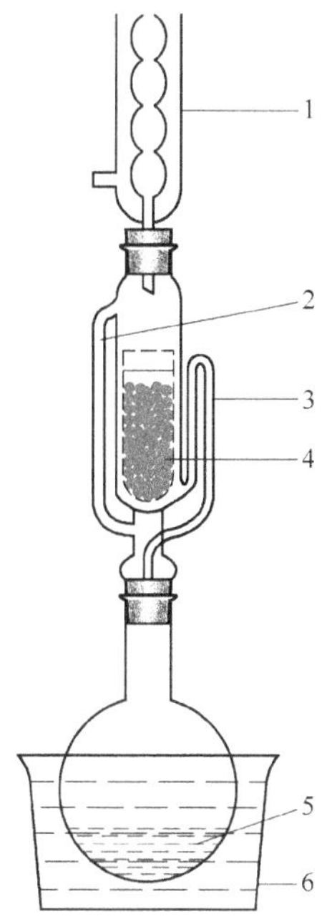

图 1 - 11　索氏提取器
1. 冷凝管　2. 溶剂蒸汽上升管　3. 虹吸回流管　4. 装有药物的滤纸筒　5. 溶剂　6. 水浴

化碳对某些溶解度很低、选择性不高的物质仍具有局限性，因此夹带剂的应用越来越广泛。夹带剂可以提高被分离组分的溶解度，改善或维持选择性。常用的夹带剂大多为甲醇、乙醇、丙酮、乙酸乙酯等有机溶剂。

超临界流体萃取（supercritical fluid extraction，SFE）是一种利用某物质在超临界区域所形成的流体，对天然药物中有效成分进行萃取分离的新型技术。通过控制不同的温度、压力以及不同种类及含量的夹带剂，使超临界流体有选择性地把极性大小、沸点高低和分子量大小不同的成分依次萃取出来。

超临界二氧化碳萃取技术（SFE - CO_2）与传统的化学法萃取相比具有以下优点：①萃取和分离合二为一，操作方便，选择性和溶解性能好，萃取速度快，工艺流程短，产品纯度高；②具有较低的临界压力（$Pc=7.39$ MPa）和临界温度（$Tc=31.1$ ℃），便于在室温和可操作的压力下操作，适用于对热不稳定、容易氧化分解的成分的提取；③二氧化碳的溶解特性容易改变，在一定温度条件下，只要改变压力或加入适宜的夹带剂即可提取不同极性的物质，适用于极性较大和分子量较大的物质的萃取；④二氧化碳的化学性质不活泼，无传统溶剂提取法易燃易爆的危险，无毒、无污染、无溶剂残留，而且来源丰富，可循环利用，成本低；⑤可与 GC 等其他色谱技术及 IR、MS 等联用，快速有效地对天然药物进行提取、分离、测定，实现提取与质量分析一体化。但这种方法也具有一定的局限性，如对脂溶性成分溶解能力强，对水溶性成分溶解能力弱，需加入与溶质亲和力较强的夹带剂（如水、甲醇、乙醇、戊醇等）以提高溶解度，或需在很高的压力下进行；而且所用设备投资较大，运行成本高，清洗较为困难，给工业化和普及带来一定的难度和限制。

本法主要适用于提取分离挥发性成分、脂溶性成分、高热敏性成分及易氧化分解成分，已广泛应用于挥发油、生物碱类、香豆素和木脂素类、黄酮类、萜类、醌类等天然药物有效成分的提取分离。

（五）超声波辅助溶剂提取法

超声波辅助溶剂提取法是一种利用超声波辅助提取溶剂提取有效成分的方法。其基本原理是利用超声波产生的强烈的机械效应、空化效应、热效应以及乳化、扩散、击碎等作用，破坏药材的细胞，使溶剂易于渗入细胞内，同时增大药材和溶剂分子运动的频率和速度，促进细胞内物质的释放、扩散和溶解，加速有效成分的浸出。超声波提取法与常规提取方法相比，具有提取时间短、提取效率高、无需加热、不会改变有效成分的结构等优点，适用于遇热不稳定成分的提取。但此法对实验参数、容器壁的薄厚等要求较高，目前主要为实验室小规模使用，大规模生产应用相对较少。

超声波辅助提取技术近年来在天然药物提取中的应用日益广泛。用不同频率的超声波从槐米中提取芸香苷，与热碱提取-酸沉淀法相比，超声法无需加热，只需用频率 20 kHz 的超声波处理 30 min，提取率就可提高 47.56%，工艺简单，速度快。将超声波辅助提取技术用于从黄连中提取小檗碱的碱性浸泡工艺中，与常规的碱性浸泡法相比较，超声提取 30 min 所得小檗碱的提出率比碱性浸泡 24 h 高 50% 以上。

（六）微波辅助溶剂提取法

微波辅助溶剂提取法是一种利用微波辅助提取溶剂提取有效成分的方法。当被提取物和溶剂共同处于微波场下时，目标组分分子受到高频电磁波的作用，产生剧烈震荡，分子本身获得巨大的能量而得以挣脱周围环境的束缚，使有效成分易于溶出和释放。当环境存在一定的浓度差时，可以在非常短的时间内实现分子自内向外的迁移，这就是微波可以在短时间内实现提取目的的原因。

微波提取技术应用于天然药物有效成分的提取，可以克服传统提取方法本身固有的种种缺陷，具有选择性高、操作时间短、溶剂消耗少、有效成分收率高的优点。采用微波辅助提取法和常规回流提取法从中药黄芩中提取黄酮类成分的比较研究表明，在相同条件下，微波辅助提取 10 min 的提取率为 99.94%，而常规回流提取 180 min 的提取率仅为 87.72%。

二、天然药物有效成分分离与精制的一般方法

从天然药物中提取得到的提取物大多数情况下仍为混合物，需要经过进一步的分离、纯化处理，才能获得所需的单体成分。常用的分离方法所基于的原理包括：根据物质溶解度的差别进行分离，如利用物质在不同温度时溶解度不同进行重结晶或在不同溶剂中溶解度不同进行分步沉淀等；根据物质在两相溶剂中的分配比不同进行分离，如液－液萃取法、液滴逆流色谱等；根据物质吸附性的差别进行分离，如硅胶吸附色谱、聚酰胺吸附色谱等；根据物质分子大小的差别进行分离，如凝胶色谱等；根据物质离解程度不同进行分离，如离子交换色谱等。其中涉及色谱学的方法，将单独进行讨论。这里主要介绍一些经典的分离方法。

（一）系统溶剂分离法

系统溶剂分离法是一种选用不同极性的溶剂组成溶剂系统，按极性由小到大的顺序依次提取分离提取物中各种溶解度有差异的成分，使各种成分获得分离的方法。由于总提取物浸膏常为胶状物，难以均匀分散在低极性溶剂中，一般将总提取物拌入适量惰性吸附剂如粗硅胶、纤维粉及硅藻土等，拌匀后低温或自然干燥，然后依次用选择的溶剂进行提取，使溶解度不同的各种成分得到分段分离。石油醚、己烷适合于提取分离强亲脂性成分，如挥发油、脂肪油、脂溶性色素、甾醇类和某些苷元等；乙醚、三氯甲烷适合于提取分离亲脂性成分，如树脂、生物碱、苷元和某些苷类等；乙酸乙酯适合于提取分离中等极性成分中极性居中的某些苷类，如黄酮苷等；正丁醇适合于提取分离中等极性成分中极性较大的某些苷类，如皂苷、蒽醌苷等；丙酮、乙醇、甲醇适合于提取分离亲水性成分，如极性很大的苷类等；水适合于提取分离强亲水性成分如蛋白质、黏液质、果胶、糖类、氨基酸和无机盐类等。此法是早年研究天然产物有效成分的一种最主要的方法，目前仍是研究未知成分的一种常用方法。

（二）两相溶剂萃取法

两相溶剂萃取法是利用混合物中各种成分在两相互不相溶的溶剂中分配系数的差异而获得分离的方法。溶质的分配系数 K 在一定温度和压力下为一常数，即：

$$K = c_{\mathrm{U}}/c_{\mathrm{L}}$$

其中，c_{U} 和 c_{L} 分别表示溶质在上相和下相溶剂中的浓度。混合物中各种成分在两相溶剂系统中分配系数相差越大，则萃取分离的效率越高。分离的难易可用分离因子 β 来表示，β 为两种溶质在同一溶剂系统中分配系数的比值，即：

$$\beta = K_{\mathrm{A}}/K_{\mathrm{B}}(K_{\mathrm{A}} > K_{\mathrm{B}})$$

一般来说，$\beta \geqslant 100$ 时，仅需一次萃取即可实现基本分离；$100 > \beta \geqslant 10$ 时，需萃取多次（10～12 次）才能达到分离；$\beta \leqslant 2$ 时，则需做 100 次以上萃取才能实现基本分离；当 $\beta \approx 1$ 时，即表示 $K_{\mathrm{A}} \approx K_{\mathrm{B}}$，两种成分性质非常相近，采用该溶剂系统难以达到分离目的。

1. 简单萃取法　简单萃取是指使用普通分液漏斗等容器进行的非连续性萃取操作。若所需物质是亲脂性成分，可以采用己烷、三氯甲烷、乙醚等亲脂性有机溶剂与水溶液进行两相萃取，除去糖类、无机盐等水溶性物质；若所需物质是亲水性成分，则可以将水溶液用乙酸乙酯、正丁醇等弱亲脂性溶剂进行两相萃取。由于天然药物成分复杂，为达到更好的分离效果，往往采用极性由低到高的几种溶剂依次进行液-液萃取，即所谓的系统溶剂萃取法。所得样品可用于进行生物活性筛选，以确定天然药物的有效部位。

萃取过程中常遇到乳化现象，一旦发生乳化，可采用如下方法破乳：①较长时间放置并不时旋转；②用一金属丝在轻度乳化的乳化层中搅动使之破坏；③将乳化层抽滤；④将乳化层热敷或冷冻；

⑤分出乳化层,再用新溶剂萃取;⑥加入少量电解质(如氯化钠),解决因两种溶剂能部分互溶或两相比重相差很小而产生的乳化现象;⑦滴加数滴醇类如戊醇改变表面张力,破坏乳状液。

2. 连续萃取法　为克服使用分液漏斗多次萃取操作的麻烦,可采用连续萃取法。该方法的原理是利用两种溶剂相对密度不同可自然分层,分散相液滴穿过连续相溶剂时溶质即在两相间发生传质。选择连续萃取法时,需根据所用溶剂的相对密度大小及被提取的水溶液相对密度的情况,而采用不同式样的连续萃取器。此法操作简便且可避免乳化,由于两相呈动态逆流运动,并经常能保持较大的浓度差,萃取过程能够连续进行,因而溶剂用量少、萃取效率高。

3. 逆流分配法　逆流分配法(counter current distribution,CCD)是一种多次、连续的液-液萃取分离过程,混合物经仪器操作,在两相溶剂系统中进行反复多次的振摇、静置、分离和转移等萃取步骤,使分配系数不同的成分达到分离,又称为逆流分溶法、逆流分布法或反流分布法。若混合物中各成分在两相溶剂中的分配系数很接近,用一般方法不易分离,则可选用CCD法。

操作如图1-12所示,在多个分液漏斗中装入固定相,然后在0号漏斗中溶入溶质并加入流动相溶剂,振摇使两相溶剂充分混合;静置分层后,分出流动相移入1号漏斗,并在0号漏斗中重新补加新鲜的流动相;再次振摇混合,静置分层并进行转移。如此连续不断地操作下去,混合物中各成分即在两相溶剂相对做逆流移动的过程中,不断进行分配,由于分配系数的不同,各成分都应在某一管中有最高浓度而达到分离。进行多次转移时,使用分液漏斗非常不便,而须采用Craig逆流分溶仪,该仪器为由上百个萃取单元组成的全自动连续液-液萃取装置,每个单元相当于一个分液漏斗。逆流分溶仪萃取单元的工作过程如图1-13所示,包括振摇萃取(a)→静置分层(b)→两相分开(c)→转移(d)。

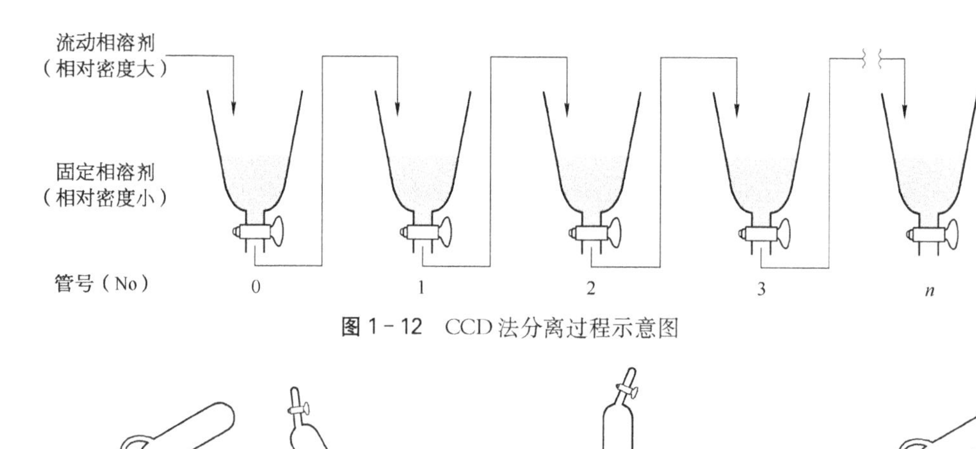

图1-12　CCD法分离过程示意图

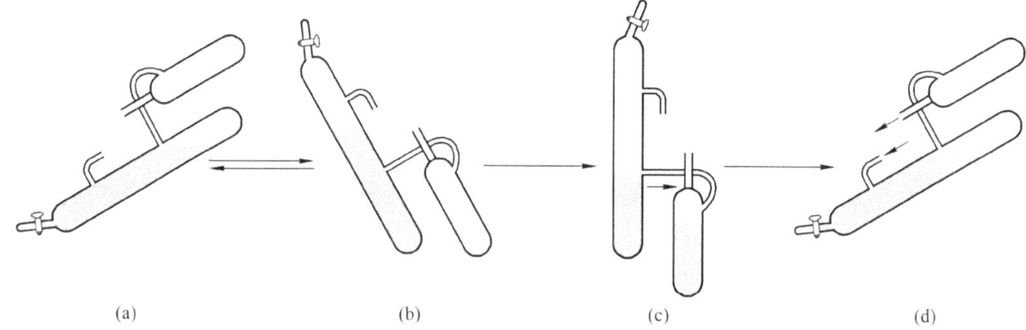

图1-13　逆流分溶仪萃取单元的工作过程

逆流分溶法由于分离效率高、操作条件温和、样品容易回收,特别适合中等极性、分离因子较小及不稳定物质的分离。溶质的浓度越低,分离效果越好。但是,极性过大或过小、分配系数受浓度或温度影响过大的样品,以及易乳化的萃取溶剂系统不宜采用此法进行分离。而且该法操作较繁琐,萃取管易于损坏，消耗溶剂较多，在应用上受到一定的局限。

（三）沉淀法

沉淀法是指在天然药物的提取液中加入某些试剂，使欲分离成分或杂质产生沉淀或降低溶解性而从溶液中析出，从而获得有效成分或去除杂质的方法。对于待分离成分而言，这种沉淀反应必须是可逆的。

1. 溶剂沉淀法　在天然药物提取液中加入另一种溶剂以改变混合溶剂的极性，使一部分物质沉淀析出，从而实现分离。如在药材浓缩水溶液中加入数倍量高浓度乙醇，以沉淀除去多糖、蛋白质等水溶性杂质，即水提醇沉法；或在浓缩乙醇溶液中加入数倍量水稀释，以沉淀除去树脂、叶绿素等脂溶性杂质，即醇提水沉法；或在乙醇溶液中加入数倍量乙醚或丙酮，可逐段沉淀出溶解度不同的皂苷类成分，而脂溶性的树脂等杂质则留在母液中。其中，水提醇沉法是目前中药工业生产中应用最为广泛的一种精制方法。

2. 酸碱沉淀法　酸性、碱性或两性化合物，常可通过加入酸或碱以调节溶液的 pH，改变分子的存在状态（游离型或离解型），从而改变溶解度而实现分离。如天然药物中难溶于水的游离生物碱遇酸生成生物碱盐而溶于水，再加碱碱化，又能重新游离使水溶性降低而形成沉淀析出，即酸提碱沉法；同理，提取黄酮类、蒽醌类等酸性或酚性成分时，则采用碱提酸沉法。某些蛋白质溶液，可以调节溶液的 pH，利用其在等电点时溶解度最小的性质使之析出。此外，一些不溶于水的具有内酯环的化合物遇碱可开环生成羧酸盐而溶于水，加酸酸化后，内酯环又重新环合从溶液中沉淀析出，与其他成分分离。

3. 沉淀剂沉淀法　在天然药物的提取液中，加入某种沉淀剂与溶液中的待分离组分生成难溶性的复合物，从而使其从溶液中沉淀析出的方法。

铅盐沉淀法是早期分离某些天然药物有效成分的经典方法之一，该方法是利用中性乙酸铅和碱性乙酸铅在水及醇溶液中能与多种物质生成难溶性的铅盐或络合物沉淀的性质，使天然药物有效成分与杂质分离。脱铅方法常采用硫化氢法，将所得铅盐沉淀悬浮于水或稀醇中，通入硫化氢气体，使沉淀分解并将其中的铅盐转变为不溶性的硫化铅沉淀而除去，脱铅溶液再通入空气或二氧化碳以驱除剩余的硫化氢。若脱铅不彻底，残留的铅盐会严重危害健康，因此目前在制药工业中铅盐沉淀法已很少使用。

在天然药物化学成分分离中还有一些沉淀试剂较为常用。如生物碱沉淀试剂能使生物碱类成分生成不溶性复盐从而自酸性溶液中析出；雷氏铵盐可与水溶性季铵碱生成难溶于水的生物碱雷氏铵盐沉淀而析出；胆甾醇能与甾体皂苷生成沉淀；明胶、蛋白质溶液能沉淀鞣质等。

（四）结晶法

结晶（crystallization）是指固体物质以晶体状态从蒸汽、溶液或熔融物中析出的过程，天然药物化学研究中常遇到的是从溶液中结晶的过程。初析出的结晶往往带有一些杂质，用适当的溶剂处理纯化含有较多杂质的粗结晶，使形成较纯的结晶状物质的过程称为重结晶（recrystallization）。一般能结晶的大部分是比较纯的化合物，但不一定是单体化合物，有时混合物也可以结晶。另外也有一些物质即使达到了很纯的程度，也难以形成结晶，只呈无定形粉末，可考虑将其制备成易于结晶的衍生物。结晶法是利用混合物中各种成分在溶剂中溶解度的差别，使所需成分以结晶状态析出，再进一步纯化处理，以达到分离精制目的的分离方法。结晶法是天然药物有效成分分离纯化后期实验室常用的精制方法，可获得较纯的单体，有利于对天然药物化学成分进行鉴定和分子结构的研究。

1. 结晶的条件　制备结晶的溶液，需要呈过饱和状态。一般是应用适量的溶剂在加温的情况下，将化合物溶解过滤除去不溶解的杂质，再放冷析出结晶。在这一过程中，样品的纯度、溶剂的类型、溶液的浓度、结晶的温度和速度等条件都会影响结晶的形成。一般情况下，样品纯度越高越容易结晶，过多杂质的存在会干扰结晶的形成。天然药物经过提取分离所得到的成分，大多仍然含有杂质或是混合成分，结晶前应该尽可能地除去杂质。可选用合适的溶剂溶出杂质，或只溶出所需要的成分；可用少量活性炭等进行脱色处理，以除去有色杂质；还可通过硅胶、氧化铝等短柱处理后再进行制备结晶。但应用吸附剂除去杂质时，所需要的成分也有可能被吸附而损失。结晶过程中，溶液浓度越高，析出结晶的速度越快，但得到的结晶质量较差，颗粒较小，杂质也可能较多。有时溶液浓度过高，黏度大反而不易结晶。若结晶自溶液中析出的速度太快，超过化合物晶核的形成和分子定向排列的速度，往往只能得到无定形粉末。如果溶液浓度适中，温度逐渐降低，则有可能析出晶体较大且纯度较高的结晶，X 射线衍射所需的单晶就需要采用这种方法制备。

2. 结晶溶剂的选择　选择合适的溶剂是结晶法的关键。理想的结晶溶剂应具备以下条件：①不与结晶物质发生化学反应；②对结晶物质的溶解度随温度不同有显著差异，热时溶解度大，冷时溶解度小；③对可能存在的杂质，溶解度非常大或非常小（即冷热均溶或均不溶），前一种情况可使杂质留在母液中，后一种情况可趁热过滤除去杂质；④沸点适中，沸点过低则易挥发造成损失且难以控制，沸点过高则不易浓缩和去除；⑤能给出较好的结晶；⑥无毒或毒性很小，便于操作。具体进行选择时，一般化合物可先查阅有关文献资料，参考同类型化合物的结晶条件；或遵循"相似相溶"规律，结合物质的极性来选择；若无资料可查，又不清楚物质的溶解性能，则只能通过小量摸索试验来决定。

常用的溶剂有甲醇、乙醇、丙酮、乙酸乙酯、三氯甲烷等，但所选溶剂的沸点应低于欲结晶物质的熔点，以免结晶物质受热分解或出现油珠状及液化现象。当不能选择到合适的单一溶剂时，可选用两种或两种以上能以任意比例互溶的溶剂组成的混合溶剂，要求低沸点溶剂对物质的溶解度大，而高沸点溶剂对物质的溶解度小。这样在放置过程中，低沸点的溶剂较易挥发而比例逐渐减小，易达到过饱和状态，有利于结晶的析出。一般常用的混合溶剂有乙醇-水、丙酮-水、吡啶-水、乙醚-甲醇、乙醚-丙酮等。选用混合溶剂进行结晶法操作，可先将样品溶于易溶的溶剂中，在加热的情况下逐渐滴加混合溶剂中另一种溶剂（能与前一种溶剂混溶且对被提纯物溶解度小）至溶液略变混浊，再加热溶解或稍滴加易溶的溶剂，使溶液澄明，放置，慢慢析出结晶。

重结晶选用的溶剂可参照结晶时所选用的溶剂，但若形成粗结晶后溶解度有所改变，则所选溶剂也相应有所不同。

3. 制备结晶的方法　结晶形成的过程包括晶核的形成和结晶的增长两个步骤。若想获得晶形较好、纯度较高的结晶，宜逐渐降低温度，使结晶缓慢析出。制备结晶时，最好在形成一批结晶后，立即抽滤得到第一批结晶，母液浓缩放置以得到第二批结晶。结晶经重结晶后所得各部分母液，再经处理又可分别得到第二批、第三批结晶，这种方法称为分步结晶法或分级结晶法。分步结晶法各部分所得结晶，其纯度往往有较大差异，在未加检查前不要贸然合并在一起，以免导致纯度下降。

4. 结晶纯度的判断　结晶的纯度可根据化合物的晶形、色泽、熔距，结合薄层色谱或纸色谱等加以判断。化合物结晶的形状和熔点常因所用溶剂不同而有差异，如原阿托品碱在三氯甲烷中形成棱柱状结晶，熔点为 207 ℃，在丙酮中则形成半球状结晶，熔点为 203 ℃。所以文献中在化合物的晶形和熔点之后一般都会注明所用溶剂。一般纯化合物结晶的熔距在 2 ℃ 以内，但也有例外情况，如防己诺林碱具有双熔点的特性。若某天然药物化学成分经过同一溶剂系统进行三次重结晶，其晶形和熔点一致，熔距较小，同时在薄层色谱或纸色谱中经三种不同展开系统鉴定为一个斑点，一般可认为该成分是一个单体化合物。

（五）分馏法

分馏法是利用能够互溶的液体混合物中各组分的沸点差异而进行分离的方法。在天然药物有效成分的研究中，挥发油和液体生物碱的纯化经常采用这种方法。如毒芹总碱中的毒芹碱的沸点为 166～167 ℃，羟基毒芹碱的沸点为 226 ℃，彼此相差较大，即可通过分馏法进行分离。为防止挥发油中某些成分在沸点时被破坏，常采用减压分馏。一般情况下，若液体混合物成分间沸点相差 100 ℃以上，可将溶液重复蒸馏多次即可达到分离的目的；若沸点相差在 25 ℃ 以下，则需采用分馏柱，沸点相差越小，需要的分馏装置越精细。分离所得各馏分经常有交叉重叠现象，往往仍需进一步重结晶或采用其他方法纯化。

（六）盐析法

盐析法是在天然药物的水提取液中加入大量的无机盐，使其达到一定浓度或饱和后，促使提取液中某些成分在水中的溶解度降低而沉淀析出，从而与水溶性较大的杂质分离。常用作盐析的无机盐有氯化钠、硫酸钠、硫酸镁、硫酸铵等。如三颗针根粉用稀酸浸泡，稀酸液加氯化钠近饱和即析出小檗碱盐酸盐；三七的水提取液中加硫酸镁至饱和状态，三七皂苷乙即可沉淀析出。有些成分如原白头翁素、麻黄碱、苦参碱等水溶性较大，在提取时，也往往先在水溶液中加入一定量的食盐，再用有机溶剂萃取。

三、天然药物有效成分的色谱分离方法

天然药物提取物中含有的一些化学结构相似、理化性质相近的化学成分，用前述的一般分离方法往往无法获得有效分离，色谱分离法具有试样用量少、分离效率高的特点，是目前被广泛应用的分离、纯化和鉴定化合物的有效方法。色谱法是利用混合物中各组分与固定相和流动相的相互作用（范德华力、氢键等）不同，使各组分通过固定相支持剂的速率不同，从而达到分离纯化的一种方法。其中，固定相可为固体和液体，流动相可为液体和气体，以液体作为流动相时称为液相色谱，以气体作为流动相时称为气相色谱。根据固定相的不同，液相色谱又可分为液-固色谱和液-液色谱，气相色谱又可分为气-固色谱和气-液色谱。目前在天然药物化学研究中，分离、纯化化合物主要应用的是液相色谱。

色谱分离方法还可以根据分离原理来进行分类：利用不同组分在固定相和流动相之间的分配系数不同进行分离的称为分配色谱，常用的支持剂为硅胶、硅藻土、纤维粉等；利用不同组分在吸附剂表面吸附力的差别进行分离的称为吸附色谱，常用的吸附剂有硅胶、氧化铝、活性炭、聚酰胺等；利用不同组分分子大小不同而阻滞作用不同进行分离的称为凝胶色谱，常用的固定相为葡聚糖凝胶、羟丙基葡聚糖凝胶等；利用不同组分对离子交换剂亲和力不同进行分离的称为离子交换色谱，常用的离子交换树脂有强酸性（磺酸型）、强碱性（季铵型）等。

上述各种色谱方法还可以根据操作方式的不同分为柱色谱、薄层色谱和纸色谱。固定相装在色谱柱内的称为柱色谱；固定相均匀涂铺在玻璃板、铝箔或塑料板等支持物上的称为薄层色谱；采用滤纸作为支持物的称为纸色谱。柱色谱分离量较大，主要用于分离制备；薄层色谱和纸色谱分离量小，主要用于分析鉴定，也可用于半微量制备。

天然药物化学成分类型多样，可根据被分离化合物的性质和各种色谱分离法的特点，选择合适的色谱方法。一般而言，对于非极性成分常选用硅胶或氧化铝吸附色谱；对于极性较大的成分则采用分配色谱或弱吸附剂吸附色谱；对于在水溶液中能形成离子的成分可选用离子交换色谱；对于分子量差异较大的成分则可考虑选用凝胶色谱。色谱法分离效果好，但对仪器材料要求较高、操作较为繁琐、实验周期较长，因而在天然药物化学的实际分离工作中，往往是将经典方法和多种色谱方法结合使用，取长补短。

（一）分配色谱法

1. 分配色谱的原理　　分配色谱的原理与前面所讲的溶剂萃取法相同，都是利用混合物中各成分在互不相溶的两相溶剂中分配系数的不同而达到分离目的。若需要分离的物质在两相溶剂中的分配系数相差很小，则一般用液-液萃取的方法是无法使其分离的，必须使其在两相溶剂中不断地反

复分配才能分离，分配色谱即可达到这一目的。分配色谱法是以一种多孔物质作为支持剂，两相溶剂中的一相在色谱过程中始终固定在支持剂上，称为固定相；用另一相溶剂（与固定相之间不互溶）来洗脱，此洗脱剂在色谱过程中始终是移动的，称为流动相。混合物中各成分在固定相和流动相之间进行连续地、动态地不断分配，由于不同成分在两相间的分配系数不同而得以分离。

在分配色谱中，常用的支持剂有硅胶、硅藻土、纤维素粉和滤纸等。以强极性溶剂（如水、缓冲溶液等）为固定相，弱极性溶剂（如三氯甲烷、乙酸乙酯等）为流动相的分配色谱称为正相分配色谱；常用于分离水溶性或极性较大的成分，如生物碱、糖类、苷类、有机酸等；化合物的极性越小，越先被洗脱出来。而以石蜡油为固定相，水或甲醇等强极性溶剂为流动相的分配色谱则称为反相分配色谱（reverse phase partition chromatography），常用于分离极性小的成分，如油脂、高级脂肪酸、游离甾体等，极性大的物质先被洗脱出来。

常用反相硅胶薄层色谱及柱色谱的填料是将普通硅胶经下列方式进行化学修饰，键合上长度不同的烃基（—R）形成亲脂性表面而成。根据烃基长度为乙基（—C_2H_5）、辛基（—C_8H_{17}）或十八烷基（—$C_{18}H_{37}$），分别命名为 RP（reverse phase）- 2、RP - 8 或 RP - 18。三者亲脂性强弱顺序如下：RP - 18＞RP - 8＞RP - 2。

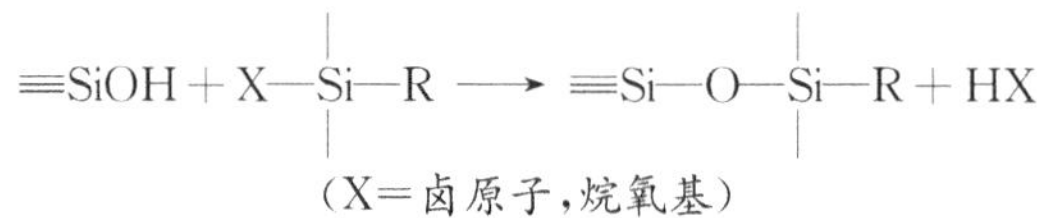

$$\equiv SiOH + X—Si—R \longrightarrow \equiv Si—O—Si—R + HX$$

（X＝卤原子，烷氧基）

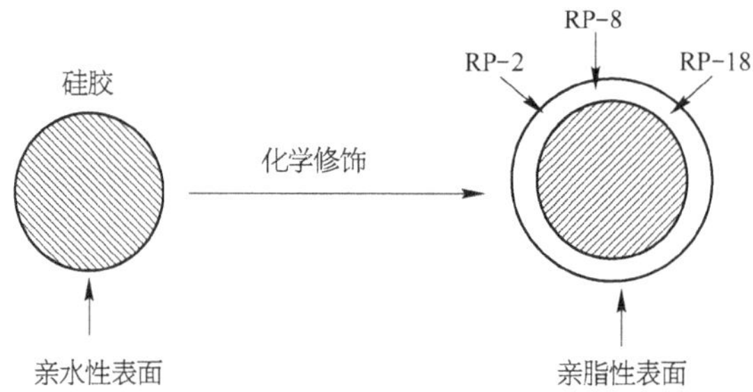

2. **纸色谱** 纸色谱是一种以滤纸作为支持剂，依靠样品在两相间分配系数的不同而使混合物中各组分达到分离的方法。常规的纸色谱的固定相是滤纸上吸附的水，流动相是水饱和的有机溶剂，相当于正相分配色谱，极性小的成分 R_f 较大，先被洗脱下来。若滤纸用石油醚或硅油处理后作为固定相，以水溶液（或有机溶剂）作为流动相，则相当于反相分配色谱，极性大的成分 R_f 较大，先被洗脱下来，但此种方法并不常用。虽然近年来薄层色谱发展迅速、应用广泛，但在糖类、氨基酸等大极性化合物的分离、分析方面，纸色谱仍具有独特的优势。

3. **液-液分配柱色谱** 将两相溶剂中的一相涂覆在硅胶等多孔载体上作为固定相，填充在色谱管中，然后加入与固定相不相混溶的另一相溶剂（流动相）冲洗色谱柱，使物质在两相溶剂中作相对逆流移动，在移动过程中不断进行动态分配而得以分离，这种方法称之为液-液分配柱色谱法。

除色谱柱外，液-液分配色谱也可在色谱用硅胶薄层板上进行。因此液-液分配柱色谱的最佳分离条件可以根据相应的薄层色谱结果（正相柱用正相板，反相柱用反相板）进行选定。

（1）经典液-液分配柱色谱：液-液分配柱色谱操作需要先将选定的固定相溶剂与支持剂充分搅拌混合均匀，倒入选定的流动相溶剂中，剧烈搅拌使两相互相饱和达到平衡；装柱时先将经固定相饱和的流动相加入色谱柱中，再按湿法装柱操作装入吸附着固定相的支持剂；上样后用固定相饱和的流动相洗脱，按固定体积收集，分别浓缩处理。

（2）加压液相柱色谱：经典的液-液分配柱色谱中使用的载体（如硅胶）粒径较大（100～150 μm），流动相仅靠重力作用自上而下缓慢流过色谱柱，流出液分段收集后再进行分析，因此柱效较低、费时较长，近来各种加压液相柱色谱的出现可有效弥补上述不足。加压液相柱色谱所用的载体多为颗粒直径较小、机械强度和比表面积均较大的球形硅胶微粒，如 Zipax 类薄壳型或表面多孔型硅球以及 Zorbax 类全多孔硅胶微球等，其上键合不同极性的有机化合物以适应不同类型分离工作的需要，因而柱效大大提高。

为了提高分离速度、缩短分离时间，则需施加压力，根据所用压力大小不同，可以分为快速柱色谱（flash chromatography，约 2.02×10^5 Pa）、低压液相色谱（LPLC，$< 5.05 \times 10^5$ Pa）、中压液相色谱（MPLC，$5.05 \times 10^5 \sim 20.2 \times 10^5$ Pa）及高效液相色谱（HPLC，$> 20.2 \times 10^5$ Pa）等。各种加压液相柱色谱的分离规模如图 1-14 所示。

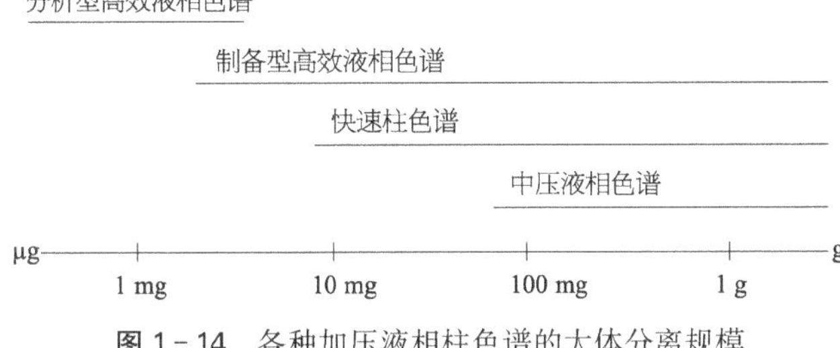

图 1-14 各种加压液相柱色谱的大体分离规模

此外，在色谱柱出口处常常配以紫外、示差折光、二极管阵列等高灵敏度的检测器，可采用记录仪指导流份的收集，也可以采用计算机和软件系统进行自动控制和数据处理。故无论在分离效率还是分离速度方面，加压液相柱色谱均明显优于经典液-液分配柱色谱，目前在天然药物分离工作中应用非常广泛。

4. 液滴逆流色谱 液滴逆流色谱（droplet counter current chromatography，DCCC）是利用混合物中各组分在两种液相间分配系数的差别，由流动相形成液滴，通过作为固定相的液柱实现逆流分配，使各成分获得分离（图 1-15）。操作时先将两相溶剂充分振摇平衡，然后将分开的两相分别作为

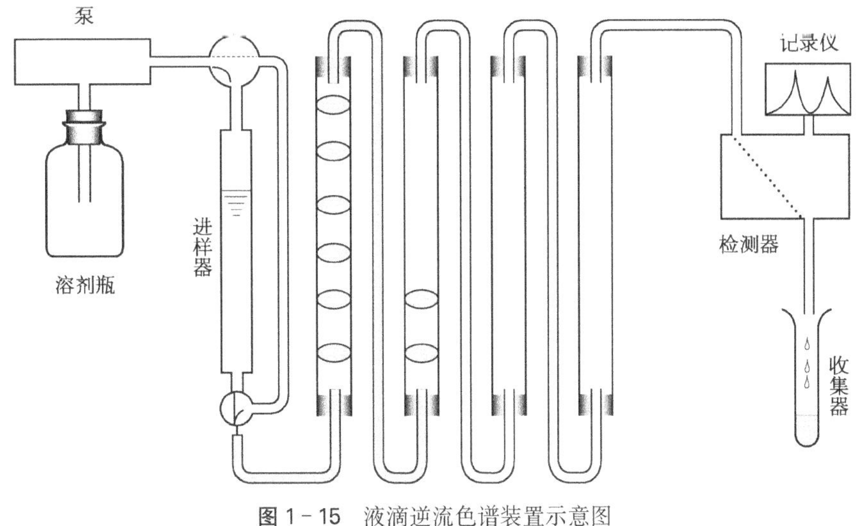

图 1-15 液滴逆流色谱装置示意图

固定相和流动相。以重相(下层溶剂)作为固定相,轻相(上层溶剂)作为流动相时,称为上行法;反之则称为下行法。由于流动相形成液滴,在细的萃取管中不断地与固定相有效地接触、摩擦形成新表面,促使溶质在两相溶剂中实现充分地分配,可以获得很高的分离效果,且不易乳化或产生泡沫。最后通过检测器和收集器对从萃取管中流出的流动相进行收集。

两相溶剂系统的选择对于合适的液滴的形成影响很大,有时需要用三元(或四元)的系统制备两相溶剂,即用附加的第三种(或第四种)溶剂来调和其他溶剂组分和缓解原始两相的极性差异。

由于DCCC法不使用固态分离材料,其可以克服液相色谱中常见的由固体载体所引起的不可逆吸附、样品变性污染、色谱峰拖尾等问题。且DCCC法溶剂消耗量少,样品负载能力强,能够一次分离毫克级至克级的混合样品,在酸性和碱性分离条件下都能使用,已广泛用于分离纯化皂苷、生物碱、蛋白质、多肽、酸性成分及糖类等多种天然药物化学成分。但与制备型HPLC相比,DCCC的分辨率较低,一次分离所需的时间也较长,因此还不适宜用于组分复杂的混合物的全谱分离分析。但由于其对于样品预处理条件要求不高,并具有回收率高、制备量大的优点,可用于特定部位和特定组分的分离制备。

(二) 吸附色谱法

吸附色谱(adsorption chromatography)是利用固体吸附剂(固定相)对混合物中各组分的吸附能力的不同而达到分离的色谱方法。吸附色谱可以进行薄层色谱和柱色谱,一般薄层色谱用于分析鉴定或半微量制备,柱色谱多用于分离制备。吸附柱色谱的溶剂系统可以通过相应的薄层色谱结果进行选定,一般使薄层色谱中组分 R_f 达到 $0.2 \sim 0.3$ 的溶剂系统可用作柱色谱分离该相应组分的最佳溶剂系统。吸附柱色谱也可用液-液分配柱色谱所用的加压方式进行。

液-固吸附色谱是运用较多的一种吸附色谱,特别适用于脂溶性中等分子量成分(分子量小于1 000 的低挥发性样品)的分离,对于高分子量样品如蛋白质、多糖或离子型亲水化合物等的分离一般不适用。液-固吸附又有物理吸附、化学吸附和半化学吸附之分。物理吸附(physical adsorption)又称表面吸附,是由构成溶液的分子(包括被分离物质和溶剂)与固体吸附剂表面分子的分子间力的相互作用而引起的,其特点是吸附无选择性、吸附与解吸附的过程可逆且可快速进行,在天然药物化学的实际研究工作中常用的硅胶、氧化铝、活性炭的吸附原理即属于物理吸附。而黄酮等酚酸性物质被碱性氧化铝吸附,或生物碱被酸性硅胶吸附等,则属于化学吸附(chemical adsorption),其特点是吸附具有选择性、吸附十分牢固、有时为不可逆吸附,故实际应用较少。半化学吸附(semi - chemical adsorption)介于物理吸附和化学吸附之间,吸附力较弱,有一定的实际应用,如聚酰胺对黄酮类、醌类化合物的氢键吸附。

1. 物理吸附中吸附剂、溶剂与被分离物质性质的关系　物理吸附遵循"相似者易于吸附"的经验规律,吸附剂、溶剂与被分离物质共同构成吸附色谱中的三个要素,在实际应用时需全面考虑三者间相互联系又相互制约的关系,以便选择合适的条件,达到分离的目的。

(1) 吸附剂的种类:常用的吸附剂有硅胶、氧化铝、活性炭等。

1) 硅胶:色谱用硅胶可用通式 $SiO_2 \cdot xH_2O$ 表示,为多孔性物质,具有硅氧烷的交链结构,其骨架表面具有很多硅醇基而呈弱酸性(pH=4.5)。硅胶表面的硅醇基与许多化合物通过氢键、偶极等相互作用而表现吸附性能。硅胶吸附作用的强弱与游离硅醇基的数目有关,数目越多,其吸附能力越强。硅醇基也容易通过氢键而结合水分,随着含水量的增加,硅胶表面的游离硅醇基数目减少,硅胶吸附其他化合物的能力便随之减弱。硅胶的吸附能力大小可根据含水量,用不同的活度级别来表示(表1-2)。若含水量达17%以上,硅胶的吸附能力极弱,不能用作吸附剂,但可作为分配色谱中的支持剂。若将含水硅胶在 $100 \sim 110\ ℃$ 下加热,能除去大部分硅醇基吸附的水,使硅胶恢复吸附能力,这一过程称为活化。当温度升高至 $500\ ℃$ 时,硅胶能不可逆的失去结合水(一般在 $170\ ℃$ 以上即有少量结合水失去),并且硅醇基也能脱水缩合转变为硅氧烷键,从而丧失了吸附性能,再用水处理亦不能恢复其吸附活性。所以硅胶的活化不宜在较高温度下进行。硅胶是最常用的极性吸附剂，对极性物质具有较强的吸附能力，适用于中性或酸性成分的分离（包括非极性化合物和极性较小的化合物），如挥发油、黄酮、蒽醌、强心苷、皂苷、有机酸及酚性化合物等，而不适用于碱性物质的分离。目前市售色谱用硅胶主要包括薄层色谱硅胶 G、硅胶 GF_{254}、硅胶 H 和柱色谱硅胶（$100\sim140$ 目、$100\sim200$ 目、$200\sim300$ 目等）。对于分离难度较大的样品，也可以用薄层硅胶作为填料，采用加压柱色谱的方式，可以大大提高分离效果。

表 1- 2　硅胶含水量、活度与吸附力的关系

硅胶加入水量(%)	活度	吸附力
0	Ⅰ	强
5	Ⅱ	↑
15	Ⅲ	
25	Ⅳ	
38	Ⅴ	弱

2）氧化铝：氧化铝与硅胶一样同属极性吸附剂，极性强的物质优先被吸附，具有价格低廉、吸附力强、载样量大的特点。氧化铝通常按制备方法不同可分为三种，即碱性氧化铝、中性氧化铝和酸性氧化铝。未经酸化处理的氧化铝带有碱性（因其中可混有碳酸钠等成分），对于酸性、酚性成分能形成死吸附，对于醛、酮、酯、内酯等类型的化合物易发生异构化、氧化、消除、酯水解、内酯环开裂等副反应，因而主要用于对弱碱稳定的生物碱类、甾体类、醇类等化合物的分离。碱性氧化铝用 5％乙酸处理除去碱性杂质，用水洗至中性，称为中性氧化铝。中性氧化铝仍属于碱性吸附剂的范畴，用途最广，适用于生物碱、萜类、甾体、挥发油及在酸碱中不稳定的苷类、内酯类等化合物的分离，不适用于酸性成分的分离。用稀硝酸或稀盐酸处理后的氧化铝，适合于酸性成分的分离，这种氧化铝称为酸性氧化铝。氧化铝的活性同样与它的含水量直接相关，随着含水量的增加，吸附能力减弱。

3）活性炭：活性炭是一种使用较多的非极性吸附剂，在色谱分离中最常选用的是颗粒状活性炭。活性炭主要用于分离水溶性成分，如氨基酸、糖类及某些苷类。活性炭的吸附能力受溶剂的影响，在水溶液中最强，在有机溶剂中则较弱。如以乙醇-水混合溶剂进行洗脱时，随乙醇浓度的递增，洗脱能力逐渐增强。在一定条件下，活性炭对不同物质的吸附能力也有差别。一般对极性基团多的化合物的吸附力大于极性基团少的化合物，对芳香族化合物的吸附力大于脂肪族化合物，对分子量大的化合物的吸附力大于分子量小的化合物。利用这些吸附性的差别，可将水溶性芳香族化合物与脂肪族化合物分开，单糖与多糖分开，氨基酸与多肽分开。目前尚无测定活性炭吸附力级别的理想方法，其吸附力不易控制，故活性炭的具体应用受到一定的限制。

（2）溶剂的选择：色谱过程中溶剂的选择，对组分分离影响很大。柱色谱所用的溶剂（单一溶剂或混合溶剂）习惯上称洗脱剂，用于薄层色谱或纸色谱的溶剂常称展开剂。选择洗脱剂时，应综合考虑被分离物质与所选用的吸附剂的性质。对于极性吸附剂而言，随洗脱剂极性的增大，吸附剂对溶质的吸附能力逐渐降低，洗脱能力逐渐增强。而使用非极性吸附剂时，情况正好相反，溶剂极性降低，吸附剂对溶质的吸附能力随之降低，即洗脱剂的洗脱能力随溶剂极性的降低而增强。

因此，极性强弱成为支配吸附过程的主要因素。极性是一种抽象的概念，用以表示分子中电荷不对称的程度，并大体上与偶极矩、极化度及介电常数等概念相对应。通常溶剂极性的大小可以根据介电常数（ε）的大小来判断。常用溶剂的介电常数及其极性排列如表 1-3 所示。

表 1-3 常用溶剂的介电常数(ε)及其极性排列

溶剂	ε	水溶度(g/100 g)	极性
己烷	1.88	0.007	弱
乙醚(无水)	4.47	1.3	
三氯甲烷	5.20	0.1	
乙酸乙酯	6.11	3.0	
乙醇	26.0		
甲醇	31.2		
水	81.0		强

　　洗脱剂的选择一般参照薄层色谱所确定的色谱条件,洗脱剂的极性宜逐步增加,但跳跃不能太大。实践中多采用混合溶剂梯度洗脱,通过巧妙调节比例逐步增强洗脱剂的极性,可获得较好的分离效果。一般,混合溶剂中强极性溶剂的影响比较突出,故不可随意将极性差别很大的两种溶剂组合在一起使用。实验室中常用的混合溶剂组合有环己烷-乙酸乙酯、环己烷-丙酮、三氯甲烷-丙酮、三氯甲烷-甲醇等。

　　(3) 被分离物质的性质:在吸附剂与洗脱剂固定的条件下,各成分的分离情况与被分离物质的结构与性质直接相关。被分离物质的极性越大,极性吸附剂对其吸附力越强,而非极性吸附剂则对其吸附力越弱。常见的化合物官能团的极性大小顺序如下:

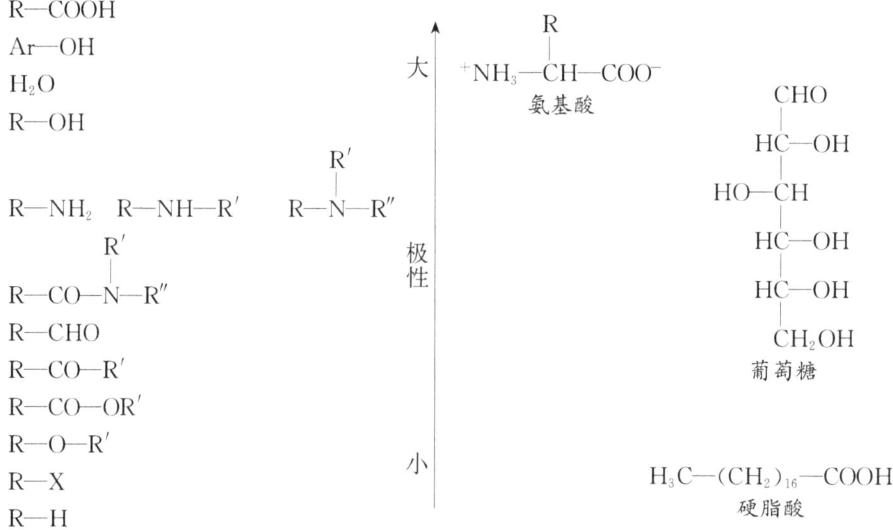

　　化合物的极性由分子中所含官能团的种类、数目及排列方式等综合因素所决定。以氨基酸为例,分子结构中既有正电基团,又有负电基团,故极性很强。高级脂肪酸,如硬脂酸,虽然结构中也含有强极性基团—COOH,但因分子的主体由长链烃基构成,故极性依然很弱。又如葡萄糖,因分子中含有许多—OH,故为极性化合物;但鼠李糖(6-去氧糖)及毛地黄毒糖(2,6-二去氧糖)因分子中的—CH₂OH 及—CHOH 分别脱去氧变为—CH₃ 及—CH₂—,极性也随之降低。

　　再如,从黄花夹竹桃果仁中分出下列七种成分(表 1-4)。其中,与黄夹次苷相比,黄夹苷 A、B 因为分子中多出两个 Glc,故极性要大得多,而且苷 A(R=CHO) 极性大于苷 B(R=CH₃)。五种黄夹次苷中,A~D 的结构差别仅在 R 不同。故极性大小取决于 R 的种类,并排成下列顺序:次苷

D(COOH)＞C(CH₂OH)＞A(CHO)＞B(CH₃)；单乙酰黄夹次苷 B 与黄夹次苷 B 比较，—OH 变为—OCOCH₃，故极性还要降低。综上分析，黄花夹竹桃中七种强心苷的极性将按下列顺序排列：苷 A＞苷 B＞次苷 D＞次苷 C＞次苷 A＞次苷 B＞单乙酰次苷 B。

表 1-4　黄花夹竹桃果仁中的强心苷成分

名　称	R	R′	R″
黄夹苷 A	CHO	$(D-Glc)_2$	H
黄夹苷 B	CH₃	$(D-Glc)_2$	H
黄夹次苷 A	CHO	H	H
黄夹次苷 B	CH₃	H	H
黄夹次苷 C	CH₂OH	H	H
黄夹次苷 D	COOH	H	H
单乙酰黄夹次苷 B	CH₃	H	CH₃CO

　　上述极性强弱顺序决定着这些化合物在硅胶上的吸附行为及柱色谱的洗脱规律。

　　对于酸性、碱性及两性化合物而言，其极性强弱和吸附行为主要取决于其存在状态（游离型或离解型）。如生物碱，游离型为非极性化合物，易被活性炭所吸附；但离解型则为极性化合物，不易被活性炭所吸附。而酸性、碱性及两性化合物的存在状态受溶剂 pH 的影响，因此实际工作中常可通过改变溶剂的 pH 来改变上述化合物的存在状态，影响其吸附色谱行为而达到分离精制的目的。

　　为避免发生化学吸附，酸性物质宜用硅胶进行分离，碱性物质则宜用氧化铝进行分离。若硅胶、氧化铝用适当方法处理成中性，情况会有所缓解。通常在分离酸性（或碱性）物质时，洗脱溶剂中分别加入适量乙酸、磷酸、三氟乙酸（或氨、吡啶、二乙胺），常可达到防止拖尾、促进分离的效果。

　　2. 聚酰胺吸附色谱法　聚酰胺（polyamide）是由酰胺聚合而成的一类高分子物质，商品名又称为锦纶、尼龙，不溶于水、甲醇、乙醇、丙酮、三氯甲烷等常用有机溶剂，对碱较稳定，对酸尤其是无机酸稳定性较差，可溶于浓盐酸、冰乙酸及甲酸。色谱用聚酰胺同时具备较好的亲水性和亲脂性，既可以用于分离亲水性成分，又可以用于分离亲脂性成分。自 1955 年发现聚酰胺色谱分离酚性物质以来，聚酰胺已广泛用于多种天然产物的分离，特别是在黄酮类、酚类、醌类成分的分离中具有独特的优势。

　　（1）聚酰胺的吸附原理：由于聚酰胺分子内有很多酰胺基，酰胺基中的羰基可与酚类、黄酮类化合物中的酚羟基等形成氢键缔合，胺基可与醌类化合物中的羰基等形成氢键缔合，因而对这些物质具有吸附作用，即"氢键吸附"作用。其吸附原理可用图 1-16 表示。

　　各种化合物由于与聚酰胺形成氢键的能力不同，聚酰胺对它们的吸附力也不同。通常在含水溶剂中大致有如下规律：

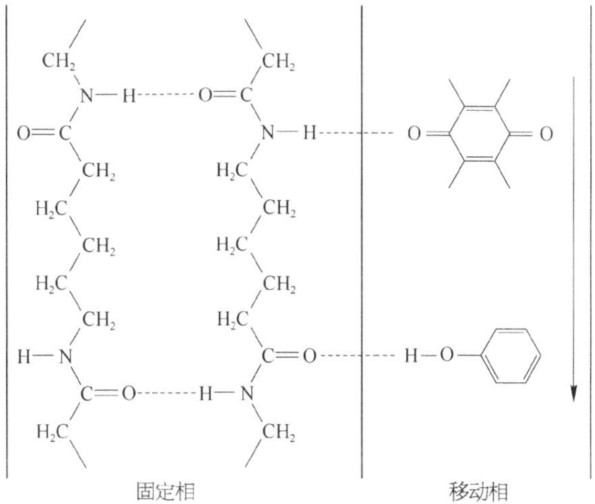

图 1-16　聚酰胺吸附色谱的原理

1）分子中能形成氢键的基团数目越多（如酚羟基、醌基等），聚酰胺对其吸附力越强。如：

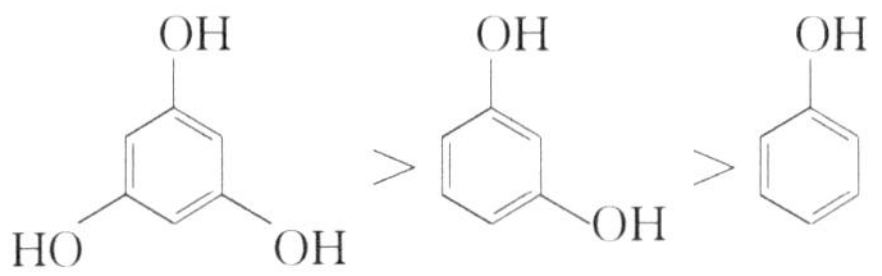

2）分子中形成氢键的位置对吸附力也有影响。易形成分子内氢键者，其在聚酰胺上的吸附力相应减弱。如：

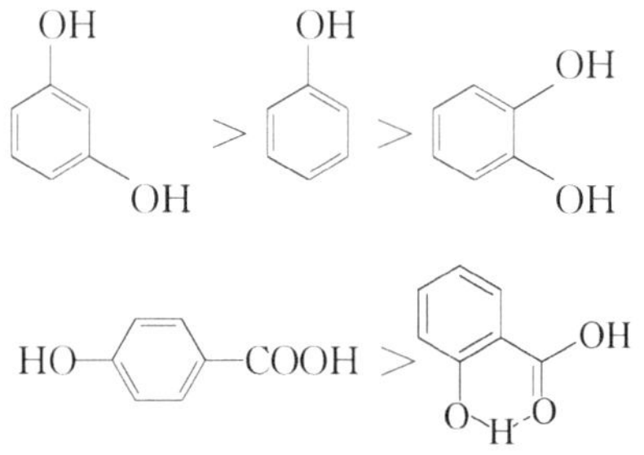

3）分子中芳香化程度越高、共轭链越长，聚酰胺对其吸附力就越强，反之亦然。如：

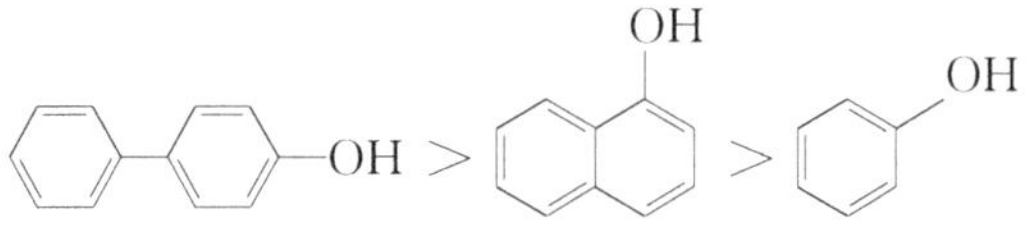

由于吸附过程是在溶液中进行的，化合物与聚酰胺形成氢键的能力不仅取决于化合物本身的结构，还与溶剂的种类有关。因为溶剂也会参加吸附剂表面的争夺，或通过改变聚酰胺对溶质的氢键结合能力而影响吸附过程。一般在水中形成氢键的能力最强，在有机溶剂中较弱（如在含水醇中形成氢键的能力随着醇浓度的增高而相应减弱，在高浓度醇或其他有机溶剂中则几乎不缔合），在碱性溶剂中最弱。故在聚酰胺柱色谱分离时，通常用水装柱，试样也尽可能溶解成水溶液上柱以利于聚酰胺对溶质的充分吸附，然后用不同浓度的含水醇溶液进行洗脱，并不断提高醇的浓度，逐步增强从柱上洗脱物质的能力。甲酰胺、二甲基甲酰胺及尿素水溶液因分子中均有酰胺基，可以同时与聚酰胺吸附剂及酚类、醌类等化合物形成氢键缔合，因而具有很强的洗脱能力。此外，水溶液中加入碱或酸均可破坏聚酰胺与溶质之间的氢键缔合，也有很强的洗脱能力，可用于聚酰胺的精制及再生处理。常用的聚酰胺再生剂有 10％乙酸、3％氨水及 5％氢氧化钠水溶液等。综上分析，在聚酰胺柱色谱中常用作洗脱剂的各种溶剂洗脱能力顺序如下：

水＜甲醇或乙醇＜丙酮＜氢氧化钠水溶液＜甲酰胺＜二甲基甲酰胺＜尿素水溶液。

上述分离原理及规律主要针对洗脱剂为含水溶剂系统而言，当用非含水溶剂系统（如三氯甲烷-甲醇等）作洗脱剂时，聚酰胺则可作为极性固定相，其色谱行为类似于正相色谱。

（2）聚酰胺色谱的应用：聚酰胺目前已发展成为分离极性和非极性物质的用途广泛的色谱方法。聚酰胺色谱法常选用含水溶剂系统和非含水溶剂系统两类溶剂系统进行分离。含水溶剂系统主要适用于含有酚羟基、醌羰基的化合物的分离，如黄酮类、酚类、醌类等；非含水溶剂系统则适用于多种类型天然产物的分离，如萜类、甾体类、黄酮类等。聚酰胺对一般酚类、黄酮类化合物的吸附是可逆的（鞣质例外），分离效果好，吸附容量大，尤其适合于该类化合物的制备分离。另外，由于聚酰胺对鞣质的吸附性特别强，特别是对大分子鞣质的吸附近乎不可逆，也常用于天然药物粗提物的脱鞣处理。聚酰胺色谱同样有薄层色谱与柱色谱两种,目前均有市售品。聚酰胺薄层色谱是摸索聚酰胺柱色谱分离条件以及检查柱色谱各流份组成和样品纯度的重要手段,通常采用聚酰胺薄膜。

3. 大孔吸附树脂色谱　大孔吸附树脂(macroporous adsorption resin)是一类不含离子交换基团、具有大孔网状结构的高分子吸附剂。一般为白色球形颗粒,粒度通常为 20~60 目,根据聚合材料的不同,可分为非极性、弱极性、中极性、极性和强极性五类。大孔吸附树脂的理化性质稳定,不溶于酸、碱及有机溶剂,对有机物有较好的选择性,不受无机盐类及低分子化合物存在的影响,因而在天然化合物的分离与富集工作中被广泛应用。

(1) 大孔吸附树脂的吸附原理:大孔吸附树脂具有良好的网状结构和很大的比表面积,是吸附性和分子筛性原理相结合的分离材料,它的吸附性是由于范德华引力或产生氢键的结果。分子筛性是由其本身多孔性结构的性质所决定的。有机化合物常根据其被吸附的能力不同及分子量大小的不同,在大孔吸附树脂上经一定的溶剂洗脱而达到分离的目的。

(2) 影响大孔吸附树脂吸附力的因素:①化合物的性质是影响吸附的重要因素,待分离化合物的极性强弱、分子量大小、能否与树脂形成氢键等都直接影响到吸附效果。一般非极性物质在水中易被非极性树脂吸附,极性物质在水中则易被极性树脂吸附。糖是极性的水溶性化合物,与 D 型非极性树脂吸附作用很弱,因此常用 D 型大孔吸附树脂将天然药物中的化学成分和糖分离。分子量小、极性小的化合物与非极性大孔吸附树脂的吸附作用强。另外,能与大孔吸附树脂形成氢键的化合物易被吸附。②洗脱剂的性质也是影响吸附的重要因素。被分离物质在溶剂中的溶解度越大,树脂对此物质的吸附力就越弱。如果被分离物质含有酸性、碱性成分,则溶液的 pH 也须注意。通常酸性物质在酸性溶液中易被树脂吸附,碱性物质在碱性溶液中易被树脂吸附,解吸附洗脱时则恰好相反。如用大孔吸附树脂提取分离麻黄碱,在 pH=11.0 时吸附量最高,而盐酸的洗脱效果明显优于有机溶剂。常用的洗脱剂包括水、甲醇、乙醇、丙酮、乙酸乙酯等,根据吸附作用强弱选用不同的洗脱剂。对于非极性的树脂,洗脱剂的极性越小,其洗脱能力越强;对于中极性和极性树脂,常选用极性较大的洗脱剂。还可通过改变洗脱剂的 pH,使某些被树脂吸附的成分形成较强的离子化合物而易被洗脱下来,提高洗脱效率。③大孔吸附树脂的表面性质,如比表面积、表面电性、孔径、能否与化合物形成氢键等对吸附力的影响也很大。通常比表面积越大,吸附力越大。孔径越大,越有利于分子向孔内扩散,越有利于吸附;但孔径越大,树脂的机械强度就越差,需根据具体情况综合考虑。

(3) 大孔吸附树脂的预处理与再生:市售大孔吸附树脂常含有未聚合的单体、致孔剂(多为长碳链的脂肪醇类)、分散剂、交联剂和防腐剂等杂质,具有不同程度的毒性并影响树脂的吸附性能,使用前必须进行预处理。常用的方法是将大孔吸附树脂采用乙醇、丙酮等湿法装柱,重复进行浸泡和洗脱,直到流出的溶剂与水混合不呈现白色乳浊现象为止,然后以大量的蒸馏水洗去树脂中的溶剂,备用。

大孔吸附树脂经再生后可反复使用。通常树脂使用后,其表面或内部会有许多非吸附性成分或吸附性杂质残留,先用 75% 左右乙醇将其洗至无色,再用水将乙醇洗去即可再用。经过反复使用后,吸附树脂颜色变深,吸附效果下降时,可用稀酸浸泡、洗涤适当时间,继而水洗脱至中性,再加入稀碱浸泡、洗涤适当时间,再用水洗至中性即可再用。树脂不用时,应浸泡于甲醇(或乙醇)中以湿态贮存,临用前用蒸馏水洗尽醇即可。

(4) 大孔吸附树脂的应用:大孔吸附树脂由于具有选择性好、吸附速度快且吸附容量大、机械强度高、再生处理方便等特点,现在已被广泛应用于天然化合物的分离和富集工作中,在多糖、黄酮、三萜、生物碱类化合物的分离精制方面都有很好的应用实例。大孔吸附树脂对糖类吸附能力很差,对色素的吸附能力较强。因此利用大孔吸附树脂的多孔结构和选择性吸附性能可从天然药物提取液中分离精制有效成分或有效部位，最大限度地去粗取精。如甜叶菊苷为二萜苷类化合物，其水提取液调 pH 至弱碱性后，滤液通过 D101 型大孔吸附树脂柱，先用碱液、水洗脱除去杂质后，再用 95％乙醇洗脱，经脱色处理后，甲醇重结晶即可得到纯度较高的甜叶菊苷。

（三）凝胶色谱法

凝胶色谱法(gel chromatography)，又称凝胶滤过法(gel filtration)，是 20 世纪 60 年代发展起来的一种分离分析方法，使用的固定相凝胶是一种不带电荷的具有三维空间的多孔网状结构的物质，具有分子筛的性质。与透析法、超滤法、超速离心法等其他根据化合物分子量的差异进行分离的方法不同，凝胶色谱法不仅适用于水溶性大分子化合物的分离，还可用于分离分子量 1 000 以下的小分子化合物。

1. **凝胶色谱法的分离原理**　凝胶色谱是利用分子筛的原理，使混合物中的各组分按分子量大小不同而被分离的一种色谱方法。当被分离物质加入到凝胶色谱柱后，受固定相凝胶网孔半径的限制，大分子不能进入凝胶颗粒内部(即被排阻在凝胶粒子外部)，故在颗粒间隙随洗脱剂移动，阻力较小，流速较快，先被洗脱出柱；小分子因可自由进入并扩散到凝胶颗粒内部，故通过色谱柱时阻力增大、流速较慢，后被洗脱出柱。试样混合物中各组分因分子大小各异，进入凝胶颗粒内部的程度也不尽相同，故在经历一段时间流动并达到动态平衡后，即按分子量由大到小的顺序先后流出而得到分离(图 1 - 17)。

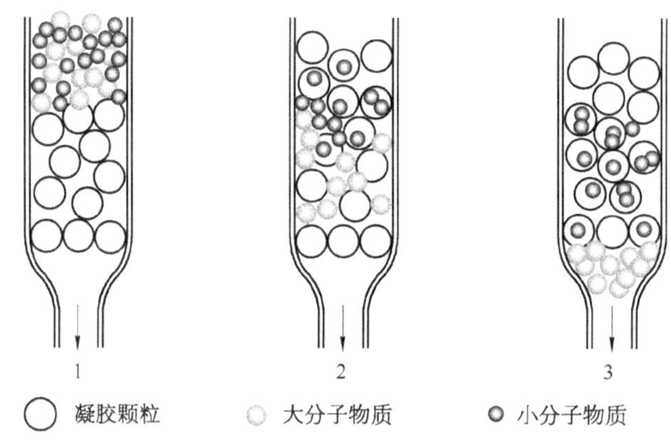

图 1 - 17　凝胶色谱分离原理示意图

1. 待分离的混合物在色谱床表面　2. 试样进入色谱床，小分子进入凝胶颗粒内部，大分子随溶液流动　3. 大分子物质行程短，流出色谱床，小分子物质仍在缓慢移动

2. **凝胶的种类与性质**　商品凝胶的种类很多，天然药物化学研究工作中常用的是葡聚糖凝胶(Sephadex G)和羟丙基葡聚糖凝胶(Sephadex LH - 20)。

（1）葡聚糖凝胶：Sephadex G 又称为交联葡聚糖，是由一定平均分子量的葡聚糖和交联剂(一般为环氧氯丙烷)以醚桥的形式互相交联形成的三维空间网状结构(图 1 - 18)。葡聚糖是一种化学性质比较稳定的水不溶性白色球状颗粒，在酸性环境中能水解，在碱性环境中稳定。葡聚糖凝胶必须在适当的溶剂中浸泡，使其充分溶胀后才能使用。凝胶颗粒的表面有许多孔隙，其孔隙的大小取决于葡聚糖与交联剂的配比及反应条件。其交联度越大，网状结构越紧密，孔隙越小，吸水膨胀就越少；反之，交联度越小，网状结构越疏松，孔隙越大，吸水膨胀就越大。葡聚糖凝胶的商品型号是按凝胶的交联度大小来分类的，并以吸水量表示：英文字母 G 代表葡聚糖凝胶，后面的阿拉伯数字表示凝胶吸水量 10 倍的数值。如 Sephadex G - 25 的吸水量为 2.5 ml/g。

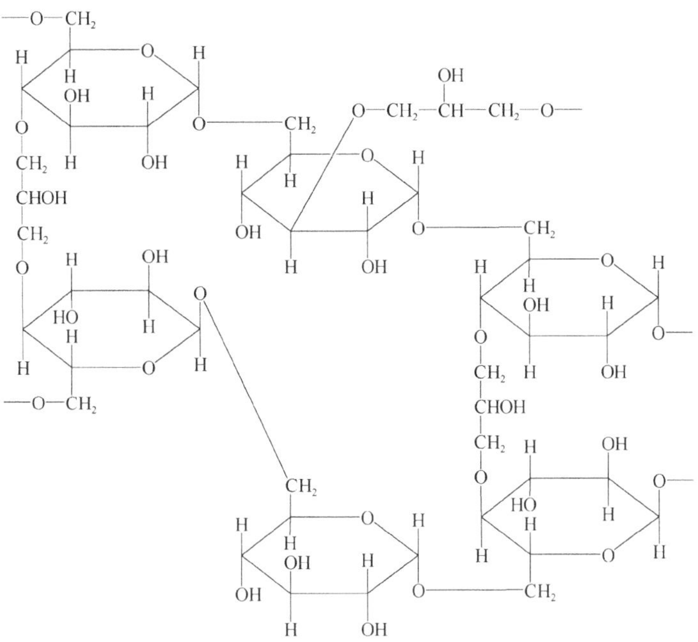

图 1-18　交联葡聚糖的化学结构

　　Sephadex G 系列只适于在水中应用，不同规格适合分离不同分子量的物质，主要用于分离蛋白质、肽类、氨基酸、糖及苷类等水溶性成分。不同型号的葡聚糖凝胶的性质见表 1-5。

表 1-5　交联葡聚糖凝胶的性质

型　号	吸水量（ml/g）	柱床体积（ml/g）	分离范围（分子量）		最少溶胀时间（h）	
			肽与蛋白质	多糖	室温	沸水浴
交联葡聚糖 G-10	1.0±0.1	2～3	<700	<700	3	1
交联葡聚糖 G-15	1.5±0.2	2.5～3.5	<1 500	<1 500	3	1
交联葡聚糖 G-25	2.5±0.2	4～6	1 000～5 000	100～5 000	6	2
交联葡聚糖 G-50	5.0±0.3	9～11	1 500～30 000	500～10 000	6	2
交联葡聚糖 G-75	7.5±0.5	12～15	3 000～70 000	1 000～50 000	24	3
交联葡聚糖 G-100	10.0±1.0	15～20	4 000～150 000	1 000～100 000	48	5
交联葡聚糖 G-150	15.0±1.5	20～30	5 000～400 000	1 000～150 000	72	5
交联葡聚糖 G-200	20.0±2.0	30～40	5 000～800 000	1 000～200 000	72	5

　　(2) 羟丙基葡聚糖凝胶：Sephadex LH-20 是 Sephadex G-25 的葡聚糖部分与羟丙基结合形成醚键的产物，即 —OH→—OCH$_2$CH$_2$CH$_2$OH。与 Sephadex G 比较，Sephadex LH-20 分子中羟基总数虽然没有变化，但碳原子所占的比例却相对增加了，因此脂溶性增强，不仅可以在水中应用，也可以在极性有机溶剂或它们与水组成的混合溶剂中溶胀后应用，如三氯甲烷、丁醇、四氢呋喃等，但在丙酮、乙酸乙酯、甲苯中溶胀不多。表 1-6 表示 Sephadex LH-20 在不同溶剂中溶胀后对各溶剂的保留量和柱床体积。

表 1 - 6　**Sephadex LH - 20 对各种溶剂的保留量和柱床体积**

溶　剂	溶剂保留量（ml/g）	柱床体积（ml/g）	溶　剂	溶剂保留量（ml/g）	柱床体积（ml/g）
二甲基甲酰胺	2.2	4.0～4.5	正丁醇	1.6	3.0～3.5
水	2.1	4.0～4.5	二氧六环	1.4	3.0～3.5
甲醇	1.9	4.0～4.5	四氢呋喃	1.4	3.0～3.5
乙醇	1.8	3.5～4.5	丙酮	0.8	3.3～3.6
三氯甲烷(经 1％乙醇稳定)	1.8	3.5～4.5	乙酸乙酯	0.4	1.6～1.8
三氯甲烷	1.6	3.0～3.5	甲苯	0.2	1.5～1.6

Sephadex LH - 20 除保留 Sephadex G - 25 原有的分子筛特性，可以按分子量大小分离物质外，在由极性溶剂和非极性溶剂组成的混合溶剂中常常具有反相分配色谱的效果，不仅可用于分离水溶性化合物，还可用于分离一些难溶于水或具有一定程度亲脂性的化合物，如黄酮、蒽醌、香豆素等，在天然药物分离中得到了越来越广泛的应用。

Sephadex LH - 20 在不同溶剂中的溶胀程度不同，在使用前应保证其在相应溶剂中充分溶胀。在最常使用的甲醇和三氯甲烷中，其溶胀后的体积相差很小，可以方便地进行不同比例混合溶剂间的转换。

Sephadex LH - 20 价格比较昂贵，可以反复再生使用，通常样品的洗脱过程就是柱子的再生过程。暂时不用时，可以水洗→含水醇洗（醇的浓度逐步递增）→醇洗，最后泡在醇中置于磨口瓶中备用。如长期不用时，可在以上处理基础上，减压抽干，再用少量乙醚洗净抽干，室温充分挥散至无醚味，60～80 ℃ 干燥后保存。

（四）离子交换色谱法

天然药物中的化学成分，很多都含有酸性、碱性或者两性基团，因而在水溶液中呈离子状态，可用离子交换色谱法进行分离。

1. **离子交换色谱的原理**　离子交换色谱是以离子交换树脂作为固定相，利用离子交换树脂上的交换基团能与水溶液中的其他离子进行可逆性交换的性质，使混合物中离子型与非离子型化合物或具有不同离解度的离子化合物得到分离的一种色谱方法。虽然离子交换反应是平衡反应，但由于在色谱柱上进行时连续添加新的交换溶液，交换反应的平衡就会不断向正反应方向进行，直至交换完全，因此可以把溶液中的溶质离子全部交换到树脂上，而树脂上的原有离子则被洗脱下来。根据这一原理可以用离子交换色谱直接从天然药物提取液中交换含有游离离子基团的酸性、碱性及两性成分，使它们与糖类等中性物质分开，再用另一洗脱液将被吸附的物质洗脱下来，从而达到分离目的。如果有两种以上的成分被吸附到离子交换色谱上，用另一洗脱液进行洗脱时，其洗脱能力取决于不同结构化合物的反应平衡常数的差异，因而从色谱柱上被洗脱的难易程度就不同，故也可以采用离子交换色谱法实现分离。

2. **离子交换树脂的结构分类与性能**　离子交换树脂是一种具有特殊网状结构和离子交换基团的合成高分子化合物，一般呈球状或无定形粒状。根据其交换基团的不同，可分为阳离子交换树脂和阴离子交换树脂两大类。每类树脂根据它的离解性能大小，又可分为强、中和弱型。其基本结构以强酸性阳离子交换树脂为例，如图 1 - 19 所示。

离子交换树脂的结构由母核和离子交换基团两部分组成：

（1）母核部分：离子交换树脂的母核为苯乙烯通过二乙烯苯交联而成的大分子网状结构，网孔

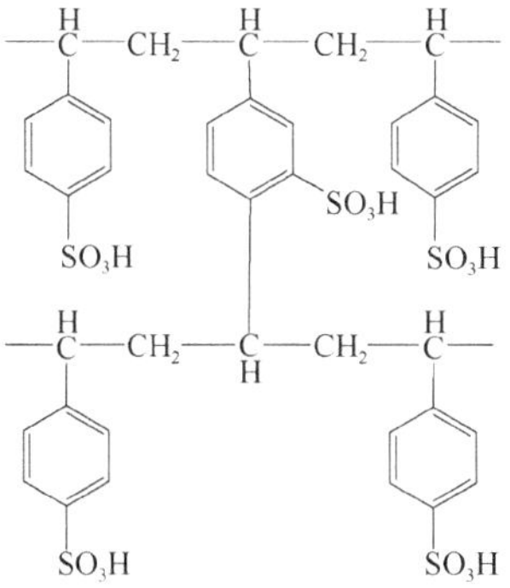

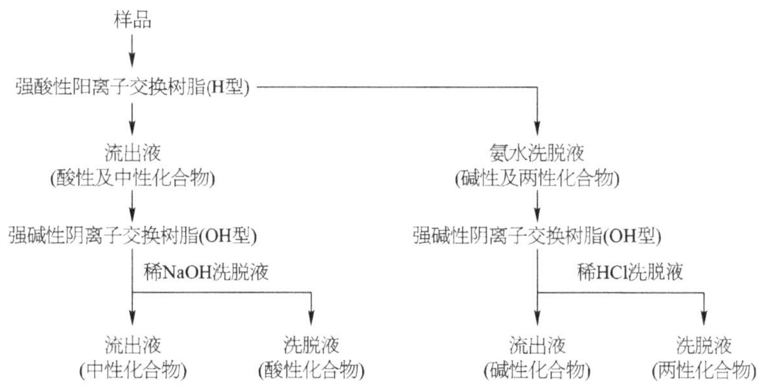

图 1-19　强酸性阳离子交换树脂的结构

大小用交联度(即加入交联剂的百分比)表示。交联度越大,则网孔越小,质地越紧密,吸水膨胀越小;交联度越小,则网孔越大,质地越疏松,吸水膨胀越大。不同交联度适用于分离不同大小的分子。

(2) 离子交换基团:阳离子交换树脂中的离解性基团为磺酸基($-SO_3H$)、羧基($-COOH$)、酚羟基($-OH$)等酸性基团,其中强酸性阳离子交换树脂的交换基团为磺酸基,弱酸性阳离子交换树脂的交换基团为羧基。阴离子交换树脂中的离解性基团为季铵基和伯胺基、仲胺基、叔胺基等碱性基团,其中强碱性阴离子交换树脂的交换基团为季铵基,弱碱性阴离子交换树脂的交换基团为伯胺基、仲胺基、叔胺基等。

3. 离子交换色谱法的应用　离子交换色谱法在天然药物研究中主要用于氨基酸、肽类、生物碱、有机酸及酚类等化合物的分离精制。若被分离物质带正电荷(如生物碱盐或无机阳离子),需选择阳离子交换树脂;若带负电荷(如有机酸或无机阴离子),则选择阴离子交换树脂。若被分离物质的离解能力强,即酸、碱性强,易被离子交换树脂交换吸附,则选用弱酸性或弱碱性离子交换树脂,以免洗脱和再生困难;反之则选择强酸性或强碱性离子交换树脂。

(1) 不同类型成分的分离富集:将天然药物的水提取液依次通过强酸性(磺酸型)阳离子交换树脂和强碱性(季铵型)阴离子交换树脂,分别洗脱,即可将提取液中的碱性、酸性、两性和中性化合物分别富集,供生物活性筛选。具体操作模式如图 1-20 所示。

图 1-20　离子交换树脂法分离不同类型物质的模式图

(2) 同种类型成分的富集:将天然药物的酸水提取液直接通过阳离子交换树脂,然后碱化,用有机溶剂洗脱,可以获得总生物碱或总碱性物。同样,将天然药物的碱水提取液直接通过阴离子交换树脂,然后酸化,用有机溶剂洗脱,可以获得总有机酸或总酸性物。

第四节　天然药物的研究开发

　　据统计,1981 年到 2014 年的 34 年中,全世界发现的 1 211 个小分子新药中,超过 60% 直接或间接来源于天然产物。其中,32% 为天然产物或其衍生物,32% 为人工合成的天然产物或类天然产物。随着社会的发展,人类的疾病谱已悄然发生变化,现代疾病不断出现,恶性肿瘤、自身免疫性疾病、老年人的慢性病和退行性疾病(如阿尔茨海默病、帕金森病等)逐渐增多。这些变化使医学模式由单纯的治疗疾病的模式向预防、保健、治疗、康复相结合的模式转变,各种替代疗法和传统药物正发挥着越来越重要的作用。天然药物用药历史悠久,作用独特且对某些疾病疗效显著,毒性相对较小。在"回归自然"潮流和"绿色运动"的影响下,天然药物在全球越来越受到重视和青睐。此外,在我国,对经千百年临床实践检验的传统中药、民族药和民间药,以及市售中药制剂进行中药现代化研究,已成为我国创新药物研究的重要内容。

一、天然药物研究开发的途径与程序

　　从天然药物和中药中开发新药一般有以下几种途径:

　　(1) 通过对文献资料或民间用药的调研,或现代药理学筛选研究,发现某种植物、动物、矿物或微生物具有药用价值,从中开发新药。如东晋葛洪著《肘后备急方》中就有青蒿治实热诸疟的记载,"青蒿一握,以水二升渍,绞取汁尽服之"。我国药学家屠呦呦等在深入研究了葛洪所述"水渍绞汁"的确切含义后,将青蒿低温提取获得了在世界范围具有深远影响的抗疟有效成分青蒿素。屠呦呦研究员也因为这一突出贡献获得了 2015 年诺贝尔生理学或医学奖。

　　(2) 优选经千百年来临床经验总结、具有确切疗效的中药传统古方、民间验方、少数民族药,将其开发成新药。这是我国的优势,我国很多中成药的开发均属于此类。

　　(3) 利用现代化学与药效学相结合的研究方法,对天然药物或中药有效部位进行研究,明确或基本明确其中的有效成分,进而将有效部位开发成新药。如目前临床上广泛使用的银杏制剂就是天然药物有效部位研究的成果。这种方法开发的新药具有多成分、多靶点、多途径协同作用发挥药效的特点,而且临床疗效稳定、质量稳定可控。

　　(4) 对目前市场上畅销、疗效确定的一些中成药进行二次开发。如在安宫牛黄丸的基础上开发而成的清开灵注射液就是一个成功的范例。

　　(5) 通过对天然药物或中药的有效成分或生物活性成分的研究,从中发现具有药用价值的活性单体或先导化合物,按照国际惯例经过一系列的研究将其开发成新药。如麻黄碱、小檗碱、利血平、长春新碱、紫杉醇等均是直接从天然药物中开发出来的新药,蒿甲醚、普鲁卡因等则是通过天然先导化合物构效关系研究和结构修饰开发出来的新药。

　　(6) 根据动植物的亲缘关系,寻找含有某种(类)有效成分的动、植物替代品,进而将其开发成新药。如黄连、黄柏中的小檗碱临床上具有很好的抗菌、消炎作用,但黄连、黄柏均系贵重药材,资源有限,不宜作为提取小檗碱的原料。根据植物的亲缘关系发现三颗针中也含有小檗碱,现已作为生产小檗碱的原料。

　　从天然药物和中药中开发新药的途径多种多样,因而对具体情况要具体分析,不能拘泥于一种模式,应根据研究的具体特点而采用不同的途径。但无论采取何种途径和方法,研究开发新药大体都要经过以下程序:立题→初筛活性→临床前研究→临床研究→试生产。图 1-21 是国际上天然药物(一类新药)研究开发的一般程序。

　　天然药物开发,特别是一类新药开发是一个非常复杂的高科技密集型系统工程,涉及化学、药

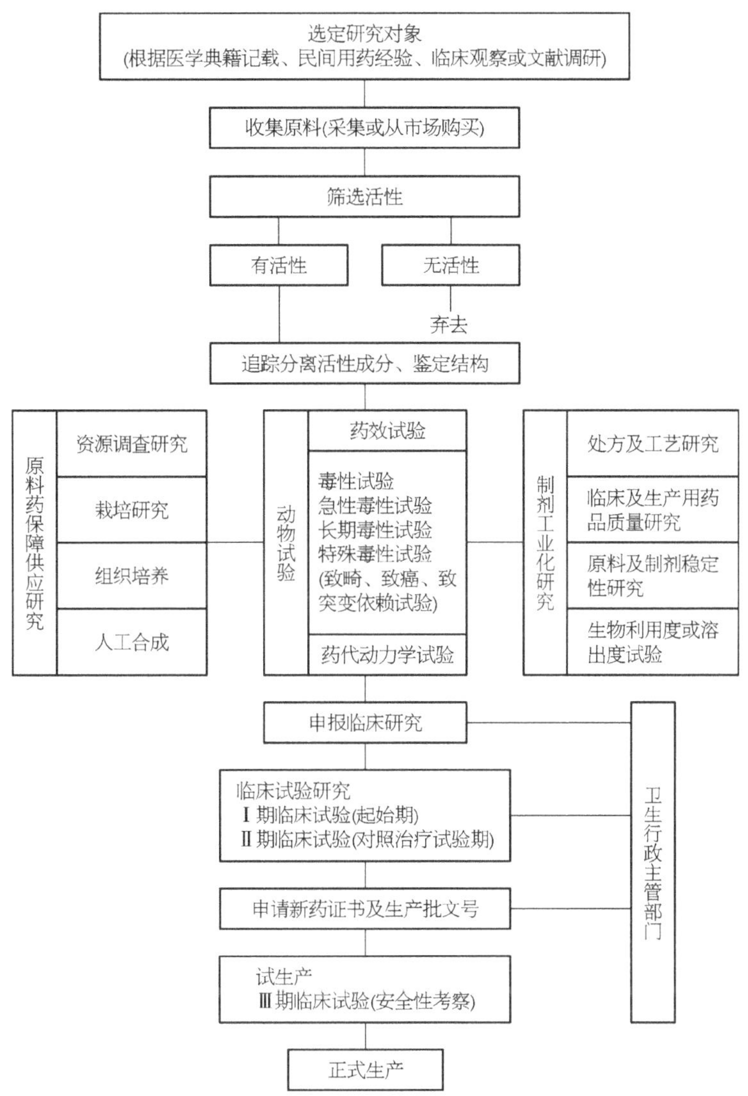

图 1-21　天然药物(一类新药)的研究开发程序

理、制剂、临床医学、毒理等多个学科领域。中药和天然药物有千百年临床实践经验积累,从中开发新药,虽然成功率较高,周期可能会缩短,但仍需大量、长期的工作和冒有风险的高额投入,因此各研究部门及企业集团应重视保护自己的利益。一旦获得具有开发利用前景的研究成果,应该及时申请专利,求得知识产权保护。只有确保知识产权的前提下,才能做大量、长期、全面的战略投入,并在研究过程中随时分析、调整开发计划,以求获得最好效果。

二、天然药物中生物活性成分的研究方法

天然药物和中药在创新药物研究开发中发挥着越来越重要的作用,从天然药物和中药中寻找具有药用价值或潜在药用价值的活性化合物,进行创新药物的研发,是世界各国药学工作者公认的有效途径之一。中药和天然药物用药历史悠久、临床基础雄厚、对某些疾病具有独特的疗效,其中的化学成分类型多样、结构新颖,是创新药物的重要源泉。在天然药物生物活性成分的研究过程中,应注

意将现代化学成分研究和合理的活性评价手段紧密结合，以期在较短的时间内，用较少的投入获得较好的成果。

（一）天然药物和中药中生物活性成分的研究

早期传统的天然药物研究模式一般是：原料药→提取→分离纯化→单体化合物→药理实验→生物活性成分。即先进行系统的化学成分研究，再对分离得到的化合物进行生物活性测试，这种研究模式的缺点是盲目性大、工作量大、费用高、筛选命中率低，而且容易漏掉一些微量的或难以纯化得到的活性成分。现代天然药物生物活性成分的研究多采用活性追踪分离的方法。在根据医学典籍记载、民间用药经验、临床观察或文献调研选定研究对象后，从创新药物研发的角度，主要开展以下几个方面的研究工作。

1. 原料药活性的再确认　选择合理的活性评价体系，对将要研究的药物进行药效评价并再次确认其开发价值。一些民间用药可能存在药效评价不确切或片面等情况，需要选择合理、先进的现代药理筛选模型对药效进行确证。药理实验模型分为体内实验模型和体外实验模型，为充分考虑药物体内代谢对药效的影响，最好采用体内实验方法对要开发的药物进行活性确认，并确定活性追踪分离时拟采用的体外活性测试方法和指标。

2. 活性部位的确定　根据原料药中所含化学成分的性质将其粗分为几个部分，按等剂量不等强度的原则对每部分均进行活性测试，确定活性部位。常用的粗分方法包括利用化学成分极性大小不同进行粗分，如水煎、醇沉，依次用石油醚、三氯甲烷、乙酸乙酯、正丁醇等进行系统溶剂萃取；或采用大孔吸附树脂对总提取物进行粗分，如依次用水、30％乙醇、50％乙醇、70％乙醇和95％乙醇对已吸附样品的大孔吸附树脂柱进行洗脱等。若粗分获得的每部分都有活性，但活性均不强，则说明粗分失败，需要尝试改用其他方法进行粗分，可利用化合物种类的不同如生物碱类（可用阳离子交换树脂富集）、黄酮类（可用聚酰胺富集）等进行粗分，直到找到其中某一部分或几部分活性强、剩余部分无活性或活性很弱为止。由于粗分所得各部分的量一般可满足体内实验的需求，为保证结果的准确性，这一环节的活性测试最好仍采用体内实验方法。

3. 活性成分的分离鉴定　采用现代色谱分离方法对活性部位进行分离，每次分离所得各组分均进行活性测试，由于所得量均较少，常采用体外实验方法进行活性测试。原则上对于无效的组分常弃去不再研究，但如果分离得到的所有成分体外活性实验均无活性或活性很弱，就应考虑把所有成分（包括体外实验无效的成分）进行体内实验，追踪活性成分。经分离纯化得到的各化合物，可利用现代光谱技术或化学方法确定其化学结构，并对各个化合物进行活性评价，确定活性成分。

4. 对有潜在开发价值的化合物（先导化合物）进行体内代谢研究　在体外对细胞或靶分子作用较强的物质在生物体内可能存在吸收不良、迅速降解、产生具有毒性的代谢物等问题，因而对有潜在开发价值的化合物（候选化合物）进行体内代谢研究，了解其吸收、生物利用、转化等情况，对于利用候选化合物进行新药开发相当重要。

5. 对先导化合物进行结构优化研究，进而将其开发成创新药物　图 1－22 为从天然药物和中药生物活性成分中开发创新药物的一般流程。

采用活性追踪的方法对天然药物和中药中的生物活性成分进行研究，虽然活性测试的样品量、工作量和费用都大大增加，而且还需要合理、灵敏、快捷的活性测试方法和药理合作者的配合，但是这种方法可以大大减少分离工作的盲目性和在分离过程中造成的活性成分特别是微量活性成分的丢失，而且对在粗分阶段由于选择方法不当或化合物本身原因造成的活性成分分散或发生变化，也能够及时查明原因并采取补救措施。因此，目前天然药物和中药中生物活性成分的研究大多采用这种方法。

以下是两个天然药物和中药中生物活性成分研究的实例。

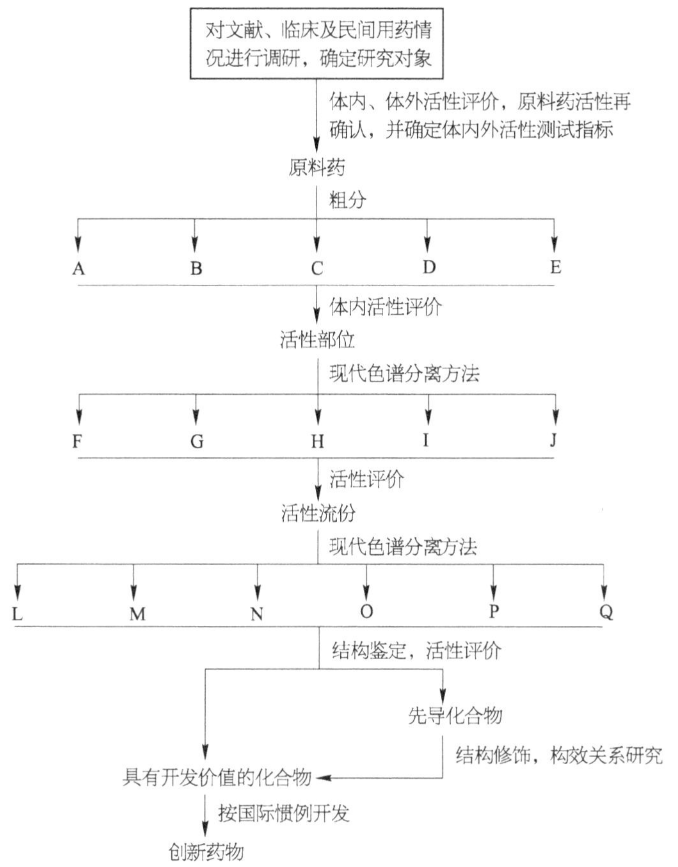

图 1-22　从天然药物和中药生物活性成分中开发创新药物的一般流程

实例 1　大黄泻下活性成分的研究

大黄是蓼科植物掌叶大黄（*Rheum palmatun* L.）、唐古特大黄（*R. tangutium*）或药用大黄（*R. officinale*）的干燥根及根茎，具有泻下攻积、清热泻火、凉血解毒、逐瘀通经、利湿退黄之功效。采用活性追踪的方法对生大黄的泻下活性成分进行研究，首先采用不同极性溶剂分步提取的方法对大黄中的化学成分进行粗分，即大黄粉碎后依次用正己烷、三氯甲烷、丙酮、乙醇和水进行提取，得到不同极性范围的提取物。（图 1-23）

以大白鼠口服后观察其致泻下作用作为活性追踪指标，对各提取物进行活性测试。测试结果显示正己

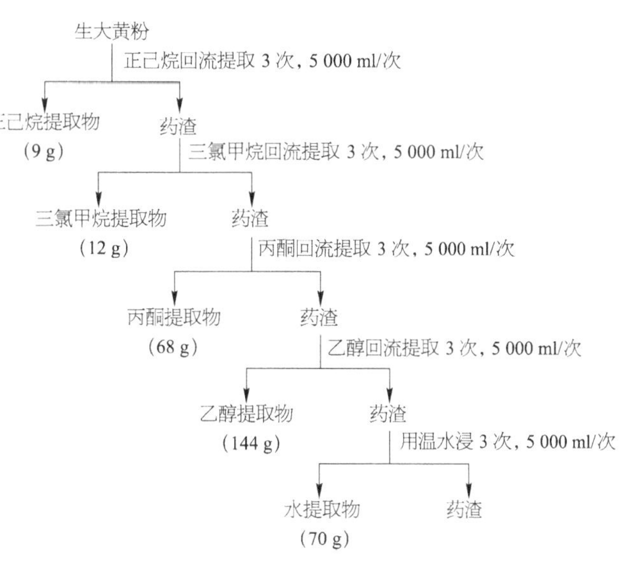

图 1-23　大黄原料药的溶剂分步提取流程图

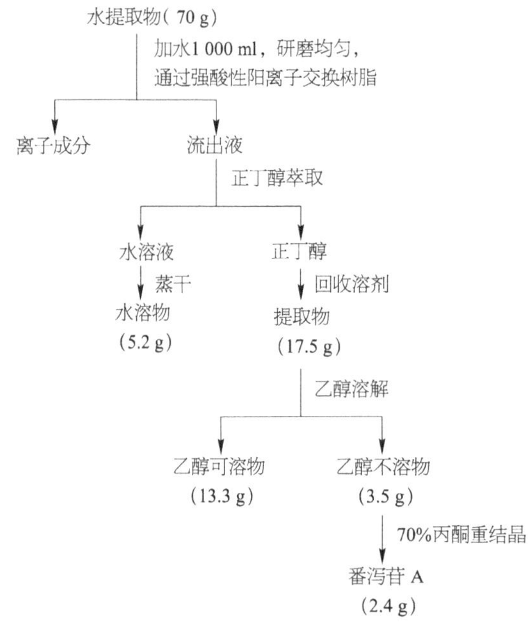

图 1-24　大黄泻下活性部位的
化学成分分离流程图

烷、三氯甲烷和丙酮提取物基本上无泻下作用；乙醇提取物有较弱的泻下作用；水提取物泻下作用最强，200 mg/kg 剂量时对 10 只大白鼠全部具有泻下作用，故确定其主要活性部位为水提取物。

继而对活性部位进行化学成分分离，分离流程如图 1-24 所示。水提取物经阳离子交换树脂除去离子成分后，流出液用正丁醇萃取，正丁醇萃取物加入乙醇溶解，乙醇不溶物用 70％丙酮重结晶，得到番泻苷 A 2.4 g。将上述各分离流份分别进行活性测试，结果见表 1-7。由测试结果可知水溶物无效；乙醇可溶物仅有微弱的作用，不是主要活性流份；乙醇不溶物作用较强，应为活性流份；而乙醇不溶物中析出的结晶番泻苷 A 的作用强于乙醇不溶物，应为大黄的泻下有效成分。此外通过色谱方法还从乙醇不溶物中检测出番泻苷 B、C，可能也是大黄泻下的有效成分。

表 1-7　生大黄各流份的泻下作用

流份	剂量(mg/kg)										
	5	8	10	12	15	18	20	50	100	200	500
水溶物											
乙醇可溶物								1	7	9	10
乙醇不溶物		3	4	5	7	7	9	10	10	10	10
番泻苷 A	2	4	4	5	8	8	9	10	10	10	10

番泻苷 A　R＝COOH
番泻苷 C　R＝CH₂OH

番泻苷 B

实例 2　厚藤叶中抑制前列腺素合成活性成分的研究

在热带国家，传统植物药厚藤 *Ipomoea pescaprae* 被用于治疗各种炎症疾病。该植物叶的水蒸馏物经石油醚提取所得的提取物（IPA）在临床上对毒水母（海蜇）引起皮炎的患者显示出治疗作用，对炎症动物模型局部给药也显示出显著抗炎活性。由于炎症的发生发展与前列腺素（PG）等炎症介质密切相关，因此选择体外 PG 合成抑制率作为活性测试指标，追踪分离厚藤叶中抑制 PG 合成的活性成分。经过反复硅胶柱色谱、液-液萃取、制备气相色谱等分离纯化手段,从活性流份中分离得到 4 个化合物,其中化合物 1、2 的抑制活性(IC_{50} 分别为 230 μmol/L 和 340 μmol/L)与阿司匹林(IC_{50}= 230 μmol/L)相当,化合物 3 的抑制活性最强(IC_{50}=9.2 μmol/L)。分离流程如图 1-25 所示。

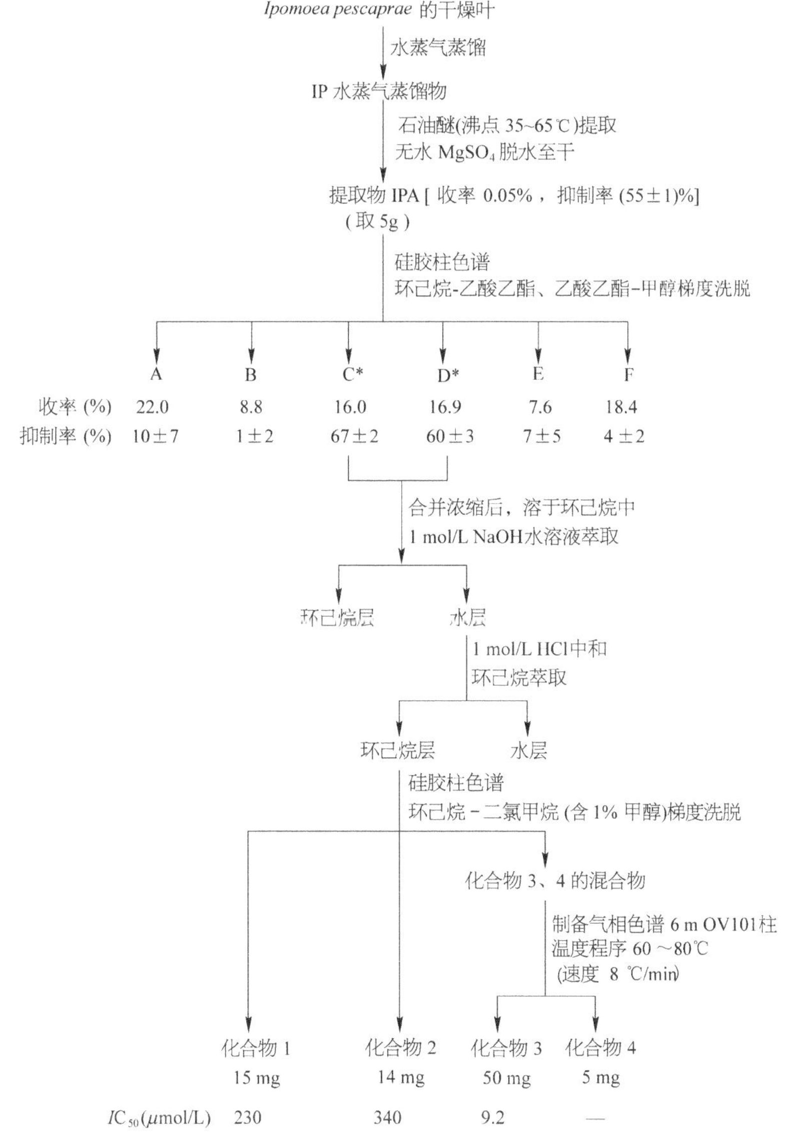

图 1-25 厚藤叶中抑制前列腺素合成活性成分的追踪分离流程图

（二）天然药物和中药中前体活性成分的研究

对于一些临床疗效显著的传统方、经验方,在采用活性追踪的方法进行活性成分研究的过程中,可能很难发现其中的活性成分。原因是多方面的,可能是分离方法不当造成活性化合物变化或分散,可能是选择的活性评价体系不够合理,可能是各组分协同作用产生药效,还有一种可能则是药物在肝微粒体酶系和肠道菌群的作用下经体内代谢产生的代谢产物才是该药物在体内真正发挥药效的物质基础。如中药秦皮具有清热利湿的作用,在临床上具有较好的治疗痢疾的效果,其中的主要成分秦皮素并无抗菌活性,但其体内代谢产物 3,4-二羟基苯丙酸的抗菌作用则优于氯霉素。这些成分实际上也是中药的有效成分,被称为前体活性成分。

对于这类成分的研究通常是将天然药物(既可以是天然药物中的某种成分,也可以是动植物原材料)喂食动物后,分别收集动物的粪便、尿、胆汁,采用各种提取分离方法分离它们的代谢产物,分离过程一般采用 HPLC 等方法进行跟踪比较,避免内源性物质的干扰。然后采用谱学方法确定代谢产物的结构,进行生物活性评价,对于有开发价值的化合物可采用与天然药物中生物活性成分研究相同的方法进一步开发。

实例 3　桑白皮平喘活性成分的研究

桑白皮是桑科植物桑(*Morus alba*)的干燥根皮,具有宣肺平喘、利水消肿之功效。采用体内代谢的方法对桑白皮中平喘活性成分进行了研究,大白鼠口服桑白皮水提取物后,分别收集血样、尿样和胆汁与给药前进行比较,经 3D-HPLC 分析发现血液中含有 *trans*-mulberriside A（M-1）和 *cis*-mulberroside A（M-2）,胆汁中含有 oxyresveratrol-2,3′-di-O-β-D-glucuronide（M-3）、oxyresveratrol（M-4）、oxyresveratrol-2-O-β-D-glucuronide-3′-O-sulfate（M-5）和 M-1,尿中含有 M-3、M-4 和 M-5。

体外活性测试表明 M-1 和 M-2 对豚鼠支气管平喘肌无松弛作用,而 M-4 在 50 μg/ml 浓度下具有明显的松弛作用且有一定的量效关系。由此提示,桑白皮的平喘有效成分可能是 mulberroside A,而真正起平喘作用的是其苷元 oxyresveratrol,即 mulberroside A 为一前体活性成分。如果采用传统的活性成分研究模式,就可能无法得到其活性成分。

M-1　$R_1=R_3=Glc$　$R_2=H$
M-3　$R_2=R_3=GluA$　$R_1=H$
M-4　$R_1=R_2=R_3=H$
M-5　$R_2=GluA$　$R_3=SO_3^-$　$R_1=H$

M-2

（三）天然药物和中药中生物活性成分研究需要注意的问题

1. 多学科紧密结合,加强原始创新研究　创新药物的开发是一个高技术、高风险、高回报、知识密集型的系统工程,涉及化学、药理、药剂、临床药学、毒理等多个学科领域,研究过程需要多学科紧密配合,联合攻关。目前我国天然药物生物活性成分的研究,仍然存在化学研究与生物学研究结合不够紧密,"重化学、轻活性"的问题。一些研究者关注于新化合物的发现和论文发表,对活性研究不够重视。为追求新化合物，宁愿研究那些冷僻稀有植物而不考虑其是否有活性或是否有临床经验，对有多年临床经验积累、疗效确切的常用中药或民间药则兴趣不大。研究过程未采用活性追踪的方法并且未及时总结经验，致使微量或难以分离的活性成分丢失。进行活性测试时，仅进行单一靶标的筛选和简单的药效学评价，未结合细胞学、生物学等相关学科的新发现和新进展进行深入的作用机制研究。如目前进行抗肿瘤药物的筛选时大多以细胞毒性为指标，针对防止肿瘤转移、抗多药耐药和免疫抑制作用等特殊作用机制的筛选研究则较少。

2. **选择建立合理、先进的活性测试方法** 对同一种疾病具有治疗作用的不同药物在体内可能是通过不同靶点发挥作用的，如前述药物具有抗肿瘤作用不仅仅局限于其具有细胞毒性。天然药物与生物体的相互作用又具有特殊性和复杂性的特点。因此，在进行天然药物活性成分的筛选时不应局限于某种固定模式或某个单一靶点，而应尽量选择多个相关模型进行筛选，并尽量采用体内和体外筛选模型相结合的方法。

常用的活性测试方法有整体动物、动物器官、组织、细胞、酶、受体以及药物对体内某些生物活性物质的抑制或促进等。无疑，天然成分的活性筛选采用整体动物进行实验与人更为接近，能够准确反映药物对机体的作用及在体内的代谢过程，但由于药物用量大、实验周期长、个体差异导致现象复杂、成本高以及病理模型难于建立等因素，实际工作中很难用于指导活性追踪分离。最好的方法是确认整体药效和寻找活性部位时用整体动物实验，追踪分离成分时用体外方法。理想的体外活性测试方法应具有简便、快速、灵敏度高、不需要特殊设备、抗干扰性强、假阳性和假阴性均较低、临床相关性强、靶点明确等优点，但在实际工作中理想的活性测试方法往往很难找到，只有综合分析考虑，根据实际情况、条件以及研究开发的课题选择较理想的活性测试方法。生物学家亦应在身体功能、细胞或基因调控方面新发现的基础上，及时建立起新的、可以简便用于指导目标活性物质追踪分离的生物活性筛选体系。

3. **确保原料药具有活性是追踪分离活性化合物的前提** 在进行活性追踪分离之前一定要采用多种体内、体外方法，用多指标对原料药进行活性测试。一方面可以对原料药的活性进行再次确证，以确定有无进一步研究的价值；另一方面可以确定活性追踪分离时拟采用的体外活性测试方法和指标。

图 1-26 是美国国立癌症研究所（NCI）筛选植物粗提取物抗肿瘤活性的改进方案，通过该方案确认的研究对象不会丢失活性低或含量少的化合物，可以增加分离出新化合物的机会，并有可能发现具有不同作用机制或新的作用机制的化合物。

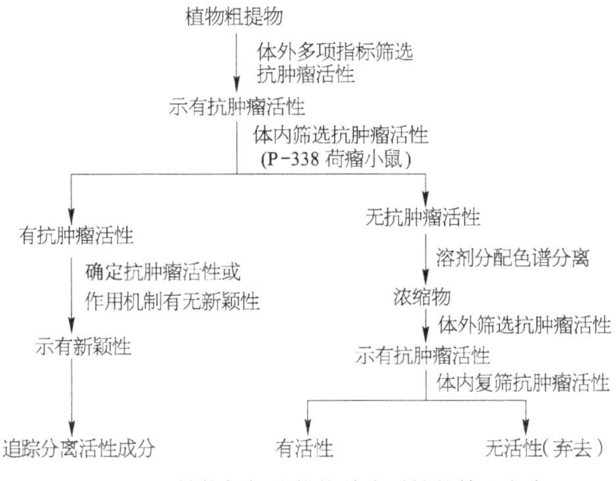

图 1-26 植物粗提取物抗肿瘤活性的筛选方案

  由于植物原材料中所含的化学成分及活性成分会因产地、气候、品种、采收季节及放置时间的不同而存在差异，为了保证所用实验药材质量的稳定性，在正式开始活性追踪分离研究之前，最好要一次采集或购买到所需的实验药材，并对活性进行再次确认，然后一次提取完毕，将提取物置于冰箱中保存。

  4. 按照"等剂量不等强度原则"正确比较判断每一阶段所得流份的活性　在分离过程中应按照"等剂量不等强度原则"对每一阶段所得子流份进行活性定量评估并与母体进行比较，追踪分离活性最强的流份。一般来说，如果和母体比较各子流份活性强弱不同，则说明活性分离与物质分离平行，可能获得良好的分离效果；若某个子流份活性显著增强，则说明在分离过程中可能除去了某种具有拮抗作用的物质；若所得各子流份活性明显减弱，即使将其重新合并，其活性也较母体大大减弱，则提示活性成分可能发生分解破坏或不可逆吸附；若各子流份分别测试时活性减弱，但合并后又和母体相当，则提示活性成分被分散或通过协同作用发挥药效。因此，在活性追踪分离过程中遇到具体问题应作具体分析，查明原因后采取相应的对策处理。

三、天然先导化合物的结构优化

  从天然药物和中药中筛选得到生物活性成分只是创新药物研究的前期阶段。不少天然活性化合物存在某些缺陷，如有的化合物在天然药物或中药中含量极低，原料药来源难以得到保障，如紫杉醇；有的药效不理想或存在一些不良反应；有的因理化性质不适合制成适宜的药物剂型使用。这类具有一定的生物活性，但因其活性不够显著或毒副作用较大等原因无法将其开发成新药的具有潜在药用价值的化合物称为先导化合物。对天然先导化合物采用相应的技术进行结构优化，并对所获得的衍生物进行定量构效关系研究，进而开发出活性更强、毒性更低、理化性质更优越的药物是新药开发的主要途径之一。

实例 4　青蒿素的结构优化

  青蒿素(arteannuin)是从菊科植物黄花蒿(*Artemisia annua* L.)的全草中分离得到的一种倍半萜类化合物，是抗疟疾的活性成分，具有高效低毒的特点。但其不溶于水，在油中溶解度也不大，生物利用度低，口服后大部分以原型排出，影响其发挥治疗作用。对青蒿素结构进行了一系列的修饰和改造,结果发现分子中的过氧键是抗疟活性所必需的。为进一步改善与提高抗疟效果,以还原青蒿素为基础,分别进行烷化、酰化及烷氧甲酰化,分别得到烷化还原青蒿素、酰化还原青蒿素及烷氧甲酰化青蒿素等衍生物,其中发现有多个化合物活性比青蒿素高出 $10\sim 30$ 倍。在经过一系列药效、毒性及临床研究综合评价后,发现具有较好油溶性的甲基还原青蒿素(蒿甲醚,artemether)对恶性疟疾疗效确切,其抗疟疾疗效是青蒿素的 14 倍,且复发率极低、副作用小,已开发成一类新药上市。

复 习 题

【A 型题】

1. 有效成分是指： 　　　　　　　　　　　　　　　　　　　　　　　　　　　　　　　　（　　）
    A．含量高的成分　　　　　　　　B．需要提纯的成分　　　　　　　C．一种单体化合物
    D．具有生物活性,有治疗作用的成分　　　　　　　　　　　　　　E．无副作用的成分

2. 一般情况下,认为是无效成分或杂质的是： 　　　　　　　　　　　　　　　　　　　　（　　）
    A．生物碱　　　　　　　　　　　B．叶绿素　　　　　　　　　　　C．蒽醌
    D．黄酮　　　　　　　　　　　　E．皂苷

3. 生物合成途径为乙酸-丙二酸途径的化合物为： 　　　　　　　　　　　　　　　　　　（　　）
    A．甾体皂苷　　　　　B．三萜皂苷　　　　　C．生物碱类　　　　　D．蒽醌类

4. 19 世纪初由德国学者首次分离得到,开创了从天然药物中寻找活性成分的先河,也是天然药物化学初级阶段开始形成的标志的单体化合物为： 　　　　　　　　　　　　　　　（　　）
    A．利血平　　　　　　B．吗啡　　　　　　　C．酒石酸　　　　　　D．樟脑

5. 两相溶剂萃取法的原理是利用混合物中各成分在两相溶剂中的： 　　　　　　　　　　（　　）
    A．比重不同　　　　　　　　　　B．分配系数不同　　　　　　　　C．分离系数不同
    D．萃取常数不同　　　　　　　　E．介电常数不同

6. 采用液-液萃取法分离化合物的原则是： 　　　　　　　　　　　　　　　　　　　　　（　　）
    A．两相溶剂互溶　　　　　　　　B．两相溶剂小互溶　　　　　　　C．两相溶剂极性相同
    D．两相溶剂极性不同　　　　　　E．两相溶剂亲脂性有差异

7. 萃取时破坏乳化层不能用的方法是： 　　　　　　　　　　　　　　　　　　　　　　（　　）
    A．搅拌乳化层　　　　　　　　　B．加入酸或碱　　　　　　　　　C．热敷乳化层
    D．将乳化层抽滤　　　　　　　　E．分出乳化层,再用新溶剂萃取

8. 可将天然药物水提液中的亲水性成分萃取出来的溶剂是： 　　　　　　　　　　　　　（　　）
    A．乙醚　　　　　　　　　　　　B．乙酸乙酯　　　　　　　　　　C．丙酮
    D．正丁醇　　　　　　　　　　　E．乙醇

9. 提取药材中的原生苷,除了采用沸水提取外,还可选用： 　　　　　　　　　　　　　（　　）
    A．热乙醇　　　　　　　　　　　B．三氯甲烷　　　　　　　　　　C．乙醚
    D．冷水　　　　　　　　　　　　E．酸水

10. 下列溶剂中溶解化学成分范围最广的溶剂是： 　　　　　　　　　　　　　　　　　　（　　）
    A．水　　　　　　　　　　　　　B．乙醇　　　　　　　　　　　　C．乙醚
    D．苯　　　　　　　　　　　　　E．三氯甲烷

11. 从药材中依次提取不同极性(弱→强)的成分,应采用的溶剂顺序是： 　　　　　　　（　　）

    A．水→乙醇→乙酸乙酯→乙醚→石油醚　　　　B．乙醇→乙酸乙酯→乙醚→石油醚→水

    C．乙醇→石油醚→乙醚→乙酸乙酯→水　　　　D．石油醚→乙醚→乙酸乙酯→乙醇→水

    E．石油醚→乙酸乙酯→乙醚→乙醇→水

12. 下列各组溶剂，按极性大小排列，正确的是：　　　　　　　　　　　　　　　　　（　　　）

    A．水＞丙酮＞甲醇　　　　　　　　　　　B．乙醇＞乙酸乙酯＞乙醚

    C．乙醇＞甲醇＞乙酸乙酯　　　　　　　　D．丙酮＞乙醇＞甲醇

13. 比水重的亲脂性有机溶剂有：　　　　　　　　　　　　　　　　　　　　　　　　（　　　）

    A．三氯甲烷　　　　　　B．苯　　　　　　　C．乙醚　　　　　　D．石油醚

14. 下列基团极性最大的是：　　　　　　　　　　　　　　　　　　　　　　　　　　（　　　）

    A．醛基　　　　　　　　　　　B．酮基　　　　　　　　　C．酯基

    D．酚羟基　　　　　　　　　　E．甲氧基

15. 下列溶剂亲脂性最强的是：　　　　　　　　　　　　　　　　　　　　　　　　　（　　　）

    A．Et_2O　　　　　　　　　　B．$CHCl_3$　　　　　　　C．C_6H_6

    D．EtOAc　　　　　　　　　　E．EtOH

16. 难溶于水而易溶于三氯甲烷的成分是：　　　　　　　　　　　　　　　　　　　　（　　　）

    A．生物碱　　　　　　　　　　B．无机盐　　　　　　　　C．氨基酸

    D．胶淀粉　　　　　　　　　　E．低级脂肪酸

17. 原理为氢键吸附的色谱是：　　　　　　　　　　　　　　　　　　　　　　　　　（　　　）

    A．离子交换色谱　　　　　　　B．凝胶色谱　　　　　　　C．聚酰胺色谱

    D．硅胶色谱　　　　　　　　　E．氧化铝色谱

18. 聚酰胺在何种溶液中对黄酮类化合物的吸附最弱：　　　　　　　　　　　　　　　（　　　）

    A．水　　　　　　　　　　　　B．丙酮　　　　　　　　　C．乙醇

    D．氢氧化钠水溶液　　　　　　E．甲醇

19. 对聚酰胺色谱叙述不正确的为：　　　　　　　　　　　　　　　　　　　　　　　（　　　）

    A．固定相为聚酰胺　　　　　　B．适于分离酚性、羧酸、醌类成分

    C．在水中吸附力最大　　　　　D．醇的洗脱力大于水

    E．甲酰胺溶液洗脱力最小

20. 除去水提取液中的碱性成分和无机离子常用：　　　　　　　　　　　　　　　　　（　　　）

    A．沉淀法　　　　　　　　　　　　　　　B．透析法

    C．水蒸气蒸馏法　　　　　　　　　　　　D．离子交换树脂法

21. 不适宜用离子交换树脂法分离的成分为：　　　　　　　　　　　　　　　　　　　（　　　）

    A．生物碱　　　　　　　　　　B．生物碱盐　　　　　　　C．有机酸

    D．氨基酸　　　　　　　　　　E．强心苷

22. 用混合溶剂结晶时，溶剂的组成最好对欲结晶成分是：　　　　　　　　　　　　　（　　　）

    A．难溶的高沸点溶剂与易溶的低沸点溶剂

    B．难溶的低沸点溶剂与易溶的高沸点溶剂

    C．难溶和易溶的均为低沸点溶剂

    D．难溶和易溶的均为高沸点溶剂

    E．以上均可

23. 选择结晶溶剂不需考虑的条件是：　　　　　　　　　　　　　　　　　　　　　　（　　　）

    A．结晶溶剂的比重

    B．结晶溶剂的沸点

　　C．对欲结晶成分热时溶解度大，冷时溶解度小

　　D．对杂质冷热时溶解度均大，或冷热时溶解度均小

　　E．不与欲结晶成分发生化学反应

24. 从天然药物中提取对热不稳定的成分宜选用：　　　　　　　　　　　　　　　（　　）

　　A．回流提取法　　　　　　　　B．煎煮法　　　　　　　　　　C．渗漉法

　　D．连续回流法　　　　　　　　E．蒸馏法

25. 属于极性吸附剂的是：　　　　　　　　　　　　　　　　　　　　　　　　　（　　）

　　A．硅胶　　　　　　　　B．活性炭　　　　　　　C．聚酰胺　　　　　　D．凝胶

26. 硅胶分离混合物的基本原理是：　　　　　　　　　　　　　　　　　　　　　（　　）

　　A．物理吸附　　　　　　　B．化学吸附　　　　　C．半化学吸附　　　　D．氢键吸附

27. 以硅胶吸附色谱分离下列苷元相同的成分，最后流出色谱柱的是：　　　　　　（　　）

　　A．四糖苷　　　　　　　　　　B．三糖苷　　　　　　　　　　C．二糖苷

　　D．单糖苷　　　　　　　　　　E．苷元

28. 影响硅胶吸附能力的因素有：　　　　　　　　　　　　　　　　　　　　　　（　　）

　　A．硅胶的含水量　　　　　　　　　　　　　B．洗脱剂的极性大小

　　C．洗脱剂的酸碱性大小　　　　　　　　　　D．被分离成分的极性大小

　　E．被分离成分的酸碱性大小

29. 化合物进行硅胶吸附柱色谱时的结果是：　　　　　　　　　　　　　　　　　（　　）

　　A．极性大的先流出　　　　　　B．极性小的先流出　　　　　C．熔点低的先流出

　　D．熔点高的先流出　　　　　　E．易挥发的先流出

30. 纸色谱属于分配色谱，固定相为：　　　　　　　　　　　　　　　　　　　　（　　）

　　A．纤维素　　　　　　　　　　　　　　　　B．滤纸所含的水

　　C．展开剂中极性较大的溶液　　　　　　　　D．水

31. 纸色谱的色谱行为是：　　　　　　　　　　　　　　　　　　　　　　　　　（　　）

　　A．化合物极性大 R_f 小　　　　　　　　　B．化合物极性大 R_f 大

　　C．化合物极性小 R_f 小　　　　　　　　　D．化合物溶解度大 R_f 小

　　E．化合物酸性大 R_f 大

32. 氧化铝适于分离的成分是：　　　　　　　　　　　　　　　　　　　　　　　（　　）

　　A．酸性成分　　　　　　B．苷类　　　　　　　C．中性成分　　　　　D．碱性成分

33. 化合物进行反相分配柱色谱时的结果是：　　　　　　　　　　　　　　　　　（　　）

　　A．极性大的先流出　　　　　　B．极性小的先流出　　　　　C．熔点低的先流出

　　D．熔点高的先流出　　　　　　E．易挥发的先流出

34. 正相分配色谱常用的固定相为：　　　　　　　　　　　　　　　　　　　　　（　　）

　　A．三氯甲烷　　　　　　　　　　B．甲醇　　　　　　　　　　C．水

　　D．正丁醇　　　　　　　　　　　E．乙醇

35. 正相分配色谱常用的流动相为：　　　　　　　　　　　　　　　　　　　　　（　　）

　　A．水　　　　　　　　　　　　　B．酸水　　　　　　　　　　C．碱水

　　D．亲水性有机溶剂　　　　　　　E．亲脂性有机溶剂

36. 可以作为分配色谱载体的是：　　　　　　　　　　　　　　　　　　　　　　（　　）

　　A．硅藻土　　　　　　　　　　　B．聚酰胺　　　　　　　　　C．活性炭

　　D．含水 9％ 的硅胶　　　　　　　E．含水 9％ 的氧化铝

37. 原理为分子筛的色谱是：　　　　　　　　　　　　　　　　　　　　　　　　（　　）

    A．离子交换色谱   B．凝胶过滤色谱   C．聚酰胺色谱

    D．硅胶色谱   E．氧化铝色谱

38． 凝胶色谱适用于分离：　　　　　　　　　　　　　　　　　　　　　　（　　）

    A．极性大的成分   B．极性小的成分   C．亲脂性成分

    D．亲水性成分   E．分子量不同的成分

39． 对凝胶色谱叙述的不正确项为：　　　　　　　　　　　　　　　　　　（　　）

    A．凝胶色谱又称作分子筛

    B．适合分离蛋白质、多糖等大分子化合物

    C．商品上常以吸水量大小决定凝胶分离范围

    D．大分子被阻滞，流动慢；小分子化合物阻滞小，流动快故先于大分子被洗脱而出

40． 填料为 RP-18、RP-8、RP-2 的键合相硅胶色谱为：　　　　　　　　（　　）

    A．反相分配色谱   B．正相分配色谱

    C．正相吸附色谱   D．反相吸附色谱

41． 连续回流提取法所用的仪器名称是：　　　　　　　　　　　　　　　　（　　）

    A．水蒸气蒸馏器   B．薄膜蒸发器   C．液滴逆流分配器

    D．索氏提取器   E．水蒸气发生器

42． 利用有机溶剂加热提取中药成分时，一般选用：　　　　　　　　　　　（　　）

    A．煎煮法   B．浸渍法   C．回流提取法   D．渗漉法

43． 煎煮法不宜使用的器皿是：　　　　　　　　　　　　　　　　　　　　（　　）

    A．不锈钢器   B．铁器   C．瓷器

    D．陶器   E．砂器

44． 提取含淀粉较多的天然药物宜用：　　　　　　　　　　　　　　　　　（　　）

    A．回流法   B．浸渍法   C．煎煮法

    D．蒸馏法   E．连续回流法

45． 提取挥发油时宜用：　　　　　　　　　　　　　　　　　　　　　　　（　　）

    A．煎煮法   B．分馏法   C．水蒸气蒸馏法

    D．盐析法   E．冷冻法

46． 可作为提取方法的是：　　　　　　　　　　　　　　　　　　　　　　（　　）

    A．铅盐沉淀法   B．结晶法   C．两相溶剂萃取法

    D．水蒸气蒸馏法   E．盐析法

47． 采用铅盐沉淀法分离化学成分时常用的脱铅方法是：　　　　　　　　　（　　）

    A．硫化氢   B．石灰水   C．明胶

    D．雷氏铵盐   E．氯化钠

48． 有效成分为黄酮类化合物的天然药物水提取液，欲除去其中的淀粉、多糖和蛋白质等杂质，宜

    用：　　　　　　　　　　　　　　　　　　　　　　　　　　　　　　（　　）

    A．铅盐沉淀法   B．乙醇沉淀法   C．酸碱沉淀法

    D．离子交换树脂法   E．盐析法

49． 有效成分为内酯的化合物，欲纯化分离其杂质，可选用的方法是：　　　（　　）

    A．醇沉淀法   B．盐沉淀法   C．碱溶酸沉法

    D．透析法   E．盐析法

【X 型题】

1. 天然药物化学的研究内容主要包括天然药物中化学成分的：　　　　　　　　　　　　（　　　）
   A．结构类型　　　　　　　　　B．活性测试　　　　　　　　　C．提取分离方法
   D．性质与剂型的关系　　　　　E．结构鉴定

2. 能始终保持高浓度差的提取方法：　　　　　　　　　　　　　　　　　　　　　　（　　　）
   A．浸渍法　　　　　　　　　　B．煎煮法　　　　　　　　　　C．回流法
   D．连续回流法　　　　　　　　E．渗漉法

3. 提取中药有效成分的主要方法是：　　　　　　　　　　　　　　　　　　　　　　（　　　）
   A．回流法　　　　　　　　　　B．渗漉法　　　　　　　　　　C．透析法
   D．煎煮法　　　　　　　　　　E．升华法

4. 用水蒸气蒸馏法提取天然药物化学成分，要求此类成分：　　　　　　　　　　　　（　　　）
   A．能与水反应　　　　　　　　B．易溶于水　　　　　　　　　C．具挥发性
   D．热稳定性好　　　　　　　　E．极性较大

5. 如果从水提取液中萃取亲脂性成分，常用的溶剂是：　　　　　　　　　　　　　　（　　　）
   A．苯　　　　　　　　　　　　B．三氯甲烷　　　　　　　　　C．乙醚
   D．正丁醇　　　　　　　　　　E．丙酮

6. 调节溶液的 pH，改变分子的存在状态，影响溶解度而实现分离的方法有：　　　　（　　　）
   A．醇提水沉法　　　　　　　　B．酸提碱沉法　　　　　　　　C．碱提酸沉法
   D．醇提丙酮沉法　　　　　　　E．等电点沉淀法

7. 下列有关硅胶的论述中，正确的是：　　　　　　　　　　　　　　　　　　　　（　　　）
   A．与物质的吸附属于物理吸附　　　　　　　B．对极性物质具有较强吸附力
   C．对非极性物质具有较强吸附力　　　　　　D．一般显酸性
   E．含水量越多，吸附力越小

8. 用聚酰胺色谱法分离天然药物化学成分时，影响吸附能力强弱的因素有：　　　　　（　　　）
   A．形成氢键的基团数目　　　　　　　　　　B．是否形成分子内氢键
   C．化合物的酸碱性强弱　　　　　　　　　　D．羰基的位置
   E．化合物分子中芳香化程度

9. 根据物质分子大小进行分离的方法有：　　　　　　　　　　　　　　　　　　　（　　　）
   A．透析法　　　　　　　　　　B．凝胶过滤法　　　　　　　　C．两相溶剂萃取法
   D．分馏法　　　　　　　　　　E．沉淀法

10. 大孔吸附树脂的分离原理包括：　　　　　　　　　　　　　　　　　　　　　　（　　　）
    A．氢键吸附　　　　　　　　　B．范德华引力　　　　　　　　C．化学吸附
    D．分子筛性　　　　　　　　　E．分配系数差异

11. 在研究疗效确切的某中药糖浆剂中的活性成分时，经过提取分离后，未筛选出活性成分，其原因
    可能是：　　　　　　　　　　　　　　　　　　　　　　　　　　　　　　　　　（　　　）
    A．活性成分受某种因素影响，结构发生了改变
    B．助溶或共溶成分的分离，活性成分因溶解度下降而被遗弃
    C．协同作用物质被去除
    D．动物实验模型建立不合适
    E．糖浆未除尽

【判断题】

1. 中草药的有效成分都很稳定。 （ ）
2. 天然药物都来自于植物。 （ ）
3. 一种中草药中主要有效成分的药性可以全面地、真实地反映出中草药所有的临床疗效。（ ）
4. 无效成分就是没有生物活性的成分。 （ ）
5. 中草药中某些化学成分毒性很大。 （ ）
6. 植物中的一次代谢产物是天然药物化学的主要研究对象。 （ ）
7. 一种天然药物往往有多种临床用途，其有效成分可以有一个，也可以有多个。 （ ）
8. 蒽醌类化合物的生物合成途径为桂皮酸途径。 （ ）
9. 二氢黄酮的生物合成途径属于复合途径。 （ ）
10. 糖、蛋白质、脂质、核酸等为植物机体生命活动不可或缺的物质，因此称之为一次
 代谢产物。 （ ）
11. 植物中的化学成分随采收季节的不同含量会有变化。 （ ）
12. 三萜类化合物的生物合成途径为甲戊二羟酸途径。 （ ）
13. 有效成分和无效成分的概念是相对的。 （ ）
14. 采用溶剂提取法提取中草药有效成分时，选择溶剂的原则是"相似相溶原则"。 （ ）
15. 易溶于水的成分可采用水蒸气蒸馏法提取。 （ ）
16. 溶剂的极性可以根据其介电常数的大小来判断。 （ ）
17. Sephadex LH-20 的分离原理主要是分子筛和正相分配色谱。 （ ）
18. 反相柱色谱分离皂苷，以甲醇-水为洗脱剂时，甲醇的比例增大，洗脱能力增强。 （ ）
19. RP-2、RP-8 及 RP-18 亲脂性依次减弱。 （ ）
20. 大孔吸附树脂法分离皂苷，以乙醇-水为洗脱剂时，水的比例增大，洗脱能力增强。 （ ）
21. 同一化合物用不同溶剂重结晶，其结晶的熔点可能有差距。 （ ）

【名词解释】

1. 天然药物化学　　2. 一次代谢产物　　3. 二次代谢产物　　4. 有效部位　　5. 活性成分　　6. 浸渍法　　7. 煎煮法　　8. 渗漉法　　9. 分配系数　　10. 重结晶　　11. 吸附色谱　　12. 先导化合物

【简答题】

1. 天然药物化学研究的内容有哪些方面？
2. 如何理解有效成分和无效成分？
3. 简述天然药物化学在药学研究中的作用。
4. 写出 5 种生物合成途径的名称并举例说明。
5. 解释一次代谢产物和二次代谢产物的区别。
6. 简述中药有效成分常用的提取和分离方法（各写 3 种）及其特点和应用。
7. 溶剂提取法中选择溶剂的依据是什么？水、乙醇、苯各属于什么溶剂？优缺点是什么？
8. 为什么药材粉碎过细，反而影响提取效率？
9. 水提醇沉法和醇提水沉法各除去什么杂质，保留哪些成分？
10. 水蒸气蒸馏法主要用于哪些成分的提取？
11. 简述大孔吸附树脂的吸附原理、影响吸附的因素及如何选择其洗脱溶剂。
12. 试画出离子交换树脂法分离物质的模式图。

13. 两相溶剂萃取法是根据什么原理进行的？在实际工作中如何选择溶剂？
14. 萃取操作时要注意哪些问题？
15. 萃取中若已发生乳化，应如何处理？
16. 简述硅胶、氧化铝和活性炭的吸附特点和应用时的注意事项。
17. 简述聚酰胺色谱的原理、吸附力的影响因素。
18. 凝胶色谱的原理是什么？
19. 简述从天然药物或中药中开发新药的途径有哪些。
20. 举例说明如何根据动、植物的亲缘关系开发新药。
21. 举例说明如何利用体内代谢的方法从中药或天然药物中开发新药。
22. 简述如何利用生物活性导向分离的方法从中药或天然药物发现活性单体。
23. 在进行天然药物或中药新药的开发时如何选择正确的活性测试方法？
24. 简述美国癌症研究中心在进行天然药物或中药新药的开发时如何确保供试材料具有活性。
25. 在运用等剂量不等强度原则对生物材料进行活性追踪时如何分析活性测试结果，请举例说明。
26. 传统天然药物或中药多为汤剂，故只有汤剂中的成分即水溶性成分才是有效成分，这种说法对不对？为什么？
27. 谈谈你对中药现代化的看法。

第 二 章

糖 和 苷 类

导 学

内容及要求

掌握糖的分类，单糖结构的表示方法，单糖的绝对构型和相对构型；苷和苷键的定义，苷键的酸催化裂解的反应机制及其应用，糖和苷类化合物的化学检识反应。熟悉苷类化合物的不同分类方式；苷类化合物乙酰化裂解、碱催化水解、酶催化水解和过碘酸裂解反应的基本原理和应用。了解多聚糖的一般性状、提取分离方法及其生物活性。

重点、难点

重点是糖和苷的分类，糖的表示方法；糖的相对构型和绝对构型；苷类化合物的酸水解；糖的检识反应。难点是糖的表示方法；糖的相对构型和绝对构型。

专科生的要求

掌握糖的分类，单糖结构的表示方法，单糖的绝对构型和相对构型；苷和苷键的定义，苷键的酸催化裂解的反应机制及其应用，糖和苷类化合物的化学检识反应。熟悉苷类化合物的不同分类方式。了解多聚糖的一般性状、提取分离方法及其生物活性。

第一节 概 述

糖类（saccharides）是植物光合作用的初生产物，除了作为植物的贮藏养料和支持物质外，还是大部分天然化合物合成的前体物质。糖类亦称碳水化合物（carbohydrates），碳水化合物原意是指分子式符合 $C_x(H_2O)_n$ 的一大类物质，如葡萄糖的分子式为 $C_6(H_2O)_6$，蔗糖的分子式为 $C_{12}(H_2O)_{11}$ 等。后来发现有些化合物从化学结构和性质上看和碳水化合物相似，但不符合这一通式，如 6 位脱氧的鼠李糖（甲基五碳醛糖），它的分子式为 $C_6H_{12}O_5$，另有些化合物如乳酸等的分子式符合这一通式但却不是碳水化合物。因此，现在多将碳水化合物习惯上称之为糖类化合物。

糖类化合物大量而广泛地存在于自然界，是各种生物的重要组成成分。从植物到微生物，从细菌到高等动物的机体都含有糖类化合物。以植物体中含量最为丰富，占干重的 $85\%\sim90\%$。据估计，地球上的绿色植物每年净产有机物 $1.5\times10^{11}\sim2.0\times10^{11}$ t，其中纤维素约占 $1/2$；存在于节肢动物的甲壳和真菌细胞壁中的几丁质每年也约有 1×10^{10} t 生成；除了动物体内作为能量贮存的糖原之外，人们所熟知的脱氧核糖和核糖是一切生物的遗传物质 DNA 和 RNA 的重要成分。

糖类化合物的存在形式多样，而且在自然界中发挥着重要的生物学功能。糖类化合物不仅仅以单糖(如葡萄糖)、寡糖(如蔗糖)和多糖(如淀粉和纤维素)的形式存在，更多是与其他非糖分子共价相连。如动、植物中的各种次生代谢产物大都以与糖结合成苷的形式存在，动物中蛋白质的糖基化也是非常普遍的现象。并且糖类化合物结构的复杂性和多样性是惊人的，超过具有线性结构的核酸和蛋白质。糖类化合物的功能决非仅仅在于能量存储和结构支撑上，很多时候在生物体内影响到生物发育的整个过程，如受精、着床、胚胎形成、神经细胞发育、分化、免疫、激素激活、细胞增殖、衰老等。除此之外，有些糖类在提高免疫功能、抗衰老、抗肿瘤、抗病毒、降血糖和抗氧化等方面还具有独特的生物活性。一些具有营养、强壮作用的药物，如人参、灵芝、黄芪、枸杞、香菇、刺五加等都含有大量的糖类，这些糖类亦是它们的有效成分。

苷类(glycosides)亦称苷或配糖体，是由糖或糖的衍生物(如氨基酸、糖醛酸等)与另一非糖物质(称为苷元或配基，aglycone 或 genin)通过糖的半缩醛(半缩酮)羟基与苷元脱水形成的一类化合物，分子中糖与非糖部分连接的键称为苷键。几乎所有的天然产物如黄酮类、蒽醌类、苯丙素类、萜类、生物碱类等均可与糖或糖的衍生物结合形成苷。因为苷元的结构各异，故苷的性质千变万化。但是苷类化合物的共性是糖和苷键，由糖与糖及糖的衍生物组成的化合物虽然不称为苷，但糖与糖及糖的衍生物形成的化学键均称为苷键，故本章重点介绍糖类及苷键的性质。

第二节　单糖的立体化学

单糖是指具有碳链骨架的多羟基醛或酮类化合物，前者称为醛糖(aldose)，后者称为酮糖(ketose)。最简单的醛糖是甘油醛(glyceraldehyde)，最简单的酮糖是二羟基丙酮(1，3 - dihydroxyacetone)。甘油醛含有一个手性中心，因此有两个立体异构体(对映异构体)。随着单糖分子中手性碳原子数目(n)的增加，其立体异构体的数目也成几何级数递增(2^n)。最早用来系统地反映单糖立体化学的是 Fischer 投影式。在 Fischer 投影式中，氧化程度较高的醛基被画在竖直碳链的顶部(酮基则靠近碳链的顶部)，羟甲基(末端去氧糖为甲基)则被画在竖直碳链的底部。每个不对称碳原子的取代羟基平行于碳链。水平方向的价键和与之相结合的基团指向纸面的前方，主碳链上下两端的价键和所结合的基团指向纸面后方。因此 Fischer 投影结构式只能在纸面上转动 $n180°$($n=$ 1，2，3 $\cdots$)，而不能使之在空间内翻转。

			CH₂—OH
CHO	CHO	CH₂—OH	C=O
CH—OH	(CH—OH)n	C=O	(CH—OH)n
CH₂—OH	CH₂—OH	CH₂—OH	CH₂—OH
甘油醛	醛糖	二羟基丙酮	酮糖
(glyceraldehyde)	(aldose)	(1，3 - dihydroxyacetone)	(ketose)

事实上，单糖很少以上述 Fischer 投影式所示的链状结构存在。除了三碳糖之外，所有的单糖都能通过形成分子内半缩醛(半缩酮)而形成稳定的五元或六元环结构。在晶体状态，所有的单糖正是

以环状的半缩醛(半缩酮)结构存在;只有在溶液中,才存在微量的开链单糖。由于用 Fischer 投影式对单糖环状结构的表示很不直观,也不真实,因而出现了 Haworth 投影式的表示方法。在 Haworth 投影式中环状结构 Fischer 投影式的右侧基团一律写在环的面下,左侧基团一律写在面上。现以 D-葡萄糖为例,说明单糖的 Fischer 式和 Haworth 式的相互转换关系。将链状 Fischer 式的成环碳原子(第 4 个或第 5 个碳原子)旋转 120°,使环张力为最小(如果第 4 个或第 5 个碳原子所处位置已经为环张力最小,那么就不需要旋转 120°),然后将此投影式向右倾倒 90°就得 Haworth 投影式。

一、单糖的氧环

单糖是多羟基醛(酮)类化合物,当空间位置合适时,分子内的醛(酮)基易与羟基发生半缩醛缩合反应,生成半缩醛(酮)类环状化合物。如上所述,糖在水溶液中主要是以环状半缩醛(半缩酮)的形式存在。理论上,糖在形成半缩醛(半缩酮)时,C_5、C_4、C_3、C_2 上的羟基均可与羰基碳成环。而实际上由于五元、六元环的张力最小,所以自然界糖都是以六元或五元氧环形式存在的。五元氧环的糖称为呋喃型糖(furanose),六元氧环的糖则称为吡喃型糖(pyranose)。但一旦糖与糖结合或与非糖物质结合成苷形成缩醛(缩酮)结构后就固定为一种结构了。

二、单糖的绝对构型

绝大多数手性化合物均采用 R、S 命名规则。但是现在只有糖和 α-氨基酸、α-羟基酸类化合物仍习惯上采用 D、L 命名规则,并把距离羰基最远的那个手性碳原子上的羟基的空间取向作为绝对构型判定的标准。在 Fischer 投影式中距离羰基最远的那个手性碳原子上的羟基在右侧的称为 D 型糖,在左侧的称为 L 型糖。在 Haworth 投影式中对于五碳吡喃型糖,C_4 位羟基在面下的为 D 型糖,在面上的则为 L 型糖。对于甲基五碳吡喃型糖、六碳吡喃型糖和五碳呋喃型糖,由于距羰基最

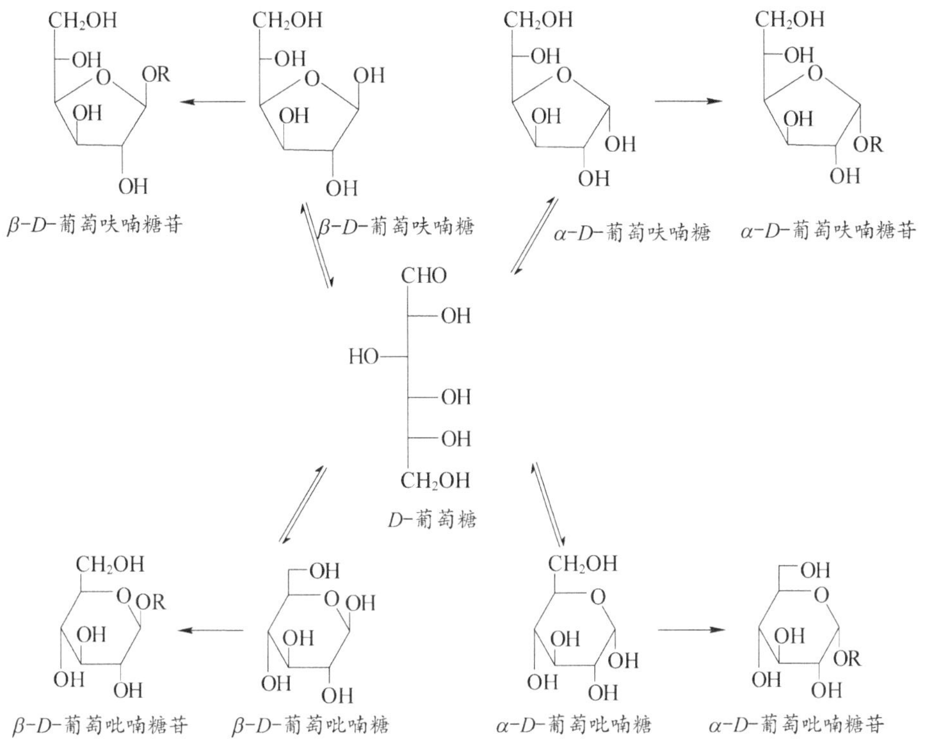
CH2OH
OH
O
OR
OH
OH
β-D-葡萄呋喃糖苷
β-D-葡萄呋喃糖
α-D-葡萄呋喃糖
α-D-葡萄呋喃糖苷
CHO
HO
CH2OH
D-葡萄糖
β-D-葡萄吡喃糖苷
β-D-葡萄吡喃糖
α-D-葡萄吡喃糖
α-D-葡萄吡喃糖苷

远的那个手性碳原子上的羟基已与羰基形成氧环，故无法用羟基的取向判断糖的绝对构型，只能根据 C_4－R(五碳呋喃型糖)或 C_5－R(甲基五碳吡喃型糖或六碳吡喃型糖)的取向来判断。由于成环碳原子上的取代基发生了旋转，故 C_4－R 或 C_5－R 的取向与 *D*、*L* 的关系正好与五碳吡喃型糖相反，即当 C_4－R 或 C_5－R 在面下时为 *L* 型糖，在面上时则为 *D* 型糖。对于甲基五碳呋喃型糖和六碳呋喃型糖，在 Haworth 投影式中，由于对于 C_5 位羟基的写法并无约定俗成的规定，故无法判断它们的绝对构型。

三、单糖的端基差向异构体

当一对非对映异构体含有两个以上手性碳原子，且其中只有 1 个手性碳原子构型相反，其余构型均相同，则这一对非对映异构体称为差向异构体(epimer)。单糖形成氧环后，即生成了 1 个新的手性碳原子(不对称碳原子)，该碳原子称为端基碳或异头碳或异头中心(anomeric carbon or anomeric center)，形成的一对异构体称为端基差向异构体(anomer)，分别称之为 α 型和 β 型。在 Fischer 投影式中，新形成的羟基与距羰基最远的手性碳原子上的羟基同侧者为 α 型，异侧者则为 β 型。在 Haworth 投影式中，对于五碳吡喃型糖，其端基碳上的羟基与 C_4 位羟基在同侧者为 α 型，在异侧者则为 β 型。对于五碳呋喃型糖、六碳或甲基五碳吡喃型糖，由于距羰基最远的那个手性碳原子上的羟基已与羰基形成氧环，故只能用 C_4－R(五碳呋喃型糖)或 C_5－R(六碳或甲基五碳吡喃型糖)来判断端基碳的构型，由于该碳原子上取代基发生了旋转，故其 α、β 的关系正好与五碳吡喃型糖相反，即 C_4－R 或 C_5－R 与端基碳上的羟基同侧者为 β 型，异侧者则为 α 型。对于六碳或甲基五碳呋喃型糖，在 Haworth 投影式中则无法判断其构型。实际上 α、β 表示的仅是糖端基碳的相对构型，β-*D* 和 α-*L*、α-*D* 和 β-*L* 型糖的端基碳的绝对构型是一样的。

四、单糖的构象

虽然 Haworth 式表示方法较 Fischer 式有所改进,但它仍是一种简化了的表示方法,尚不能完全表示糖的真实存在状况。呋喃糖环能量较低的构象有两种,即信封式(envelope)和扭曲式(twist)。两种构象之间的能垒相差很小。在溶液中,由于构象之间的快速互变,难以确定平衡时的优势构象。

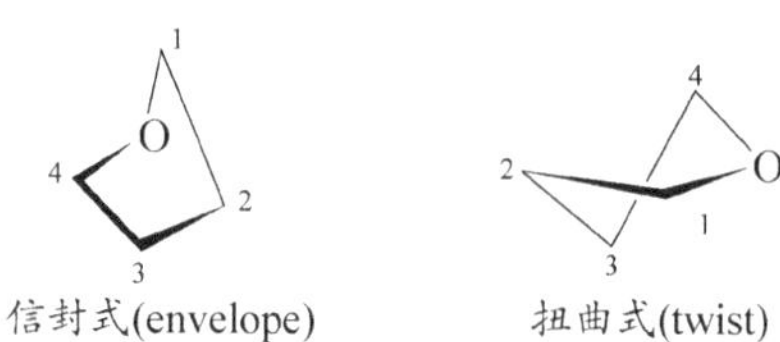

信封式(envelope)　　　　扭曲式(twist)

吡喃型糖的六元氧环不在同一个平面上,有船式和椅式两类可能的构象。经实验证明吡喃型糖在溶液或固体状态时其优势构象是椅式构象,不是 C1 式便是 1C 式。这里的 C 表示椅式(chair form),以 C_2、C_3、C_5、O 四个原子构成的平面为准,当 C_4 在面上,C_1 在面下时,称为 $^4C_1$ 式,并简称为 C1 式或 N 式(normal form);当 C_4 在面下,C_1 在面上时,称为 $^1C_4$ 式,简称为 1C 式或 A 式(alternative form)。吡喃糖的优势构象是 1C 式还是 C1 式,Angyal 曾用计算自由能的方法分析了 1C 式和 C1 式的稳定性。该计算中不仅考虑了同边双竖位基团间的作用,同时也考虑到了邻位折式(gauche)相处的基团间的作用以及端基羟基的效应。根据计算,两种椅式构象的总自由能差值小于 0.7 kcal/mol 者,两种构象呈平衡状态;差值大于 0.7 kcal/mol 者,能量低的就是优势构象。通常绝大多数单糖的优势构象是 C1 式,只有极少数如 L-鼠李糖等的优势构象是 1C 式。

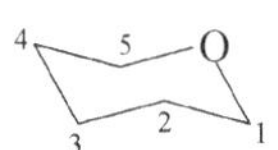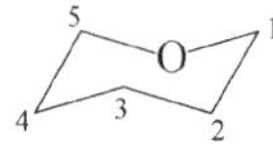

$^4C_1$ 式,简称 C1 式　　　　　　　　$^1C_4$ 式,简称 1C 式
或 N 式(normal form)　　　　　　　或 A 式(alternative form)

对于 β-D 型和 α-L 型吡喃糖,当优势构象为 C1 式时,因其 C_1—OH 在环的面上,故处于横键上(亦称平伏键或 e 键,equatorial bond);当优势构象为 1C 式时则在竖键上(亦称直立键或 a 键,axial bond)。对于 α-D 型和 β-L 型吡喃糖,当优势构象为 C1 式时,因其 C_1—OH 在环的面下,故处于竖键上;当优势构象为 1C 式时则在横键上。

竖键和横键的具体写法是:①在 C1 式中位于 C_4、C_2 面上和 C_1、C_3、C_5 面下的基团为竖键,在 1C 式中位于 C_1、C_3、C_5 面上和 C_2、C_4 面下的基团为竖键;②横键与环上的间隔键平行,如 C_2 上的横键与 C_1—O 和 C_3、C_4 之间的化学键平行;③横键或竖键在环的面上面下交替排列。

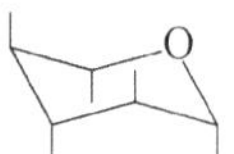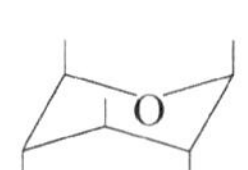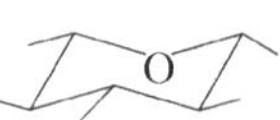

值得注意的是不能把 C1 式和 1C 式看作是唯一的两种固定构象。实际上无张力的这类歪斜构象(skew conformation)有无数个,写成这种固定形式只是为了便于跟 Haworth 式联系起来。

第三节　糖和苷的结构与分类

糖类化合物主要是指自然界中存在的单糖、寡糖、多糖和它们的衍生物。寡糖和多糖是指单糖之间通过苷键缩合而成的化合物。两者之间一般是以十聚体为界限，但是如果有精确的结构，即使分子量相对高些仍可称之为寡糖。除了糖以聚合体的形式存在之外，在更多的时候，糖类化合物是与各类非糖物质结构中的羟基、疏基、氨基和次甲基等以苷键相连的形式存在，当非糖部分较小时称作糖苷化合物（glycoside）；当非糖部分较大时称作糖缀合物（glycoconjugate），但两者之间也没有明确的界限。

一、糖类

（一）单糖类

单糖（monosaccharides）是多羟基醛或多羟基酮类化合物，亦是组成糖类及其衍生物的基本单元。已经发现的天然单糖有 200 多种，从三碳糖到八碳糖都有，其中以五碳、六碳糖最多。醛糖命名词尾用- ose 表示；酮糖词尾以- ulose 表示；单糖的醛基或酮基被还原成羟基后，称为糖醇，词尾用- itol 表示；醛基被氧化成羧基后，称为糖酸，词尾用- onic acid 表示；伯羟基被氧化成羧基后，称为糖醛酸，词尾用- uronic acid 表示；苷则是将词尾- ose 改为- oside。多数单糖在生物体内呈结合状态存在，只有少数单糖如葡萄糖、果糖等以游离状态存在。下面列举一些常见的单糖及其衍生物。

1. 四碳醛糖（aldotetroses）

2. 五碳醛糖（aldopentoses）

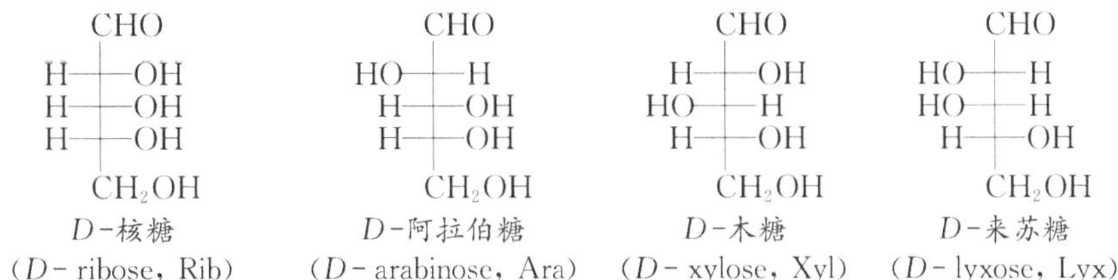

3. 六碳醛糖（aldohexoses）

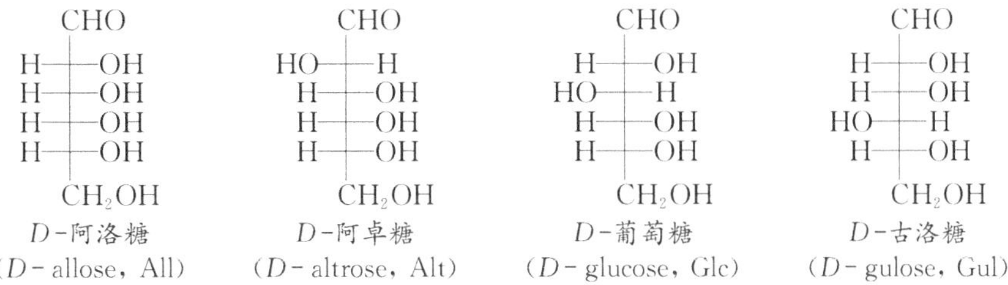

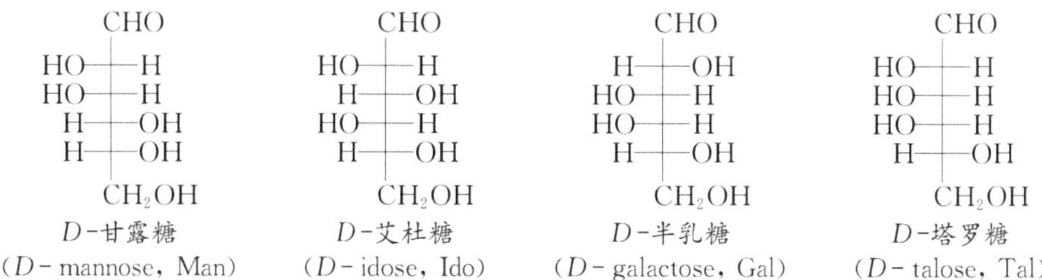

D-甘露糖
（D-mannose，Man）

D-艾杜糖
（D-idose，Ido）

D-半乳糖
（D-galactose，Gal）

D-塔罗糖
（D-talose，Tal）

4. 酮糖（ketoses）

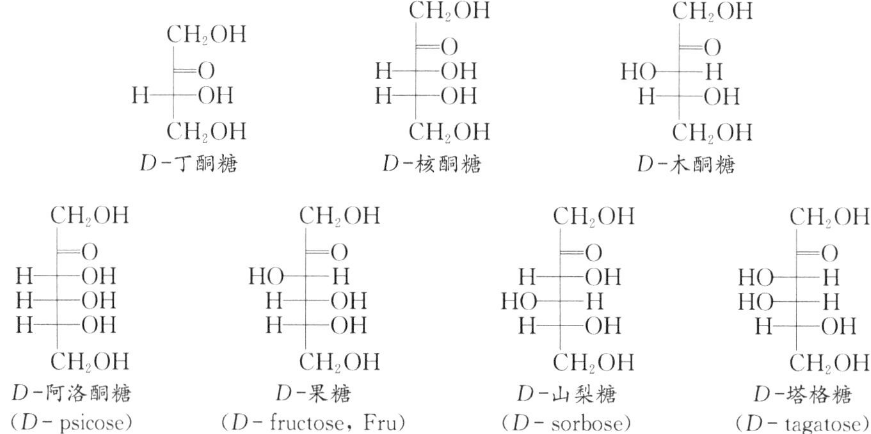

D-丁酮糖

D-核酮糖

D-木酮糖

D-阿洛酮糖
（D-psicose）

D-果糖
（D-fructose，Fru）

D-山梨糖
（D-sorbose）

D-塔格糖
（D-tagatose）

5. 甲基五碳醛糖（methylaldopentoses）

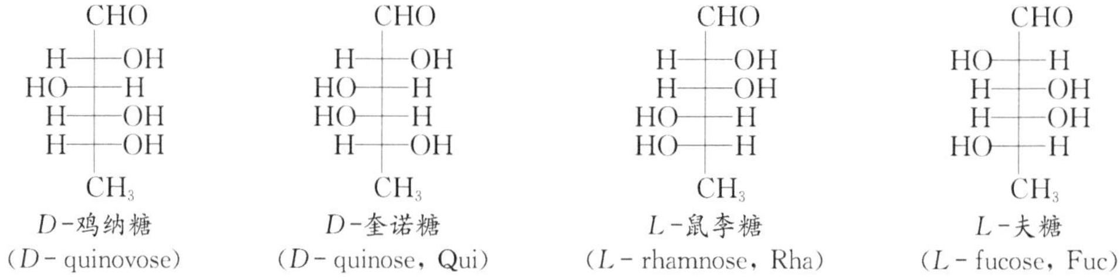

D-鸡纳糖
（D-quinovose）

D-奎诺糖
（D-quinose，Qui）

L-鼠李糖
（L-rhamnose，Rha）

L-夫糖
（L-fucose，Fuc）

6. 支碳链糖

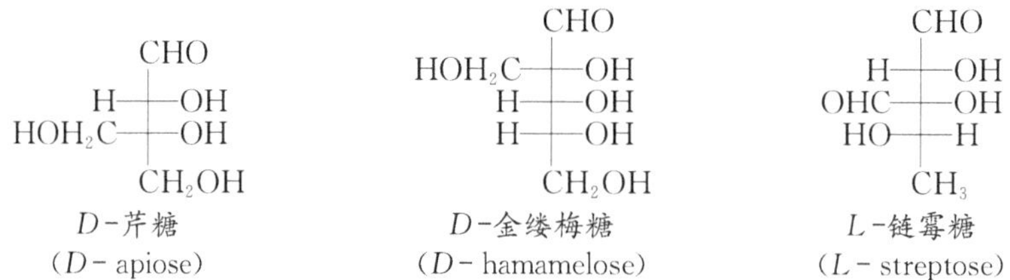

D-芹糖
（D-apiose）

D-金缕梅糖
（D-hamamelose）

L-链霉糖
（L-streptose）

7. 氨基糖（amino sugars）　当单糖上的一个或几个醇羟基被氨基置换后，则该糖称为氨基糖。天然氨基糖大多为 2-氨基-2-去氧醛糖，且主要存在于动物和微生物中。现已发现的氨基糖有 60 多种，某些抗生素如庆大霉素、新霉素、卡那霉素、链霉素等中均含有氨基糖。其中在这些抗生素的结构中，糖部分对其药理作用具有显著的影响，从而为新抗生素的研制开辟了一条新途径。有些氨基糖存在于微生物的细胞壁及动物组织中，并发挥着十分重要的生理功能。

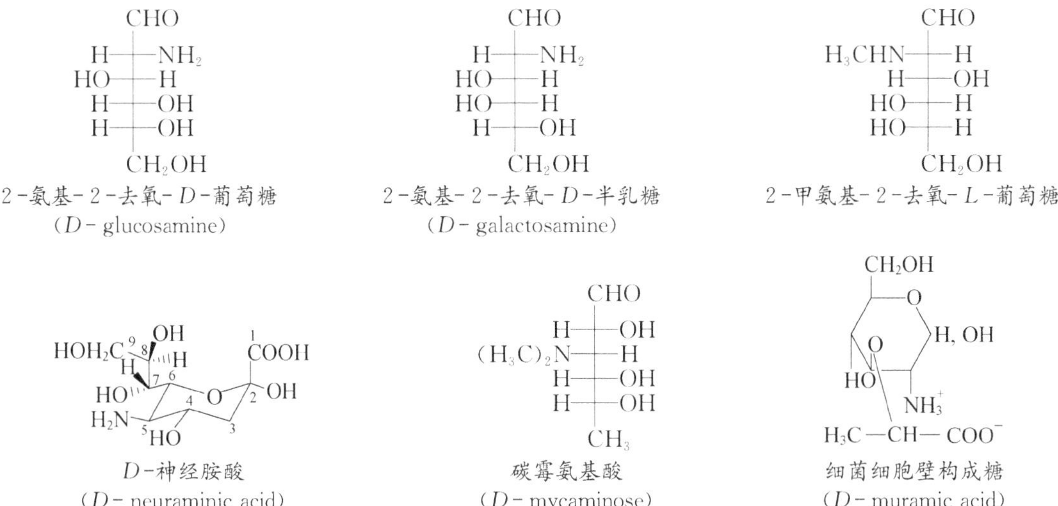

2-氨基-2-去氧-D-葡萄糖
（D-glucosamine）

2-氨基-2-去氧-D-半乳糖
（D-galactosamine）

2-甲氨基-2-去氧-L-葡萄糖

D-神经胺酸
（D-neuraminic acid）

碳霉氨基酸
（D-mycaminose）

细菌细胞壁构成糖
（D-muramic acid）

8. 去氧糖（deoxysugars）　单糖分子中的一个或两个羟基被氢原子取代的糖称为去氧糖,常见的有 6-去氧糖、2,6-二去氧糖及其 3-O-甲醚等。去氧糖主要存在于强心苷和微生物代谢产物中,并具有一些特殊的性质。

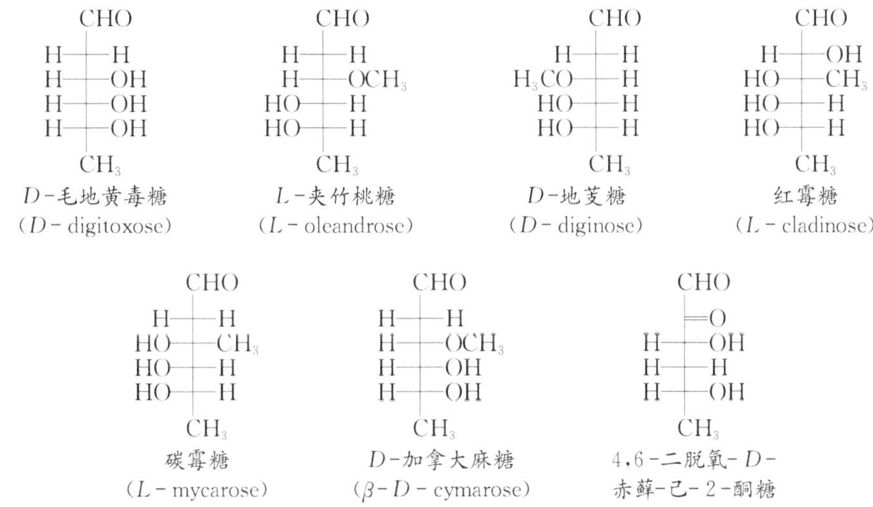

D-毛地黄毒糖
（D-digitoxose）

L-夹竹桃糖
（L-oleandrose）

D-地芰糖
（D-diginose）

红霉糖
（L-cladinose）

碳霉糖
（L-mycarose）

D-加拿大麻糖
（β-D-cymarose）

4,6-二脱氧-D-
赤藓-己-2-酮糖

9. 糖酸（onic acids）和糖醛酸（uronic acids）　单糖中的伯羟基被氧化成羧基的化合物称为糖醛酸。糖醛酸主要存在于苷类和多糖类化合物中,常见的糖醛酸有葡萄糖醛酸、半乳糖醛酸等。糖醛酸在水溶液中易环合成内酯,一般都以 γ 及 δ 两种内酯型平衡存在。单糖的醛基被氧化成羧基后,称为糖酸,例如,D-葡萄糖酸。

D-葡萄糖醛酸
（D-glucuronic acid）

D-半乳糖醛酸
（D-galacturonic acid）

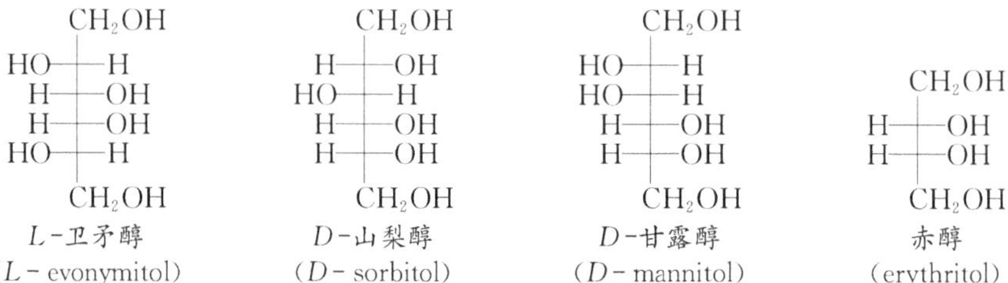

D-葡萄糖醛酸 γ-内酯 D-葡萄糖酸

10. **糖醇**　单糖中的羰基被还原成羟基的化合物称为糖醇,是自然界分布很广的一类成分,有的具有甜味。在有些多糖的末端连有糖醇。

L-卫矛醇　　　　D-山梨醇　　　　D-甘露醇　　　　赤醇
（L-evonymitol）　（D-sorbitol）　（D-mannitol）　（erythritol）

在所有的开花植物中,甘露糖醇分布也很广泛,特别是在木犀科中。还有一些糖醇如木糖醇、山梨醇（sorbitol,D-葡萄糖醇）、卫矛醇（ducitol,D-半乳糖醇）等也在植物中广泛存在。另外,糖醇也较多地存在于藻类中,如半乳糖醇（galactitol）只存在于红藻中,甘露糖醇（mannitol）则存在于褐藻中。

11. **环醇(cyclitols)**　环状的多羟基化合物称为环醇,从生源看属于单糖衍生物。虽然归入糖类化合物,但在结构和化学性质上与一般的糖（醛和酮）有着本质的不同。环己六醇（亦称肌醇,inositols）是最常见的一类环醇,共有九个异构体,不同的异构体在名称前加前缀标明。myo-肌醇分布很广,以游离或结合的形式存在于一切生物的组织中,具有很大的水溶性。D-肌醇在高等植物中分布较多,而其他环醇则很少存在。

cis-inositol　　　epi-inositol　　　$allo$-inositol　　　neo-inositol　　　myo-inositol

D-inositol　　　$muco$-inositol　　　$scyllo$-inositol　　　L-inositol

L-(−)-matezodambose　　　　D-槲皮醇（D-quercitol）

（二）低聚糖类

由 2～9 个单糖通过苷键结合而成的直链或支链聚糖称为低聚糖（oligosaccharides）或寡糖。根据含有单糖的个数又可将其分为二糖、三糖、四糖等。根据是否含有游离的醛基或酮基又可将其分为还原糖和非还原糖。具有游离醛基或酮基的糖称为还原糖，如二糖中的槐糖（sophorose，D-葡萄糖 $1\beta\rightarrow2$-D-葡萄糖）、樱草糖（primverose，D-木糖 $1\beta\rightarrow6$-D-葡萄糖）是还原糖。如果两个单糖都以半缩醛或半缩酮上的羟基通过脱水缩合而成的聚糖就没有还原性，如海藻糖（trehalose，D-葡萄糖 $1\alpha\rightarrow1\alpha$-$D$-葡萄糖）、蔗糖（sucrose，$D$-葡萄糖 $1\alpha\rightarrow2\beta$-D-果糖）等均为非还原糖。低聚糖的化学命名方法是以末端糖作为母体，末端以外的糖作为糖基，并标明糖与糖的连接位置，糖的成环形式以及苷键的构型等，如槐糖命名为 2-O-β-D-glucopyranosyl-D-glucopyranose 或 β-D-glucopyranosyl-$(1\rightarrow2)$-D-glucopyranose。

槐糖　　　　　樱草糖　　　　　蔗糖　　　　　海藻糖

植物中的三糖（trisaccharides）大多是在蔗糖的基础上再连接一个糖而成的。故大多为非还原糖。四糖、五糖是在三糖（如棉子糖）结构上的再延长，故也为非还原糖。

在低聚糖结构中除了常见的单糖外，还常插入糖的衍生物如糖醇、氨基糖、糖醛酸等。值得注意的是目前所发现的许多低聚糖并非是生物体内的游离物质，而是各种酶或酸对多聚糖或苷的水解产物。

双糖：蔗糖(sucrose)
三糖：棉子糖(raffinose)
四糖：水苏糖(slachyose)
五糖：毛蕊糖(verbascose)

环糊精是分子式为 $[\alpha$-D-Glc-$(1\rightarrow4)]_n$（$n=6\sim12$）的环状化合物。它可以由 *Bacillus macerans* 产生的一种淀粉酶或环麦芽糊精葡聚糖转移酶，将淀粉水解转化生成。其中由 6～8 个葡萄糖以-1,4-环状结合的结晶性低聚糖称为沙尔丁格糊精（schardinger dextrin），这其中的六、七、八聚体分别称为 α、β、γ-环糊精（α、β、γ-cyclodextrin）。环糊精具有良好的水溶性，环状分子内侧具有疏水性，由于其环状结构所具有的空腔效应可以与多种有机物结合从而形成复杂的复合物，环糊精在医药、化妆品和食品工业上都有很好的应用。如环糊精具有包结脂溶性药物的性能，可增加难溶性药物的溶解度，防止药物的潮解和其中化学成分的挥发，并对药物的氧化分解具有一定的保护作用。

除此之外，由于环糊精具有多个手性中心，利用环糊精作为手性固定相在光学活性化合物的拆分上也有很好的应用。到目前为止，环糊精固定相已成功地应用于一些金属络合物、氨基酸、巴比妥类药物和甾体等光学活性化合物的拆分。

为了比较简明的表示低聚糖的结构，常以单糖的缩写符号表示低聚糖的组成。如下面的四糖结构可用 $\alpha\text{-}D\text{-}Galp\text{-}(1{\rightarrow}4)\text{-}\beta\text{-}D\text{-}Glcp\text{-}(1{\rightarrow}4)\text{-}D\text{-}Glcp$ 来表示。

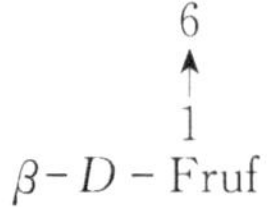

$$6$$
$$\uparrow$$
$$1$$
$$\beta\text{-}D\text{-}Fruf$$

其中的"p"表示吡喃型，"f"表示呋喃型，数字表示糖与糖之间的连接位置。

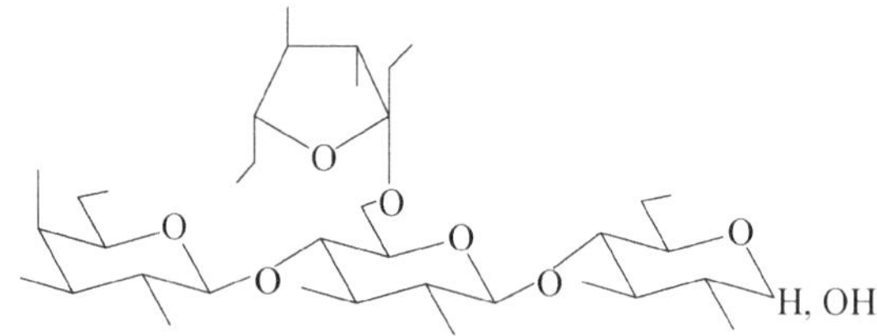

（三）多聚糖类

由 10 个以上单糖通过苷键连接而成的糖称为多聚糖（polysaccharides）或多糖。通常多糖中的单糖都在 100 个以上，多的可高达数千个，其性质已发生了很大的变化，如甜味和还原性消失等。按多糖在生物体内的功能又可将其分为两类，一类是动植物的支持组织，该类成分不溶于水，分子呈直链型，如植物中的纤维素、甲壳类动物的甲壳素等；另一类是动、植物的贮存养料，该类成分可溶于热水成胶体溶液，能经酶催化水解释放出单糖为动、植物提供能量，多数分子呈支链型，如淀粉、肝糖原等。按照单糖的组成又可将多糖分为均多糖（homosaccharide）、杂多糖（heterosaccharide）和复合多糖。由同种单糖组成的多糖称为均多糖（聚糖），如葡聚糖、果聚糖、甘露聚糖、木聚糖等。均多糖的系统命名是在糖名后加词尾- an，如葡聚糖为 glucan、果聚糖为 fructan 等。为了方便起见，常忽略末端糖基，用通式表示均多糖的组成，如葡聚糖通式为$(C_6H_{10}O_5)_n$。

由两种以上单糖组成的多糖称为杂多糖，不过大多主要只含 2～3 种单糖，其系统命名是将几种糖名按字母顺序先后排列，然后再加词尾- an，如葡萄甘露聚糖为 glucomannan、半乳甘露聚糖为 galactomannan 等。由糖和蛋白质或肽组成的多糖称为复合多糖，如从云芝菌丝体中分离出的具有抗肿瘤活性的多糖 PSK、从刺五加中分离出的具有降血糖作用的多糖 eleutheran F、eleutheran G 等。

许多多糖中除含有单糖基外还含有糖醛酸、去氧糖、氨基糖、糖醇等，有的还含有 $O\text{-}$乙酰基、$N\text{-}$乙酰基、磺酸酯等。另外，多糖还可能带有其他的取代基团，如酰基、甲基、丙酮酸、硫酸基、磷酸基等。总之，多糖的结构是非常复杂多样的，对任何一个多糖的精细结构的了解似乎没有尽头。复杂多糖的结构常用它的重复单元（repeating unit）的结构来表示，单糖及其衍生物用英文缩写体表示。如下面是具有抗肿瘤活性的香菇多糖（lentinan）的结构通式。

$$\beta\text{-}D\text{-}Glcp \qquad\qquad \beta\text{-}D\text{-}Glcp$$
$$\downarrow \qquad\qquad\qquad\qquad \downarrow$$
$$1 \qquad\qquad\qquad\qquad 1$$
$$6 \qquad\qquad\qquad\qquad 6$$
$$[\beta\text{-}D\text{-}Glcp\text{-}(1{\rightarrow}3)\text{-}\beta\text{-}D\text{-}Glcp\text{-}(1{\rightarrow}3)\text{-}\beta\text{-}D\text{-}Glcp\text{-}(1{\rightarrow}3)\text{-}\beta\text{-}D\text{-}Glcp\text{-}(1{\rightarrow}3)\text{-}\beta\text{-}D\text{-}Glcp]_n$$

多糖在自然界高等植物、低等植物、菌类及动物体内广泛存在。自 20 世纪 60 年代以来逐渐发现多糖对肿瘤、肝炎、心血管、抗衰老等方面具有独特的生物活性，且毒性很低。迄今研究最多的是从细菌中得到的各种夹膜多糖，它们在医药上主要用于免疫治疗的疫苗。近年来的研究还发现多糖可以作为生命活动中起核心作用的调控物质，它能控制细胞的分裂和分化，调节细胞的生长与衰老等，具有多种复杂的生理功能。

需要指出的是多糖是一大类化合物的总称，虽然一些天然药物中的多糖具有较强的生物活性，是该药的有效成分，如人参多糖具有明显的抗肿瘤作用和抗突变作用，茶叶多糖具有抗凝血、抗血栓和降血脂作用，女贞子多糖具有明显的增强免疫作用等，但在多数天然药物中多糖仍然是无效成分，在生物活性成分和新药研究开发中仍需尽量除去。多糖与蛋白质等生物大分子一样也具有明确的三维空间结构，可以用一、二、三、四级结构来描述。由于单糖的种类比氨基酸多，连接的位点也多，故具有多分支结构的杂多糖结构的确定比蛋白质困难得多。多糖与蛋白质一样，也存在活性中心，其活性不但与立体结构有关，而且还与它所结合的蛋白质、色素、金属离子等有关。下面列举一些自然界中常见的多糖。

1. 植物多糖

（1）淀粉（starch）：淀粉主要存在于植物的叶、根和种子中，呈颗粒状。颗粒状淀粉并不溶于水，只有经加热颗粒破裂后淀粉才能与水混合成胶态悬浮液。淀粉由直链的糖淀粉（amylose）和支链的胶淀粉（amylopectin）组成。糖淀粉为 $\alpha(1\rightarrow4)$ 连接的 D - 葡萄吡喃聚糖，聚合度一般为 $300\sim350$，高的可达 1 000，能溶于热水得澄明溶液，通常占淀粉总量的 $17\%\sim34\%$。胶淀粉也是 $\alpha(1\rightarrow4)$ 葡聚糖，但有 $\alpha(1\rightarrow6)$ 的支链，平均支链长为 25 个葡萄糖单位，聚合度为 3 000 左右，不溶于冷水，在热水中呈黏胶状。淀粉分子呈螺旋状结构，每 1 个螺环由 6 个葡萄糖组成。因碘分子或离子可以进入螺环通道中形成有色的包结化合物，故遇碘可显色。其显现的颜色与聚合度有关。随着聚合度的增高，其颜色逐渐加深（红色→紫色→紫蓝色→蓝色）。通常聚合度为 $4\sim6$ 不显色，$12\sim18$ 显红色，50 以上显蓝色。因胶淀粉螺旋结构的通道在分支处被中断，虽然整个分子的聚合度很高，但其支链的平均聚合度只有 $20\sim25$，故遇碘仅显紫红色。糖淀粉则遇碘显蓝色。

（2）纤维素（cellulose）：纤维素是一类聚合度为 3 000～5 000 的通过 $\beta(1\rightarrow4)$ 连接的直链葡聚糖，分子结构呈直线状，具有一定的强度和刚性，不易被稀酸或碱水解，是植物细胞壁的主要组成成分。因为人类以及食肉动物体内能够水解 β - 苷键的酶很少，故无法消化利用纤维素。而某些微生物、原生动物、蛇类和反刍动物则可消化利用纤维素，同时纤维素也是反刍动物的主要饲料。

（3）果聚糖（fructans）：果聚糖在高等植物及微生物中均有存在。菊淀粉（inulin）是一类广泛存在于菊科植物的果聚糖。通过 D - 果糖 $\beta(2\rightarrow4)$ 连接在 D - 葡萄糖上，其聚合度为 35 左右，可用于肾清除率的测定。levans 是另一类果聚糖，通过 $\beta(2\rightarrow6)$ 连接而成，其末端也是 D - 葡萄糖，并有 $\beta(2\rightarrow1)$ 分支，聚合度为 $20\sim50$ 的存在于草的茎叶中。

（4）半纤维素（hemicellulose）：半纤维素是一类不溶于水但能被稀碱（$2\%\sim20\%$ NaOH）溶出的酸性多糖，与纤维素、木质素共同组成了细胞壁，是植物的支持组织。半纤维素主要包括木聚糖、甘露聚糖、半乳聚糖以及由两种以上糖组成的杂多糖，如葡萄甘露聚糖、阿拉伯半乳聚糖等。在糖的支链上多连有糖醛酸，故为酸性多糖。

（5）树胶（gum）：树胶是植物受伤后或被毒菌类侵袭后的分泌物，干后成半透明块状物，如阿拉伯胶（acacia）和西黄芪胶（tragacanth）。前者是一种有分支结构的杂多糖，来自于豆科 $Acacia$ 属植物，后者则来自于豆科 $Astragalus$ 属植物。

（6）黏液质（mucilage）和黏胶质（pectic substance）：黏液质是植物种子、果实、根、茎和海藻中存在的一类黏多糖，其在植物中的主要作用是保持水分。黏胶质可溶于热水，冷后呈冻状，有些具有较好的生物活性，例如人参果胶对 S - 180 瘤株具有一定的抑制作用。从化学结构上看黏液质和黏胶质都属于杂多糖类。

除上述常见的植物多糖以外,植物中含有多糖的种类还有很多。如从侧耳科植物香菇(*Lentinus edodes*)子实体中提取、分离、纯化的一个具有抗肿瘤活性的香菇多糖(lentinan);从蒙古黄芪(*Astragalus mongholicus* Bge)根的水提液中分得的具有免疫调节作用的黄芪多糖Ⅱ等。此外,人参、枸杞、刺五加、当归、猕猴桃、灵芝、银耳、茯苓、猪苓、猴头菌、裂褶菌、褐藻等中均含有多糖类成分,并且其中某些还具有很好的生物活性。这些多糖中既有均多糖,也有杂多糖,结构各异,有关它们的具体结构和生物活性限于篇幅不在此做具体介绍,可参看有关参考书。

2. 动物多糖

(1) 糖原(glycogen):糖原的结构与胶淀粉类似,只是聚合度比胶淀粉大,分支程度也高,平均支链长 12~18 个葡萄糖单位,故遇碘显红褐色。糖原主要存在于肌肉和肝中,约占肝重量的 5%,肌肉重量的 0.5%,其主要作用是为动物及许多细菌和真菌贮存养料。

(2) 甲壳素(chitin):甲壳素的结构和稳定性与纤维素类似,由 N-乙酰基葡萄糖胺通过 $\beta(1{\rightarrow}4)$ 连接而成,大多在水中不溶,对稀酸和稀碱都很稳定,经酶解后其不同聚合度的低聚糖在医药、食品、农药上有广泛的应用。甲壳素主要存在于昆虫、甲壳类动物的外壳中,许多真菌和酵母菌的细胞壁中也有。

(3) 肝素(heparin):肝素由两种二糖单元 A 和 B 聚合而成,其分子量均为 5 000~15 000,属于一种高度硫酸酯化的右旋多糖。其中的 A 为 L-iduronic 酸和 D-葡萄糖胺通过 $\alpha(1{\rightarrow}4)$ 连接而成,B 为 D-葡萄糖醛酸和 D-葡萄糖胺通过 $\beta(1{\rightarrow}4)$ 连接而成。其糖链上还常接有丝氨酸或小分子肽。肝素具有很强的抗凝血作用,其钠盐主要用于预防和治疗血栓。

(4) 硫酸软骨素(chondrotin sulfate):硫酸软骨素具有降低血脂、改善动脉粥状硬化的作用,是动物组织的基础物质,在动物体内用以保持组织的水分和弹性。硫酸软骨素有 A、B、C 等数种,其中 A 是软骨的主要成分,由 D-葡萄糖醛酸 $\beta(1{\rightarrow}3)$ 和 4-硫酸酯基乙酰 D-半乳糖胺 $\beta(1{\rightarrow}4)$ 相间连接而成。当 C_6-OH 被硫酸酯化后则称为软骨素 C。由半乳糖胺和 L-伊杜糖醛酸组成二糖重复单位的聚合物则称软骨素 B,亦称硫酸皮肤素(dermatan sulfate)。

软骨素 A(chondroitin-4-sulfate)

(5) 透明质酸(hyaluronic acid):透明质酸是一种存在于眼球玻璃体、关节液、皮肤等组织中的酸性黏多糖,其主要功能是起润滑和撞击缓冲以及阻滞入侵的微生物及毒性物质的扩散。由于它是皮肤中的天然成分,近年来可用作护肤霜的基质。透明质酸是由 D-葡萄糖醛酸和 N-乙酰氨基葡萄糖通过 $\beta(1{\rightarrow}3)$ 连接组成的,以二糖单位为重复单位,每个重复单位通过 $\beta(1{\rightarrow}4)$ 相互连接而成,其分子量可达几百万。

（6）硫酸角质素：硫酸角质素又称硫酸角质，与蛋白质形成结合体存在于哺乳类的角膜、椎间盘、软骨和动脉中，也就是以蛋白多糖（proteoglycan）形式存在的一种复合多糖。在多数情况下和硫酸软骨素共存，也有时两者只有一个蛋白质部分。硫酸角质素是以 D-半乳糖和 6-硫酸酯基 N-乙酰葡糖胺形成的二糖作为主要重复单位，一部分半乳糖在 6 位上被硫酸酯化或分枝成别的糖链。有的硫酸角质素也含有少量岩藻糖、硅铝酸，这种细微的不均一的结构是组织上的特异性。从与蛋白质结合的形式上来看，在角膜的硫酸角质素是 N-乙酰葡糖胺和天门冬氨酸以 N-糖苷键相结合，而软骨等骨骼系统的硫酸角质素是 N-乙酰葡糖胺和丝氨酸、蛋氨酸以 O-苷键相结合。无论哪一种情况，在结合区附近均尚有数分子甘露糖存在，但存在形式尚不清楚。

（7）右旋糖酐（dextran）：右旋糖酐是由细菌如肠膜状明串珠菌（*Leuconostoc mesenteroides*）产生的胞外多糖，主要是葡萄糖通过 $\alpha(1\rightarrow 6)$ 糖苷键连接而成，有时也有 $\alpha(1\rightarrow 2)$、$\alpha(1\rightarrow 3)$、$\alpha(1\rightarrow 4)$ 分支结构。右旋糖酐多为白色或类白色无定形粉末，无臭，无味，易溶于热水，不溶于乙醇，其水溶液为无色或微带乳光的澄明液体。由于聚合的葡萄糖分子数目不同，而产生不同分子量的右旋糖酐。有高分子右旋糖酐（平均分子量为 10 万～20 万）、中分子右旋糖酐（平均分子量为 6 万～8 万）、低分子右旋糖酐（平均分子量为 2 万～4 万）和小分子右旋糖酐（平均分子量为 1 万～2 万）。不同分子量的右旋糖酐具有多种用途并且广泛的用于临床上，如作为血浆代用品、疏通微血管、防治血栓等。

由氨基己糖和糖醛酸组成重复单位的杂多糖称为酸性黏多糖（acid mucopolysaccharide），亦称糖胺聚糖（glycosaminoglycan），如上述的肝素、硫酸软骨素、透明质酸等均属于糖胺聚糖。虽然在不同的酸性黏多糖中，氨基己糖及糖醛酸不同，糖上的取代基也不同，但由于分子中都含有许多羧基和硫酸基，故均呈酸性。在生物体内，糖胺聚糖常以蛋白质结合状态存在，这种结合物质统称为蛋白聚糖（proteoglycan）。

和植物多糖一样，除上述常见的多糖以外，动物中含有的其他多糖种类也还有很多。如蛹虫草多糖 CM-Ⅱ 是从蛹虫草培养液中分得的一种水溶性复合多糖，其分子量为 3.21×10^6，比旋度为 $[\alpha]_D=+23.7°$。蛹虫草多糖 CM-Ⅱ 中糖的部分主要由半乳糖、葡萄糖、甘露糖、阿拉伯糖、木糖和鼠李糖组成，结构中以 $(1\rightarrow 6)$ 吡喃半乳糖基为主干，每 7 个半乳糖残基就有 5 个分支点的侧链。此外，海刺参中含有的海刺参黏多糖、蚕蛹中含有的蚕蛹多糖、海星中含有的海星黏多糖、扇贝扇中含有的糖胺聚糖和林蛙中含有的林蛙皮多糖等均属于杂多糖类成分，其中某些还具有很好的抗肿瘤和免疫调节的生物活性。有关其他多糖的具体结构和生物活性限于篇幅不在此做具体介绍，可参看有关参考书。

二、苷类

根据苷在生物体内是原生的还是次生的可将苷分为原生苷和次生苷（从原生苷中脱掉一个以上单糖的苷称为次生苷或次级苷）。根据苷中含有的单糖基的个数可将苷分为单糖苷、二糖苷、三糖苷等。根据苷元上与糖连接位置的数目可将苷分为单糖链苷、二糖链苷等。根据苷元化学结构的类型可将苷分为黄酮苷、蒽醌苷、苯丙素苷、生物碱苷、三萜苷等。根据苷的某些特殊性质或生理活性可将苷分为皂苷、强心苷等。根据苷键原子的不同又可将苷分为氧苷、氮苷、硫苷、碳苷等，其中氧苷最多。在同一植物或天然药物中可以存在不同类型的苷，它们可以是苷元相同，连接的糖的数目和种类不同；也可以是不同的苷元连接同种糖；亦可以是苷元不同，连接的糖也不同。最常见的苷的分类方法是根据苷键原子分类，故下面重点介绍根据苷键原子对苷类进行的分类。

1. 氧苷（O-苷）　根据苷元成苷官能团的不同又可将氧苷分为以下几类。

（1）醇苷：通过苷元上醇羟基与糖或糖的衍生物的半缩醛（半缩酮）羟基脱一分子水缩合而成的化合物称醇苷。如具有强壮和增强适应能力的红景天苷（rhodioloside），具有杀虫、抗菌作用的毛茛苷(ranunculin)，具有泻下和利胆作用的京尼平苷(geniposide)，具有抗肿瘤作用的甘草酸等均属于醇苷。醇苷的苷元以萜类和甾醇类化合物最多。此外近年来发现的环苷类化合物也属于醇苷，如从海星 *Echinaster sepositus* 中分得的一种环苷，是由三个单糖与甾体 C_3、C_6 位结合而成的。

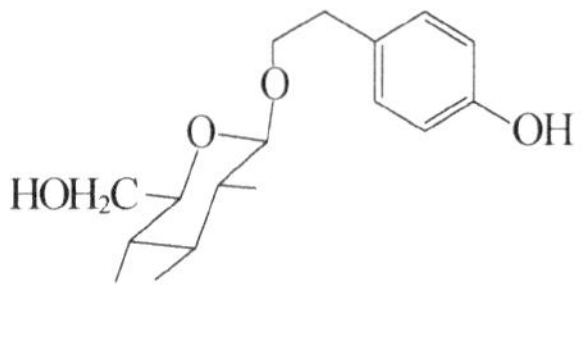

红景天苷 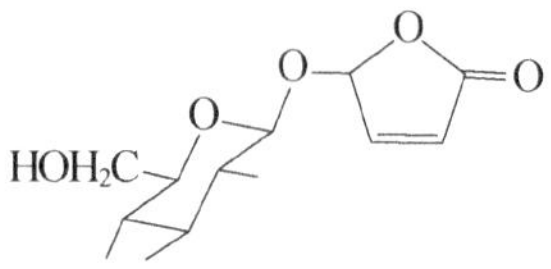　　　　　毛茛苷 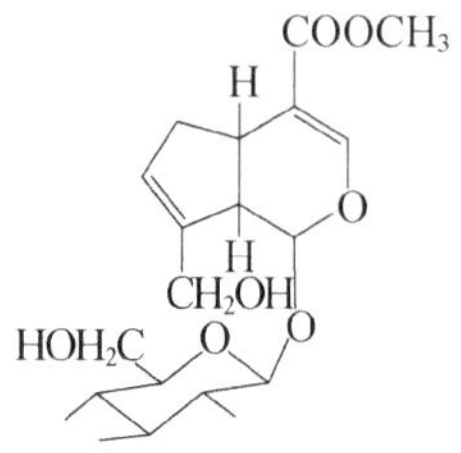　　　　　京尼平苷

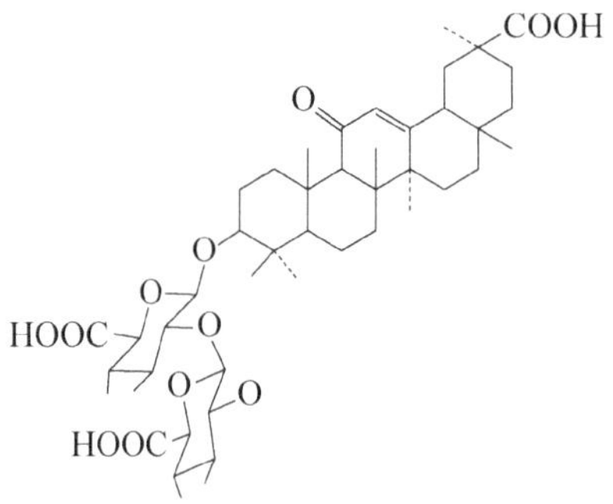

甘草酸 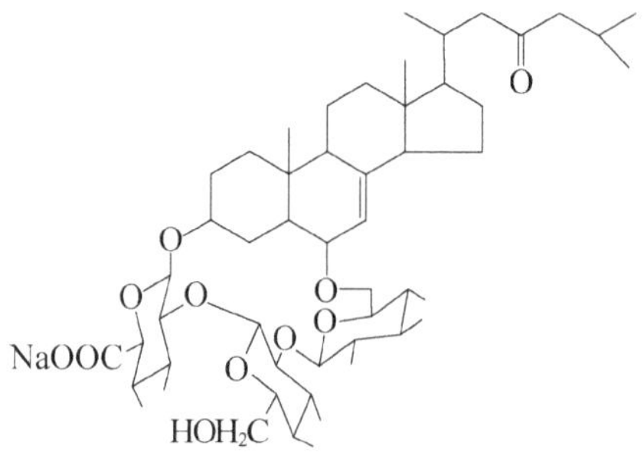　　　　　海星环苷

（2）酚苷：通过苷元上的酚羟基与糖或糖的衍生物的半缩醛(半缩酮)羟基脱一分子水缩合而成的化合物称酚苷。如天麻中的镇静成分天麻苷(gastrodin)，生大黄中的泻下成分番泻苷 A (sennoside A)，具有软化血管作用的芦丁(rutin)，具有抗菌作用的秦皮素，存在于何首乌中的 2,3,5,4′-四羟基二苯乙烯-2-O-β-D-葡萄糖苷等。

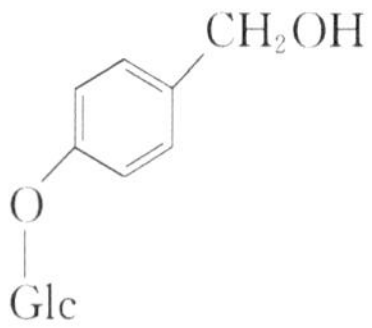

天麻苷 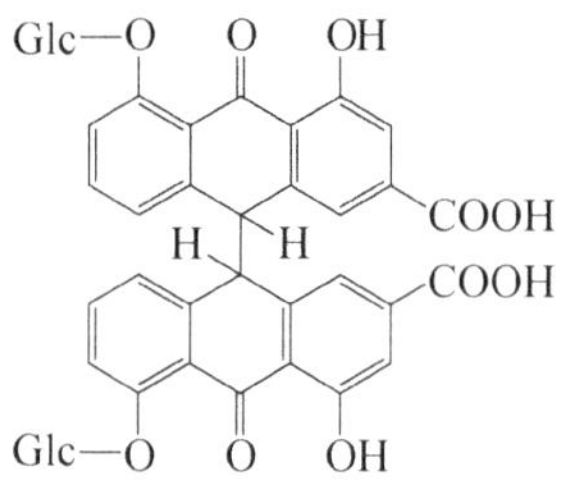　　　　　番泻苷 A 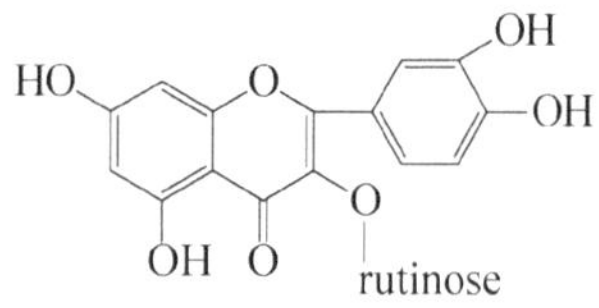　　　　　芦丁

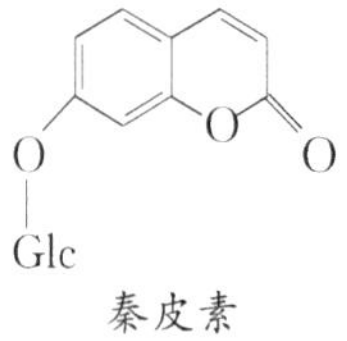

秦皮素 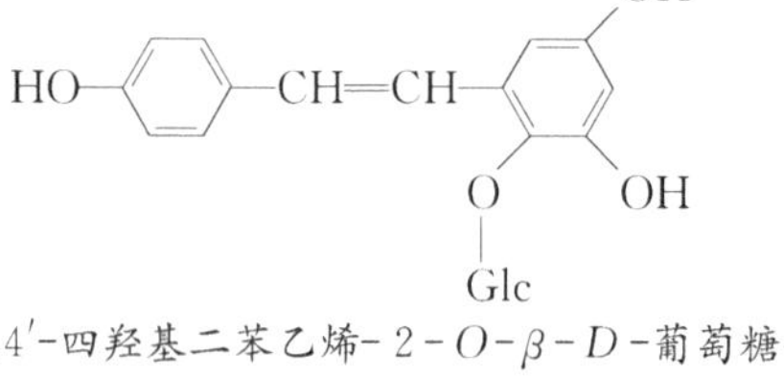　　　　2,3,5,4′-四羟基二苯乙烯-2-O-β-D-葡萄糖苷

（3）氰苷(cyanogenic glycoside)：氰苷主要是指一类 α-羟腈的苷，现已发现的有 50 余种。该类苷多数易溶于水，不易结晶，易水解，尤其是在酸或酶的催化下更易水解。生成的 α-羟腈苷元很不稳定，很快分解成醛或酮和氢氰酸；氢氰酸既是该类化合物具有止咳作用的成分，也是引起人和动物中毒的成分。在碱性条件下虽不易水解，但可异构化成羧酸类化合物。

　　如苦杏仁苷（amygdalin）、野樱苷（prunasin）、亚麻氰苷（linamanin）和百脉根苷（lotaustralin）等都属于 α-羟腈苷。这些化合物都可在体内各种微生物产生的酶的作用下，分解成醛（酮）和氢氰酸，发挥镇咳作用；但食用剂量过大时可引起人及动物中毒，甚至死亡。当给动物事先服用乳糖或抗生素时，由于乳糖与该类化合物竞争体内的 β-葡萄糖苷水解酶，抗生素可抑制微生物的生长从而降低了体内 β-葡萄糖苷水解酶的含量，故对动物的中毒可起到一定的预防作用和提高 LD_{50} 的剂量。

R=H　野樱苷
R=β-D-Glc　苦杏仁苷

R=H　亚麻氰苷
R=CH_3　百脉根苷

　　除 α-羟氰苷外还有一些其他的结构类型，如 γ-羟氰苷和氧化偶氮类等，这类化合物经酸或酶水解后并不产生氢氰酸。如垂盆草（*Sedum sarmentosum*）中具有降低血清谷丙转氨酶的活性成分垂盆草苷（sarmentosin）就属于 γ-羟氰苷类，该化合物遇稀碱可定量转变为无生物活性的异垂盆草苷。苏铁（*Cycas revoluta*）种子中的苏铁苷（cycasin）和新苏铁苷（neocycasin）属于氧偶氮苷类。苏铁苷和新苏铁苷在肝脏内可代谢成重氮甲烷，故家畜食后易中毒，并可导致肝癌。

$R_1 = R_2 = H$　　　　　　　　　　苏铁苷
$R_1 = \beta\text{-}D\text{-}Glc,\ R_2 = H$　　新苏铁苷 A
$R_1 = H,\ R_2 = \beta\text{-}D\text{-}Glc$　　新苏铁苷 B

（4）酯苷（酰苷）：通过苷元上的羧基与糖或糖的衍生物的半缩醛（半缩酮）羟基脱一分子水缩合而成的化合物称酯苷或酰苷。如山慈菇苷 A（tuliposide A），瓜子金皂苷乙、丁等均属于此类化合物。山慈菇苷 A 不稳定，放置日久，酰基易从 C_1 - OH 重排至 C_6 - OH，同时失去抗真菌活性，水解后苷元即环合成山慈菇内酯（tulipalin）。酰苷的苷键既有缩醛的性质又有酯的性质，易被稀酸和稀碱水解。

山慈菇苷 A

R=Glc $\xrightarrow{1\to 2}$ Glc $\xrightarrow{1\to 2}$ Glc　瓜子金皂苷乙

R=Glc $\xrightarrow{1\to 2}$ Glc　瓜子金皂苷丁

（5）吲哚苷：吲哚苷类较少，常见的是靛苷（indicant）和菘蓝苷（isatan B）。实际上菘蓝苷并不属于苷类，它是由羟基吲哚和果糖酮酸 6 位上的羧基形成的酯。

靛苷

靛蓝

菘蓝苷

果糖酮酸

2. 硫苷（S-苷）　通过苷元上的巯基与糖或糖的衍生物的半缩醛（半缩酮）羟基脱一分子水缩合而成的化合物称硫苷。如萝卜中的萝卜苷（glucoraphenin）、黑芥子（*Brassia nigra*）中的黑芥子苷（sinigrin）以及白芥子（*B. alba*）中的白芥子苷（sinalbin）等均属于硫苷。该类苷的苷元均不稳定，水解后易进一步分解。如煮萝卜时的特殊气味即与含硫苷元的分解有关，芥子苷经酶解后形成的芥子油实际上是异硫氰酸酯类、葡萄糖和硫酸盐的混合物，它们具有止痛和消炎的作用。

萝卜苷

R = H_2CHC=CH_2　黑芥子苷

R = H_2C—〈benzene ring〉—OH　白芥子苷

3. 氮苷（N-苷）　通过苷元上的胺基与糖或糖的衍生物的半缩醛（半缩酮）羟基脱一分子水缩合而成的化合物称氮苷。如腺苷（adenosine）、鸟苷（guanosine）、胞苷（cytidine）、尿苷（uridine）、巴豆苷（crotonside）等均属于氮苷。

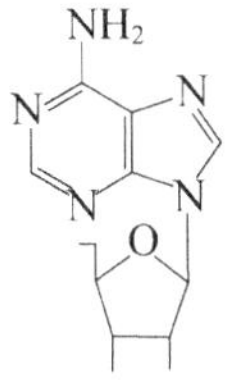

腺苷 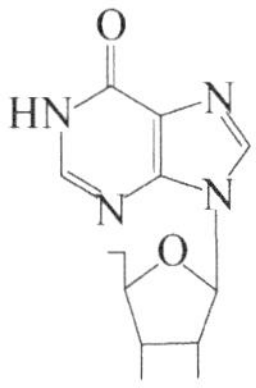　　　　　　鸟苷 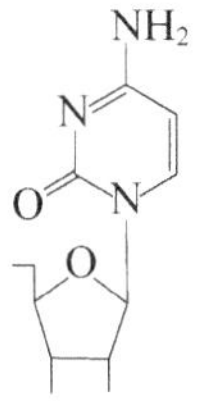　　　　　　胞苷 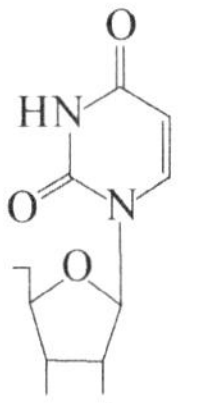　　　　　　尿苷 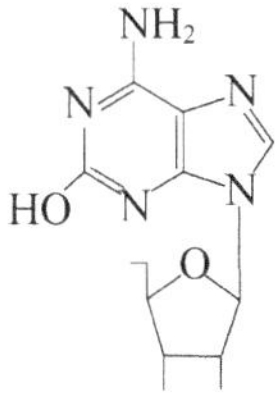　　　　　　巴豆苷

4. 碳苷（C-苷）　通过苷元碳上的氢与糖或糖的衍生物的半缩醛（半缩酮）羟基脱水缩合而成的化合物称碳苷。由于—OH 和—OR 的邻、对位电子云密度较高，易形成碳苷，故苷元常为间苯二酚或间苯三酚类化合物，且多数情况下糖的两个邻位有—OH 或—OR 取代。碳苷的苷元主要有黄酮类、蒽醌类及酚酸类等，尤以黄酮碳苷最多，且在黄酮碳苷中糖基一般在 A 环，并仅限于在 C_6 或 C_8 位上。如牡荆素（vitexin）、异牡荆素（isovitexin）、三色堇素（violanthin）、芒果苷（mangiferin）、异芒果苷（isomangiferin）、芦荟苷（barbaloin or aloin）、胭脂酸（carminic acid）、矮地茶素（亦称岩白菜内酯，bergenin）等均属于碳苷。芦荟苷 A、B 实际上是一对差向异构体，由于糖基的邻位为 sp^2 杂化的碳，易发生消旋化反应，故可在一定条件下互相转换。矮地茶素属于二氢异香豆素类化合物，从生合成上看它是甲基没食子酸葡萄糖碳苷所生成的内酯，该化合物在紫金牛属（Ardisia）植物中特别多。碳苷具有在各类溶剂中溶解度均小，难于水解获得原苷元等特点。但在消化道等某些微生物的作用下，可水解生成原苷元。

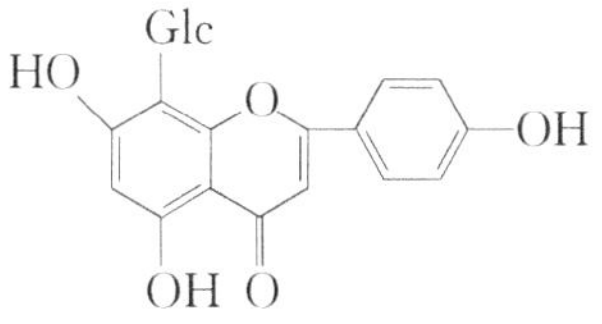

牡荆素 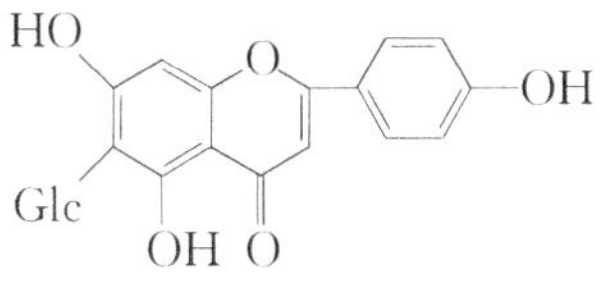　　　　　　异牡荆素 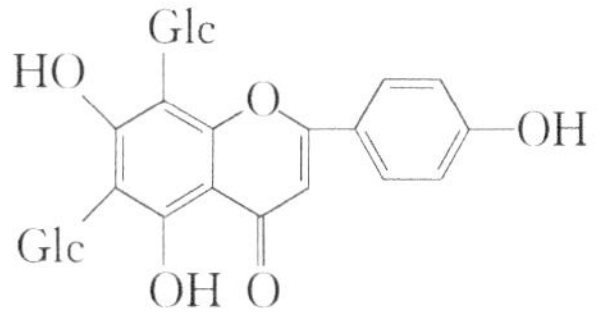　　　　　　三色堇素

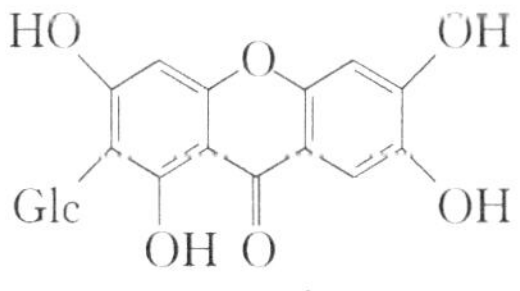

芒果苷 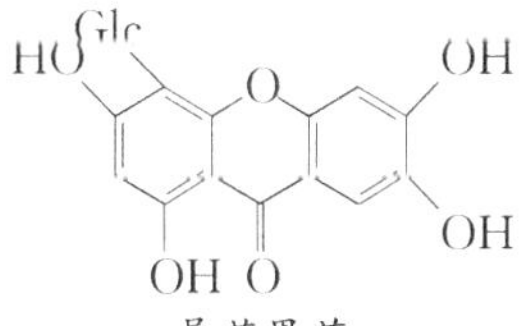　　　　　　异芒果苷

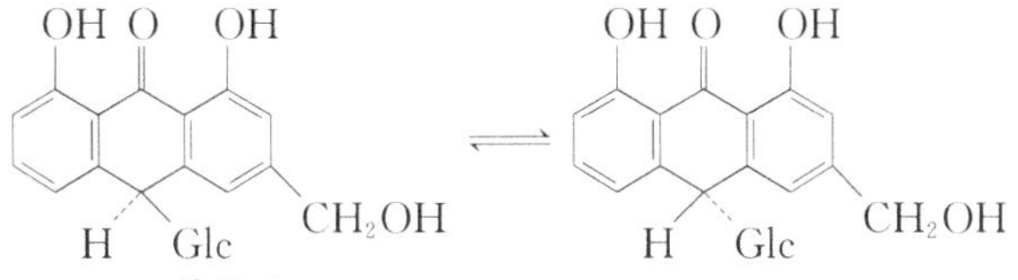

芦荟苷

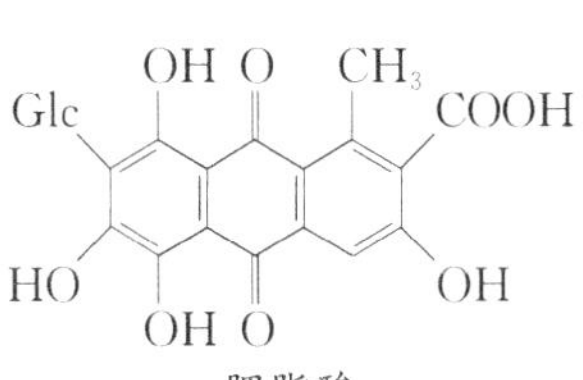

胭脂酸 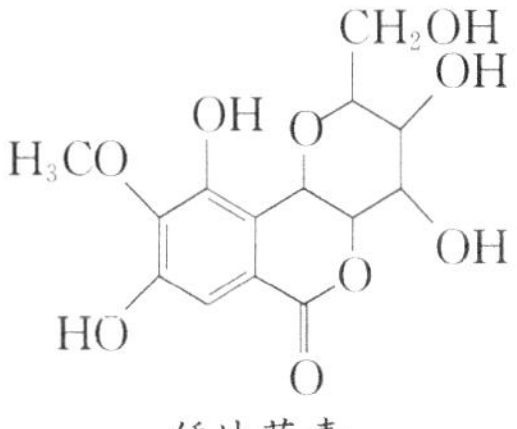　　　　　　矮地茶素

第四节　糖和苷类化合物的理化性质

糖的理化性质在普通有机化学中已有详细的论述。下面仅就一些与糖及苷的提取分离和苷键密切相关的理化性质做一介绍。

一、一般性质

单糖呈一定晶形，熔融前碳化分解，味甜。糖醇也是晶形固体，和单糖一样有甜味，但差别很大，由微甜至极甜，如木糖醇是最甜的糖醇，山梨醇甜味为蔗糖的一半，均可用作糖尿病患者的甜味剂。低聚糖还保持与单糖相似的物理性质。二糖也呈晶形并有甜味。多糖随着聚合度的增加，性质与单糖相差越来越大。大多数多糖为无定形粉末、无甜味，除了链端可能有自由还原基外，一般不具还原性。多糖经某些酶或酸水解，可以水解生成低聚糖或单糖，有些还产生各种单糖的衍生物，如葡萄糖醛酸、半乳糖醛酸、己糖胺等，甚至还有乙醇、硫酸等非糖类化合物。

苷类多数是固体，其中含糖基少的可以是结晶，含糖基多的如皂苷则多呈具有吸湿性的无定形粉末。苷类一般是无味的，如穿心莲新苷是无味的，但也有很苦的和有甜味的，有甜味的苷极少。苷类的亲水性与含有糖基的数目有密切的关系，其亲水性往往随糖基的增多而增大。大分子苷元如甾醇等的单糖苷常可溶于低极性的有机溶剂，若糖基增多，则苷元所占的比例相应变小，亲水性增加，在水中的溶解度也就增加。因此用不同极性的溶剂顺次提取时，在各提取部分都有发现苷的可能。

旋光性是糖类及其衍生物的重要的物理性质。单糖具有旋光性，在水溶液中有变旋现象发生，但多糖在水溶液中不呈变旋作用。多数苷类一般呈左旋光性，但水解后，由于生成的糖常是右旋的，因而使混合物呈右旋光性，比较水解前后旋光性的变化，也可以初步检识苷的存在。

二、溶解性

单糖羟基多，极性大，易吸收空气中的水分，并且极易溶于水。低聚糖与单糖相似，易溶于水。多糖的分子量常随来源不同而异，在水中溶解度通常随分子量的增加而降低，难溶于冷水，或溶于热水成胶体溶液，不溶于有机溶剂中。纤维素和甲壳素几乎不溶于任何溶剂。

苷类分子中由于含有糖基，大多数具有一定的亲水性，而苷元一般呈亲脂性。苷类的亲水性常常随苷元的结构以及所连接糖的数目、糖的性质不同有所差别。α-羟基糖苷要比 2,6-去氧糖苷在水中溶解度大。糖基数目增多，苷中苷元所占比例相应变小，则苷的亲水性也随之增大，在水中的溶解度也就增加。大分子的苷元（如甾醇苷、萜醇苷等）的单糖苷，由于糖所占比例相应变小而表现为亲脂性，常溶于低极性的有机溶剂中。因此，当用不同溶剂的极性梯度顺序提取时，在各溶剂部位都有发现苷的可能。碳苷与氧苷不同，无论在水溶性溶剂还是其他溶剂中的溶解性一般都较小。

三、苷键的裂解

苷键的裂解按裂解的程度可分为全裂解和部分裂解。部分裂解所用的试剂和方法有 $8\% \sim 10\%$ 甲酸、$40\% \sim 50\%$ 乙酸、酶解、乙酰解、甲醇解等。按所用的方法可分为均相水解和双相水解，双相水解可避免苷元长时间受酸、碱等的作用，有利于提高苷元的收率或获得原苷元。按所用催化剂可分为酸催化水解、碱催化水解、乙酰解、酶解、过碘酸裂解等。苷键的裂解对于了解苷元与糖的检识和结构测定等具有重要的作用。以下重点介绍苷键常用的裂解方法。

1. 酸催化水解　苷键为缩醛（酮）结构，对酸不稳定，对碱较稳定，易被酸催化水解。酸催化水解常用的试剂是水或稀醇，常用的催化剂是稀盐酸、稀硫酸、乙酸、甲酸等。其反应机制是苷键原子先被质子化，然后苷键断裂形成糖基正离子或半椅式的中间体，该中间体再与水结合形成糖，并释放催化剂质子。以葡萄糖氧苷为例：

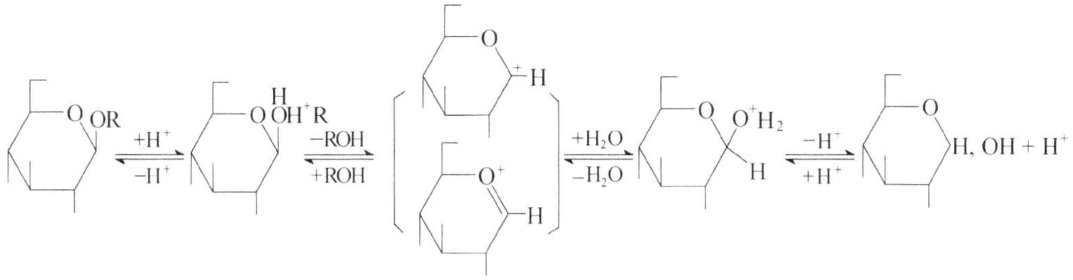

从酸催化水解反应机制可看出凡有利于苷键原子质子化和中间体形成的一切因素均有利于苷键的水解。通常苷水解的难易程度有以下规律：

（1）在形成苷键的 N、O、S、C 4 个原子中，N 的碱性最强，最易质子化。C 上无共用电子时，几乎无碱性，最难质子化。故它们水解的难易程度是 C-苷 $>$ S-苷 $>$ O-苷 $>$ N-苷。

（2）氮原子虽然碱性较强，易于质子化，但当氮原子在酰胺或嘧啶环上时，由于受到强烈的 p-π 共轭效应和诱导效应的影响，此时的氮已几乎没有碱性，甚至在酰亚胺中还有一定的酸性，所以这类苷很难水解。如朱砂莲（$Aristolochia\ tuberosa$）块根中的朱砂莲苷（tuberosinone - N - β - D - glucoside）不能被 10% HCl 水解，经氢化锂铝还原后才能被 1 mol/L HCl 水解。

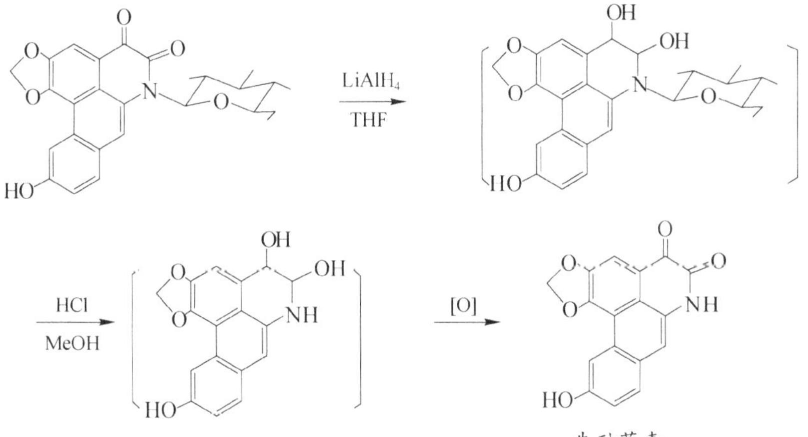

朱砂莲素

（3）因 p-π 共轭作用，酚苷及烯醇苷的苷元在苷键原子质子化时芳环或双键对苷键原子有一定的供电作用，故酚苷及烯醇苷比醇苷易于水解。某些酚苷如蒽醌苷、香豆素苷等不用酸，只加热就有可能将其水解。

（4）由于氨基和羟基均可与苷键原子争夺质子，特别是 2 - NH$_2$ 和 2 - OH 糖，当 2 位被质子化后使端基碳原子的电子云密度降低，不利于苷键原子的质子化，故氨基糖特别是 2 - NH$_2$ 糖苷最难水解，其次是 2 - OH 糖苷，然后依次是 6 - 去氧糖苷、2 - 去氧糖苷和 2,6 - 二去氧糖苷。如 6 - 去氧糖苷比同样羟基糖苷快 5 倍；2,6 - 二去氧糖苷用 0.02～0.05 mol/L HCl 即可将其水解。当羟基、氨基被乙酰化后，由于这种作用消失，水解又变得较容易了。

（5）由于五元呋喃环是平面结构，各取代基处于重叠位置且比较拥挤，酸水解时形成的中间体使拥挤状态有所改善，环的张力减少，故呋喃糖苷较吡喃糖苷的水解速率大 $50\sim100$ 倍。所以在多糖水解时最易水解的是果糖，当为了水解别的苷键而加剧水解条件时，往往会使果糖破坏。

（6）由于酮糖多数为呋喃糖，而且在端基上又增加了一个—CH_2OH 大基团，更增加了呋喃环的拥挤状况，故酮糖较醛糖易水解。

（7）在吡喃糖苷中由于 C_5 - R 会对质子进攻苷键造成一定的位阻，故 R 愈大，则愈难水解。其水解的难易程度是糖醛酸＞七碳糖＞六碳糖＞甲基五碳糖＞五碳糖。

（8）当苷元为小基团时，由于横键上的原子易于质子化，故横键的苷键较竖键易水解。当苷元为大基团时，其空间因素占主导地位，苷元的脱去有利于中间体的稳定，故竖键的苷键较横键易水解。

在天然糖苷中，通常果糖和核糖为呋喃型，阿拉伯糖两者都有，葡萄糖、半乳糖、甘露糖为吡喃型。由于酸催化水解后生成的是游离糖，故无法确定糖在苷中氧环的大小。对此可采用甲醇水解的方法来确定（HCl/MeOH），因为生成的是糖的甲苷而不是游离糖，而呋喃型糖甲苷和吡喃型糖甲苷的色谱行为不同。

对于那些苷元对酸不稳定的苷，为了获得原苷元可采用双相水解的方法，即在水解液中加入与水不互溶的有机溶剂如苯等，使水解后的苷元立即进入有机相，避免苷元长时间与酸接触。如仙客来皂苷（cyclamin）用 10% H_2SO_4 加热水解 12 h，生成的苷元是裂环产物，当采用双相水解时则可获得原苷元仙客来皂苷元 A（cyclamiretin A）。

2. **乙酰解反应**　乙酰解（acetolysis）所用的试剂是乙酸酐和酸，常用的酸有 H_2SO_4、$HClO_4$、CF_3COOH 和 $ZnCl_2$、BF_3（Lewis 酸）等。其反应机制与酸催化水解相似，但进攻的基团是 CH_3CO^+ 而不是质子。虽然反应机制相似，在苷键裂解的难易程度上有时却相反。当苷键邻位有可乙酰化的羟基或氧环时，由于强的诱导效应可使苷键裂解反应乙酰解反应变慢。从糖苷二糖的乙酰解速度研究可知，β-苷键葡萄糖二糖乙酰解的难易程度是：$(1\to2)＞(1\to3)＞(1\to4)\gg(1\to6)$。

乙酰解具有反应条件温和，操作简便（通常室温放置数天即可），可开裂部分苷键，所得产物为单糖、低聚糖及苷元的酰化物，增加了反应产物的脂溶性，有利于提纯、精制和鉴定等优点。但应该引起注意的是乙酰解反应有时会使糖的端基发生异构化。

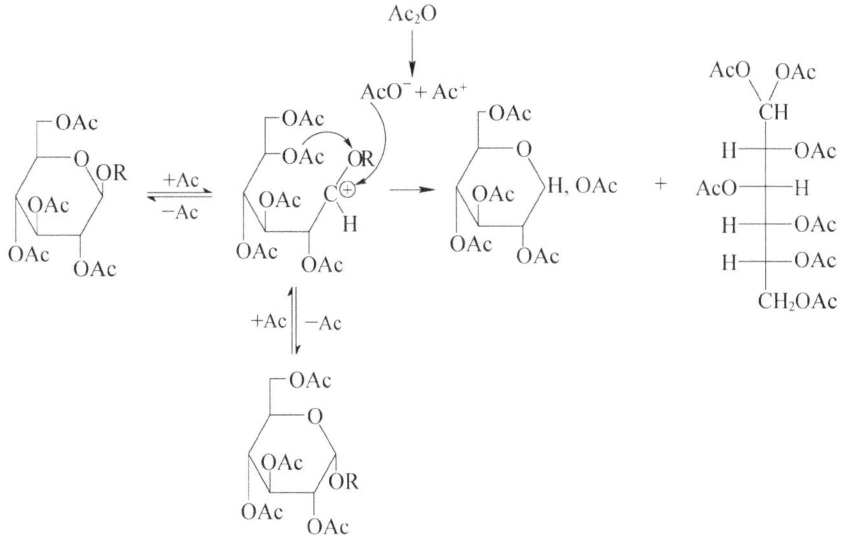

此外对于在 C_2、C_3 有顺邻二羟基的呋喃型糖，其 C_2、C_3 位有时也会发生差向异构化，如由甘露呋喃型糖变为葡萄糖。

Holotoxin A 是刺参（*Stichopus japonica*）中的一个具有抗真菌活性的六糖皂苷，其糖的组成为 D-木糖、D-鸡纳糖、D-葡萄糖和 D-葡萄糖三甲醚。该化合物糖与糖的连接关系就是通过用乙酸酐-$ZnCl_2$ 乙酰解而确定的。

3. 碱催化水解和 β-消除反应　　通常苷键对碱稳定，对酸不稳定，不易被碱水解。由于酚苷中的芳香环具有一定的吸电作用，使糖端基碳上氢的酸性增强，有利于 OH^- 的进攻；与羰基共轭的烯醇类从插烯规律来看实际上具有酯的性质，故酰苷、酚苷、与羰基共轭的烯醇苷可被碱水解。如 4-羟基香豆素苷、水杨苷、靛苷、海韭菜苷（triglochinin）等遇碱能够水解。

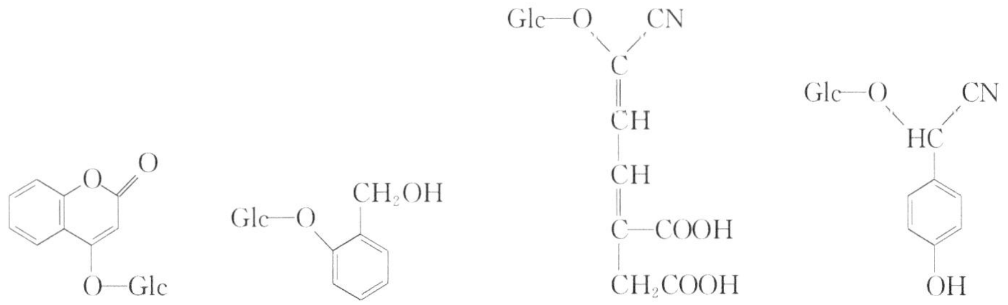

4-羟基香豆素苷　　　水杨苷　　　海韭菜苷　　　蜀黍苷

对于酚苷和酯苷，当糖的 C_2—OH 与苷键成反式时则较顺式易于水解。前者获得的是 1,6-糖苷，后者则为正常的糖。1,6-糖苷的生成可能是发生了二次 Walden 转换所致，据此可以判断苷键的构型。如存在于甜叶菊中的 dulcoside A 用碱水解获得 1,6-葡萄糖苷，由此推定其连接在羟基上的葡萄糖苷键的构型为 β 型。

由于苷键 β 位吸电子基团能使苷元 α 位氢活化，有利于 OH^- 的进攻，故苷键的 β 位有吸电子取代的苷如蜀黍苷等在碱液中可与苷键发生消除反应而开裂苷键，此反应称为 β-消除反应。由于游离的醛（酮）基能活化邻位的氢，故在（1→3）或（1→4）连接的聚糖中，碱能使聚糖还原端的单糖逐个剥落（peeling reaction），对非还原端则无影响。（1→3）连接聚糖还原末端剥落所形成的产物是 3-脱

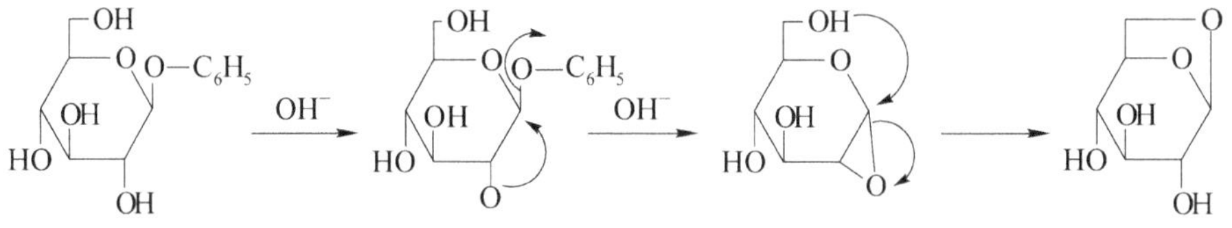

苯酚β-D-葡萄糖苷 ……… 1,6-葡萄糖酐

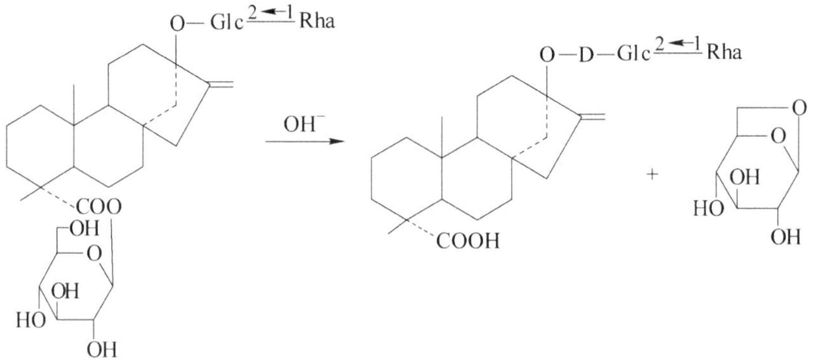

dulcoside A

氧糖酸,(1→4)连接聚糖的产物则是 3-脱氧-2-羟甲基糖酸,两个以上取代的还原糖则很难形成糖酸,因此可根据所形成的产物推断还原糖的取代方式,这在聚糖的结构研究中是非常有用的。(1→4)连接聚糖还原末端剥落糖的反应机制虽然与(1→3)连接的相似,由于存在三位竞争性的脱羟基反应,故其降解速度比(1→3)连接慢得多。

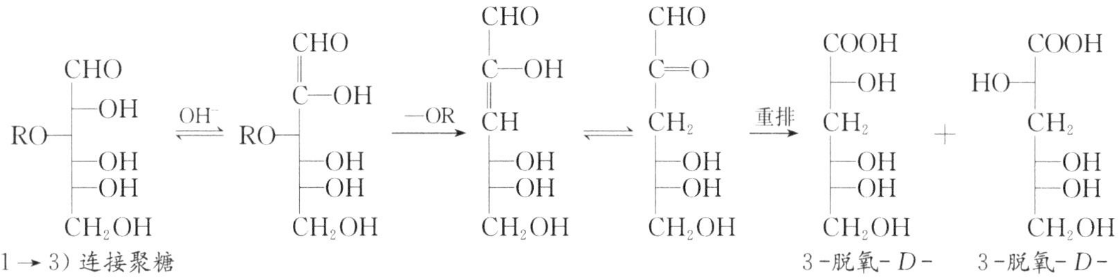

(1→3)连接聚糖 …… 3-脱氧-D-核己糖酸 3-脱氧-D-阿拉伯己糖酸

4,6-去氧六碳糖酮-2 或 4-去氧五碳糖酮-2 的双链苷也可用碱催化水解。如存在于卫矛科福木(*Elaeodendron glaucum*)中的福木苷 B(elaeodendroside B),用酸、过碘酸、酶水解均未获得苷元,而在甲苯中加入少量三乙胺、吡啶或 Al_2O_3 后回流就可获得苷元。该苷能被碱水解,可能与 C_4 位上的双键既可以活化 C_3 位上的氢从而有利于 OH^- 的进攻,又可以增加 C_3 位脱掉质子后形成的碳正离子的稳定性有关。

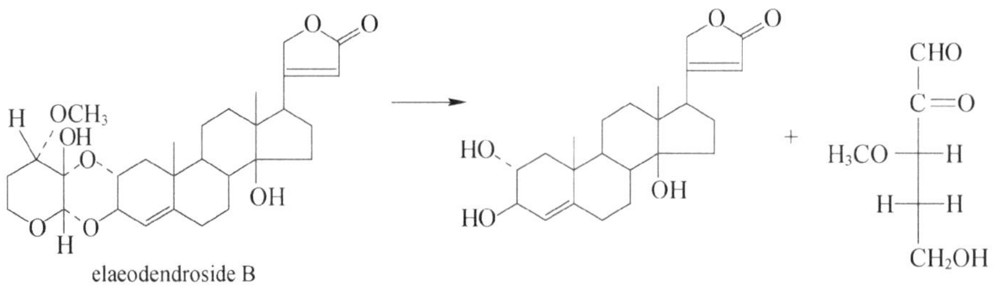

elaeodendroside B

4. 酶催化水解反应　　酶催化水解具有反应条件温和、专属性高，根据所用酶的特点可确定苷键构型，根据获得的次级苷、低聚糖可推测苷元与糖及糖与糖的连接关系，能够获得原苷元等特点。如存在于穿心莲（*Andrographis paniculata*）中的穿心莲内酯 $19-O-\beta-D-$ 葡萄糖苷（andrographolide - $19-O-\beta-D-$ glucoside）用硫酸水解时产生去氧和末端双键移位的苷元，而用纤维素酶水解则可获得原苷元。再如碳苷用其他的方法水解很难获得原苷元，而用人或动物体内某些微生物产生的酶水解则可获得原苷元。

穿心莲内酯19-*O*-*β*-*D*-葡萄糖苷　　　　　　穿心莲内酯

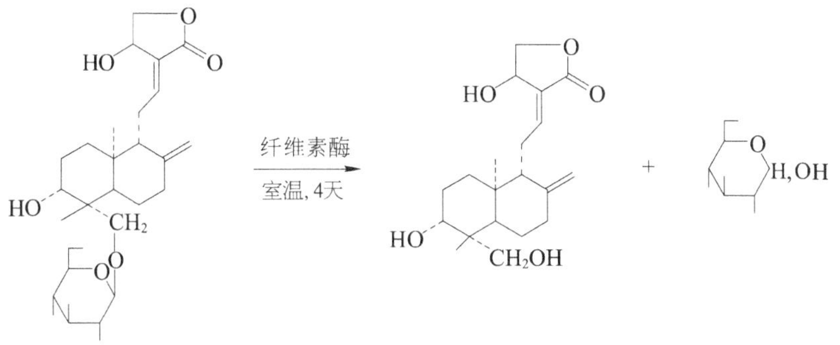

　　常用于苷键水解的酶有转化糖酶（invertase）、麦芽糖酶（maltase）、杏仁苷酶（emulsin）、纤维素酶（cellulase）等。此外蜗牛酶、高峰糖化酶（takadiastase）、橙皮苷酶（hesperidinase）、柑橘苷酶（naringenase）等也是常用的酶。其中转化糖酶只水解 $\beta-$果糖苷键，如对蔗糖、龙胆糖、棉子糖、水苏糖等只脱掉一分子果糖，麦芽糖酶只水解 $\alpha-D-$葡萄糖苷键，纤维素酶只水解 $\beta-D-$葡萄糖苷键，杏仁苷酶只水解 $\beta-$六碳醛糖苷键，蜗牛酶只水解 $\beta-$苷键。

　　大多数酶均为基团特异性酶即同工酶，不论分子的结构、大小、形状如何，只要存在某种苷键，就可用某种酶酶解。但少数酶的立体选择性非常强，只能水解某个化合物的某个糖，如存在于毒毛旋花子中的 $\beta-D-$葡萄糖苷酶（$\beta-D-$glucosidase）和毒毛旋花子二糖酶（strophanthobiose），前者只能水解 $\kappa-$毒毛旋花子苷中的末端葡萄糖，后者则只能水解该苷末端的葡萄糖二糖（详见甾体及其苷类一章）。实际上，由于酶的分离纯化很困难，目前使用的酶大多为未提纯的混合酶，随着进一步的分离纯化，酶的专一性会有很大的改变。如幼高粱（*Sorghum vulgare*）的粗蛋白提取物具有 $\beta-$葡萄糖水解酶的活性，能够水解蜀黍苷（dhurrin）、taxiphyllin、$4-$硝基酚等。随着进一步分离纯化从中获得两种 $\beta-$葡萄糖苷酶，该两种酶只能水解蜀黍苷，而对其他的苷则无水解作用。

　　pH 是影响酶解的一个重要因素，某些酶的酶解产物会随 pH 的改变而改变。如存在于十字花科植物中的芥子苷酶（myrosinase），在 pH ＝ 7 时对芥子苷的酶解产物是异硫氰酸酯，在 pH ＝ 3 ～ 4 时则是腈和硫磺。

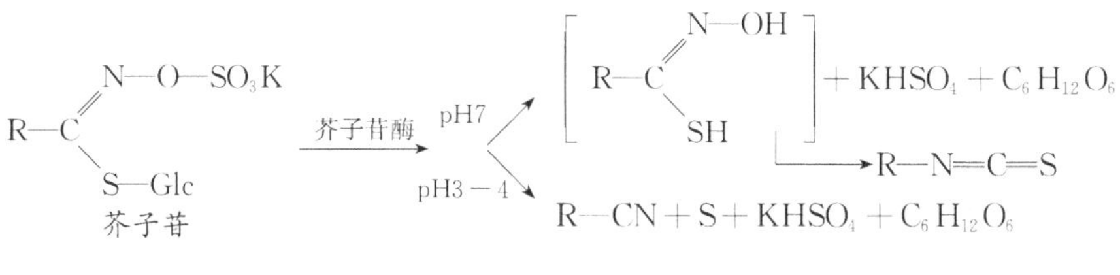

　　在植物中不同的细胞内苷和能水解该苷的酶往往是共存的。由于它们不在同一位置，故无法将它们水解。只有当植物细胞被破坏后，酶和苷才能相遇，进而把苷水解。如幼高粱中蜀黍苷分布于表皮细胞的胞液中，而 $\beta-$葡萄糖苷酶则集中于叶内细胞，只有当组织被粉碎后该苷才能被酶水解。

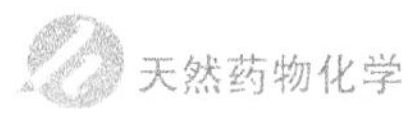

　　由于酶的分离纯化较困难和麻烦,市售的酶的品种有限。近年来有人采用微生物发酵的方法水解苷类。在微生物培养液中加入苷,利用微生物产生的酶将苷水解。某些微生物会把苷中糖当作碳源消耗掉而只留下苷元。

　　5. 过碘酸裂解反应　　过碘酸裂解法亦称 Smith 裂解法,是一个反应条件温和、易得到原苷元、通过反应产物可以推测糖的种类、糖与糖的连接方式以及氧环大小的一种苷键裂解方法。该法特别适合于那些苷元不稳定的苷和碳苷的裂解,过碘酸氧化的作用机制是过碘酸与邻二醇羟基形成五元环状酯的中间体,然后再将醇羟基氧化成羰基,所以对于那些苷元上有邻二醇羟基或易被氧化的基团的苷则不能应用,因为过碘酸在氧化糖的同时它们也将随之被氧化。

　　过碘酸氧化邻二醇羟基的速度与邻二醇的构型和反应溶剂的 pH 有关。在酸性或中性条件下,过碘酸以一价的 $H_2IO_5^-$ 离子作用,其中碘离子呈六面体结构,对顺式邻二醇羟基的氧化比反式快得多。因为尽管两者两面角相近,但 a、e 键可通过环的扭曲形成半船式,使 a、e 键上的醇羟基处于同一平面,有利于五元环状酯中间体的形成;而 e、e 键则无法通过环扭曲使 e、e 键上的醇羟基处于同一平面。在碱性条件下,由于碘离子是八面体,与 a、e 和 e、e 键上醇羟基都可形成稳定的中间体,故顺式和反式的反应速度相同。

　　过碘酸裂解法所用的试剂是 $NaIO_4$ 和 $NaBH_4$,首先将样品溶于水或稀醇溶液中,加入 $NaIO_4$,在室温下将糖氧化开裂成二醛,然后用 $NaBH_4$ 将醛还原成伯醇,以防止醛与醇进一步缩合。最后调节 pH 为 2 左右,室温放置即可将其水解。由于这种醇的中间体具有真正的缩醛结构,故在非常弱的酸性条件下就可水解。

　　人参皂苷 Rb_1(ginsenoside Rb_1)用各种方法水解均未获得原苷元,只是采用 Smith 裂解法后才获得原苷元即 20-(S-)-原人参二醇[20-(S)- protopanaxadiol],这也是为什么原人参二醇上有三个羟基但却被称为原人参二醇的原因。因为最早用其他裂解方法所获得的苷元上只有两个醇羟基,故将其称为人参二醇,只是用 Smith 裂解法后才知道原来获得的苷元实际上是一个人工产物,为了与原产物区别才在名称前加了一个"原"字。

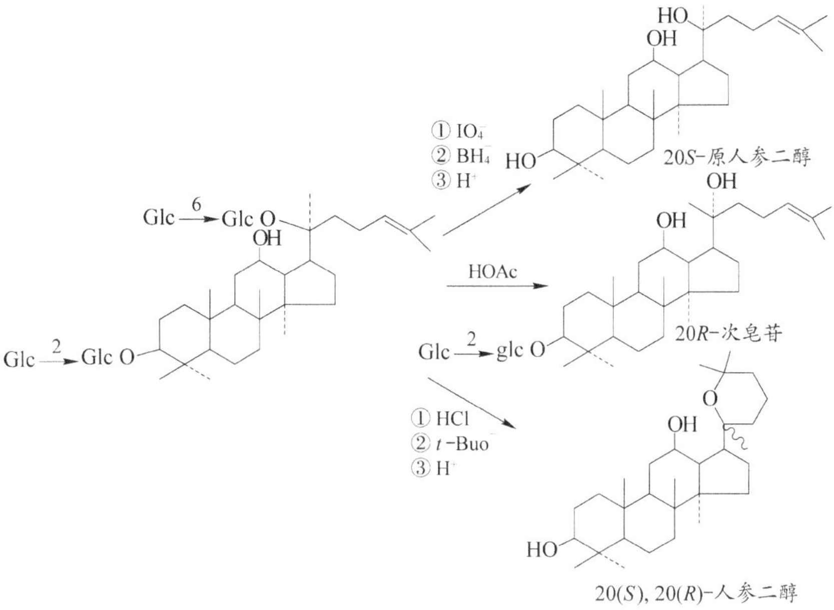

碳苷用 Smith 裂解法获得的是连有一个醛基的苷元。

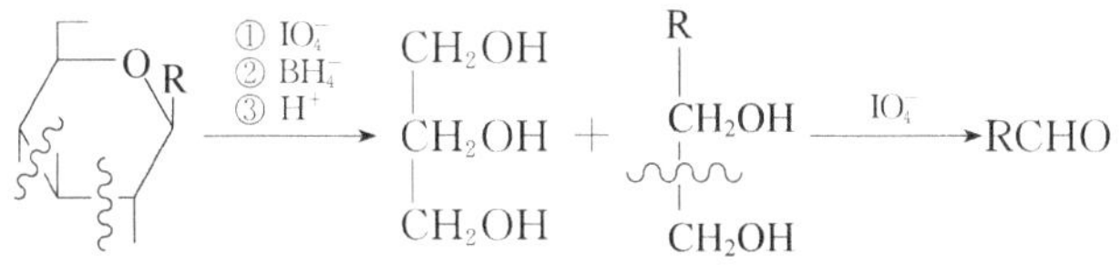

碳苷用 $FeCl_3$ 氧化法开裂苷键时，获得的糖并不是存在于原苷中的糖，而是其 C_1—C_2 间的开裂产物。如葡萄糖碳苷用 $FeCl_3$ 氧化法开裂，获得的糖是阿拉伯糖。

此外，许多苷和聚糖中都含有糖醛酸，特别是在皂苷和生物体内肝脏的代谢产物中，糖醛酸苷更为常见。糖醛酸苷键用普通的裂解方法很难开裂，常需加剧反应条件，其结果是造成糖醛酸和苷元的破坏，故糖醛酸苷键的裂解常需一些特殊的方法，如光解法、四乙酸铅分解法、乙酸酐-吡啶分解法、微生物培养法等（详见皂苷一章及有关参考书）。

第五节　糖和苷类化合物的检识

多糖以及苷的结构分析首先要了解其由哪些单糖所组成。一般是先将其用稀酸或其他方法进行全水解，然后再对水解产物中的糖进行鉴定。通常采用化学方法、色谱法等对水解产物进行鉴定，除此之外，也可以直接通过一维或二维 NMR 谱等方法进行鉴定。下面仅对化学方法和色谱法做以介绍。

一、化学检识

1. Molish 反应

（1）试剂：5% α-萘酚乙醇溶液，浓硫酸。

（2）方法：取热水提液 1 ml 于试管中，加 5% α-萘酚乙醇溶液 2～3 滴，摇匀，沿管壁缓缓加入

0.5 ml 浓硫酸,如在试液与浓硫酸的交界面处很快形成紫色环,表明样品含有糖类、多糖或苷类,此液经振摇后颜色变深并发热,冷却加水稀释则有暗紫色沉淀出现。

（3）原理:多糖和苷类化合物在浓酸的作用下首先水解成单糖,单糖在浓酸加热作用下,脱去三分子水,生成具有呋喃环结构的糠醛衍生物。

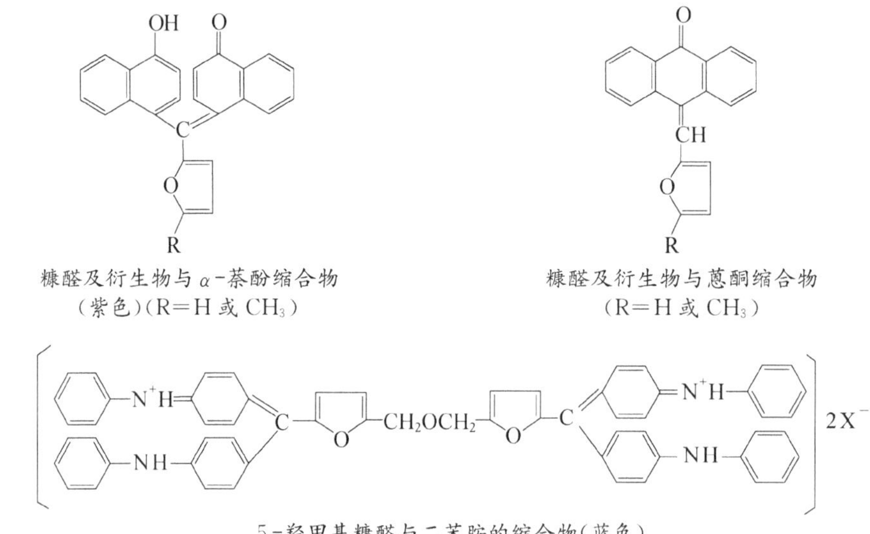

五碳糖	R＝H	糠醛	bp 161 ℃
甲基五碳糖	R＝CH₃	5-甲基糠醛	bp 187 ℃
六碳糖	R＝CH₂OH	5-羟甲基糠醛	bp 114～116 ℃/1 mmHg
六碳糖醛酸	R＝COOH	5-羧基糠醛	

糠醛或其衍生物能与 α-萘酚、芳胺以及具有活性次甲基基团的化合物缩合生成有色的化合物。除此之外,常用的无机酸还有磷酸等,有机酸如三氯乙酸、邻苯二甲酸、草酸等,其中中强度酸具有水解苷键的作用;常用的酚有苯酚、间苯二酚、β-萘酚等;常用的胺则有苯胺、二苯胺、氨基酚、联苯胺等;常用的具有活性次甲基的化合物是蒽酮等。由于各类糖形成糠醛衍生物的难易程度不同、生成的产物不同、产物的挥发度不同、形成的缩合产物的显色也不同。

（4）应用:检测糖及苷类化合物。

糠醛及衍生物与 α-萘酚缩合物
（紫色）（R＝H 或 CH₃）

糠醛及衍生物与蒽酮缩合物
（R＝H 或 CH₃）

5-羟甲基糠醛与二苯胺的缩合物（蓝色）

2. 邻苯二甲酸-苯胺

（1）试剂:苯胺 0.93 g 和邻苯二甲酸 1.6 g 溶于 100 ml 水饱和的正丁醇中。

（2）方法:将样品点在纸上,喷洒上述试剂,在 105 ℃加热 5 min,还原糖就显桃红色。有时也显棕色斑点,一般来讲,显红色的为戊醛糖和 2-己酮糖酸,显棕色的为己醛糖和 5-己酮糖酸。

（3）原理:与 Molish 反应的基本原理相似。

（4）应用:糖的薄层色谱显色剂。

3. 斐林(Fehling)反应

（1）试剂:试剂 A 69.3 g 结晶硫酸铜溶于 1 000 ml 水中;试剂 B 349 g 酒石酸钾及氢氧化钠 100 g,溶于 1 000 ml 水中。上述两种溶液若不澄清可过滤,临用前等体积混合。

（2）方法:取热水提液 1 ml 于试管中,加斐林试剂 1 ml,在沸水浴中加热 5 min,若产生棕红色氧化亚铜沉淀,表明含有还原糖。若要检查多糖和苷类,可另取以上样品溶液 1 ml 于试管中,加入 1 ml 10% 盐酸溶液,在沸水浴中加热 10 min 使之水解,冷却后调节 pH 至中性,按上法检查还原反应。如水提液未经水解时呈负反应,经水解后呈阳性反应,或经水解处理后的样品生成的棕红色沉淀比水解前多,则表明含有多糖或苷类成分。

(3)原理:糖中若有游离的醛基,Cu^{2+} 可将醛基氧化成羧基,生成红色或黄色的 Cu_2O 沉淀。

(4)应用:还原糖的检识反应。

(5)注意:此反应需要在中性条件下进行,故在试验中应注意样品液的酸碱度。若样品中含有其他碱性成分,在反应中产生的氧化亚铜沉淀多显黄色。

4. 银镜(Tollen)反应

(1)试剂:0.1 mol/L 硝酸银溶液和 5 mol/L 的氨水等量混合。

(2)方法:还原糖和该试剂反应,沸水浴加热,产生银色或褐色沉淀,反应可在纸上进行,喷洒试剂后,在 100 ℃ 加热 5～10 min,显棕褐色斑点。

(3)原理:与 Fehling 反应相似,糖中若有游离的醛基,Ag^+ 可将醛基氧化成羧基,还原成 Ag 沉淀或附着在试管壁上形成银镜。

(4)应用:还原糖的检识反应。

(5)注意:脂肪族和芳香族的醛、芳胺、氨基酚、多元酚和甲酸都呈阳性反应。酮糖无此反应,含 C＝S 和—SH 基的化合物会生成硫化银沉淀而干扰反应。

二、色谱检识

1. 多糖的完全酸水解　通常己醛糖用 1 mol/L 硫酸,在 100 ℃ 水解 4 h;氨基葡聚糖用 4 mol/L 的盐酸,在 100 ℃ 水解 9 h;戊聚糖用 0.25 mol/L 硫酸,在 70 ℃ 水解 8 h;果聚糖则在更温和的条件下加热 10 min 以上即可完全水解。若多糖中含有糖醛酸,水解条件要更强烈,而若含有阿拉伯糖则阿拉伯糖很易被水解下来。多糖水解的难易与其组成中单糖的性质、单糖氧环的大小和糖苷键的构型等有关。呋喃糖苷键一般较吡喃糖苷键易水解,α 型苷键较 β 型苷键易水解。在水解过程中要时时检查,掌握适合的条件使聚糖完全水解,又不使水解下来的单糖变化或重新聚合为宜。水解完成后,用碱中和,除去无机离子,浓缩后用纸色谱或薄层色谱的方法,以标准单糖作对照,检出糖的种类,经显色后用薄层扫描的方法测定出各糖之间的分子比。当然也可衍生化后采用气相色谱或 HPLC 的方法对各单糖进行定性定量分析。气相色谱常以甘露醇或肌醇为内标,以已知的各种单糖作对照品。

2. 纸色谱法　糖类的纸色谱常用水饱和的有机溶剂展开,其中以正丁醇-乙酸-水和用水饱和的苯酚 2 种溶剂系统应用得最为普遍。因为糖类的水溶性大,R_f 与溶剂的含水量有很大的关系,用含水量少的溶剂系统展开时,R_f 很小。如水饱和的正丁醇含水量比较少,若加入乙酸、吡啶或乙醇就可大大增加含水量,使糖的 R_f 增大。

纸色谱后糖斑点的显色,可以利用糖的还原性或形成糠醛后引起的一些显色反应。挑选适当的显色剂,不但可以使糖显色,而且还可区别糖的类型。如区分五碳糖和六碳糖,醛糖和酮糖等。有些显色剂,斑点显色深度与糖量成正比者,尚可利用比色法或双波长扫描法进行定量。常用的显色剂有:三苯四氮唑(triphenyltetrazole)盐试剂(单糖和还原性低聚糖显红色);硝酸银试剂(还原糖显棕黑色);苯胺-邻苯二甲酸盐试剂(单糖中的五碳醛糖和六碳醛糖所显颜色略有区别);3,5-二羟基甲苯(orcinol)-盐酸试剂(酮糖和含有酮糖的低聚糖显红色);过碘酸加联苯胺(糖、苷和多元醇中有邻二醇羟基结构者显蓝底白斑)。

3. 薄层色谱法　糖的极性大,在进行硅胶薄层色谱时,点样量不宜过大(通常少于 5 μg)。如果点样量过多,斑点就会明显拖尾,R_f 也会下降,使一些 R_f 相近的糖难以获得满意的分离。若硅胶用

0.03 mol/L 硼酸溶液或一些无机盐的水溶液代替水调制吸附剂涂布薄层,则样品承载量可明显增加,分离效果也有改善。用无机盐水溶液制备薄层时所用的主要是强碱与弱或中等强度的酸所成的盐。常用的有:0.3 mol/L 磷酸氢二钠溶液或磷酸二氢钠溶液;0.02 mol/L 乙酸钠溶液;0.02 mol/L 硼酸盐缓冲液;0.1 mol/L 亚硫酸氢钠水溶液等。用盐溶液代替水制备的薄层,能增加糖在固定相中的溶解度,这和把糖溶在盐水溶液中,在一定浓度范围内,随着盐浓度的增加,糖的溶解度也增加的现象是一致的。同时这种处理使硅胶薄层吸附能力下降,有利于斑点的集中。

显色剂除纸色谱所用的显色剂之外,还常用硫酸的水或乙醇溶液;茴香醛-硫酸试剂;苯胺-二苯胺磷酸试剂;1,3-二羟基萘-硫酸等。各种糖显色略有差别。

4. 糖的气相色谱及气质联用色谱法　气相色谱是分析多糖结构的有力工具,它具有选择性强、分辨力好、灵敏度高、快速等优点,可定性、定量地测定多糖中单糖的组成。糖进行气相色谱分离时的 2 个不利因素:难于挥发和形成端基异构体,已基本上被克服。前者是通过制备成三甲基硅醚等来增加糖的挥发性;后者可先将醛糖用 $NaBH_4$ 还原成多元醇,然后制成乙酰化物或三氟乙酰化物。在糖链的结构研究中,部分甲基化的糖以及 Smith 裂解获得的产物也常制备成挥发性衍生物,然后通过气相色谱或气质联用色谱分析鉴定。

5. 高效液相色谱法　近年来糖的混合物分析越来越多地采用液相色谱法,因为可以直接进样,不必制备成衍生物,特别适合于分析对热不稳定的、不挥发的低聚糖和多糖。目前高效液相色谱柱填充材料的范围很广,糖类化合物分离的用得最多的是一些经化学修饰的硅胶类,如 C_{18} 柱和氨基柱等,使用水或水与乙腈和甲醇的混合溶剂作洗脱剂,样品按极性大小分离,如三糖比二糖先流出。凝胶渗透色谱(GPC)则按分子的大小来分离样品,分子量大的先流出,可用于多糖的脱盐、纯化和分子量的测定。

由于糖类化合物大都没有强的紫外吸收,过去只能使用示差检测,但示差检测的灵敏度低,只有紫外检测的 1/1 000 左右,并且不稳定。对样品进行紫外或荧光标记,如把单糖或低聚糖制成丹磺酰腙衍生物或 N-(4-硝基苯基)-糖氨衍生物,纳克的分子就能用紫外检测,但化学标记需要额外的工作量。20 世纪 80 年代以后,出现了商品化的蒸发光散射检测器(ELSD)基本解决了糖类化合物的检测问题。

三、糖的检识研究实例

生地黄属玄参科 Scrophulariaceae 地黄 *Rehmannia glutinosa* Libosch. 的干燥块根,具有清热凉血,滋阴生津,治疗热病舌绛烦渴,阴虚内热,骨蒸潮热,内热消渴,吐血衄血,消除斑疹之功效,药用价值高,且价格低廉。近年来,国内对于生地黄多糖的研究,主要集中在生理及药理活性上,研究表明其具有抗肿瘤活性、免疫促进活性、延缓衰老及抗氧化活性等。通过对生地黄多糖的提取纯化,分离得到杂多糖 SRPⅠ和 SRPⅡ样品,并对其进行水解、衍生化及气相色谱(GC)分析,对单糖的组成进行了检识,具体检识过程如下(图 2-1):

1. 多糖的水解　分别称取 20 mg SRPⅠ和 SRPⅡ样品,加入 5 mmol/L 的硫酸溶液 5 ml,酒精灯封管,在 120 ℃的烘箱中水解 4 h,取出冷却后,加入碳酸钡中和至中性,3 000 r/min 离心 5 min,除去碳酸钡沉淀,上清液减压浓缩蒸干,得单糖放置于干燥箱中备用。

2. 单糖及样品单糖的衍生化　精密称取标准单糖以及水解后的生地黄单糖 10.0 mg,分别加入 10 mg 盐酸羟胺,20 ml 吡啶振荡后,90 ℃水浴反应 30 min,取出冷却后加 2.0 ml 乙酸酐于 90 ℃水浴中酰化 30 min,得到的产物减压蒸干,残渣加入 2 ml 三氯甲烷溶解,直接注入 GC 分析。

3. 色谱分析条件　HP-Innowax 毛细管柱(250 μm×30 m),液膜厚度为 0.20 μm,色谱柱温为 190 ℃,汽化室温度为 280 ℃,分流比为 1:45;FID检测器,检测温度为 300 ℃,进样量为 2 μl,气体流速:氮气(载气) 为 25 ml/min,氢气为 30 ml/min,空气为 400 ml/min。

4. 色谱结果分析　对生地黄多糖 SRP Ⅰ 的气相色谱图单糖的保留时间与标准单糖的气相色谱图的保留时间进行比较,由此推断生地黄多糖 SRP Ⅰ 是由鼠李糖、阿拉伯糖、葡萄糖和半乳糖组成的杂多糖。同样对生地黄多糖 SRP Ⅱ 的气相色谱图分析可知,生地黄多糖 SRP Ⅱ 是由鼠李糖、岩藻糖、甘露糖、半乳糖及果糖组成的杂多糖。

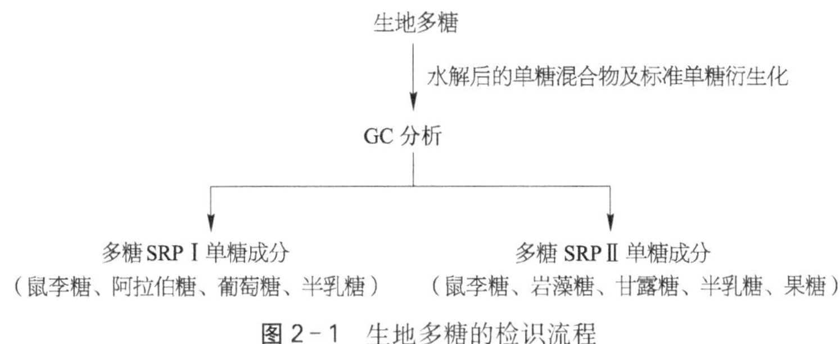

图 2-1　生地多糖的检识流程

第六节　提取与分离

一、提取

单糖为多羟基衍生物,易溶于水,难溶于低极性有机溶剂。低聚糖与单糖的物理性质类似。苷类化合物一般随着分子中糖基的增多极性增大,苷元所占比例相应变小,亲水性随之增加,在极性有机溶剂中和水中的溶解度增大。

根据上述性质,通常提取单糖、低聚糖及苷类化合物常用水、稀醇或醇作为提取溶剂,回收溶剂后依次用不同极性的有机溶剂进行萃取,在石油醚萃取物中往往是极性小的化合物,在氯仿、乙醚萃取物中为苷元,在乙酸乙酯萃取物中可获得单糖苷,在正丁醇萃取物中则可获得低聚糖苷。由于植物体内有水解酶共存,为了获得原生苷,必须采用适当的方法杀酶或抑制酶的活性。如采集新鲜材料,迅速加热干燥、冷冻保存、用沸水或醇提取、先用碳酸钙拌和后再用沸水提取等。

多糖随着聚合度的增加,性质和单糖相差越来越大,一般难溶于冷水,或溶于热水成胶体溶液。黏液质、树胶、木聚糖、菊糖、肝糖原等可溶于热水而不溶于乙醇。酸性多糖、半纤维素可溶于稀碱,碱性多糖(如含有氨基的多糖)可溶于稀酸,而纤维素类则在各种溶剂中均不溶。

提取多糖常用的溶剂是冷水、热水、热或冷的 0.1~1 mol/L NaOH 或 KOH,热或冷的 1% HAc 或苯酚等。在提取多糖前,通常是先用甲醇或 1:1 的乙醇、乙醚混合液脱脂,然后用水加热提取 2~3 次,每次 4~6 h,最后再用 0.5 mol/L NaOH 水溶液提取 2 次,将多糖分为水提液和碱提液两部分。提取液经浓缩后以等量或数倍量的甲醇或乙醇、丙酮等沉淀,所获的粗多糖再经反复溶解与醇沉。为防止糖的降解,用稀酸提取的时间宜短,温度最好不超过 5 ℃;用碱提取时,最好通入氮气或加入硼氢化钾,提取结束后要迅速中和或透析除去碱。采用醇沉或其他溶剂沉淀所获得的多糖,常混有较多的蛋白质,脱去蛋白质的方法有多种,具体操作可参考有关文献及参考书。

二、精制和分离

糖的水提液中常含有某些非糖水溶性杂质,或水解糖液中有酸存在,在分离单体或鉴定糖时都必须先行除去。常用的方法有以下几种:①铅盐和活性炭法:在糖液中先加中性乙酸铅并以磷酸氢钠脱铅或用动物性骨炭处理糖液以除去杂质。②离子交换法：糖的水溶液经硅藻土助滤后依次流进一个阴离子交换树脂和阳离子交换树脂色谱柱，去掉离子性杂质（如无机盐、酸根等）。所用阴离子交换树脂宜用弱碱性的，阳离子交换树脂宜用弱酸性的，因为强碱性的阴离子交换树脂和强酸性阳离子交换树脂容易破坏糖的结构。③化学沉淀法：多糖或苷经酸水解后，需要除去酸根，除离子交换法外，用硫酸水解者可加碳酸钡中和除去，此法不宜加热，否则五碳醛糖易异构为酮糖。用盐酸水解者可加碳酸银或氧化银中和除去，但留存的胶状银盐尚需通硫化氢除去。用硝酸水解者可加碳酸钡中和，中和液蒸干，用乙醇提取以除去无机盐类。

混合糖类的相互分离是困难的，因为它们之间性质非常近似，尤其是多糖类不易获得纯品。在分离糖类化合物时可以参考下述的各种方法。

1. 锶及钡复盐形成法　糖类有与氢氧化钙、氢氧化锶、氢氧化钡形成复盐的性质，所形成的复盐对水的溶解度和对热的稳定性因糖而异。在水中溶解度小者能直接沉淀分离；稳定者在水溶液中加热不分解，可与易分解的不稳定的糖的复盐分离。通常含有顺-1,2-二元醇羟基的糖类，如果糖、甘露糖、半乳糖及由它们组成的多糖，如果聚糖、甘露聚糖、木聚糖等可形成不溶性的碱土金属复盐，借以纯化。如果糖与葡萄糖在冷时制成钙复盐，果糖溶解度小，即可析出，分取后，悬浮于水中，葡萄糖则存在于溶液中。两者分别通入二氧化碳或加草酸脱钙，即可得果糖和葡萄糖单体。

2. 铅盐沉淀法　水溶及醇溶性糖类中能被碱式乙酸铅沉淀的有葡萄糖醛酸、半乳糖醛酸、肌醇等，甘露糖在较浓的溶液中亦能被之沉淀，可与其他单糖分离。多糖中能被铅盐沉淀的成分较多，它们的提取液常借铅盐分离，分成中性乙酸铅沉淀，碱式乙酸铅沉淀以及氨水加碱式乙酸铅沉淀三部分。三部分各取小量以硫酸分解后做糖的反应，属阴性者弃去。阳性者用二氧化碳或硫化氢等脱铅，滤液浓缩分离。

3. 分级沉淀或分级溶解法　分级沉淀或分级溶解常用于多糖类及其衍生物如甲醚、乙酸酯、硝酸酯等的分离。以改变溶剂的组成、pH、温度或加无机盐的方法使多糖类起分次沉淀或溶解的作用。如根据各种多糖在不同浓度的低级醇、丙酮或乙酸中具有不同溶解度的性质，在多糖的水溶液中逐次按比例由小到大加入甲醇、乙醇、丙酮或乙酸，收集不同浓度下析出的沉淀，测定其物理常数（如比旋光度、黏度、分子量、沉降速率及渗透压等），经反复溶解与沉淀后，直到测得的物理常数恒定。糖的衍生物如甲醚、乙酸酯等，可在有机溶剂中如丙酮、氯仿中分级沉淀。用此法只是按照分子量起分级作用而已，而多糖的分子量范围较宽且有共沉淀现象，故此法用途有限，但可除去非糖物质，或适合于具有不同分子量的多糖的混合物或在各种溶剂中溶解度相差较大的多糖的分离。除改变溶剂组成外，也可借逐渐冷却溶液或加入无机盐如硫酸铵等而起分级沉淀作用。

4. 季铵盐沉淀法　季铵盐及其氢氧化物是一类乳化剂，可与酸性糖形成不溶性沉淀，常用于酸性多糖的分离。通常季铵盐及其氢氧化物并不与中性多糖产生沉淀，但当溶液的 pH 增高或加入硼砂缓冲液使糖的酸度增高时，也会与中性多糖形成沉淀。常用的季铵盐有十六烷基三甲胺的溴化物（CTAB）及其氢氧化物（cetyl trimethyl ammonium hydroxide，CTA‐OH）和十六烷基吡啶（cetylpyridium hydroxide，CP‐OH）。CTAB 或 CP‐OH 的浓度一般为 1％～10％(W/V)，在搅拌下滴加于 0.1％～1％(W/V)的多糖溶液中，酸性多糖可从中性多糖中沉淀出来，所以控制季铵盐的浓度也能分离各种不同的酸性多糖。值得注意的是酸性多糖混合物溶液的 pH 要小于 9，而且不能有硼砂存在，否则中性多糖将会被沉淀出来。

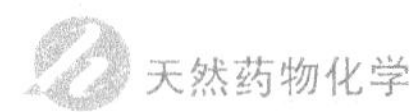

CAT‐OH　　　　　　　　　　　　　CP‐OH

5. **纤维素和淀粉柱色谱**　由于纸色谱法分离糖极为成功，用纤维素作柱色谱能起到相同的作用。纤维素柱色谱对多糖的分离既有吸附色谱的性质，又具有分配色谱的性质，分离中性糖类常用的溶剂系统有水、丙酮、水饱和的正丁醇、异丙醇、乙酸乙酯-乙酸-水（9：2：2）等。分离酸性糖类常用的溶剂系统有正丁醇-乙酸-水（9：2：1）、乙酸乙酯-乙酸-水（9：2：2）等。分离多糖时可先用乙醇平衡色谱柱，将多糖混合物加于色谱柱顶端，然后按醇浓度由高到低进行洗脱，最终将各类多糖分离开来。流出柱的先后顺序通常是水溶性大的先出柱，水溶性差的最后出柱，与分级沉淀法正好相反。纤维素可以自制，吸附量中等，亦可用于甲基化糖的分离，应用范围广。纤维素柱色谱极易为溶剂通过，不需减压，不需加惰性物质作助滤剂。

淀粉柱色谱适合于分离单糖。用马铃薯淀粉色谱柱，先经正丁醇处理，再以正丁醇-正丙酮-水（4：1：1）溶剂系统洗脱，成功分离鼠李糖、呋糖、核糖、木糖、甘露糖、葡萄糖和半乳糖等7种醛糖。淀粉的吸附量不大，样品与吸附剂的最高比值为1：1 000，适合于结构上相似的糖的分离。

6. **离子交换色谱**　根据糖类在纸色谱上具有很好分离效果这一事实，将纤维素改性，使离子交换和纤维素色谱结合起来制成一系列离子交换纤维素，用于多糖的分离效果良好。常用的阳离子交换纤维素有 CM - cellulose、P - cellulose、SE - cellulose，SM - cellulose；阴离子交换纤维素有 DEAE - cellulose、ECTEOLA - cellulose、PAB - cellulose 和 TEAE - cellulose 等。其中阳离子交换纤维素特别适用于分离酸性、中性多糖和黏多糖。交换剂对多糖的吸附力与多糖的结构有关，通常多糖分子中酸性基团增加则吸附力随之增加；对于线状分子，分子量大的较分子量小的易吸附，直链的较分支的易吸附。在 pH = 6 时酸性多糖可吸附于交换剂上，中性多糖则不能被吸附。当用硼砂将交换剂预处理后，则中性多糖也可以被吸附。分离酸性多糖所用的洗脱剂通常是 pH 相同、离子强度不同的缓冲液，分离中性多糖的洗脱剂则多是不同浓度的硼砂溶液。

7. **凝胶柱色谱**　凝胶柱色谱可将多糖按分子大小和形状不同分离开来，常用的有葡聚糖凝胶（Sephadex G）、琼脂糖凝胶（Sepharose Bio-gel A）、聚丙烯酰胺凝胶（Bio-gel P）等，常用的洗脱剂是各种浓度的盐溶液及缓冲液，但它们的离子强度最好不低于 0.02。出柱的顺序是大分子先出柱，小分子后出柱。由于糖分子与凝胶间的相互作用，洗脱液的体积与蛋白质的分离有很大差别。在多糖分离时，通常是用孔隙小的凝胶如 Sephadex G - 25、G - 50 等先脱去多糖中的无机盐及小分子化合物，然后再用孔隙大的凝胶 Sephadex G - 200 等进行分离。凝胶柱色谱法不适合于黏多糖的分离。

对于苷类化合物的分离来说，实际上只有少量含量高的苷才可以通过简单的提取分离方法获得单体，对于大多数苷来讲往往需要通过各种色谱方法，如吸附色谱、分配色谱、反相色谱、Sephadex LH - 20、HPLC 等分离方法才能获得单体。

三、多糖的提取分离实例

1. **生地黄多糖的提取分离**　如前所述，生地黄属玄参科地黄 *Rehmannia glutinosa* Libosch. 的干燥块根，具有清热凉血、滋阴生津，治疗热病舌绛烦渴，阴虚内热等功效。研究表明，生地黄多糖其具有抗肿瘤活性、免疫促进活性、抗衰老及抗氧化等活性。经过水提、醇沉、柱色谱等方法从中分得两种杂多糖 SRP Ⅰ 和 SRP Ⅱ，其具体分离过程如下（图 2 - 2）：

粉碎后的生地黄干品在室温下水中浸泡 8 h 以上，加入 3～5 倍量的水，煮沸，在不断搅拌下加热 4 h，过滤，重复 3 次，滤液加入 2 倍体积的 95% 乙醇进行醇析，离心过滤得沉淀，即得生地黄粗多糖。取 10 mg 生地黄多糖配制成 200 ml 多糖溶液，加入 1% 三氯乙酸沉淀蛋白质，离心过滤除去蛋白质，上清液中加入 600 ml 的 95% 乙醇醇析，隔夜过滤，沉淀复溶后再进行醇析，反复 2～3 次，得到的多糖干燥待用。取 25 mg 多糖溶于 2 ml 1% NaCl 溶液中，上 Superdex 200 柱，用 1% NaCl 溶液

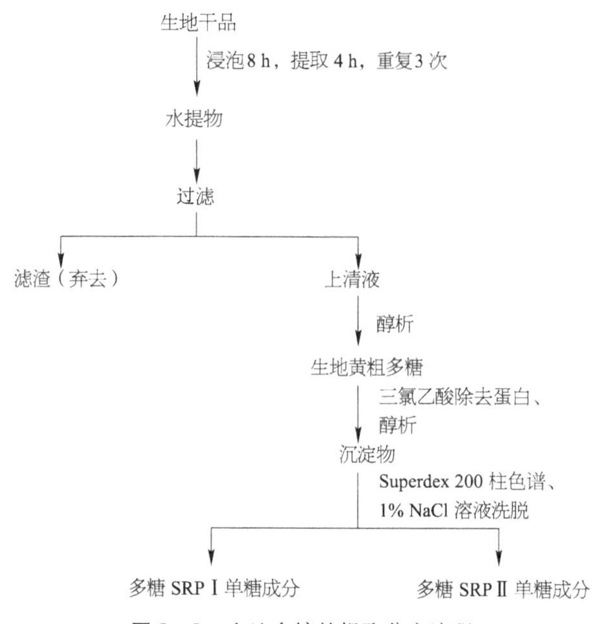

图 2-2　生地多糖的提取分离流程

洗脱，每管 3.0 ml 自动部分收集，苯酚-硫酸法检测。合并多糖部分，并按照相同条件，重复上样，在相同的出峰部分重复收集 5 次，浓缩后合并，用截留分子量为 2×10^4 的透析袋透析 4 d，旋转蒸发浓缩，用乙醇沉淀，先后用无水乙醇、丙酮洗涤，真空干燥得精多糖。生地黄多糖经 Superdex 200 凝胶柱分离，得到 SRP Ⅰ 和 SRP Ⅱ 两个相对独立的多糖流分。SRP Ⅰ 和 SRP Ⅱ 经乙酸纤维薄膜电泳和凝胶柱色谱检测均为单一组分。全水解后经薄层色谱和气相色谱检测，SRP Ⅰ 是由鼠李糖、阿拉伯糖、葡萄糖和半乳糖组成，SRP Ⅱ 是由鼠李糖、岩藻糖、甘露糖、半乳糖及果糖组成。

2. 黄芪多糖的提取分离　黄芪为豆科植物蒙古黄芪 *Astragalus membranaceus* Bge. var. *mongholicus*（Bge.）Hsiao 和膜荚黄芪 *Astragalus membranaceus*（Fisch.）Bge. 的根。其味甘，气微温，具有益气固表、敛汗固脱、托疮生肌、利水消肿之功效，并广泛应用于中医临床。其中所含的黄芪多糖是黄芪的主要活性成分之一，从黄芪水提取液中分得葡聚糖 AG-1 和 AG-2，这两种多糖经电泳、凝胶柱色谱等证实均为单一组成。其中 AG-1 多糖经药理试验证明能增强小鼠腹腔巨噬细胞吞噬功能，用溶血素法测定证明其有明显的体液免疫促进作用。其经水解、过碘酸氧化、Smith 裂解、乙酰解、IR、NMR 等确定为 $\alpha(1{\to}4)(1{\to}6)$ 葡聚糖，$\alpha(1{\to}4)$ 与 $\alpha(1{\to}6)$ 苷键组成比例为 5∶2。具体分离过程如下（图 2-3）：

取黄芪，用乙醇提取数次，将残渣干燥，用水提取，浓缩水提液至适量，取一半量浓缩水提液，加适量饱和乙酸铅水溶液，滤除沉淀，在滤液中加入 2 倍量乙醇，过滤，沉淀用水溶解，水不溶部分为沉淀 A。将水溶部分用乙醇重复处理 1 次，将沉淀溶于水，除去水不溶部分。水溶液通过硼酸型 DEAE 纤维素色谱柱，依次用水、0.01 mol/L 硼砂溶液洗脱。0.01 mol/L 硼砂溶液洗脱部分用 0.2% 蒽酮硫酸液检查，按检出曲线收集其中单一区域部分，再用乙醇、丙酮处理，得 AG-1。沉淀 A 用稀碱溶解后过滤，再用稀酸中和，离心除去黄色沉淀，溶液加 2 倍量乙醇放置，离心后可得白色粉末，经反复处理得单一组分 AG-2。

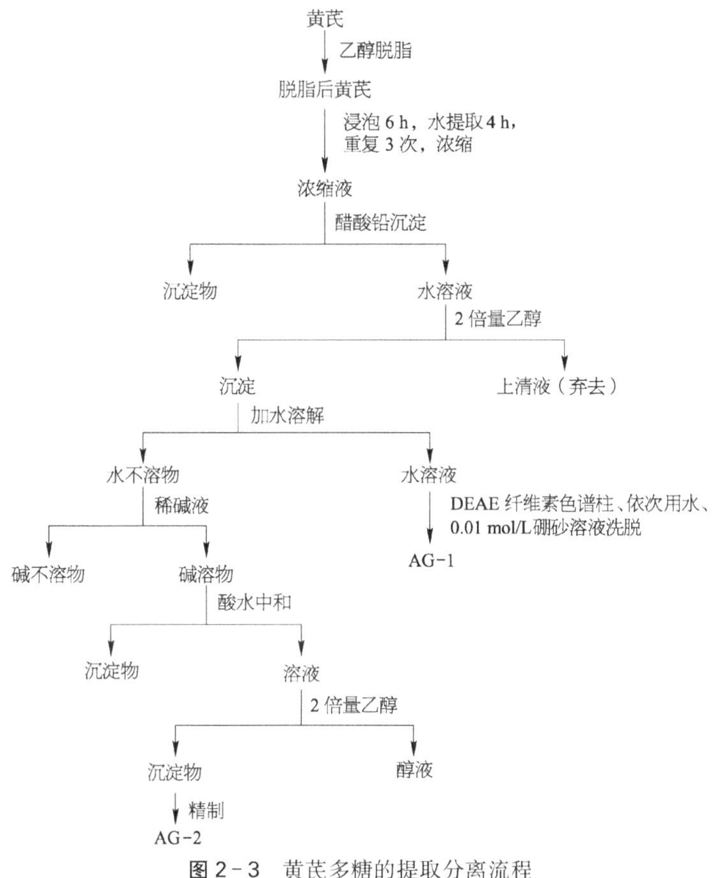

图 2-3　黄芪多糖的提取分离流程

第七节　生 物 活 性

多糖类化合物在自然界中广泛存在，作为一类重要的生物大分子，具有广泛的生理活性。

一、提高免疫力、抗肿瘤

许多多糖具有提高免疫力从而抑制肿瘤细胞生长的作用。据研究，虫草多糖可显著促进细胞增殖和白细胞介素的分泌，提高巨噬细胞的吞噬活性并提高酸性磷酸酯酶的活性，结果表明，虫草多糖在触发免疫应答方面具有极其重要的作用。另外，从皱纹盘鲍中提取的鲍鱼多糖能够明显增加巨噬细胞吞噬能力，增强迟发超敏反应，这种免疫增强作用可能是其体内抗肿瘤作用的机制。除此之外，当归多糖、三角帆蚌多糖、文蛤多糖、鹿茸多糖、蚕蛹多糖等具有抗肿瘤和增强免疫力的活性。多糖应用于肿瘤治疗将是一个全新的领域。

二、抗凝、抗血栓

从动物材料中提取的肝素、低分子肝素等小分子多糖和其他一些酸性黏多糖能够抑制凝血蛋白酶原转变成凝血酶，具有抗凝血作用。刺参酸性黏多糖能够抑制纤维蛋白单体的聚集，机制是提高纤溶酶活性，改变凝胶结构以促进纤溶和直接降解纤维蛋白。从中国林蛙头分离得到的林蛙多糖具有抗凝血活性，但它的抗凝活性要比肝素小得多，考虑到肝素在临床上有自发性出血等副作用，抗凝作用小的林蛙多糖有更广阔的药用和食用价值。玉足海参中提取的酸性黏多糖已研制成玉足海参胶囊,具有抗凝血和降低血黏等功效。

三、抗氧化、抗衰老

据研究,一些多糖具有较强的抗氧化和抗衰老的作用。以昆明系小鼠模型研究甘草多糖的抗氧化活性,结果表明高脂饮食组小鼠血清抗氧化酶活性显著降低,而甘草多糖处理组小鼠的免疫和抗氧化酶活性显著提高,说明甘草多糖具有抗氧化活性且可显著降低氧化应激反应。从赤灵芝中分离得到灵芝多糖并应用卵巢癌小鼠模型研究其对血清抗氧化酶活性的影响,结果显示灵芝多糖处理组小鼠的丙二醛(MDA)含量显著降低、血清抗氧化酶活性显著提高,说明灵芝多糖具有显著的抗氧化活性。此外,泥鳅多糖具有清除活性氧的作用和对活性氧自由基导致 DNA 链损伤的抑制作用。

多糖除了具有上述的生物活性以外,还具有多种其他的生物学功能。有些多糖具有抗疲劳活性,如毛竹叶多糖;有些多糖具有降血糖的活性,如明黄芪多糖;有些多糖具有抗溃疡活性,如芦荟多糖;有些多糖具有抗炎活性,如虎杖多糖;有些多糖具有镇痛活性,如牡荆多糖;还有些植物多糖具有促进创伤愈合、减轻肝损伤以及治疗骨质疏松等活性。

复 习 题

【A 型题】

1. 能使 β-葡萄糖苷键水解的酶是: （　　）
   A. 麦芽糖酶　　　　　B. 苦杏仁苷酶　　　　　C. 均可以　　　　　D. 均不可以

2. 下列吡喃糖苷最容易被酸水解的是: （　　）
   A. 七碳糖苷　　　　　B. 五碳糖苷　　　　　C. 六碳糖苷　　　　　D. 甲基五碳糖苷

3. 某植物的提取物含有相同苷元的三糖苷、二糖苷、单糖苷及它们的苷元,欲用聚酰胺进行分离,以含水甲醇(含醇量递增)洗脱,最后出来的化合物是: （　　）
   A. 苷元　　　　　B. 三糖苷　　　　　C. 二糖苷　　　　　D. 单糖苷

4. 能被碱催化水解的苷键是: （　　）
   A. 酚苷键　　　　　B. 糖醛酸苷键　　　　　C. 醇苷键　　　　　D. 葡萄糖苷键

5. Klyne 法是决定苷键构型的经典方法,所比较的是苷和苷元的: （　　）
   A. 分子旋光差　　　　　B. 分子旋光和　　　　　C. 各自的分子旋光　　D. 各自的旋光度

6. 按苷键原子的不同,酸水解的易难顺序是: （　　）
   A. N-苷＞O-苷＞S-苷＞C-苷　　　　　　B. N-苷＞S-苷＞O-苷＞C-苷
   C. N-苷＞C-苷＞S-苷＞O-苷　　　　　　D. S-苷＞N-苷＞O-苷＞C-苷

7. 芸香糖的组成是: （　　）
   A. 2 分子葡萄糖　　　　　　　　　　B. 2 分子鼠李糖
   C. 1 分子葡萄糖,1 分子果糖　　　　D. 1 分子葡萄糖,1 分子鼠李糖

8. 属于氰苷的化合物是: （　　）
   A. 苦杏仁苷　　　　　B. 红景天苷　　　　　C. 大麻苷　　　　　D. 芦荟苷

9. 在水和其他溶剂中溶解度都很小的苷是: （　　）
   A. 氧苷　　　　　B. 氮苷　　　　　C. 硫苷　　　　　D. 碳苷

10. 酸水解速度最快的是: （　　）
    A. 葡萄糖苷　　　　　B. 鼠李糖苷　　　　　C. 2-去氧糖苷　　　　　D. 葡萄糖醛酸苷

11. 最难被酸水解的是：　　　　　　　　　　　　　　　　　　　　　　　　　　　　　　　　（　　）

    A. 碳苷　　　　　　　　　B. 氮苷　　　　　　　　　C. 氧苷　　　　　　　　　D. 硫苷

12. 根据苷原子分类，属于硫苷的是：　　　　　　　　　　　　　　　　　　　　　　　　　　（　　）

    A. 山慈菇苷 A　　　　　　B. 萝卜苷　　　　　　　　C. 巴豆苷　　　　　　　　D. 天麻苷

13. 根据苷原子分类，属于碳苷的是：　　　　　　　　　　　　　　　　　　　　　　　　　　（　　）

    A. 腺苷　　　　　　　　　B. 白藜芦醇苷　　　　　　C. 芦荟苷　　　　　　　　D. 龙胆苦苷

14. 麦芽糖酶能水解：　　　　　　　　　　　　　　　　　　　　　　　　　　　　　　　　　（　　）

    A. α-果糖苷键　　　　B. α-葡萄糖苷键　　　C. β-葡萄糖苷键　　　D. β-果糖苷键

15. 能使 β-果糖苷键水解的酶是：　　　　　　　　　　　　　　　　　　　　　　　　　　（　　）

    A. 转化糖酶　　　　　　　B. 苦杏仁苷酶　　　　　　C. 均可以　　　　　　　　D. 均不可以

16. 糖类的纸层析常用展开剂是：　　　　　　　　　　　　　　　　　　　　　　　　　　　　（　　）

    A. $n-\mathrm{BuOH}-\mathrm{HOAc}-\mathrm{H_2O}$（4∶1∶5；上层）

    B. $\mathrm{CHCl_3}-\mathrm{MeOH}$（9∶1）

    C. $\mathrm{EtOAc}-\mathrm{EtOH}$（6∶4）

    D. 苯-MeOH（9∶1）

17. 不能被碱催化水解的苷键是：　　　　　　　　　　　　　　　　　　　　　　　　　　　　（　　）

    A. 酚苷键　　　　　　　　　　　　　　　　B. 糖醛酸苷键

    C. 酯苷键　　　　　　　　　　　　　　　　D. 与羰基共轭烯醇苷键

18. 苷键的乙酰解反应中糖与糖之间最易裂解的连接位置是：　　　　　　　　　　　　　　　　（　　）

    A. 1→3　　　　　　　　　B. 1→2　　　　　　　　C. 1→4　　　　　　　　D. 1→6

19. Smith 裂解法可以避免剧烈的酸水解条件，而获得完整的苷元，适用于：　　　　　　　　　（　　）

    A. 酯苷类　　　　　　　　　　　　　　　　B. 氮苷类

    C. 苷元易发生改变的苷类　　　　　　　　　D. 苷元有邻二元醇的苷类

20. 在糖的纸层析中，固定相是：　　　　　　　　　　　　　　　　　　　　　　　　　　　　（　　）

    A. 纤维素　　　　　　　　　　　　　　　　B. 水

    C. 纤维素和水　　　　　　　　　　　　　　D. 展开剂中极性大的溶剂

21. Molish 试剂的组成是：　　　　　　　　　　　　　　　　　　　　　　　　　　　　　　（　　）

    A. β-萘酚-浓硫酸　　　　　　　　　　　B. 硝酸银-氨水

    C. α-萘酚-浓硫酸　　　　　　　　　　　D. 氧化铜-氢氧化钠

22. 欲从一中药材中提取一种二糖苷，一般可采用：　　　　　　　　　　　　　　　　　　　　（　　）

    A. 冷水浸渍　　　　　　　B. 渗漉法水提　　　　　　C. 氯仿回流　　　　　　　D. 70%乙醇回流

23. 用大孔吸附树脂法富集苷类化合物，所选用的洗脱剂顺序为：　　　　　　　　　　　　　　（　　）

    A. 先用有机溶剂，再用乙醇或甲醇

    B. 直接用一定比例的有机溶剂冲洗

    C. 先用水洗脱糖，再用不同浓度的乙醇洗出苷类

    D. 先用不同浓度的乙醇洗，再用水冲洗

24. 确定多糖苷类化合物相对分子质量可用：　　　　　　　　　　　　　　　　　　　　　　　（　　）

    A. 氢核磁共振波谱　　　B. 红外光谱　　　　　　　C. FAB-MS　　　　　　　D. EI-MS

25. 关于酶的论述中，正确的是：　　　　　　　　　　　　　　　　　　　　　　　　　　　　（　　）

    A. 酶只能水解糖苷　　　　　　　　　　　　B. 酶加热不会凝固

    C. 酶无生理活性　　　　　　　　　　　　　D. 酶只有较高专一性和催化效能

26. 天然存在的苷多数为：　　　　　　　　　　　　　　　　　　　　　　　　　　　　　　　（　　）

A．氧苷	B．碳苷	C．去氧糖苷	D．鼠李糖苷

27. 巴豆苷属于：　　　　　　　　　　　　　　　　　　　　　　　　　　　（　　）

　　A．C-苷　　　　　B．O-苷　　　　　C．N-苷　　　　　D．S-苷

28. 从植物药材浓缩水提取液中除去多糖、蛋白质等水溶性杂质的方法为：　　　（　　）

　　A．水-醇法　　　　B．醇-水法　　　　C．醇-醚法　　　　D．醇-丙酮法

29. 用矿酸水解下列苷类化合物，其中最难以水解的化合物是：　　　　　　　　（　　）

　　A．山慈菇苷 A　　B．苦杏仁苷　　　　C．芦荟苷　　　　D．野樱苷

30. 鉴定苦杏仁时所依据的香气来自于：　　　　　　　　　　　　　　　　　　（　　）

　　A．苦杏仁苷　　　　B．野樱苷　　　　C．氢氰酸　　　　D．苯甲醛

【X 型题】

1. 不属于苷类化合物定义的是：　　　　　　　　　　　　　　　　　　　　　（　　）

　　A．糖与非糖物质形成的化合物称苷

　　B．糖或糖的衍生物与非糖物质形成的化合物称苷

　　C．糖与糖形成的化合物称苷

　　D．糖或糖的衍生物与非糖物质通过糖的半缩醛（半缩酮）羟基与苷元脱水形成的物质称苷

2. 可以鉴别还原糖的反应是：　　　　　　　　　　　　　　　　　　　　　　（　　）

　　A．Molish 反应　　　　　　　　　　B．斐林试剂反应

　　C．碘化铋钾试剂反应　　　　　　　　D．银镜反应

3. 多糖类化合物已失去糖的一般性质，表现在：　　　　　　　　　　　　　　（　　）

　　A．无甜味　　　　　B．可溶于热水　　C．不溶于乙醇　　D．无旋光性

4. 若提取药材中的原生苷，可以选用的溶剂为：　　　　　　　　　　　　　　（　　）

　　A．乙醇　　　　　　B．冷水　　　　　C．乙醚　　　　　D．沸水

5. 下列化合物属多糖的是：　　　　　　　　　　　　　　　　　　　　　　　（　　）

　　A．淀粉　　　　　　B．树胶　　　　　C．果胶　　　　　D．麦芽糖

6. 不符合糖及多羟基化合物与硼酸形成络合物后变化的是：　　　　　　　　　（　　）

　　A．酸度增加　　　　B．水溶性增加　　C．脂溶性大大增加　　D．稳定性增加

7. 下列属于还原糖的是：　　　　　　　　　　　　　　　　　　　　　　　　（　　）

　　A．蔗糖　　　　　　B．芸香糖　　　　C．麦芽糖　　　　D．龙胆二糖

8. 不能确定苷键构型的是：　　　　　　　　　　　　　　　　　　　　　　　（　　）

　　A．酸解　　　　　　B．乙酰解　　　　C．碱解　　　　　D．酶解

9. 属于氧苷的是：　　　　　　　　　　　　　　　　　　　　　　　　　　　（　　）

　　A．秦皮苷　　　　　B．吲哚苷　　　　C．野樱苷　　　　D．萝卜苷

10. 根据苷键原子分类，属于 C-苷的是：　　　　　　　　　　　　　　　　　（　　）

　　A．山慈菇苷 A　　　B．芒果苷　　　　C．巴豆苷　　　　D．芦荟苷

【判断题】

1. 苷类化合物和水解苷的酶往往共存在同一植物体中。　　　　　　　　　　　（　　）

2. 糖和糖连接的化学键称为苷键。　　　　　　　　　　　　　　　　　　　　（　　）

3. 单糖的结构是可以用 Fischer 投影式和 Haworth 投影式表示。　　　　　　　（　　）

4. 在糖的浓水溶液中逐次按比例由小到大加入乙醇，可以得到聚合度不同的粗聚糖。　（　　）

5. 多伦试剂和斐林试剂对还原糖和非还原糖都呈阳性。　　　　　　　　　　　（　　）

6. 蔗糖是二糖中的还原糖。　　　　　　　　　　　　　　　　　　　　　　（　　）

7. 苷元与糖结合形成苷后，由于糖基的引入一般使分子的水溶性增强。　　　　（　　）

8. 酸催化水解，吡喃糖苷较呋喃糖苷容易。　　　　　　　　　　　　　　　　（　　）

9. 酸催化水解，酮糖苷比醛糖苷容易。　　　　　　　　　　　　　　　　　　（　　）

10. 单糖成环后形成了 1 个新不对称碳原子，称为端基碳，生成了 1 对端基异构体
　　　有 α、β 两种构型。　　　　　　　　　　　　　　　　　　　　　　　（　　）

11. 酸催化水解，因氮原子的碱性强，故氮苷比较容易水解。　　　　　　　　　（　　）

12. 糖醛酸苷是难酸水解的苷。　　　　　　　　　　　　　　　　　　　　　　（　　）

13. 酸催化裂解苷键时，去氧糖苷较非去氧糖苷难以水解。　　　　　　　　　　（　　）

14. EI－MS 是取代经典方法确定苷类化合物分子量的常用方法。　　　　　　　（　　）

15. FAB－MS 为快速原子轰击质谱，一般不适用于测定极性较大的苷类化合物。　（　　）

16. Sephadex LH－20 分离苷类化合物时，通常是单糖苷首先被洗脱出柱。　　（　　）

17. 为了避免苷类提取时，药材共存酶对苷类结构的影响，往往选择 60％以上的乙醇
　　　作为提取溶剂。　　　　　　　　　　　　　　　　　　　　　　　　　　（　　）

18. 酶催化水解即可确定苷键的构型，又可推测糖与糖的连接方式。　　　　　　（　　）

19. 用甲醇解的方法可确定糖的氧环。　　　　　　　　　　　　　　　　　　　（　　）

20. 当氮原子在酰胺和嘧啶环上时，这样的氮苷容易水解。　　　　　　　　　　（　　）

【填空题】

1. 从植物中提取苷类成分时，首先应注意的问题是________。

2. 苷类化合物是________与________通过________连接而成的化合物。

3. 苷类化合物根据是生物体内原存的，还是次生的分为________和________；根据连接单糖基的
　　个数分为________、________等；根据苷键原子的不同分为________、________、________和
　　________，其中________为最常见。

4. 单糖有________及________2 种端基异构体，所以形成的苷也有________及________2 种类型。

5. 苦杏仁酶只能水解________葡萄糖苷，纤维素酶只能水解________葡萄糖苷；麦芽糖酶只能水
　　解________葡萄糖苷。

6. 按苷键原子的不同，酸水解的易难顺序为：________＞________＞________＞________。

7. 总苷提取物可依次用极性由________到________的溶剂提取分离。

8. Smith 裂解法可用于研究难以水解的苷类和多糖，通过此法进行苷键裂解，可获得________除此
　　之外，从得到的________可以获知糖的类型。

9. 利用羟丙基葡聚糖凝胶过滤柱色谱法分离苷类化合物时，________先分离出来，________随后
　　分离出来，________最后分离出来。

10. 五碳吡喃型糖 C_4 位羟基位于面上的称为________型糖，六碳吡喃型糖 C_5－R 位取代基团位于
　　　面上的称为________型糖。

11. 分离多糖常采季铵盐沉淀法、________、离子交换色谱、纤维素柱色谱、________、制备性区域
　　　电泳。

12. 苷类都有旋光性，无还原性，天然苷类多数呈________，但水解后生成的糖常呈________，因此
　　　使水解混合物________，并有________，这一特性常用于苷类的检识。

13. 提取单糖、低聚糖采用________、________作为提取剂。

14. 苷类的亲水性往往随糖的数目的增多而增________，大分子苷元的单糖苷可溶于________，如
　　　果糖的数目增加，苷元的比例变小，则________，在________中溶解度增大。

15. Molish 反应的试剂是________，用于鉴别________，反应现象是________。

16. 碱催化不能使一般的苷键水解，但________、________、________可以水解。

17. 若某苷类化合物中糖部分为一二糖，即葡萄糖与甘露糖（1→6）相连。用过碘酸氧化，1 分子二糖应消耗________分子过碘酸。

18. Smith 裂解反应所用的试剂是________。

19. 苷类的酶水解具有________性，是缓和的水解反应。

20. 凡水解后能生成________和________化合物的物质，都称为苷类。如蔗糖加酸水解生成________和________。

21. 苷类多具有一定的________，因为它们的结构中含有糖。

22. 天然化合物分子式的确定，目前最常用的是________，不仅可给出化合物的________，还可以直接给出化合物的________。

23. 多糖是一类由________以上的单糖通过________键聚合而成的化合物，通常是由几百甚至几千个单糖组成的高分子化合物。

24. 糖的绝对构型，在哈沃斯（Haworth）式中，只要看六碳吡喃糖的 C_5（五碳呋喃糖的 C_4）上取代基的取向，向上的为________型，向下的为________型。

25. 端基碳原子的相对构型 α 或 β 是指 C_1 羟基与六碳糖吡喃型糖 C_5（五碳呋喃型糖 C_4）取代基的相对关系，当 C_1 羟基与六碳糖吡喃型糖 C_5（五碳呋喃型糖 C_4）上取代基在环的________为 β 构型，在环的________为 α 构型。

26. 苷中的苷元与糖之间的化学键称为苷键，苷元上形成苷键以连接糖的原子，称为________。

27. 糖的纸层析常用的显色剂为________。

28. 糖的纸层析时，以 $n-\mathrm{BuOH}-\mathrm{AcOH}-\mathrm{H_2O}$（4：1：5）上相为展开剂，此时固定相为________。

29. 季铵盐及其氢氧化物是一类乳化剂，可以与________形成不溶性沉淀，用于________多糖的分离和纯化。

30. 纤维素柱色谱分离糖类化合物时，既有________的性质又有________的性质，当用水或含醇水溶液作为流动相时，流出柱的先后顺序为水溶性大的________出柱，水溶性小的________出柱。

【名词解释】

1. 苷　　2. 苷元　　3. 苷键　　4. 端基差向异构体　　5. 次生苷　　6. 低聚糖　　7. 多聚糖
8. Smith 裂解法　　9. 还原糖　　10. Molish 反应

【简答题】

1. 苷键的裂解有哪些方法？各有什么规律？试比较各种方法异同点。

2. 从天然药物中提取苷类成分需要考虑（注意）哪些问题？

3. 用于鉴定还原糖的方法有哪些？其原理是什么？

4. 用酸水解苷以获得苷元时，为防止苷元结构发生改变，在操作中可采取什么措施？

5. 糖类的提取分离有哪些方法？这些方法的依据是什么？

6. 纸色谱在鉴定糖时，以 $n-\mathrm{BuOH}-\mathrm{HOAc}-\mathrm{H_2O}$（4：1：5，上层）为流动相，其分离的原理是什么？具有什么规律？

7. 已知单糖的鉴定方法有哪些？

8. 糖和苷类化合物常用的化学检识的方法是什么？其现象和原理各是什么？

9. Smith 裂解法用于苷键裂解的原理及意义是什么？

10. 简述凝胶色谱法中常用的两种载体分离苷类化合物的用途和特点。

第三章

苯丙素类化合物

内容及要求

掌握苯丙素类化合物的定义和分类；常见的苯丙酸及其衍生物的结构；香豆素类化合物的结构类型、理化性质和检识方法。熟悉香豆素类化合物常用的提取分离方法；木脂素类化合物的结构类型。了解苯丙酸及其衍生物、木脂素类化合物的理化性质和提取分离方法；苯丙素类化合物的生物合成途径和主要生物活性。

重点、难点

重点是常见的苯丙酸及其衍生物的结构类型；香豆素类化合物结构特点、理化性质、检识方法以及提取分离方法。难点是香豆素类化合物的内酯性质、显色反应的原理及应用；香豆素类化合物提取分离方法及实际应用；木脂素类化合物的结构分类。

专科生的要求

掌握苯丙素类化合物的定义和分类；常见的苯丙酸及其衍生物的结构；香豆素类化合物的结构类型。熟悉香豆素类化合物的理化性质、检识方法以及常用的提取分离方法。了解木脂素类化合物的结构类型和理化性质；苯丙素类化合物的主要生物活性。

第一节 概 述

苯丙素类化合物是指由一个或几个 C6—C3 单元（即一个苯环与一个直链丙基相连的结构）构成的一类天然成分，并且多数在苯环上有羟基、烷氧基或烷基取代。根据组成的基本结构单元及其数量不同，主要可分为简单苯丙素、香豆素、木脂素和木质素等类型。简单苯丙素类为含有一个 C6—C3 单位的苯丙烯及其氧化程度不同的衍生物；香豆素类是指由一个 C6—C3 单元形成的内酯衍生物；木脂素类为 2～4 个 C6—C3 单元缩合而成的化合物，而木质素则是由多个 C6—C3 单位形成的聚合物。从生合成途径来看，它们都来源于桂皮酸途径，即由苯丙氨酸或酪氨酸经脱氨、氧化、聚合等反应而形成。苯丙素类化合物的主要生合成途径如图 3-1：

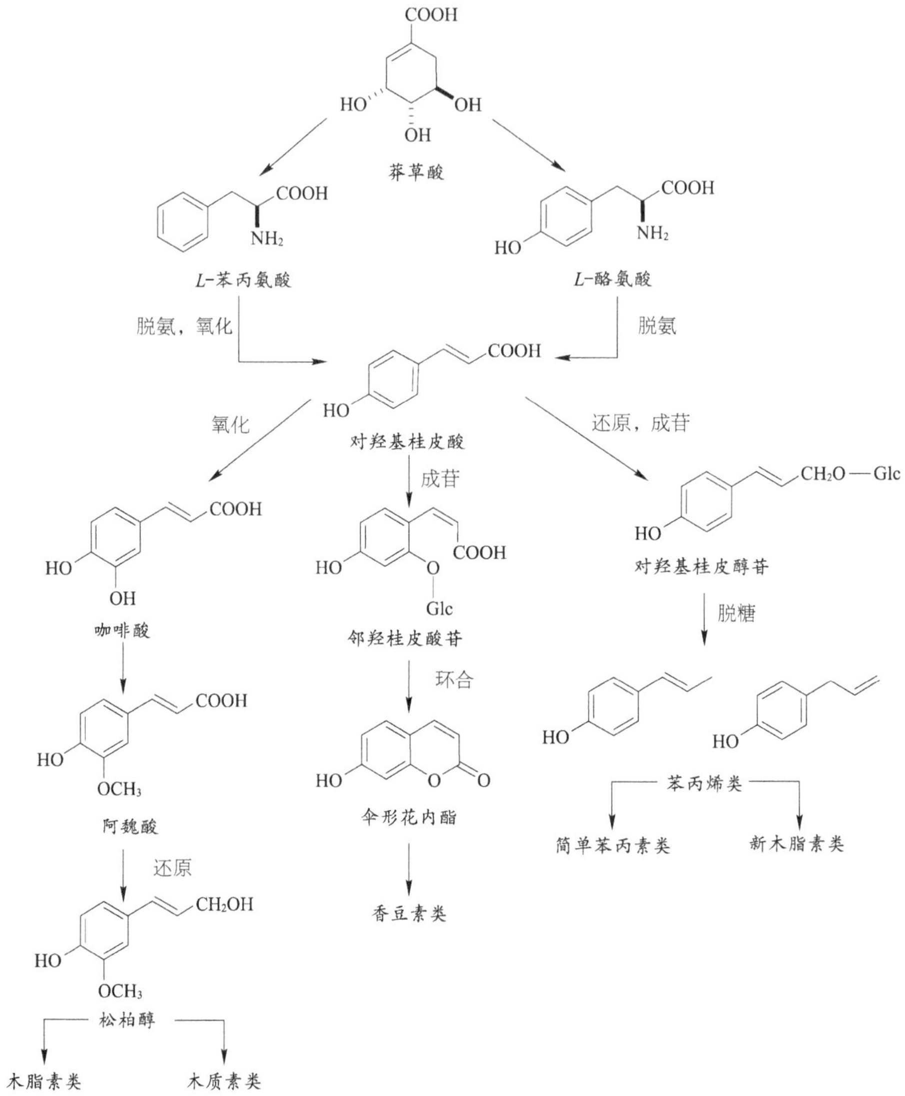

图 3-1　苯丙素类化合物的生合成途径

第二节　苯 丙 酸 类

一、苯丙酸类化合物的结构

　　酚酸类成分在植物中分布广泛，其基本结构是酚羟基取代的芳香羧酸，其中较为常见就是具有 C6—C3 结构单元的苯丙酸类化合物。由于羟基在苯环上的数目、取代位置和甲基化程度不同，以及 C3 单元的饱和度和氧化状态不同，形成了各种类型的苯丙酸类衍生物。植物中的苯丙酸主要有桂皮酸、对羟基桂皮酸、咖啡酸、阿魏酸和异阿魏酸等。

桂皮酸	cinnamic acid	$R_1 = R_2 = H$
咖啡酸	caffeic acid	$R_1 = R_2 = OH$
阿魏酸	ferulic acid	$R_1 = OH，R_2 = OCH_3$
异阿魏酸	isoferulic acid	$R_1 = OCH_3，R_2 = OH$

绿原酸

苯丙酸常与不同的有机酸、氨基酸、糖等结合成酯的形式，其中有不少都具有较强的生物活性。如存在于茵陈、苎麻、金银花等常用中药中的绿原酸（chlorogenic acid）是咖啡酸与奎宁酸形成的酯，具有抗菌利胆作用。百合科葱属（*Allium*）植物的鳞茎中存在多种苯丙酸与氨基酸结合的成分，如 N-（对-顺桂皮酰基）酪胺、N-羟基桂皮酰酪胺、N-反式阿魏酰酪胺等，它们大多具有抗血小板凝聚的作用。

苯丙酸衍生物还能与糖形成苷，如日本蛇菰（*Balanophora japonica*）中具有抗组胺释放作用的松柏苷（coniferin）和咖啡酸葡萄糖苷。

松柏苷

咖啡酸葡萄糖苷

苯丙酸还能与植物中的脂类、萜类等成分结合成酯，如从马尾树（*Rhoiptelen chilliantha*）得到的马尾树萜酯为三萜咖啡酸酯。还有许多苯丙酸类化合物是以两个或多个分子聚合的形式存在的，如粗糠树（*Ehretia macrophylla*）中具有止泻作用的迷迭香酸（rosmarinic acid）就是苯丙酸的二聚体。

马尾树萜酯

迷迭香酸

丹参（*Salvia miltiorrhiza*）是我国传统中药，具有活血化瘀的功效。其水溶性成分中主要是丹参素、丹酚酸 A、丹酚酸 B 等苯丙酸类衍生物。其中丹参素为 D-（＋）-β-（3，4-二羟基苯基）乳酸，属于苯丙酸类，丹酚酸 A、B 等丹酚酸类化合物则多为丹参素与咖啡酸类的聚合体。这些成分具有扩张冠状动脉、增加血流量、抑制血小板凝集、抗氧化等作用，是治疗心脑血管疾病的有效成分。

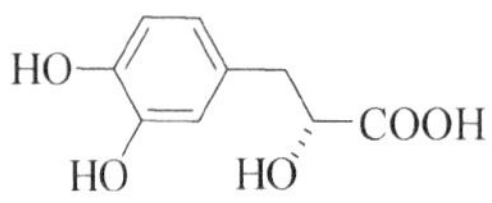

丹参素

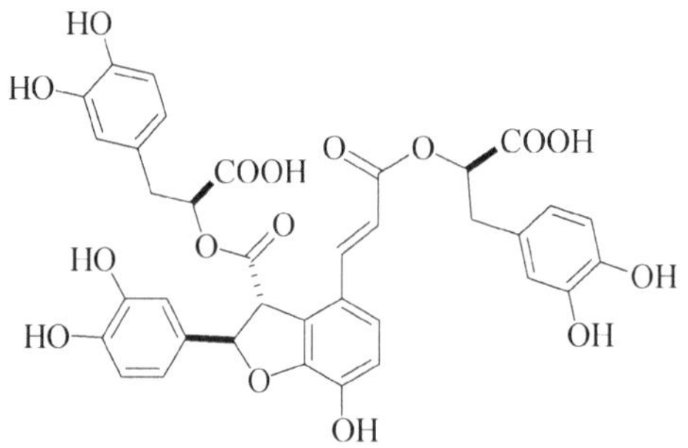

丹酚酸 B

二、提取和分离

植物中的苯丙酸及其衍生物通常极性较大，且具有一定的酸性，故在提取和富集时可采用酸碱法，尤其是对酸碱稳定的苯丙酸类化合物进行提取时，效率较高。但对酸碱不稳定的苯丙酸类，如绿原酸等酯类或苷类化合物，用此法提取时收率不高。此外，苯丙酸大多具有一定的水溶性，常常与其他一些酚酸、鞣质、黄酮苷等混在一起，分离有一定困难，一般要经大孔树脂、聚酰胺、硅胶、葡聚糖凝胶以及反相色谱多次分离才能纯化。如目前绿原酸多采用大孔树脂富集，洗脱液经乙酸乙酯萃取纯化，可得到纯度较高的绿原酸。

三、检识

对于苯丙酸类化合物，通常可利用其结构中酚羟基的性质，采用薄层色谱或纸色谱法，通过显色反应来进行鉴别。常用的显色剂有：①1‰～2‰ $FeCl_3$ 甲醇溶液；②Pauly 试剂（对氨基苯磺酸重氮盐试剂）：4.5 g 对氨基苯磺酸，加热溶于 45 ml 12 mol/L 盐酸中，用水稀释至 500 ml，取 10 ml 稀释液用冰冷却，加 10 ml 冷 4.5%亚硝酸钠水溶液，0 ℃放置 15 min（此试剂于 0 ℃可保存 3 天），用前加等体积 1‰碳酸钠水溶液；③Gepfner 试剂：1‰亚硝酸钠溶液与相同体积 10%的醋酸混合，喷雾后，在空气中干燥，再用 0.5 mol/L 的氢氧化钠甲醇溶液处理。④Millon 试剂：一种硝酸汞试剂，在紫外光下，这类化合物无色或具有蓝色荧光，用氨水处理后显蓝色或绿色荧光。此外，对于结构中连有羧基的苯丙酸类化合物，还可通过溴甲酚绿指示剂进行显色：取溴甲酚绿 0.04 g，加入 100 ml 乙醇溶解，用 0.1 mol/L 氢氧化钠溶液调至蓝色刚刚出现；喷洒在色谱上，苯丙酸即可在蓝色背景上显黄色斑点。

第三节 香豆素类

一、概述

香豆素（coumarin）类化合物是一类具有苯并 α-吡喃酮母核结构的天然产物，也可以看成是由顺式邻羟基桂皮酸分子内脱水形成的内酯类化合物。因最初从豆科植物香豆中得到并具有芳香气味而得名。

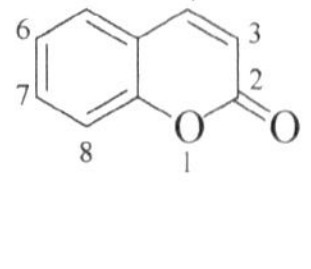

香豆素广泛分布于高等植物中，特别是在伞形科、芸香科、瑞香科、木犀科、黄藤科、虎耳草科、五加科、菊科、豆科、茄科和兰科等科中大量存在。此外在裸子植物、微生物和动物中也有少量发现。目前，已经从自然界中分离出近两千种香豆素类化合物，在植物体内，它们一般以游离状态或与糖结合成苷的形式存在于植物的根、茎、叶、花、果实、皮和种子等各部位，少数以双分子或三分子的聚合物形式存在，有些香豆素与其他结构单元结合，形成香豆素复合物。现代研究显示，香豆素类化合物具有抗病毒、抗肿瘤、抗菌等多种生物活性，是一类重要的药用天然产物。我国传统中药如前胡、秦皮、补骨脂、蛇床子、独活、茵陈蒿、白芷等的主要药效成分均为香豆素类化合物，这些中药以及由香豆素单体研制成的制剂已广泛应用于多种疾病的临床治疗。

二、香豆素类化合物的结构类型

香豆素类化合物的母核为苯并 α -吡喃酮，在环上常连有羟基、烷氧基、苯基和异戊烯基等取代基。根据其母核上取代基的类型和位置不同，可以将它们分成如下六类。

(一) 简单香豆素类

这类化合物是指仅在它的苯环上有取代，且 C_7 位羟基与其 C_6 位或 C_8 位没有形成呋喃环或者吡喃环的香豆素类。常见的取代基有羟基、烷氧基、亚甲二氧基、异戊烯基等。绝大多数天然香豆素类成分都在 C_7 位连有含氧官能团，因此 7 -羟基香豆素（伞形花内酯，umbelliferone）也可被视为香豆素类化合物的母体。异戊烯基除连在氧上外，也可以直接连接在苯环的 C_5 位、C_6 位或 C_8 位上，并且以在 C_6 位或 C_8 位上取代的情况居多。

秦皮中的七叶内酯（esculetin）和七叶苷（esculin），蛇床子中的蛇床子素（osthole），独活中的当归内酯（angelicone）等都属于简单香豆素类。

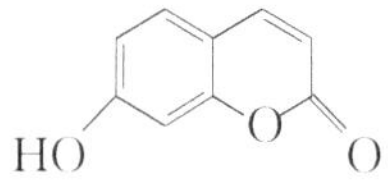

伞形花内酯

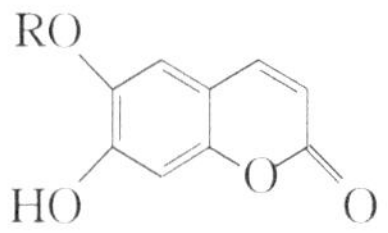

七叶内酯　R＝H
七叶苷　　R＝Glc

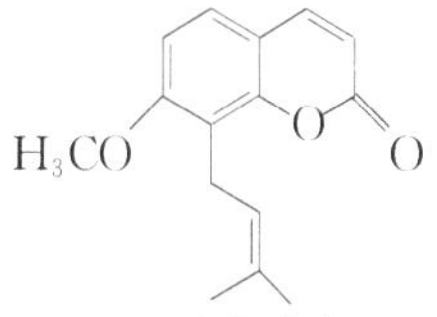

蛇床子素

(二) 呋喃香豆素类

呋喃香豆素类是由香豆素母核上 C_7 位羟基与邻位（C_6 位或者 C_8 位）异戊烯基缩合形成的含有呋喃环的香豆素衍生物。成环后，通常因降解而失去异戊烯基上的 3 个碳原子。根据其环合位置的不同，可分为线型呋喃香豆素和角型呋喃香豆素。

1. 线形呋喃香豆素（6,7-呋喃香豆素）　若 C_7 位羟基与 C_6 位上的异戊烯基形成呋喃环时，结构中的呋喃环、苯环和 α -吡喃酮环同处于一条直线上，称作线型呋喃香豆素。如补骨脂中的补骨脂素（psoralen）、牛尾独活中的花椒毒内酯（xanthotoxin）和紫花前胡中的紫花前胡内酯（nodakenetin）等。

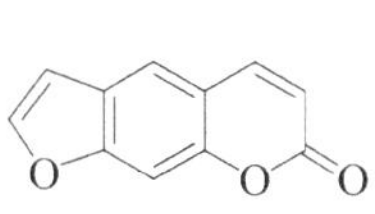

补骨脂素

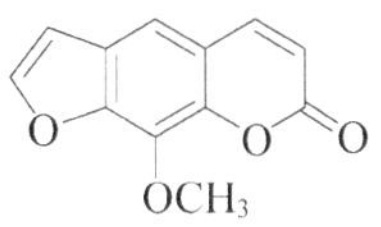

花椒毒内酯

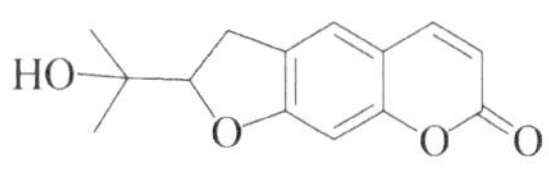

紫花前胡内酯

2. 角形呋喃香豆素（7,8-呋喃香豆素）　若 C_7 位羟基与 C_8 位碳上的异戊烯基形成呋喃环时，结构中的呋喃环、苯环和 α -吡喃酮环处在一条折线上，称作角型呋喃香豆素。如白芷中的具有扩冠作用的白芷内酯（isopsoralen）（又名异补骨脂素），牛尾独活中的异佛手柑内酯（isobergapten）和虎耳草素（pimpinellin）等。

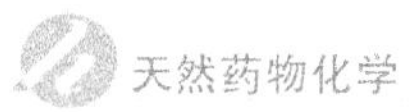

白芷内酯(异补骨脂素)　　　异佛手柑内酯　　　虎耳草素

（三）吡喃香豆素类

吡喃香豆素类是指母核上 C_7 位羟基与 C_6 位或 C_8 位上的异戊烯基缩合形成的含有吡喃环的香豆素衍生物。与呋喃香豆素类似，根据其环合位置的不同，也分为线型和角型两种。

1. 线形吡喃香豆素(6,7-吡喃香豆素)　若 C_7 位羟基与 C_6 位异戊烯基形成吡喃环时，结构中的吡喃环、苯环和 α-吡喃酮环同处于一条直线上，称作线型吡喃香豆素。如花椒内酯(xanthyletin)、美花椒内酯(xanthoxyletin)、土当归辛(decursinol)等。

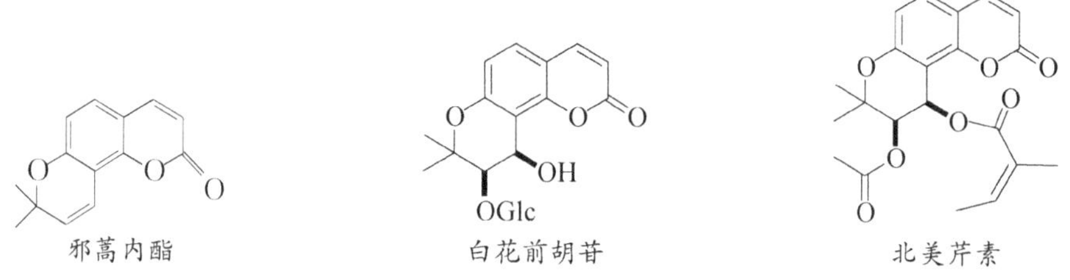

花椒内酯　　　　　　美花椒内酯　　　　　　土当归辛

2. 角形吡喃香豆素(7,8-吡喃香豆素)　若 C_7 位羟基与 C_8 位异戊烯基形成吡喃环时，结构中的吡喃环、苯环和 α-吡喃酮环处在一条折线上，称作角型吡喃香豆素。如邪蒿内酯(amyrolin)、白花前胡苷(praeroside Ⅱ)和北美芹素(pteryxin)等。

邪蒿内酯　　　　　　白花前胡苷　　　　　　北美芹素

（四）异香豆素类

香豆素类母核中 α-吡喃酮环上的 C_1 位氧原子与 C_2 位羰基位置互换，形成香豆素的异构体，即异香豆素(isocoumarin)类化合物，异香豆素也可认为是邻羧基苯乙醇的内酯。从生源途径来看，与香豆素类化合物不同，异香豆素大多由醋酸-丙二酸途径合成而来。异香豆素类还具有多种生物活性，如水蓼中具有抗炎活性的蓼内酯、中药岩白菜中具有镇咳作用的岩白菜素(bergenin)等。

异香豆素　　　　　　蓼内酯　　　　　　岩白菜素

（五）聚香豆素类

聚香豆素类是由 2 个或 3 个香豆素母核通过碳碳键或醚键连接而成，如双七叶内酯(bisaesculetin)、瑞香狼毒中的西瑞香素(daphnoretin)等。

双七叶内酯

西瑞香素

（六）其他香豆素类

凡是无法归属于以上 5 种类型的香豆素衍生物都属于其他香豆素类。一般在其 α-吡喃酮环上有苯基、羟基或异戊烯基等取代基，如亮菌甲素（armillarisin A）、蟛蜞菊内酯（wedelolactone）和红厚壳内酯（inophyllolide）等。

亮菌甲素

蟛蜞菊内酯

红厚壳内酯

三、香豆素类化合物的理化性质

（一）性状

游离的香豆素类化合物大多为无色或淡黄色的结晶，有固定的熔点，并且具有香味。分子量较小的游离香豆素类化合物还具有挥发性和升华性，可以随水蒸气蒸馏。香豆素苷则一般呈粉末状，且多数无香味和挥发性，也不能升华。

（二）溶解性

游离香豆素类人多具有亲脂性，易溶于乙醚、二氯甲烷、乙酸乙酯、丙酮、乙醇和甲醇等有机溶剂，难溶或者不溶于冷水，但一些极性官能团较多的小分子游离香豆素类可溶于热水。香豆素苷则易溶于甲醇、乙醇，可溶于水，难溶于乙醚、三氯甲烷和乙酸乙酯等低极性有机溶剂。

（三）稳定性

1. 与碱的作用　香豆素类化合物的分子中具有 α,β-不饱和内酯结构，因此具有内酯类化合物的通性。如在稀碱溶液中可以水解开环，形成溶于水的顺式邻羟基桂皮酸盐；顺式邻羟基桂皮酸盐极不稳定，酸化后又会立即环合，还原为不溶于水的香豆素类成分。此反应是可逆的，可用于香豆素类化合物的鉴别和提取分离。但是，如果将香豆素类化合物放置在碱液中长时间加热或用紫外光照射，顺式邻羟基桂皮酸盐就会转化成为稳定的反式邻羟基桂皮酸盐，再酸化时也不会环合为内酯结构。

此外，香豆素类结构中若含有酯基，也能被碱水解；C_8 位有酰基的，水解后不易恢复成内酯；C_5 位有羟基的，闭环时容易发生异构化；香豆素类化合物如果与浓碱共沸，还可使其母核发生裂解，生成酚类或酚酸等裂解产物。

2. 与酸的作用 香豆素类化合物在酸的作用下，结构也容易发生变化，特别是当结构中含有异戊烯基、羟基或异戊烯氧基时，易发生异戊烯基与羟基的环合、醚键的开裂、环氧和酯基的水解、双键与水加成、羟基脱水等反应。如 apigravin 在甲酸的作用下，生成二氢吡喃香豆素。

apigravin

四、香豆素类化合物的检识

（一）荧光

香豆素类化合物在紫外光下多显蓝色或紫色荧光，在碱性溶液中荧光增强。荧光的强弱和有无，与结构中的取代基种类和位置有关。香豆素类母核本身无荧光，在 C_7 位引入羟基后，则显示强烈的蓝色荧光，甚至在可见光下也可以观察到。但如果在 C_7 的邻位引入羟基后，则荧光减弱或消失，如 6,7-二羟基香豆素（七叶内酯），荧光较弱，而 7,8-二羟基香豆素（白瑞香素）则没有荧光。香豆素类的羟基若被醚化，则荧光减弱，色调偏紫，如七叶内酯二甲醚。呋喃香豆素类显蓝色或棕色荧光，且较弱，多烷氧取代的呋喃香豆素类显绿色或褐色荧光。虽然荧光和结构之间的关系目前尚不十分清楚，但这一性质常用于检识香豆素类成分。

（二）化学检识（显色反应）

1. 异羟肟酸铁反应 在碱性条件下，香豆素类化合物的内酯环发生开环，与盐酸羟胺缩合生成异羟肟酸，在酸性条件下再与 Fe^{3+} 络合显红色。该反应主要用于鉴别分子结构中是否有内酯环存在，并非香豆素类化合物的专属反应。因香豆素都具有内酯结构，故可发生此反应。

2. 与三氯化铁试剂反应 在酸性条件下，具有酚羟基的香豆素类化合物可以与三氯化铁试剂反应，显污绿色至蓝绿色。其颜色的深浅与酚羟基的数目和位置有关，一般酚羟基越多，颜色越深。

3. Gibb's 反应或 Emerson 反应 在碱性条件下，香豆素酚羟基对位的活泼氢可以和 Gibb's 试剂或 Emerson 试剂发生缩合而显色。该反应常用于检识香豆素结构中酚羟基对位是否有取代基存在；由于在碱性条件下，内酯环开环后能生成酚羟基，因此该反应也可检验其对位（即 C_6 位）碳上是否有取代基。

Gibb's 反应是将香豆素样品溶于乙醇中，在弱碱性条件下，加入 2,6-二氯（溴）苯醌氯亚胺（Gibb's 试剂）与酚羟基对位活泼氢缩合成蓝色化合物。

　　Emerson 反应是将香豆素样品溶于碱性溶液中，加入 2% 的 4-氨基安替比林和 8% 铁氰化钾（Emerson 试剂），可与酚羟基对位活泼氢反应生成红色缩合物。

4-氨基安替比林　　　　　　　　　　　红色

　　4. 与重氮化试剂反应　　当酚羟基邻位或对位无取代基时，可与重氮化试剂反应生成红色至紫红色的偶氮染料而显色。

（三）色谱检识

　　1. 薄层色谱法　　香豆素及其苷类大多具有酚羟基，一般呈弱酸性或中性，故薄层色谱最常用的吸附剂是硅胶，其次是纤维素和氧化铝。展开剂常采用中等极性的混合溶剂或弱酸性的混合溶剂，其组成和配比应与香豆素类成分的极性相适应。简单香豆素类常用的展开剂有甲苯-甲酸乙酯-甲酸（5∶4∶1）、苯-丙酮（9∶1）等，呋喃香豆素类常用的展开剂有 100% 三氯甲烷、正己烷-乙酸乙酯（7∶3）、乙醚-苯（1∶1）。其 R_f 与香豆素类母核上的取代基种类和数目以及成苷的位置有关，羟基越多，极性越大，R_f 则越小；若羟基被烷基化，极性减小，R_f 相应增大；苷的 R_f 比相应的苷元小。

　　2. 纸色谱法　　简单香豆素类常用的展开剂为水饱和的正丁醇、异戊醇或氯仿；对于母核上有邻二酚羟基或糖部分有 1,2-二元醇结构的香豆素类，滤纸可先用 0.5% 硼砂溶液进行处理，使其络合形成硼酸酯，再用水饱和的正丁醇或乙酸乙酯展开，其 R_f 就会明显小于没有这种结构的香豆素类。对于亲脂性较强的呋喃香豆素类可用二甲基甲酰胺作为固定相，以己烷-苯（8∶2）为展开剂展开。

　　羟基香豆素的 R_f 会随展开剂的酸碱性不同而变化，如在碱性展开剂中，羟基香豆素多以离子状态存在，极性较大，R_f 减小；在酸性展开剂中，则呈分子状态，R_f 增大，展开效果较好；但在中性展开剂中，因两种状态同时存在，易产生拖尾现象。因此常用正丁醇-乙酸-水（4∶1∶5，上层）作为展开剂。此外，在碱性溶剂系统中，酸性较强的香豆素类 R_f＜酸性弱的香豆素类 R_f。在酸性和中性溶剂系统中，香豆素苷 R_f＜苷元 R_f，在碱性溶剂中则相反。

　　显色方法：羟基香豆素类在紫外光下多具有荧光，容易辨认，因此在薄层色谱或纸色谱展开后，应首选荧光观察，也可用氨熏或喷 10% 氢氧化钾乙醇溶液后再进行观察。此外，还可使用前面讲述的各种显色试剂进行显色。

　　3. 高效液相色谱法　　随着高效液相色谱（HPLC）技术和仪器的推广与普及，高效液相色谱法已经成为天然药效成分定性和定量分析的重要手段。对于中草药及药用植物中的香豆素类化合物，常以十八烷基硅烷键合硅胶（ODS）作为固定相填充剂；采用甲醇-水或乙腈-水系统作为流动相，分离分析有一定酸性的香豆素类化合物时，还可加入少量的酸或酸性缓冲溶液，以防止其产生拖尾现象。在上述条件下，化合物一般按极性由大到小的顺序出峰，即保留时间随化合物极性减小而增加。由于香豆素类化合物在紫外光区有较强的特征吸收，所以最常用的检测器为紫外检测器。不同结构的香豆素类，其紫外光谱也有所不同，因此通常要根据其紫外吸收的特征来确定适合的检测波长。

　　香豆素类的紫外光谱是由苯环、α-吡喃酮和含氧取代基等官能团的吸收所产生。无氧取代的香豆素类成分,在 274 nm(lg ε＝4.03) 和 311 nm(lg ε＝3.72)处出现 2 个吸收峰,分别为苯环和 α-吡喃酮环的吸收。如果母核上引入烷基取代,其最大吸收波长变化不大;但母核上引入含氧基取代时,最大吸收波长将发生红移;如果有呋喃环或吡喃环,最大吸收峰将稍向紫移。7－羟基、7－甲氧基、7－β－D－葡萄糖基、5,7－及 7,8－二氧取代的香豆素,其紫外光谱相似,即在 217 nm 和 315～330 nm有强吸收峰,而在 240 nm 和 255 nm 处出现 2 个弱峰。与其他酚类化合物一样,在碱性溶液中,含有羟基的香豆素类其紫外光谱将发生显著的红移。

(四) 实例

1. 七叶苷和七叶内酯的检识　七叶苷(又称秦皮甲素)和七叶内酯(又称秦皮乙素)为常用中药秦皮的主要药效成分,具有抗炎、镇痛、止咳、祛痰、平喘等功效。实际工作中,可利用显色反应及薄层色谱法对其进行鉴别。

(1) 异羟肟酸铁试验:取七叶内酯和七叶苷样品分别置于试管中,加入盐酸羟胺甲醇溶液 2～3 滴,再加 1％氢氧化钠溶液 2～3 滴,在水浴中加热数分钟,待反应完全后,冷却,再用盐酸调节 pH＝3～4,加 1％三氯化铁试剂 1～2 滴,溶液变红至紫红色。

(2) 2015 版《中华人民共和国药典》(以下简称《中国药典》)中,对于秦皮中的七叶苷和七叶内酯等香豆素类成分,主要采用薄层色谱法进行鉴别,具体方法如下:取秦皮药材粉末 1 g,加甲醇 10 ml,加热回流 10 min,放冷,过滤,取滤液作为供试品溶液。另取秦皮甲素对照品、秦皮乙素对照品及秦皮素对照品,加甲醇制成每 1 ml 各含 2 mg 的混合溶液,作为对照品溶液。吸取上述 2 种溶液各 10 μl,分别点于同一硅胶 G 薄层板或 GF$_{254}$ 薄层板上,以三氯甲烷-甲醇-甲酸(6：1：0.5)为展开剂,展开,取出,晾干,硅胶 GF$_{254}$ 板置紫外光灯(254 nm)下检视;硅胶 G 板置紫外光灯(365 nm)下检视。供试品色谱中,在与对照品色谱相应的位置上,显相同颜色的斑点或荧光斑点;硅胶 GF$_{254}$ 板喷以三氯化铁试液-铁氰化钾试液(1：1)的混合溶液,斑点变为蓝色。

2. 补骨脂中补骨脂素和异补骨脂素的鉴别　补骨脂是豆科植物 *Psoralea corylifolia* L. 的干燥成熟果实,具有温肾助阳,纳气平喘,温脾止泻等功效。补骨脂中的香豆素类成分主要有补骨脂素和异补骨脂素,具有光敏作用,可用于治疗白斑病。《中国药典》中,中药补骨脂中补骨脂素和异补骨脂素的鉴别方法如下:取补骨脂粉末 0.5 g,加乙酸乙酯 20 ml,超声处理 15 min,过滤,滤液蒸干,残渣加乙酸乙酯 1 ml 使溶解,作为供试品溶液。另取补骨脂素对照品、异补骨脂素对照品加乙酸乙酯制成每 1 ml 各含 2 mg 的混合溶液,作为对照品溶液。吸取上述 2 种溶液各 2～4 μl,分别点于同一硅胶 G 薄层板上,以正己烷-乙酸乙酯(4：1)为展开剂,展开,取出,晾干,喷以 10％氢氧化钾甲醇溶液,置紫外光灯(365 nm)下检视,供试品色谱中,在与对照品色谱相应的位置上,显相同的两个蓝白色荧光斑点。

3. 《中国药典》中利用高效液相色谱法测定蛇床子中蛇床子素含量的方法

(1) 色谱条件与系统适用性试验:以十八烷基硅烷键合硅胶为填充剂;以乙腈-水(65：35)为流动相;检测波长为 322 nm。理论板数按蛇床子素峰计算应不低于 3 000。

(2) 对照品溶液的制备:取蛇床子素对照品适量,精密称定,加乙醇制成每 1 ml 含 45 μg 的溶液,即得。

(3) 供试品溶液的制备:取本品粉末(过三号筛)约 0.1 g,精密称定,置具塞锥形瓶中,精密加入无水乙醇 25 ml,密塞,称定重量,放置 2 h,超声处理(功率 300 W,频率 50 kHz)30 min,放冷,再称定重量,用无水乙醇补足减失的重量,摇匀;精密量取上清液 5 ml,置 10 ml 量瓶中,加入无水乙醇稀释至刻度,摇匀,即得。

(4) 测定法:分别精密吸取对照品溶液与供试品溶液各 10 μl,注入液相色谱仪,测定,即得。

五、香豆素类化合物的提取与分离

（一）提取

对香豆素类化合物进行提取分离时，应根据其溶解性、挥发性和升华性及其内酯结构的性质来设计和优化提取分离方案。常用的提取方法有溶剂提取法、水蒸气蒸馏法和碱溶酸沉法等。

1. 溶剂法　香豆素类化合物一般采用甲醇、乙醇或者水作为提取溶剂从植物中进行提取，合并提取液后回收溶剂得到提取物，再用石油醚、乙醚、乙酸乙酯和正丁醇等极性由低到高的有机溶剂依次萃取，将提取物分为极性不同的 5 个萃取部分。也可直接用石油醚、苯、乙醚、乙酸乙酯、丙酮、甲醇等顺次萃取，由于苯的毒性较大，应尽量不用或少用。各部分萃取液浓缩后获得结晶，或用其他方法进一步分离，直至得到单体化合物。

2. 酸碱法　香豆素类结构中含有内酯环，并常连有酚羟基，在碱溶液中内酯可开环形成羧酸盐，同时酚羟基形成酚盐而溶于水；在酸水溶液中又可重新环合成内酯，并形成游离的酚羟基而析出。通常可用 0.5% 氢氧化钠水溶液加热提取，冷却后先用乙醚萃取除去杂质，然后加酸调节到中性，适当浓缩，再酸化，香豆素及其苷类即可析出。但需要注意碱液浓度不能过高，加热时间不宜太长，避免破坏其母核结构。一般不适用于对酸、碱不稳定的香豆素类化合物。

3. 水蒸气蒸馏法　分子量较小的香豆素类具有挥发性，可以采用水蒸气蒸馏的方法进行提取。如花椒内酯就是利用水蒸气蒸馏法进行提取和分离的。但此法适用范围小、温度高、加热时间长，可能会引起化合物结构的破坏，现在较少应用。

4. 升华法　此法是利用一些小分子香豆素类易升华的性质，使其与不挥发性成分分开。由于升华所需温度较高，对热不稳定的香豆素类化合物通常会发生重排或降解反应，因此，此法适用于热稳定性好的香豆素类，且简单易行。

5. 超临界流体提取法　超临界二氧化碳流体提取技术对于香豆素类化合物的提取是一种非常有效的方法。对于极性小的游离香豆素类可直接用纯超临界二氧化碳流体提取，分子量较大或极性较强的成分可通过加入乙醇等极性溶剂作夹带剂来提取，而对于香豆素苷则不能有效提取。

（二）分离与精制

香豆素类的分离可根据混合物中各成分的溶解性不同进行，也可采用不同溶剂分部结晶来进行；对于酸性强弱不同的香豆素混合物，可用不同浓度的碱水萃取分离；结构与性质相似的香豆素类化合物则通常需用色谱法才能有效地分离。常用的色谱分离方法有柱色谱、制备薄层色谱、高效液相色谱和高速逆流色谱等。

1. 柱色谱　根据香豆素类化合物的结构特点，常采用：①硅胶柱色谱：一般需根据被分离物质的极性来选择固定相和洗脱溶剂，即采用硅胶或者反相键合硅胶作为固定相，用石油醚-乙酸乙酯、石油醚-丙酮、三氯甲烷-丙酮、三氯甲烷-甲醇或甲醇-水等为流动相进行洗脱，广泛适用于各种游离香豆素和香豆素苷类化合物的分离。②氧化铝柱色谱：酸性和中性氧化铝都可用于香豆素类的分离，而碱性氧化铝可引起香豆素类的降解，所以一般不用。常用的洗脱剂有乙醚或乙酸乙酯与石油醚、三氯甲烷的混合溶液。但酸性氧化铝对含羟基的香豆素类吸附性较强，现在应用较少。③羟丙基葡聚糖凝胶 Sephadex LH - 20 柱色谱：用三氯甲烷-甲醇或者甲醇-水等混合溶剂为洗脱剂对香豆素类化合物进行分离和精制。④大孔吸附树脂柱色谱：大孔树脂在水溶液中吸附力较强，吸附选择性较好，因此常用水及含水的醇溶液进行洗脱，可对水溶液中的低极性或非低极性香豆素类进行分离。

2. 制备薄层色谱　是分离纯化香豆素类化合物的方法之一。常用的展开剂有：三氯甲烷-乙酸乙酯、二氯甲烷-乙醚、己烷-乙酸乙酯-甲醇、己烷-丙酮和己烷-三氯甲烷-乙醚等，化合物色带可根据其自身的荧光特征来确定。

3. 高效液相色谱 目前,利用制备型高效液相色谱来分离香豆素类化合物已经非常普遍,若是分离极性小的香豆素类,一般用正相高效液相色谱,固定相是硅胶,流动相用石油醚-乙酸乙酯、石油醚-丙酮、三氯甲烷-丙酮和三氯甲烷-甲醇等有机溶剂系统;而对于极性较大的香豆素苷类的分离纯化,则用反相高效液相色谱,固定相是 Rp18 或者 Rp8,流动相用甲醇-水等。

4. 高速逆流色谱(HSCCC) 高速逆流色谱是 20 世纪 80 年代发展起来的一种连续高效的液-液分配色谱技术,具有制备样品量大,分离效果好,样品不损失、不变性等优点,近年来逐渐应用于天然产物的分离中。实际应用中常采用三氯甲烷-甲醇-水或正己烷-乙酸乙酯-正丁醇-甲醇-水溶剂系统,通过调节各溶剂组分的比例,利用梯度洗脱或双向洗脱方式,可使样品在较大极性范围内实现良好的分离。

高效液相色谱和高速逆流色谱的在线检测通常采用单波长或多波长的紫外-可见光检测器。

(三) 实例

1. 秦皮中香豆素类成分的提取与分离 秦皮为木犀科植物苦枥白蜡树 *Fraxinus rhynchophylla* Hance、白蜡树 *F. chinensis* Roxb.、尖叶白蜡树 *F. szaboana* Lingelsh. 或宿柱白蜡树 *F. stylosa* Lingelsh. 的干燥枝皮或干皮。具有清热燥湿、收涩止痢、止带、明目的功效,临床用于治疗痢疾、慢性支气管炎等疾病。秦皮中主要含有七叶内酯、七叶苷等香豆素及其苷类化合物,此外还有鞣质、皂苷、树脂和脂溶性色素等成分。由于香豆素类成分可溶于乙醇,提取分离时先用乙醇回流提取,提取液浓缩后加稀碱溶液处理,可使香豆素类成分开环成盐,增加其在水中的溶解度,再用三氯甲烷萃取除去提取液中的脂溶性杂质。水层加酸酸化后,用乙酸乙酯进行萃取,七叶内酯等游离香豆素类极性较小,可溶于乙酸乙酯,而七叶苷等苷类化合物则留在水层。两层分别经浓缩后,用水、甲醇、水反复重结晶,除去鞣质等极性较大的杂质,可得到高纯度的七叶内酯和七叶苷。其分离流程如图 3-2 所示:

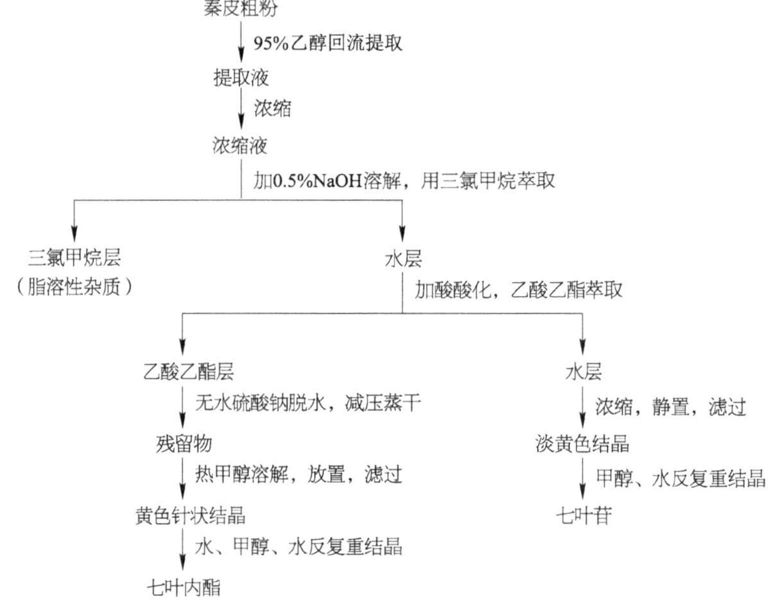

图 3-2　秦皮中七叶内酯和七叶苷的提取分离

2. 中药独活中香豆素类化合物的提取分离　　独活为伞形科植物重齿毛当归 *Angelica pubescens* Maxim. f. *biserrata* Shan et Yuan 的干燥根。具有祛风除湿、通痹止痛的功效，为常用的祛风湿中药。在研究其水溶性活性成分时采用了多种色谱手段后得到单体成分。将独活的干燥根用 50％甲醇提取后，减压回收甲醇。水溶液用乙酸乙酯萃取，水溶液经阳离子交换树脂除去碱性成分。流出的水溶液（未交换部分）经大孔树脂柱用含水乙醇洗脱，紫外光灯（365 nm）下检测，收集蓝紫色荧光带，得到水溶性独活总香豆素。总香豆素经硅胶分配色谱，依次用水饱和三氯甲烷，三氯甲烷-甲醇-1％甲酸（8∶2∶1～4∶2∶1）进行梯度洗脱，薄层色谱荧光检测，得到纯品 I（二氢欧山芹醇-β-葡萄糖苷）和粗品 II。粗品 II 先后经 Sephadex LH-20 和制备薄层色谱分离得到纯品 II［2′-（1″，2″，3″-三羟基）异戊基-白芷内酯醇］，其分离流程如图 3-3 所示：

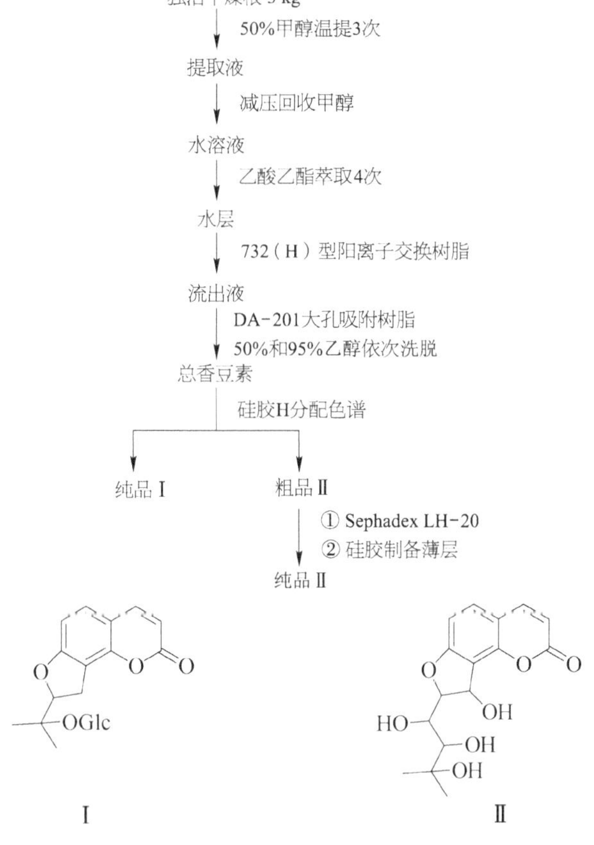

图 3-3　独活中香豆素类化合物的提取分离

3. 中药紫花前胡中香豆素类化合物的提取与分离　　紫花前胡 *Peucedanum decursivum*（Miq.）Maxim. 为伞形科前胡属植物，具有散风清热、降气化痰的功效，主要用于治疗风热咳嗽，痰热喘满等疾病，主要含有线形二氢吡喃香豆素双酯、线形呋喃香豆素及其苷类化合物。其提取分离过程为：将紫花前胡粗粉用三氯甲烷提取，提取物经反复硅胶柱色谱，以石油醚-乙酸乙酯梯度洗脱，薄层色谱检测，合并相应流分，反复硅胶柱色谱纯化、重结晶，得到化合物 1、2、5、6 和化合物 3、4 的混合物结晶。混合物经正相 HPLC 分离，色谱柱为 Shim-pack PREP-SIL 20 mm ID×25 cm 制备型色谱柱，环己烷-乙酸乙酯洗脱，UV（320 nm）检测，得到化合物 3 和 4 单体。其分离流程如图 3-4 所示：

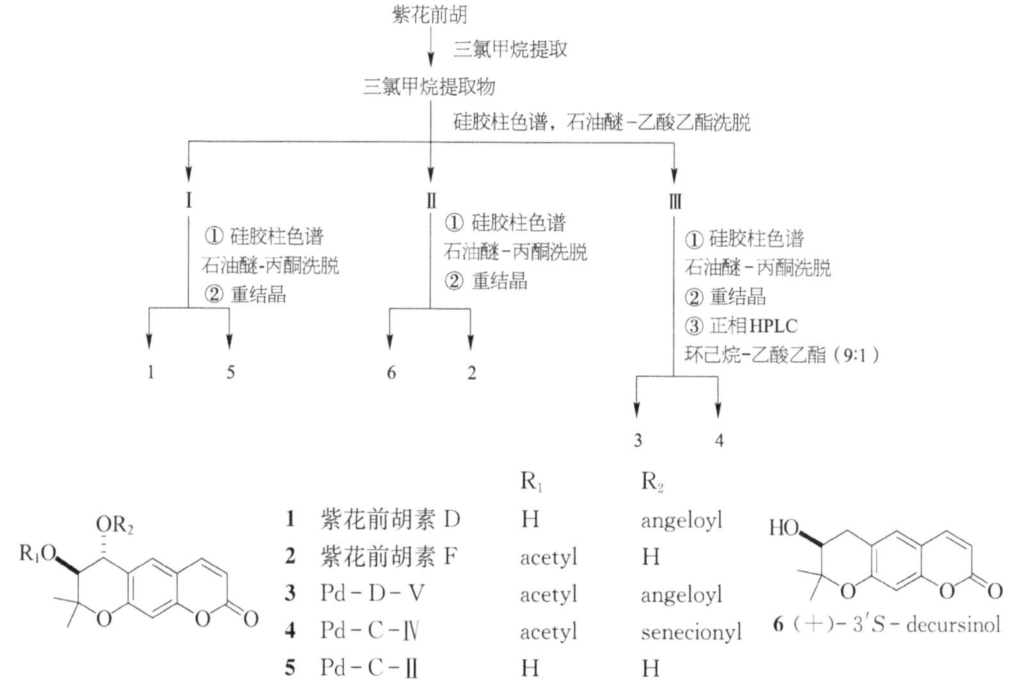

图 3-4　紫花前胡中吡喃香豆素类化合物的提取分离

六、香豆素类化合物的生物活性

香豆素类化合物在自然界中广泛存在，在植物体内有调节植物生长和发芽的作用。香豆素类对于人体则显示出抗菌、抗病毒、抗肿瘤、抗凝血等多种生物活性，且具有结构简单、易化学合成的特点，因此至今仍是新药研究开发的热点之一。

（一）抗菌作用

中药秦皮中的七叶内酯，七叶苷等香豆素类化合物是治疗痢疾的有效成分。此外，抗生素新生霉素（novobiocin）为 4,7－二羟基香豆素的含氮糖苷，也属于香豆素类化合物。

新生霉素

（二）抗凝血作用

在临床上，双香豆素的某些类似物作为抗凝血药物使用，可以防止血栓的形成或者起到溶栓功效，如海棠果内酯具有显著的抗凝血作用。香豆素类的抗凝血作用可被维生素 K 对抗。

（三）光敏作用

许多香豆素类衍生物具有光敏活性。补骨脂内酯与长波紫外线联合使用已成为临床上治疗牛皮癣和白癜风等皮肤病的常用手段。此外，杭白芷总香豆素类可以提高皮肤对于紫外线的敏感性，产生较多的黑色素，也可以用来治疗牛皮癣等皮肤病。

（四）抗肿瘤作用

在临床上，7-羟基香豆素通过降低细胞 cyclin D1 的表达抑制癌细胞的增殖，从而对恶性黑色素瘤、肾癌和前列腺癌起效。8-甲氧基补骨脂素可增加癌细胞中 P16 和 Nm23－H1 蛋白的表达，减少 CDK4 和 H－ras 蛋白的表达，从而阻碍癌症的发生和转移。此外，香豆素类衍生物还可以通过增强机体免疫力而产生抗癌作用。

（五）抗病毒作用

藤黄科胡桐属植物 *Calophylum lanigerum* 中分离得到的 calanolide A 对 HIV－1 病毒株具有强烈抑制作用，目前已经入 Ⅱ 期临床实验。另外，从蛇床子等植物中得到的蛇床子素（osthole）可抑制乙型肝炎表面抗原（HBsAg）。

（六）对心血管系统的作用

香豆素类衍生物具有抗高血压、抗心律失常和抗心肌缺血再灌注性损伤等作用。如前胡丙素（praeruptorin C）的降压、钙拮抗和防止血管肥厚的作用；花椒毒素（xanthotoxin）对于乌头碱诱发的大鼠心律失常有明显的治疗作用；白花前胡甲素（praeruptorin A）可明显抑制大鼠缺血再灌注性损伤。

（七）毒性

由于香豆素类具有芳甜气味，长期以来被广泛用作食品和药品的香料。但研究表明，某些香豆素类对人和动物有一定的毒害，尤其是对肝的毒性作用，如黄曲霉毒素 B_1（AfB_1）在极低的浓度就可以使动物的肝损害而引起癌变。此外，香豆素类在体内吸收快，不经过尿排出，长期使用要防止其蓄积性毒性的现象发生。

黄曲霉毒素 B_1

第四节　木脂素类

一、概述

木脂素类化合物（lignans）是一类由苯丙素结构单元氧化聚合而形成的天然产物，因其在植物树脂或木质部中存在较多、含量较大，所以称为木脂素。它们通常以二聚体形式存在，少数为三聚体和四聚体。组成木脂素的苯丙素单体主要有 4 种：①肉桂醇（cinnamyl alcohol）；②桂皮酸（cinnamic acid）；③丙烯基酚（propenylphenol）；④烯丙基酚（allylphenol）。它们以多种多样的连接方式形成了结构类型繁多的木脂素分子。最早的木脂素（lignan）是指 2 分子苯丙素以侧链中 β 碳原子（C_8—$C_{8'}$）连接而成的化合物；后来又发现许多以其他位置连接（如 C_3—$C_{3'}$，C_8—$C_{3'}$）而成的木脂素，因此将这些非 β 碳原子连接的木脂素类化合物称为新木脂素（neolignan）；此外，近年来还发现了降木脂素（norlignan）、杂木脂素（hybrid lignan）和多聚木脂素等其他结构类型。

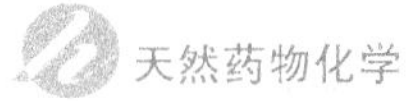

$C_8—C_8'$ 　　　　　$C_3—C_3'$ 　　　　　$C_8—C_3'$

多数木脂素类化合物的命名采用俗名，即根据其来源植物的属名或种名来命名。如从鬼臼属（*Podophyllum*）植物中分离到的鬼臼毒素，从厚朴（*Magnolia officinalis*）中得到的厚朴酚（magnolol）。这类木脂素的碳原子编号通常将左边的苯丙素单元编号为 $1\sim9$，右边的编号为 $1'\sim9'$。但对于芳基萘和四氢呋喃类木脂素，有时选择化合物中所包含的萘或四氢呋喃等有机化合物为母核进行命名，所以对于这类化合物，其系统名称中的碳原子编号可能会与俗名中有所不同。

木脂素主要存在于双子叶植物中，而新木脂素只在樟科、木兰科、蒺藜科等少数科属植物中被发现。它们多数为游离态，少数以苷的形式存在，结构中多具有羟基、甲氧基或亚甲二氧基、羧基、内酯等取代基，且多数有光学活性。结构多样的木脂素类化合物具有广泛的生物活性，如抗肿瘤、抗病毒、保肝、对心血管系统及对中枢神经系统等作用。

二、木脂素类化合物的主要结构类型

(一) 木脂素(lignan)

木脂素(lignan)是木脂素类化合物中最常见的结构类型。这类结构中 2 分子桂皮酸或桂皮醇分别通过侧链 β 碳原子连接而成；侧链中 γ 碳原子上含氧官能团通过脱水缩合，再形成半缩醛、四氢呋喃环、内酯环等不同的亚类型结构。其中相当一部分还通过侧链与苯环相连，或 2 个结构单元的苯环相连形成多环结构，使得木脂素的结构更加复杂多样。这里主要介绍几种常见的类型：

1. 二苄基丁烷类(dibenzylbutanes)　　这类木脂素是其他类型木脂素的生源前体，由 2 分子苯丙素通过 $C_8—C_8'$ 连结形成，2 个苯环可连有单取代、二取代或三取代的羟基、甲氧基、亚甲二氧基，或氧糖基；其 C3 结构单元中 C_9 位大部分以甲基形式存在，但也可被进一步氧化成羟甲基、羰基、羧基或烯基。有些化合物的 C_7 位或 $C_{7'}$ 位以仲醇形式存在，个别化合物的 C_7 或 $C_{7'}$ 位被氧化为羰基。如蒺藜科植物 *Larreadivaricata* 中的去甲二氢愈创木脂酸(nordihydroguaiaretic acid，NDGA)，珠子草（*Phyllanthus niruri*）中得到的叶下珠脂素(phyllanthin)。

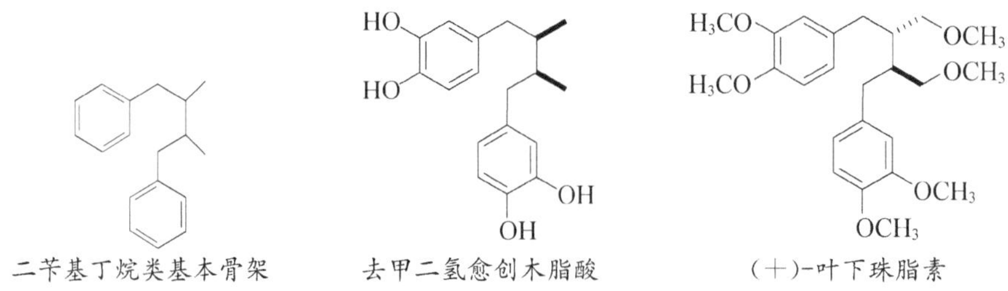

二苄基丁烷类基本骨架　　　　去甲二氢愈创木脂酸　　　　（＋）-叶下珠脂素

2. 二苄基丁内酯类(dibenzyltyrolactones)　　此类木脂素是由二苄基丁烷的 C_9 位氧化成羰基，与 $C_{9'}$ 位羟基缩合而成的 γ-内酯衍生物。多数天然二苄基丁内酯木脂素 C_8 和 $C_{8'}$ 位的两个苄基为反式立体构型，如从日本扁柏中获得的（－）-扁柏脂素(hinokinin)，菊科植物牛蒡子（*Arctium lappa*）中的牛蒡子苷(arctin)及其苷元(arctigegnin)。

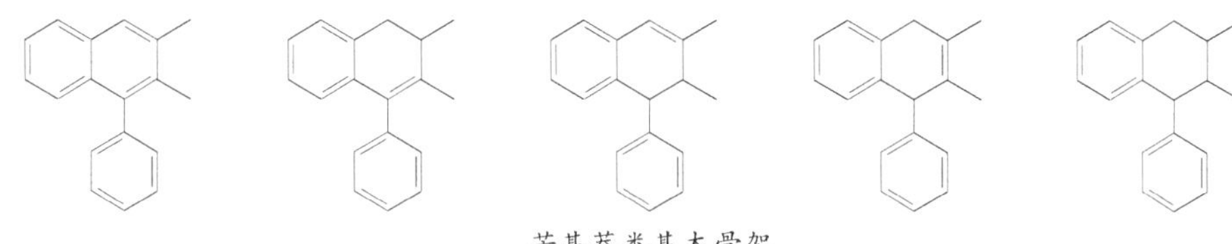

二苄基丁内酯类基本骨架　　　　　（−）-扁柏脂素　　　　　　牛蒡子苷

3. 芳基萘类（arylnaphthalenes）　芳基萘类木脂素是木脂素类中分布较广，数量较多的一类。主要有芳基萘、芳基二氢萘、芳基四氢萘等基本结构骨架，自然界中以芳基四氢萘类居多。

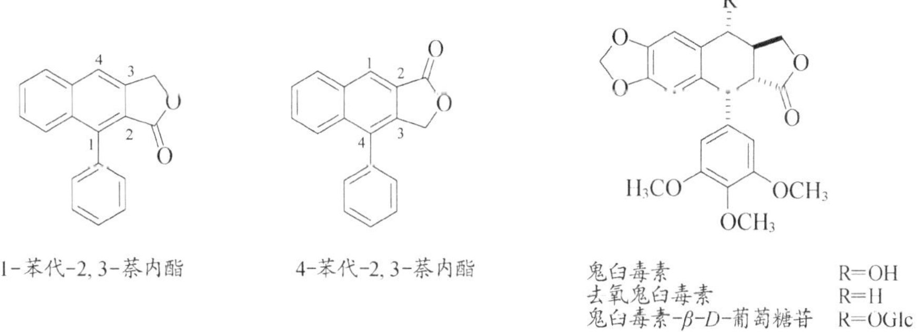

芳基萘类基本骨架

芳基萘类木脂素的侧链 γ 碳原子，有的被氧化成醇、醛或酸，以开链形式存在；有些则缩合为五元环内酯环，内酯环羰基在下面的称为 1-苯基-2,3-萘内酯，内酯环羰基在上面的称 4-苯基-2,3-萘内酯。如具有显著抗肿瘤活性的鬼臼毒素（podophyllotoxin）就属于芳基四氢萘内酯类木脂素，最早分离自盾叶鬼臼（*Podophyllum peltatum*）、此后在八角莲（*Podophyllum pleianthum*）、桃儿七（*Sinopodophyllum emodi*）和山荷叶（*Diphylleia grayi*）等近缘植物中也被分离得到，其内酯环为反式，遇碱易异构化为顺式。（−）-鬼臼毒素-β-D-葡萄糖苷曾在植物桃儿七中分离得到。

1-苯代-2,3-萘内酯　　　　　4-苯代-2,3-萘内酯

鬼臼毒素　　　　　　　　　R＝OH
去氧鬼臼毒素　　　　　　　R＝H
鬼臼毒素-β-D-葡萄糖苷　　R＝OGlc

4. 四氢呋喃类（tetrahydrofurans）　木脂素 C3 单元上不同位置的含氧取代基经缩合形成了四氢呋喃类木脂素。四氢呋喃类也是木脂素中比较丰富的一类。根据四氢呋喃环合的位置不同，其结构骨架有 C7—O—C7′ 型、C7—O—C9′ 型和 C9—O—C9′ 型。如从 *Himantondra baccata* 树皮中得到的（−）- galbacin 为 C7—O—C7′ 型四氢呋喃类木脂素；自 *Olea europaea* 树脂中分离得到的橄榄脂素（olivil）为 C7—O—C9′ 型四氢呋喃类木脂素；从荜澄茄（*Piper cubeba*）果实中得到的荜澄茄素（cubebin）则为 C9—O—C9′ 型四氢呋喃类木脂素。

（-）-galbacin   橄榄脂素   荜澄茄素

5. 并双四氢呋喃类（furofurans）　四氢呋喃类木脂素中脂肪烃链上羟基的进一步缩合形成了并双四氢呋喃类木脂素的结构。在自然界，这类结构中的 2 个四氢呋喃环绝大多数情况下是以顺式立体构型相并合的，并且双四氢呋喃环结构骨架通常也只有 1 种结构类型，即：C_7—O—$C_{9'}$ 型和 $C_{7'}$—O—C_9 型四氢呋喃环通过 C_8—$C_{8'}$ 并合。如对四龄幼虫具有拒食作用的（＋）-芝麻脂素[（＋）-sesamin]；具有降压作用的（＋）-细辛脂素[（＋）- asarinin]和 diasesartemin。

（＋）-芝麻脂素   （＋）-细辛脂素   diasesartemin

6. 联苯环辛烯类（dibenzocyclooctenes）　2 个苯丙素单元除了以 C_8—$C_{8'}$ 相连外，苯基的 C_2—$C_{2'}$ 也同时相连，形成一类与 2 个苯环相并合的连氧取代环辛烯结构骨架，称为联苯环辛烯类木脂素。这种类型木脂素结构中除了环辛烯上手性碳原子形成的立体异构以外，还有因 2 个近距离且不共平面的苯环产生的位阻立体异构体。这类木脂素主要存在于五味子科五味子属（*Schisandra*）和南五味子属（*Kadsura*）植物中，如从五味子（*Schisandra chinensis*）果实中获得的五味子甲素[（＋）-deoxyshizandrin]、五味子乙素（γ - schizandrin）和五味子丙素（wuweizisu C）。华中五味子（*S. sphenanthera*）果实中得到的五味子酯（schisantherin）系列木脂素是环辛烷结构中接有酯基的类型，如五味子酯甲和五味子酯乙等。

五味子甲素   五味子乙素   五味子丙素

从黑老虎（*K. coccinea*）分到的南五脂素甲（kadsulignan A）是具有螺苯并呋喃（spirobenzofuranoid）结构骨架的联苯环辛烯类木脂素；从菊科植物 *Steganotaenia araliacea* 中获得的化合物 steganacin 及其类似物是一系列 C_8 和 $C_{8'}$ 位呈氧化型并形成内酯结构的联苯环辛烯类木脂素，具有显著的抗白血病活性。

五味子酯甲　　　　　　南五脂素甲　　　　　　steganacin

（二）新木脂素（neolignans）

通常将由一个苯丙素 C3 单元上的碳与另一个苯丙素的苯环相连，或由苯丙素的苯基相连构成的各种木脂素归类为新木脂素，可分为以下几种亚类型。

1. 苯并呋喃型（benzofurans）　又分为尤普麦特苯并呋喃型和伯彻林苯并呋喃型两种。①尤普麦特苯并呋喃型（eupomatenoid benzofurans）：这一类型的新木脂素是一个苯丙素单元的 C_8 位与另一苯丙素的 $C_{3'}$ 位相连，C_7 位同时与 $C_{4'}$ 位通过氧相连形成一个与苯环相并合的苯取代呋喃或四氢呋喃环结构骨架。其代表性的化合物为从植物 *Eupomatia laurina* 树皮中分离的尤普麦特烯（eupomatene）和从海风藤（*Piper futokadsura*）中分离得到的海风藤酮（kadsurenone）。②伯彻林苯并呋喃型（burchellin benzofurans）：此类新木脂素是一个苯丙素单元的 C_8 位与另一苯丙素的 $C_{1'}$ 位相连，同时 C_7 位与 $C_{2'}$ 位通过氧相连形成一个与苯环相并的 $C_{1'}$ 位有丙烯基的苯取代四氢呋喃环结构骨架。这类代表化合物是来自樟科植物 *Aniba burchellii* 的伯彻林。

尤普麦特烯　　　　　　海风藤酮　　　　　　伯彻林

2. 双环辛烷型（bicyclooctanes）　此类新木脂素可以看成是一个苯丙素单元的 C_8 位与另一苯丙素的 $C_{3'}$ 位相连，同时 C_7 位与 $C_{1'}$ 位直接相连，形成一个与环己烃相并的苯取代五元环结构骨架：双环［3，2，1］辛烷（bicycle［3，2，1］）。分离自植物 *Ocotea bullata* 的异奥克布烯酮（iso-ocobullenone）属于这种类型的新木脂素。

3. 风藤酮型（futoenones）　一个苯丙素单元的 C_8 位与另一苯丙素的 $C_{1'}$ 位相连，同时 C_7 位与另一苯丙素单元的 $C_{9'}$ 位直接相连，形成有螺环的苯取代环己烷结构骨架，也称螺二烯酮型。从胡椒属植物风藤葛（*Piper futokadzura*）的叶和茎得到的风藤酮（futoenone）是这种结构的代表性化合物。

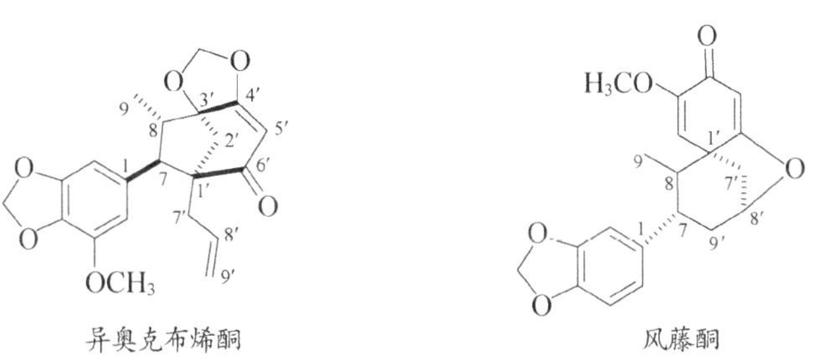

异奥克布烯酮　　　　　　风藤酮

4. 联苯型(biphenyl derivatives)　联苯型新木脂素是由 2 个苯丙素单元的苯环直接相连而形成的,多数为 C_3—$C_{3'}$ 相连。厚朴酚(magnolol)是从中药厚朴(*Magnolia officinalis*)树皮中获得,从日本厚朴(*M. obovata*)树皮中得到的和厚朴酚(honokiol)是其异构体。

厚朴酚　　　　　　　和厚朴酚

(三) 其他结构类型

除上述结构类型外,还有一些新的结构类型被不断发现,主要有:①木脂素或新木脂素的其中 1 个苯丙素单元的烃基侧链失去 1 个或 2 个碳原子而形成的降木脂素,如从胡椒属植物 *Piper decurrens* 中分到的苯并呋喃型降新木脂素 decurrenal;②木脂素与萜类、黄酮等其他类型的化合物形成复合体构成杂木脂素,如水飞蓟中的促进胆汁分泌的有效成分水飞蓟素(silybin)就属于黄酮木脂素;③多个苯丙素单元通过碳碳键相互连接可形成多聚木脂素(oligomeric lignans),如牛蒡子中的拉帕酚 A(lappaol A)和拉帕酚 F(lappaol F)是分别由 3 分子和 4 分子苯丙素单元聚合而成的倍半木脂素和二木脂素。

decurrenal

水飞蓟素

拉帕酚A

三、木脂素类化合物的理化性质

(一) 性状

木脂素类化合物多数为无色结晶;而新木脂素则较难结晶,多数为白色粉末。木脂素类化合物大多不易挥发,除少数(如去甲二氢愈创木脂酸)外,一般也不易升华。

(二) 溶解性

游离的木脂素类具有一定的亲脂性,能溶于三氯甲烷、乙醚、乙酸乙酯、丙酮、甲醇和乙醇等有机溶剂,难溶于水;成苷后木脂素类极性增大,有一定的水溶性,能被酶或酸水解。

（三）稳定性

木脂素类分子中常有多个手性碳原子，除少数去氢木脂素外，大多具有光学活性，遇到酸、碱条件容易发生立体异构化，从而导致其光学活性甚至生物活性的改变。例如，双四氢呋喃类木脂素 d - 芝麻脂素在盐酸乙醇溶液中加热，部分转化为 d -表芝麻脂素（d - episesamin），即细辛脂素。这是由于呋喃环上的氧原子与苯甲基相连，容易开环，重新闭环时发生构型变化。

（+)-芝麻脂素　　　　　　　　　　　　　　（+)-表芝麻脂素（细辛脂素）

鬼臼毒素类属于四氢萘内酯木脂素，具有反式内酯环结构，遇碱易异构化为顺式内酯。如具有抗癌作用的天然鬼臼毒素为 8β，$8'\alpha$ 构型，内酯羰基碳邻位上有 $\alpha - H$，遇碱易异构化为无抗癌活性的苦鬼臼毒素。此外，C_7 位的羟基遇酸也易异构化，生成系列衍生物。因此，在提取分离过程中应注意操作条件，尽量避免接触和使用酸或碱。

（−)-鬼臼毒素　　　　　　　　　　　　　　（−)-苦鬼臼毒素

（−)-表鬼臼毒素　　　　　　　　　　　　　（−)-表苦鬼臼毒素

四、木脂素类化合物的检识

（一）化学检识（显色反应）

木脂素类化合物结构类型繁多，从化学结构来看它们并不是一类物质，缺少共同的特征反应。但其分子结构中常连有酚羟基、醇羟基、甲氧基、亚甲二氧基、羧基和内酯环等官能团，可通过相应的显色反应进行检识。如：

1. 三氯化铁反应　检验分子中是否有酚羟基取代。

2. **重氮化试剂、Gibb's(或 Emerson)反应**　检验酚羟基对位是否有取代。

3. **Labat 反应或 Ecgrine 试剂反应**　具有亚甲二氧基的木脂素可与 Labat 试剂(没食子硫酸试剂)或 Ecgrine 试剂(变色硫酸试剂)发生显色反应。

Labat 反应:样品加浓硫酸,再加入没食子酸后,显蓝绿色。

Ecgrine 反应:样品依次加入浓硫酸、变色酸,于 70～80 ℃加热 20 min,可显蓝紫色。

4. **异羟肟酸铁反应**　用于检验木脂素分子中的内酯环结构。

(二) 色谱检识

1. **薄层色谱**　木脂素类化合物可用薄层色谱和纸色谱进行鉴定。最常用的是硅胶薄层色谱,可用三氯甲烷-甲醇、三氯甲烷-乙酸乙酯、乙酸乙酯-甲醇、石油醚-甲酸乙酯-甲酸等系统作为展开剂。显色可利用木脂素类在紫外光下呈暗斑,或使用通用显色剂:①5%磷钼酸乙醇溶液,120 ℃加热至斑点明显出现;②1%茴香醛浓硫酸试剂或 10%硫酸乙醇溶液,110 ℃加热 5 min,各木脂素类化合物可显示不同颜色。

2. **高效液相色谱**　木脂素的定性、定量分析,主要采用正相或反相 HPLC,由于木脂素类化合物通常有较强的紫外特征吸收,所以常用紫外检测器进行检出。此外,还有连接电喷雾质谱(ESI-MS)或快速原子轰击质谱(FAB-MS)进行检出的方法。

木脂素类化合物的紫外光谱特征:多数木脂素类的 2 个取代芳环是 2 个孤立的发色团,两者紫外吸收峰位置相近,吸收强度是两者之和,立体构型对紫外光谱没有影响。如去氧鬼臼毒素(deoxypodophyllotoxin)的紫外吸收 $\lambda_{max}=290\sim294$ nm($\varepsilon=4\,400\sim4\,800$)是 2 个发色团:亚甲二氧基苯 $\lambda_{max}=283$ nm($\varepsilon=3\,300$)和 3 个甲氧基苯 $\lambda_{max}=270$ nm($\varepsilon=650$)的加和。吸收峰略有红移是由于鬼臼毒素衍生物 B 环的存在,相当于苯环烷基取代。

紫外光谱还可用于区别芳基四氢萘、芳基二氢萘、芳基萘型木脂素,还可以确定芳基二氢萘 B 环上的双键位置。

(三) 实例

(1)《中国药典》中,中药厚朴中的厚朴酚与和厚朴酚的薄层色谱检识方法如下:取厚朴药材粉末 0.5 g,加甲醇 5 ml,密塞,振摇 30 min,过滤,取滤液作为供试品溶液。另取厚朴酚对照品与和厚朴酚对照品,加甲醇制成每 1 ml 各含 1 mg 的混合溶液,作为对照品溶液。吸取上述两种溶液各 5 μl,分别点于同一硅胶 G 薄层板上,以苯-甲醇(17∶1)为展开剂,展开,取出,晾干,喷以 1%香草醛浓硫酸溶液,在 100 ℃加热至斑点显色清晰。供试品色谱中,在与对照品色谱相应的位置上,显相同颜色的斑点。

(2)《中国药典》中,利用高效液相色谱法测定南五味子中五味子酯甲含量的具体方法如下:

1) 色谱条件与系统适用性试验:以十八烷基硅烷键合硅胶为填充剂;以四氢呋喃-水(38∶62)为流动相;检测波长为 254 nm。理论板数按五味子酯甲峰计算应不低于 3 000。

2) 对照品溶液的制备:取五味子酯甲对照品适量,精密称定,加甲醇制成每 1 ml 含 40 μg 的溶液,即得。

3) 供试品溶液的制备:取南五味子药材粉末(过三号筛)约 0.5 g,精密称定,置具塞锥形瓶中,精密加入甲醇 50 ml,称定重量,超声处理(功率 250 W,频率 40 kHz)30 min,放冷,再称定重量,用甲醇补足减失的重量,摇匀,过滤,取续滤液,即得。

4) 测定法:分别精密吸取对照品溶液与供试品溶液各 20 μl,注入液相色谱仪,测定,即得。

五、木脂素类化合物的提取分离

(一) 提取

1. **溶剂法**　木脂素类化合物多数以游离形式存在,少数与糖结合成苷。游离型木脂素具有亲脂性，易溶于三氯甲烷、乙醚和乙酸乙酯等中极性的有机溶剂，在石油醚中溶解度小，但通过多次少量溶出，可得到纯度较高的木脂素类化合物。低极性有机溶剂难渗透入植物细胞，宜先用乙醇、丙酮等亲水性溶剂提取，得浸膏后再以三氯甲烷、乙醚等分次萃取。

2. **碱溶酸沉法**　与香豆素类化合物类似，具有酚羟基或内酯结构的木脂素类化合物，在碱液中酚羟基成盐或内酯环开环而溶于水，与其他脂溶性成分分离后，再加酸使其酸化析出。但在酸碱条件下，木脂素类容易发生异构化，因此不适用于具有光学活性的木脂素类化合物。

此外，近年来超临界二氧化碳流体技术也用于木脂素类的提取。

（二）分离和精制

得到的木脂素类粗提取物，通过传统的溶剂萃取、分级沉淀、重结晶等方法，虽然可以得到进一步的分离，但很难得到纯品，因此色谱法仍是目前分离木脂素类的主要手段。通常以硅胶为吸附剂，用石油醚-乙酸乙酯，石油醚-丙酮，三氯甲烷-丙酮，三氯甲烷-甲醇等溶剂系统进行梯度洗脱。葡聚糖凝胶 Sephadex LH-20 也可用于分离和纯化在甲醇中溶解性较好的木脂素类成分。对于木脂素类结构相近的难以分离的类似物，反相填料 RP-18 等也可以用于木脂素类的分离。此外，高速逆流分配色谱、反相制备型高效液相色谱也被应用于木脂素类化合物最终的精制与纯化。

（三）实例

1. **桃儿七中鬼臼毒素的提取分离**　桃儿七为小檗科桃儿七属桃儿七 *Podophyllum emodi* (Wall.) Ying 的干燥根茎，生于海拔为 2 000～3 000 m 的山地草丛中分布在陕西、甘肃、青海、四川、云南、西藏等地。主要用于蛇咬伤、跌打损伤、风湿筋骨痛、气管炎等症的治疗。桃儿七中的主要成分是以鬼臼毒素（podophyllotoxin）为代表的木脂素类化合物，其提取分离流程如图 3-5 所示：

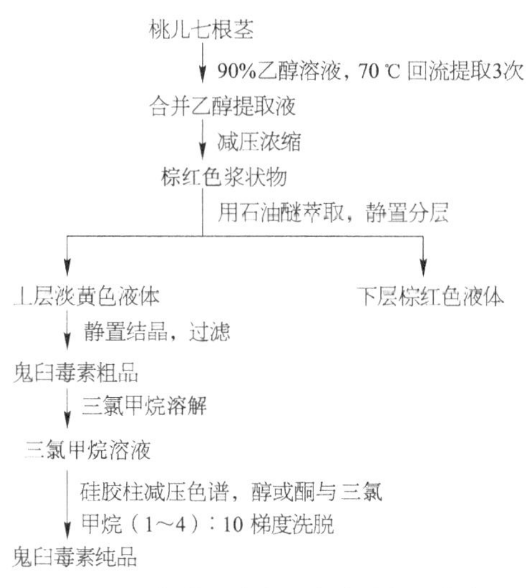

图 3-5　桃儿七中鬼臼毒素的提取分离

2. **北五味子果实中五味子乙素、五味子丙素、五味子酯甲的提取分离**　五味子为木兰科植物五味子 *Schisandra chinensis* (Turcz.) Baill. 或华中五味子 *Schisandra sphenanthera* Rehd. et Wils. 的干燥成熟果实。习惯上，将前者称为北五味子，主要产自东北、河北等地；后者称为南五味子，主产于湖北、陕西、山西、华中及西南等地。具有收敛固涩、益气生津、补神宁心的功效。用于久咳虚喘、梦遗滑精、遗尿尿频、久泻不止、自汗盗汗、津伤口渴、短气脉虚、内热消渴、心悸失眠等症。其主要有效成分为联苯环辛烯型木脂素类化合物。从北五味子提取分离五味子乙素、五味子丙素和五味子酯甲的流程如图 3-6 所示：

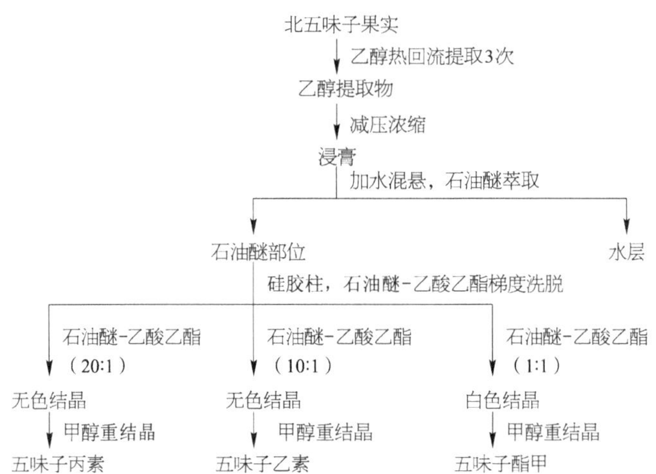

图 3-6　北五味子果实中木脂素类化合物的提取分离

3. 厚朴中厚朴酚与和厚朴酚的提取分离　　厚朴为木兰科植物厚朴 *Magnolia officinalis* Rehd. et Wils. 或凹叶厚朴 *M. officinalis* Rehd. et Wils. var. *biloba* Rehd. et Wils. 的干燥干皮、根皮及枝皮。主要产自四川、湖北、浙江、贵州、湖南等地。具有燥湿消痰，下气除满的功效。用于治疗湿滞伤中、脘痞吐泻、食积气滞、腹胀便秘、痰饮咳喘等症。主要含有新木脂素类化合物，如厚朴酚、和厚朴酚等。其提取分离流程如图 3-7 所示：

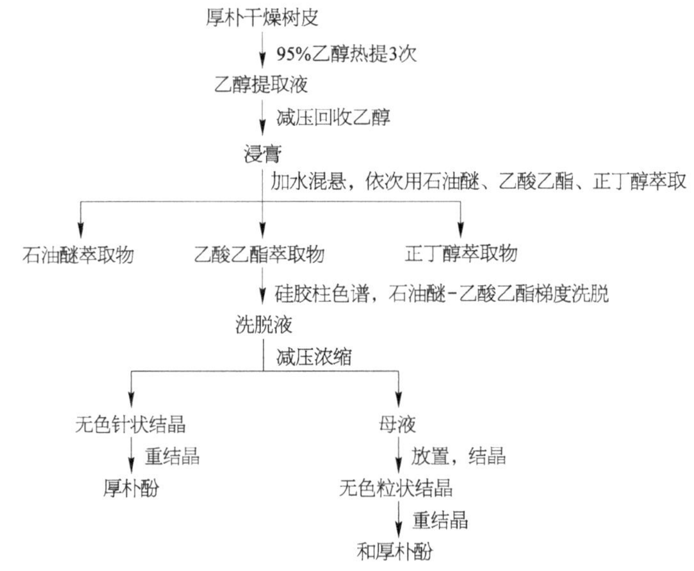

图 3-7　厚朴中厚朴酚与和厚朴酚的提取分离

除上述经典的提取方法外，还可采用高速逆流分配色谱法进行分离（图 3-8）。

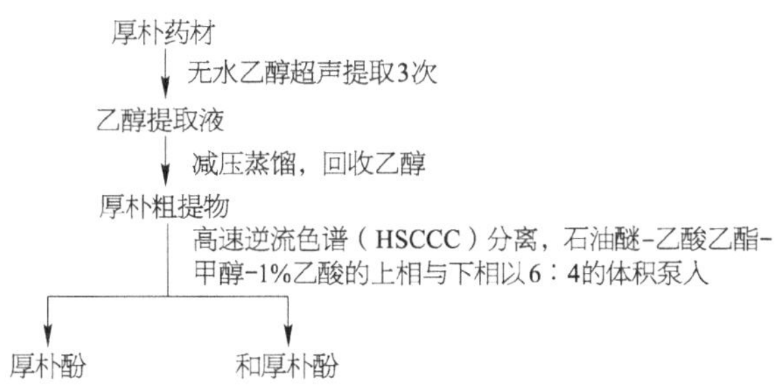

图 3-8　高速逆流色谱法分离厚朴酚与和厚朴酚

六、木脂素类化合物的生物活性

木脂素类化合物结构类型多样，生物活性广泛而且显著，主要的生物活性有如下几方面。

（一）抗肿瘤作用

许多木脂素类化合物具有细胞毒活性，可以抑制肿瘤生长。其中小檗科鬼臼属（*Podophyllum*）及其近缘植物中普遍存在且含量较高的各种鬼臼毒素类木脂素，均显示强的细胞毒活性，能显著抑制癌细胞的增殖。天然鬼臼毒素类木脂素毒性很大，难以临床应用，后经结构改造，其半合成产物 VP-16（etoposide）和 VM-26（teniposide）已开发成抗癌药物应用于临床。

（二）肝保护和抗氧化作用

五味子和华中五味子果实中存在的各种联苯环辛烯类木脂素，可改善毒物对肝的影响，具有促进肝功能恢复和降低血清谷丙转氨酶的作用，联苯双酯（diphenyldimethylbicarboxylate）是我国研究五味子素类木脂素过程中合成开发的一个肝炎治疗新药。近年来研究发现，此类木脂素还具有显著的抗脂质过氧化和清除氧自由基作用。

联苯双酯

戈米辛 J

（三）抗 HIV 病毒作用

鬼臼毒素类木脂素对麻疹和 I 型单纯疱疹有对抗作用。二苄基丁内酯类、芳基萘类、鬼臼毒素以及从南五味子中得到的戈米辛 J(gomisin J)等五味子素类的多种木脂素对艾滋病病毒（HIV - 1）的增殖具有明显抑制作用。

（四）对中枢神经系统(CNS)的作用

一些木脂素类化合物对 CNS 既有抑制也有抗抑制作用。如 simplexoside 是镇静剂，但其苷元却是兴奋剂。五味子醇甲(schizandrin)具有明显的中枢安定作用，是五味子镇静的主要活性成分。厚朴的镇静和肌肉松弛作用也与其含有的厚朴酚有关。

（五）对血小板活化因子(PAF)受体的拮抗活性

海风藤中获得的新木脂素类成分对 PAF 受体结合有明显抑制作用，其中海风藤酮活性最强。异型南五味子中得到的 R-（＋）- gomisin M_1 等多种联苯环辛烯类也具有 PAF 的拮抗活性。

（六）平滑肌解痉作用

五味子果实中的木脂素类成分对由 $PGF_{2\alpha}$ 和 $CaCl_2$ 引起的离体狗肠系膜动脉收缩具有抑制作用，显示钙拮抗活性，其中戈米辛 J 活性最强。

（七）其他作用

爵床属植物 *Justicia hayata* 中的爵床脂素 A、B 和山荷叶素均有毒鱼作用；透骨草中的乙酰透骨草脂素具有杀虫作用；某些木脂素类还具有 cAMP 磷酸二酯酶抑制活性、免疫增强、促进蛋白质和糖原的合成等多种作用。此外，科学家们在人和灵长类动物体内发现某些木脂素类化合物，如 enterolactone 和 enterodiol 以葡萄糖醛酸苷的形式存在，其中 enterolactone 在女性尿中的浓度呈周期性变化，在黄体期和孕期出现高峰，提示其具有雌激素样活性。这些木脂素类的化学结构与合成雌激素己烯雌酚很相似，但与植物中的木脂素类不同，在丙基的间位连有酚羟基，其来源可能是食物中的木脂素类，如 secolariciresinol 苷在肠道内经细菌转化而成。

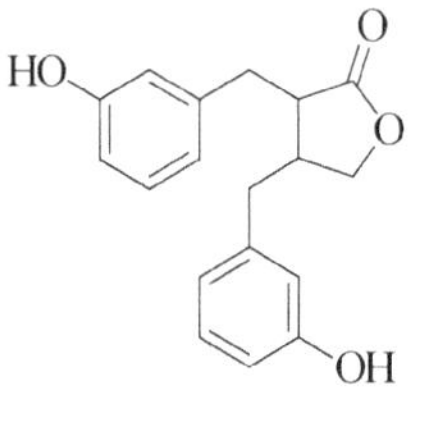

enterolactone 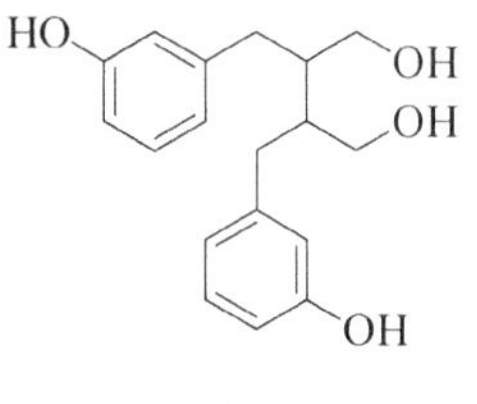   enterodiol

复 习 题

【A 型题】

1. 下列类型化合物中，大多数具有芳香气味的是：　　　　　　　　　　　　　　　　　　　　（　　）

    A．黄酮苷元　　　　　　　　B．蒽醌苷元　　　　　　　　C．香豆素苷元

    D．三萜皂苷元　　　　　　　E．甾体皂苷元

2. 下列化合物中，具有升华性的是：　　　　　　　　　　　　　　　　　　　　　　　　　　（　　）

    A．单糖　　　　　　　　　　B．小分子游离香豆素　　　　C．苯丙酸

　　D．木脂素苷　　　　　　　　　　　　E．香豆素苷

3. 天然香豆素成分在 7 位的取代基团多为：　　　　　　　　　　　　　　　　　（　　　）

　　A．含氧基团　　　　　　　　B．含硫基团　　　　　　　　C．含氮基团

　　D．苯基　　　　　　　　　　E．异戊烯基

4. 鉴别香豆素类成分首选的显色方法是：　　　　　　　　　　　　　　　　　　（　　　）

　　A．$FeCl_3$ 反应　　　　　　　B．Gibb's 反应　　　　　　　C．异羟肟酸铁反应

　　D．荧光　　　　　　　　　　E．重氮化试剂反应

5. 下列化合物的纸色谱，以水饱和异戊醇展开，紫外光下观察荧光，R_f 最小的是：　（　　　）

　　A． 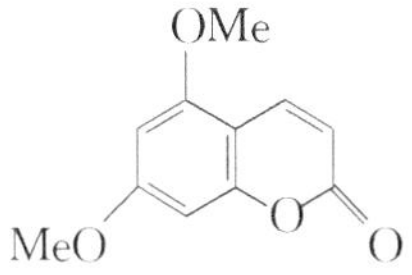　　　　　　　　　　　　　　　　　　B．

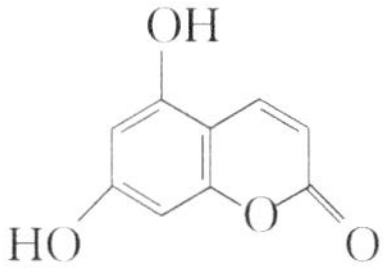

　　C． 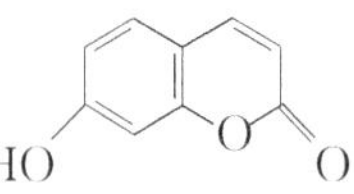　　　　　　　　　　　　　　　　　　D．

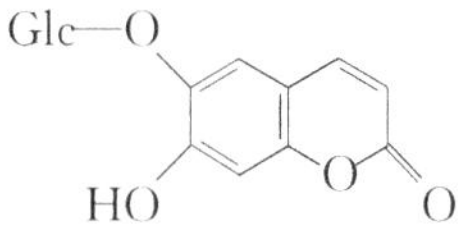

6. 下列化合物中属于呋喃香豆素类的是：　　　　　　　　　　　　　　　　　　（　　　）

　　A．七叶内酯　　　　　　　　B．补骨脂素　　　　　　　　C．邪蒿内酯

　　D．当归内酯　　　　　　　　E．岩白菜素

7. 中药补骨脂中的补骨内酯主要具有：　　　　　　　　　　　　　　　　　　　（　　　）

　　A．抗菌作用　　　　　　　　B．止咳作用　　　　　　　　C．解痉利胆作用

　　D．光敏作用　　　　　　　　E．抗病毒作用

8. 厚朴酚的基本结构属于哪种类型的木脂素？　　　　　　　　　　　　　　　　（　　　）

　　A．芳基四氢萘类　　　　　　B．联苯环辛烯类　　　　　　C．联苯类

　　D．二苄基丁烷类　　　　　　E．四氢呋喃类

9. 用于鉴别木脂素中亚甲二氧基的显色反应是：　　　　　　　　　　　　　　　（　　　）

　　A．Labat 反应　　　　　　　B．异羟肟酸铁反应　　　　　C．Gibb's 反应

　　D．三氯化铁反应　　　　　　E．磷钼酸试剂反应

10. 水飞蓟素具有保护肝脏作用，其结构具有：　　　　　　　　　　　　　　　（　　　）

　　A．有机酸结构特征　　　　　B．香豆素结构特征　　　　　C．黄酮结构特征

　　D．木脂素结构特征　　　　　E．同时具有木脂素和黄酮的结构特征

【X 型题】

1. 香豆素类化合物，一般：　　　　　　　　　　　　　　　　　　　　　　　（　　　）

　　A．具有 1 分子的 C6—C3 单元

　　B．小分子的游离香豆素类化合物多具有芳香气味、有挥发性及升华性

　　C．大多有颜色

　　D．多具蓝色或紫色荧光

　　E．异羟肟酸铁反应呈现阳性

2. 下列含香豆素类成分的中药是：　　　　　　　　　　　　　　　　　　　　（　　　）

　　A．秦皮　　　　　　　　　　B．五味子　　　　　　　　　C．补骨脂

　　D．白芷　　　　　　　　　　E．甘草

3. 下列可用于提取游离香豆素类化合物的方法有：　　　　　　　　　　　　　（　　　）

    A．乙醇提取法　　　　　　　B．碱溶酸沉法　　　　　　　C．乙醚提取法

    D．热水提取法　　　　　　　E．酸溶碱沉法

4. 属于苯丙素类化合物的是：　　　　　　　　　　　　　　　　　　　　　　　　（　　）

    A．七叶苷　　　　　　　　　　B．桂皮醛　　　　　　　　　　C．绿原酸

    D．丹参素　　　　　　　　　　E．水飞蓟素

5. 香豆素类化合物与碱反应的特点是：　　　　　　　　　　　　　　　　　　　　（　　）

    A．遇碱后内酯水解开环，加酸后又可环合成内酯环

    B．加碱内酯环水解开环，生成反式邻羟桂皮酸盐

    C．加碱内酯环水解开环，加酸后又可环合成内酯环，但若长时间在碱中加热，生成反式邻羟桂
      皮酸盐，即使加酸也不能环合

    D．加碱内酯环水解开环，并伴有颜色反应

    E．加碱生成的盐可溶于水

6. Emerson 反应为阴性的香豆素类化合物是：　　　　　　　　　　　　　　　　　（　　）

    A．7,8-二 OH 香豆素　　　　B．8-OCH_3-6,7-呋喃香豆素　C．七叶苷

    D．5,6,7-三 OH 香豆素　　　E．6-OCH_3 香豆素

7. 鬼臼毒素能发生的显色反应有：　　　　　　　　　　　　　　　　　　　　　　（　　）

    A．Labat 反应　　　　　　　　B．异羟肟酸铁反应　　　　　　C．Gibb's 反应

    D．三氯化铁反应　　　　　　　E．Molish 反应

8. 游离香豆素类化合物可溶于热的氢氧化钠溶液，是由于其结构中存在：　　　　　（　　）

    A．甲氧基　　　　　　　　　　B．酯基　　　　　　　　　　　C．酚羟基

    D．内酯环　　　　　　　　　　E．异戊烯基

9. 木脂素类化合物，一般：　　　　　　　　　　　　　　　　　　　　　　　　　（　　）

    A．具有 2～4 分子的 C6—C3 结构单元

    B．多以游离状态存在，亲脂性较强

    C．大部分具有光学活性，酸性条件下易异构化使活性下降或消失

    D．具有亚甲二氧基的木脂素，Labat 反应呈现蓝绿色

    E．用薄层色谱展开后，在紫外光下呈暗斑

10. 主要化学成分为木脂素类的中药是：　　　　　　　　　　　　　　　　　　　（　　）

    A．南五味子　　　　　　　　　B．厚朴　　　　　　　　　　　C．牛蒡子

    D．蛇床子　　　　　　　　　　E．补骨脂

【判断题】

1. 丹参素属于木脂素类成分。　　　　　　　　　　　　　　　　　　　　　　　　（　　）

2. 木脂素类化合物大部分具有光学活性。　　　　　　　　　　　　　　　　　　　（　　）

3. 所有香豆素类化合物都有荧光。　　　　　　　　　　　　　　　　　　　　　　（　　）

4. 香豆素类化合物在碱性条件下容易发生内酯环开环等反应，但在酸性条件下很稳定。　（　　）

5. 具有内酯结构的化合物，均可与异羟肟酸铁反应，生成红色配合物。　　　　　　（　　）

6. 香豆素类化合物多具有芳香气味。　　　　　　　　　　　　　　　　　　　　　（　　）

7. 木脂素类化合物多数是无色结晶，可升华。　　　　　　　　　　　　　　　　　（　　）

8. Emerson 试剂和 Gibb's 试剂都是检验分子中是否含有游离酚羟基的显色试剂。　　（　　）

【填空题】

1. 苯丙素类化合物是指基本母核具有________的一类天然有机化合物,狭义地讲,苯丙素类包括________、________、________和________等结构类型。

2. 香豆素类化合物根据其母核结构不同,一般可分为________、________、________、________、________和________6种结构类型。

3. 分子量较小的游离香豆素类化合物多具有________气味和________,能随水蒸气蒸馏;游离香豆素类成分易溶于________、________、________、________等有机溶剂,也能部分溶于________,但不溶于________。

4. 游离香豆素及其苷分子中具有________结构,在________中可水解开环,形成溶于________的________。加________又环合成难溶于________的________而沉淀析出。利用此反应特性,可用于香豆素及其内酯类化合物的鉴别和提取分离。

5. 在紫外光照射下,香豆素类成分多显________荧光,在________溶液中荧光增强。7位引入羟基后,荧光________,羟基被甲基化后,荧光________。

6. 木脂素类分子结构中常含有________、________、________、________、________和________等官能团,因此可利用各官能团的化学性质和显色反应进行检识。

7. 香豆素类母核的紫外光谱特征是,在________nm 和________nm 处出现 2 个强吸收峰,分别为________和________的吸收;母核上引入含氧基取代时,最大吸收波长将发生________。

【名词解释】

1. 苯丙素　　2. 香豆素　　3. 呋喃香豆素　　4. 异羟肟酸铁反应　　5. 木脂素

【简答题】

1. 简述碱溶酸沉法提取分离香豆素类化合物的原理及应该注意的问题。
2. 简述香豆素的荧光特点及应用。
3. 简述在木脂素类化合物提取分离过程中要尽量避免与酸、碱接触的原因。
4. 简述 Labat 反应与 Ecgrine 反应的异同。

【问答题】

1. 大叶梣树为中药秦皮的来源之一,其所含的主要有效成分为秦皮甲素、秦皮乙素。2 种成分纸色谱分析结果如下,试根据色谱结果设计从药材中提取分离这两种化合物的工艺流程,并分析设计原理。

	秦皮甲素(R_f)	秦皮乙素(R_f)
水	0.77	0.50
乙醇	0.79	0.80
氯仿	0.00	0.00
乙酸乙酯	0.12	0.89

2. 民间草药窝儿七中含有抗癌成分鬼臼毒素、去氧鬼臼毒素、脱氢鬼臼毒素等,试设计其提取总木脂素的流程,若将它们进一步用硅胶柱色谱法分离,分析三者流出柱外的先后顺序。

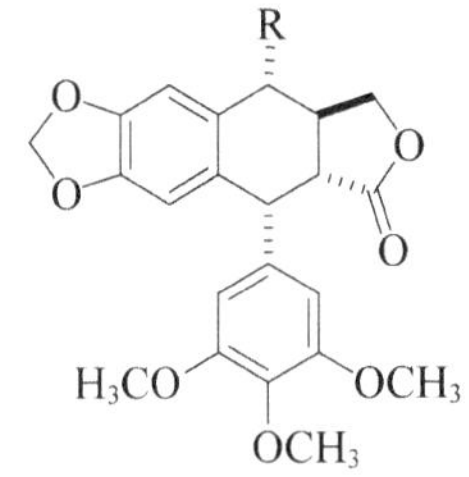

鬼臼毒素　　　R＝OH
去氧鬼臼毒素　R＝H

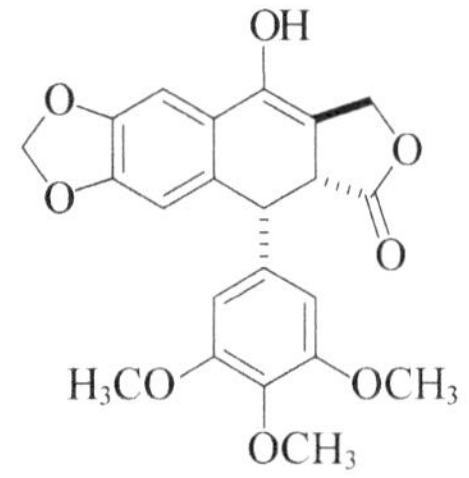

脱氢鬼臼毒素

3. 用化学方法区分下列各组化合物

（1）

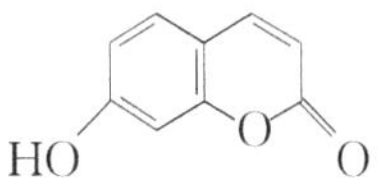

A

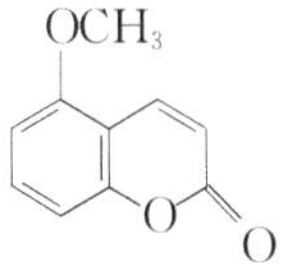

B

（2）

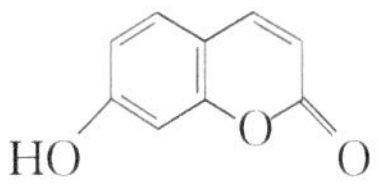

A

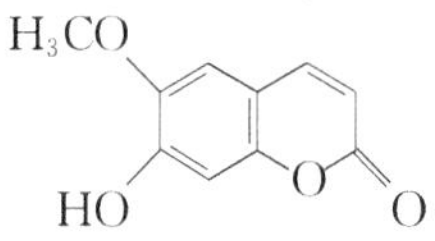

B

（3）

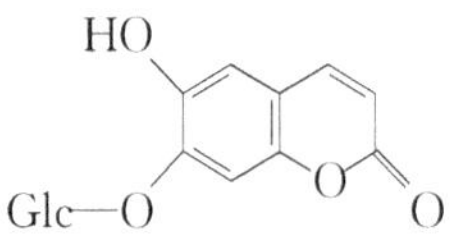

A

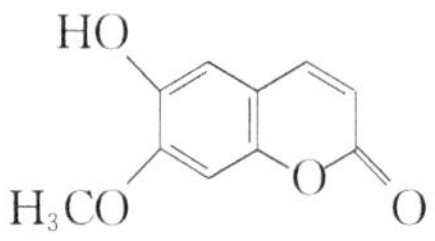

B

（4）

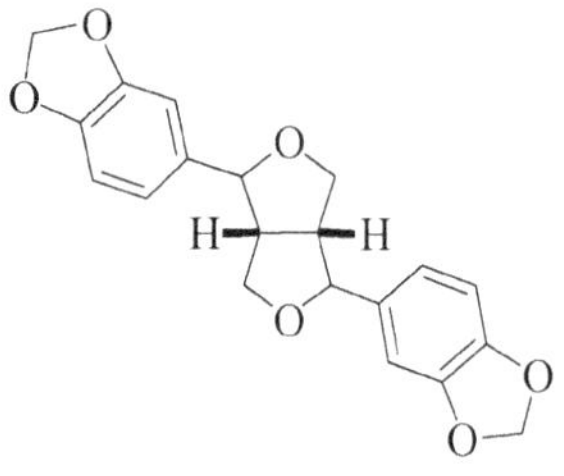

芝麻脂素
A

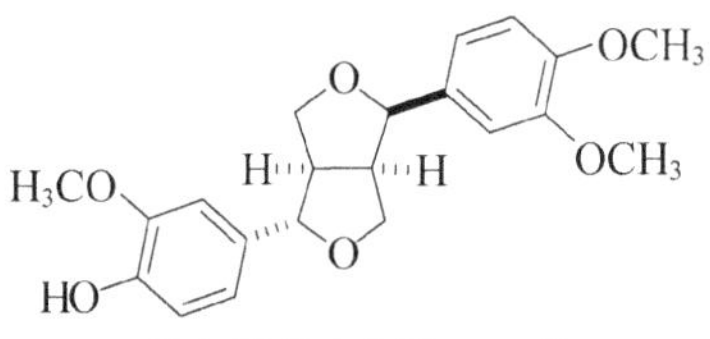

连翘脂素（phillygenol）
B

醌 类 化 合 物

导 学

内容及要求

掌握醌类化合物的结构与分类:苯醌、萘醌、菲醌、蒽醌类的结构特征及部分代表化合物的结构;醌类化合物的检识方法:化学法检识、色谱法检识;醌类化合物的提取方法:有机溶剂提取法、碱提取-酸沉淀法、水蒸气蒸馏法;醌类化合物的分离方法:pH 梯度萃取法分离游离羟基蒽醌苷元、蒽醌苷与蒽醌苷元的分离、蒽醌苷的分离。熟悉醌类化合物的主要物理和化学性质:颜色、升华性、性状、溶解性、酸性等。了解醌类化合物的分布、存在形式、命名以及主要生物活性和一些来源于醌类的临床用药。

重点、难点

重点是醌类化合物的分类及结构特点;醌类化合物的酸性;羟基蒽醌中酚羟基位置和数目对化合物分子的酸性强弱影响;利用 pH 梯度萃取法对羟基蒽醌类化合物进行分离的应用。难点是含有不同类型酚羟基的羟基蒽醌化合物酸性强弱的判定;pH 梯度萃取法的分离原理及分离方案设计。

专科生的要求

掌握醌类化合物的结构与分类;苯醌、萘醌、菲醌、蒽醌类的结构特征;醌类化合物的检识方法:化学法检识;醌类化合物的有机溶剂提取法、碱提取-酸沉淀法、水蒸气蒸馏法;pH 梯度萃取法分离游离羟基蒽醌苷元。熟悉醌类化合物的主要物理和化学性质:颜色、升华性、性状、溶解性、酸性等。了解醌类化合物的分布、存在形式、命名以及主要生物活性和一些来源于醌类的临床用药。

第一节 概 述

醌类化合物是天然产物中一类比较重要的活性成分,是指分子内具有不饱和环二酮(醌式结构)或容易转变成这样结构的天然有机化合物。在中药中以蒽醌及其衍生物尤为重要。醌类在植物中的分布非常广泛,如蓼科的大黄、何首乌、虎杖,茜草科的茜草,豆科的决明子、番泻叶,鼠李科的鼠李，百合科的芦荟，唇形科的丹参，紫草科的紫草中都含有醌类化合物。醌类化合物在一些低等植物中也有存在。

第二节　醌类化合物的结构与分类

天然醌类化合物从结构上主要分为苯醌、萘醌、菲醌和蒽醌 4 种类型。

一、苯醌类

苯醌类（benzoquinones）化合物分为邻苯醌和对苯醌二大类。邻苯醌不稳定，故天然存在的苯醌化合物大多数为对苯醌的衍生物。常见的取代基有—OH、—OCH$_3$、—CH$_3$ 或其他烃基侧链。

対苯醌　　　　　　　　邻苯醌

苯醌类化合物存在于 27 科高等植物及低等植物棕色海藻中。天然苯醌类化合物多为黄色或橙色的结晶体，如 2,6 - 二甲氧基对苯醌为黄色结晶，存在于中药凤眼草（*Ailanthus altissima* Swingle）的果实中，具有较强的抗菌作用。从白花酸藤果（*Embelia ribes* Burm.）的果实及矩叶酸藤果（*E. oblongifolia* Hemsl.）的果实中分离得到的驱绦虫有效成分信筒子醌（embelin）为橙红色的板状结晶，是带有高级烃基侧链的对苯醌衍生物。

从中药朱砂根（*Ardisia crenata*）中分离得到的化合物密花醌（rapanone），具有抗毛滴虫作用，有抗痢疾阿米巴原虫及抗阴道毛滴虫活性。

2,6 - 二甲氧基对苯醌　　　　　信筒子醌　　　　　密花醌

从紫穗槐属植物紫穗槐（*Amorpha fruticosa*）根中分离得到的化合物 amorphaquinone，为非晶型橙色固体，是一种类黄酮型苯醌，这类化合物在蝶形花科植物中含有较多。广泛存在于生物界的泛醌类（ubiquinones）能参与生物体内的氧化还原过程，是生物氧化反应的一类辅酶，称为辅酶 Q 类（coenzymes Q），其中辅酶 Q$_{10}$（$n=10$）已用于治疗心脏病、高血压及癌症。

amorphaquinone　　　　　　　辅酶 Q10（$n=10$）

arnebinone 和 arnebifuranone 两个化合物是从中药软紫草（*Arnebia euchroma*）根中分离得到的，

对前列腺素 PGE$_2$ 生物合成具有抑制作用的微量活性物质，也属于对苯醌类化合物。

arnebinone   arnebifuranone

从澳大利亚一种海绵 *Spongia hispida* 中分离鉴定了一系列对苯醌和倍半萜聚合而成的化合物，如 isospongiaquinone 和 ilimaquinone 等。

isospongiaquinone   ilimaquinone

二、萘醌类

萘醌类（naphthoquinones）化合物从结构上分为 α-（1,4）、β-（1,2）及 amphi-（2,6）3 种类型。但是至今从自然界得到的绝大多数为 α-（1,4）萘醌类。

α-（1,4）萘醌 β-（1,2）萘醌   amphi-（2,6）萘醌

萘醌类化合物大致分布在 20 科的高等植物中，含量较高的有紫草科、柿科、蓝雪科等。许多萘醌类化合物具有显著的生物活性。如胡桃醌（juglone）具有抗菌、抗癌及中枢神经镇静作用；蓝雪醌（plumbagin）有抗菌、止咳及祛痰作用；红根草邻醌（saprorthoquinone）有抗菌活性，且对 P388 白血病细胞有细胞毒性。

胡桃醌   蓝雪醌   红根草邻醌

从中药紫草及软紫草中分得的一系列紫草素（shikonin）及异紫草素（alkanin）类衍生物具有止血、抗炎、抗菌等作用，为中药紫草中的主要有效成分。维生素 K 类化合物，如维生素 K$_1$、K$_2$ 也属于萘醌类化合物，具有促进血液凝固的作用，可用于新生儿出血、肝硬化及闭塞性黄疸出血等症。从

鼠李科植物翼核果(*Ventilago leiocarpa* Benth.)根中分离鉴定的翼核果素(ventilagolin)也属于萘醌类化合物。

紫草素 R=⋯⋯OH
异紫草素 R=—OH

维生素 K₁

维生素 K₂

翼核果素

三、菲醌类

天然菲醌(phenanthraquinone)类化合物包括邻醌及对醌两种类型。邻菲醌有Ⅰ和Ⅱ两种形式。

邻菲醌(Ⅰ)

邻菲醌(Ⅱ)

对菲醌

菲醌类化合物主要分布在唇形科、兰科、豆科、番荔枝科、使君子科、蓼科、杉科等高等植物中。如从著名中药丹参(*Salvia miltiorrhiza* Bungeg)根中提取得到的多种菲醌衍生物,均属于邻菲醌类和对菲醌类化合物。丹参醌类化合物具有抗菌及扩张冠状动脉的作用,由丹参醌ⅡA制得的丹参醌ⅡA磺酸钠注射液可增加冠脉流量,临床上治疗冠心病、心肌梗死有效。

丹参醌ⅡA   R₁=CH₃   R₂=H
丹参醌ⅡB   R₁=CH₂OH   R₂=H
羟基丹参醌ⅡA   R₁=CH₃   R₂=OH
丹参酸甲酯   R₁=COOCH₃   R₂=H

丹参新醌甲   R=CH(CH₃)CH₂OH
丹参新醌乙   R=CH(CH₃)₂
丹参新醌丙   R=CH₃

丹参醌类成分虽然在结构上为菲醌类,但从其他共存的同系物结构来看,在生物合成上属于二萜类,故也可把丹参醌Ⅰ(tanshinone Ⅰ)看做是二萜萘醌的脱氢衍生物,归属到萘醌类中。

另外,由 *Dioscorea membranacea* 中分离出的化合物 dioscoreanone 属于对菲醌类化合物,具有选择性细胞毒活性。由植物密花豆石兰(*Bulbophyllum odoratissimum*)中分离得到一个邻菲醌(Ⅱ)类化合物石豆菲醌（bulbophyllanthrone）。

dioscoreanone

石豆菲醌

四、蒽醌类

蒽醌类（anthraquinones）化合物包括蒽醌衍生物及其不同程度的还原产物，如氧化蒽酚、蒽酚、蒽酮及蒽酮的二聚体等。蒽醌类化合物大致分布在 30 余科的高等植物中，含量较多的有蓼科、鼠李科、茜草科、豆科、百合科、玄参科等。

1，4，5，8 位为 α -位
2，3，6，7 位为 β -位
9，10 位为 meso -位

蒽醌　　　氧化蒽酚

蒽酮　　　蒽酚

（一）蒽醌衍生物

天然存在的蒽醌类成分在蒽醌母核上常有羟基、羟甲基、甲氧基和羧基取代，以游离形式及与糖结合成苷两种形式存在于植物体内。

根据羟基在蒽醌母核上的分布情况，可将羟基蒽醌衍生物分为以下两类。

1. 大黄素型　此类化合物羟基分布在两侧的苯环上，多呈黄色。常用中药大黄中的主要蒽醌成分即属于此类型。

大黄酚	$R_1 = CH_3$	$R_2 = H$
大黄素	$R_1 = CH_3$	$R_2 = OH$
大黄素甲醚	$R_1 = CH_3$	$R_2 = OCH_3$
芦荟大黄素	$R_1 = H$	$R_2 = CH_2OH$
大黄酸	$R_1 = H$	$R_2 = COOH$

另外，从中药巴戟天（*Morinda officinalis*）中分离得到的 1，6 -二羟基- 2，4 -二甲氧基蒽醌和 1，6 -二羟基- 2 -甲氧基蒽醌及从虎刺（*Damnacanthus indicus*）中分离得到的 1，5 -二羟基- 2 -甲氧基蒽醌和 1，3，5 -三羟基- 2 -羧乙基蒽醌也属于大黄素型。

2. 茜草素型　此类化合物羟基分布在一侧的苯环上,化合物颜色较深,多为橙黄色至橙红色。中药茜草(*Rubia cordifolia*)中的茜草素等化合物即属于此类型。

茜草素	R_1＝OH	R_2＝H	R_3＝H
羟基茜草素	R_1＝OH	R_2＝H	R_3＝OH
伪羟基茜草素	R_1＝OH	R_2＝COOH	R_3＝OH

（二）蒽酚(或蒽酮)衍生物

蒽醌在酸性条件下被还原,生成蒽酚及其互变异构体蒽酮。蒽酚(或蒽酮)的羟基衍生物一般存在于新鲜植物中,该类成分可以慢慢被氧化成蒽醌类成分。如新鲜大黄中含有蒽酚类成分,但是大黄贮存 2 年以上后就无法检查到这些蒽酚类成分。

蒽酚衍生物可以游离苷元和结合成苷两种形式存在。meso-位上的羟基与糖结合的苷比较稳定,只有经过水解除去糖后才易被氧化。

羟基蒽酚类对霉菌有较强的杀灭作用,是治疗皮肤病有效的外用药,如柯桠素(chrysarobin)治疗疥癣等症,效果较好。

柯桠素

（三）二蒽酮衍生物

二蒽酮类可以看作是 2 分子的蒽酮相互结合而成的化合物,如大黄及番泻叶中致泻的主要有效成分番泻苷 A、B、C、D 等皆为二蒽酮衍生物。

番泻苷 A(sennoside A)是黄色片状结晶,被酸水解后生成 2 分子葡萄糖和 1 分子番泻苷元 A(sennidin A)。番泻苷元 A 是 2 分子的大黄酸蒽酮通过 C_{10}—$C_{10'}$ 相互结合而成的二蒽酮衍生物,其 C_{10}—$C_{10'}$ 为反式连接。番泻苷 B(sennoside B)水解后生成番泻苷元 B(sennidin B),其 C_{10}—$C_{10'}$ 为顺式连接,是番泻苷元 A 的异构体。番泻苷元 C(sennoside C)是 1 分子大黄酸蒽酮与 1 分子芦荟大黄素蒽酮通过 C_{10}—$C_{10'}$ 反式连接而形成的二蒽酮二葡萄糖苷。番泻苷 D(sennoside D)为番泻苷 C 的异构体,其 C_{10}—$C_{10'}$ 为顺式连接。

番泻苷 A　　　　　　　　　　番泻苷 B

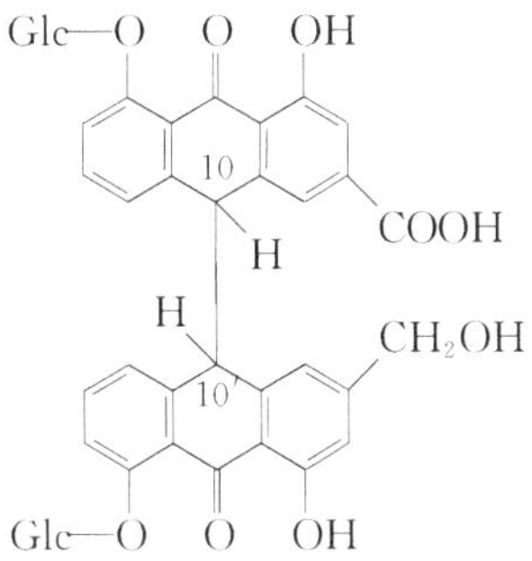

番泻苷 C

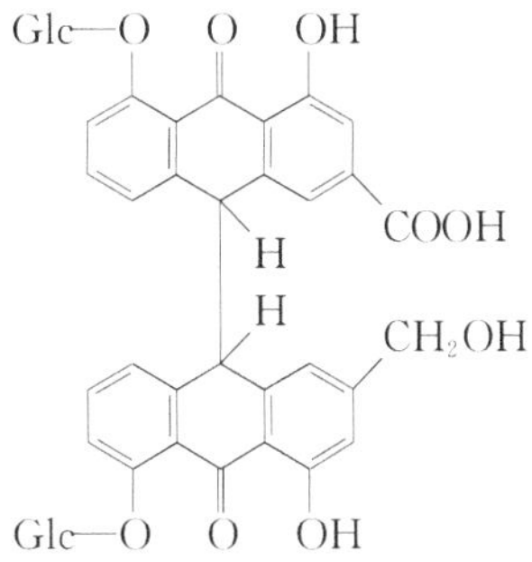

番泻苷 D

二蒽酮类化合物的 C_{10}—$C_{10'}$ 键与通常的 C—C 键不同，易于断裂，生成稳定的蒽酮类化合物。如大黄及番泻叶中含有的番泻苷 A 的致泻作用是因其在肠内变为大黄酸蒽酮所致。

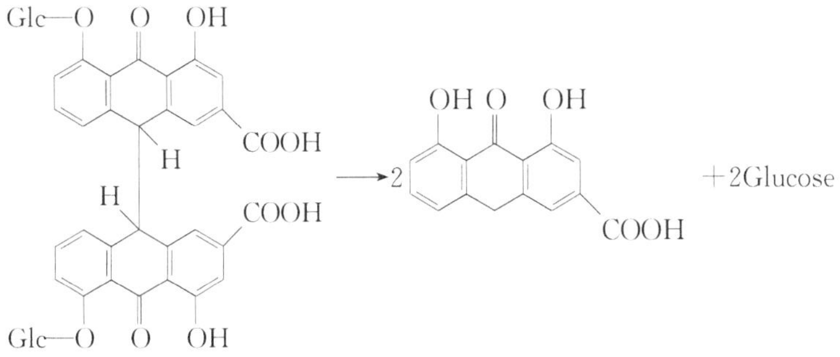

+2Glucose

此外，除了上述的 4 种主要的醌类化合物结构之外，还存在一些特殊结构类型。从 *Newbouldia laevis* 的根中分离得到的 newbouldiaquinone A 是萘醌与蒽醌的二聚体，具有抗恶性疟原虫作用，对念珠菌属 *Candida gabrata* 和肠杆菌属 *Enterobacter aerogegnes* 也具有抑制作用。蒽醌苷类衍生物除了与糖结合成氧苷形式存在外，还存在以碳苷形式结合的成分，即糖的端基碳与蒽环上的碳直接通过 C—C 键相连。如芦荟致泻的主要有效成分芦荟苷（barbaloin）就属于碳苷类化合物。

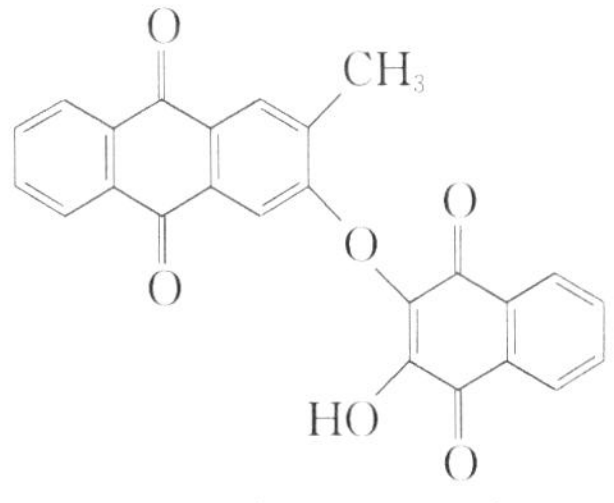

newbouldiaquinone A

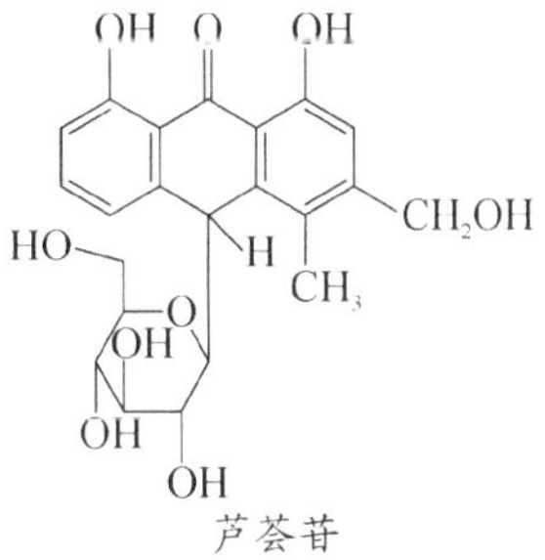

芦荟苷

第三节　醌类化合物的理化性质

一、性状

如果母核上没有酚羟基取代，醌类化合物基本上为无色。随着酚羟基等助色团的引入则表现有一定颜色。取代的助色团越多，颜色也就越深，有黄、橙、棕红色以至紫红色等。天然存在的醌类成分因分子中多有取代故为有色晶体。苯醌和萘醌多以游离态存在,蒽醌一般结合成苷存在于植物体内,因极性较大难以得到结晶。

二、溶解性

游离的醌类苷元极性较小,一般溶于乙醇、乙醚、苯、三氯甲烷等有机溶剂,基本上不溶于水。和糖结合成苷后极性显著增大,易溶于甲醇、乙醇中,在热水中也可溶解,但在冷水中溶解度大大降低,几乎不溶于苯、乙醚、三氯甲烷等极性较小的有机溶剂中。

三、酸性

醌类化合物多具有酚羟基,故具有一定的酸性。在碱性水溶液中成盐溶解,加酸酸化后游离又可重新沉淀析出。

醌类化合物因分子中酚羟基的数目及位置不同,酸性强弱表现出显著差异。如 2 - 羟基苯醌或在萘醌的醌核上有羟基时,实际上为插烯酸的结构。故表现出与羧基相似的酸性,可溶于 $NaHCO_3$ 水溶液中。而 α - 位上的羟基因与 C=O 基形成氢键缔合,表现出更弱的酸性,只能用 NaOH 水溶液才能溶解。

因此根据醌类化合物酸性强弱的差别,可用碱梯度萃取法进行分离。以游离蒽醌衍生物为例,酸性强弱按下列顺序排列:含—COOH>含 2 个以上 β - OH>含 1 个 β - OH>含 2 个 α - OH>含 1 个 α - OH。故可从有机溶剂中依次用 5% $NaHCO_3$、5% Na_2CO_3、1% NaOH、5% NaOH 水溶液进行梯度萃取,达到分离的目的。

第四节　醌类化合物的检识

一、化学检识

醌类的颜色反应主要取决于其氧化还原性质以及分子中的酚羟基性质。

1. Feigl 反应　醌类衍生物在碱性条件下经加热能迅速与醛类及邻二硝基苯反应,生成紫色化合物,称为 Feigl 反应。其反应机制如下。

实际上，醌类在反应前后无变化，只是起到传递电子的媒介作用，醌类成分含量越高，反应速度越快。试验时可取醌类化合物的水或苯溶液 1 滴，加入 25% Na_2CO_3 水溶液、4% HCHO 及 5%邻二硝基苯的苯溶液各 1 滴，混合后置水浴上加热，在 1～4 min 内产生显著的紫色。

2. 无色亚甲基蓝显色试验　无色亚甲蓝溶液作为 PPC 和 TLC 喷雾剂，是检出苯醌类及萘醌类的专用显色剂。试样在白色背景上作为蓝色斑点出现，可借此与蒽醌类化合物相区别。

无色亚甲蓝溶液的配制方法：取 100 mg 亚甲蓝溶于 100 ml 乙醇中。加入 1 ml 冰乙酸及 1 g 锌粉，缓缓振摇直至蓝色消失，即可备用。试样最低检出限约为 1 $\mu g/cm^2$。

3. 碱性条件下的显色反应　羟基醌类在碱性溶液中发生颜色改变，会使颜色加深，多显橙、红、紫红色及蓝色。如羟基蒽醌类化合物遇碱显红-紫红色的反应称为 Borntrager's 反应，其机制如下：

α-羟基蒽醌　　　　　　　　　　　　　红色

β-羟基蒽醌　　　　　　　　　　　　　红色

上述显色反应与形成共轭体系的酚羟基和羰基有关。因此羟基蒽醌以及具有游离酚羟基的蒽醌苷均可显色，但蒽酚、蒽酮、二蒽酮类化合物则需氧化形成羟基蒽醌类化合物后才能显色。

用本反应检查天然药物中是否含有蒽醌类成分时，可取中草药粉末约 0.1 g，加 10%硫酸水溶液 5 ml，置水浴上加热 2～10 min，冷却后加 2 ml 乙醚振摇，静置后分取醚层溶液，加入 1 ml 5%氢氧化钠水溶液，振摇。如有羟基蒽醌存在，醚层则由黄色褪为无色，而水层显红色。

4. 与活性次甲基试剂的反应（Kesting-Craven 法）　苯醌及萘醌类化合物当其醌环上有未被取代的位置时，可在氨碱性条件下与一些含有活性次甲基试剂（如乙酰乙酸酯、丙二酸酯、丙二腈等）的醇溶液反应，生成蓝绿色或蓝紫色。以萘醌与丙二酸酯的反应为例，反应时先生成产物（1），再进一步变为（2）而显色。

（1）　　　　　　　　　　　　　　　　　　（2）

萘醌的苯环上如有羟基取代，此反应即会受到抑制。蒽醌类化合物因醌环两侧有苯环，不能发生该反应，故可加以区别。

5. 与金属离子的反应　蒽醌类化合物结构中若有 α-酚羟基或邻位二酚羟基时，则可与 Pb^{2+}、Mg^{2+} 等形成配合物。以 Mg^{2+} 为例，生成物可能具有下列结构。

试验时可将羟基蒽醌衍生物的醇溶液滴在滤纸上，干燥后喷以 0.5% 的乙酸镁甲醇溶液，于 90 ℃ 加热 5 min 即可显色。

与 Pb^{2+} 形成的配合物在一定 pH 下还可以沉淀析出，可借此精制该类化合物。

6. 对亚硝基二甲苯胺反应　C_9，C_{10} 位未取代的羟基蒽酮类化合物，尤其是 1,8 - 二羟基衍生物，其羰基对位的亚甲基氢较活泼，可与 0.1% 对亚硝基二甲苯胺吡啶溶液反应产生各种颜色。产物颜色取决于分子结构，可以是紫色、绿色、蓝色或灰色等，而 1,8 - 二羟基衍生物均呈绿色。此反应可用作蒽酮化合物的定性检查，通常用作 PC 法的喷雾显色。

二、色谱检识

（一）紫外光谱特征

醌类化合物结构中存在较长的共轭体系，所以在紫外区域均出现较强的紫外吸收。苯醌类有 3 个主要的吸收峰：①～240 nm，强峰；②～285 nm，中强峰；③～400 nm，弱峰。萘醌有 4 个主要的吸收峰，其峰位与结构的关系大致如下图所示。

当分子中引入—OH、—OMe 等助色团时，可引起相应的吸收峰红移。如 1,4 - 萘醌，当醌环上引入＋I 或＋M 取代基时，只影响 257 nm 峰红移，而不影响苯环引起的 3 个吸收带。但当苯环上引

入上述取代基如 α-OH 时,将使 335 nm 的吸收峰红移至 427 nm。

蒽醌母核有 4 个吸收峰,分别由苯样结构(a)及醌样结构(b)引起,如下图所示。

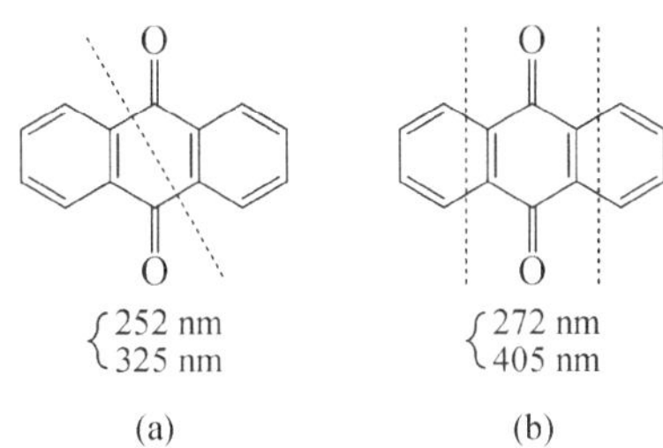

羟基蒽醌衍生物的紫外吸收基本与上述蒽醌母核相似。此外,多数在 230 nm 附近还有 1 强峰,故羟基蒽醌类化合物有 5 个主要吸收峰。

第Ⅰ峰:230 nm 左右

第Ⅱ峰:240～260 nm(由苯样结构引起)

第Ⅲ峰:262～295 nm(由醌样结构引起)

第Ⅳ峰:305～389 nm(由苯样结构引起)

第Ⅴ峰:>400 nm(由醌样结构中的 C ═O 引起)

以上各吸收峰的具体峰位与吸收强度均与蒽醌母核上取代基的性质、数目及取代位置有关。其中,峰带Ⅰ的最大吸收波长(λ_{max})与羟基数目及取代位置大致有如下关系(表 4-1)。

表 4-1　羟基蒽醌类化合物的紫外吸收光谱(第Ⅰ峰)

OH 数	OH 位置	λ_{max}(nm)	OH 数	OH 位置	λ_{max}(nm)
1	1;2-	222.5	3	1,2,8-;1,4,8-;1,2,6-;1,2,7-	230±2.5
2	1,2-;1,4-;1,5-	225	4	1,4,5,8-;1,2,5,8-	236

第Ⅲ峰(262～295 nm)受 β-酚羟基的影响,β-酚羟基的存在可使该峰带红移,且吸收强度增加。

第Ⅴ峰主要受 α-羟基影响,α-羟基数目越多,该峰带红移值也越大,如表 4-2 所示。

表 4-2　羟基蒽醌类化合物的第Ⅴ峰

α-OH 数		λ_{max}(nm)
无		356～362.5($\log \varepsilon$=3.30～3.88)
1		400～420
2	1,5-二羟基	418～440
	1,8-二羟基	430～450
	1,4-二羟基	470～500(靠 500 nm 处有 1 肩峰)
3		485～530(2 至多个吸收)
4		540～560(多个重峰)

(二) 红外光谱特征

醌类化合物红外光谱的主要特征是羰基吸收峰、双键以及苯环的吸收峰。羟基蒽醌类化合物在红外区域有 $\nu_{C=O}$(1 675～1 653 cm^{-1})、ν_{OH}(3 600～3 130 cm^{-1})及 $\nu_{芳环}$(1 600～1 480 cm^{-1})的吸收。其中 $\nu_{C=O}$ 吸收峰位与分子中 α-酚羟基的数目及位置有较强的规律性,对推测结构中 α-酚羟基的取代情况有重要的参考价值。

当 9,10-蒽醌母核上无取代基时,因为 2 个 C=O 的化学环境相同,所以只出现 1 个 C=O 吸收峰,在石蜡糊中测定的峰位为 $1\,675\ \mathrm{cm}^{-1}$。当芳香环上引入 1 个 α-羟基时,引入的 α-羟基与相邻的一个 C=O 缔合,使其吸收显著降低,另一个未缔合 C=O 的吸收则变化较小。当芳香环上引入的 α-羟基数目增多及位置不同时,2 个 C=O 的缔合情况发生变化,其相应的吸收峰位也会随之改变。α-羟基的数目及位置对 $\nu_{C=O}$ 吸收的影响如表 4-3 所示。

表 4-3　蒽醌类 $\nu_{C=O}$ 与 α-羟基数目及位置的关系

α-OH 数	$\nu_{C=O}$ (Nujol) (cm^{-1})	α-OH 数	$\nu_{C=O}$ (Nujol) (cm^{-1})
无	1 678～1 653	2(1,8-)	1 678～1 661 和 1 626～1 616
1	1 675～1 647 和 1 637～1 621	3	1 616～1 592
2(1,4-和 1,5-)	1 645～1 608	4	1 592～1 572

(三) HPLC 法检识醌类化合物

随着近年来高效液相色谱技术的快速发展,越来越多的研究者开始利用 HPLC 法检测中药中蒽醌类化合物的含量。

采用反相高效液相色谱法(RP-HPLC),使用 Extend-C18 色谱柱,流动相为 0.2% 磷酸水溶液-乙腈(梯度洗脱),可以同时测定巴戟天中甲基异茜草素-1-甲醚、甲基异茜草素、2-羟基-1-甲氧基蒽醌和 2-羟基-3-羟甲基蒽醌这 4 种蒽醌类成分的含量,简便、准确、重复性好,可为巴戟天药材的生产和质量控制提供科学依据。

利用 HPLC-DAD 法,使用 Agilent Zorbax SB-C$_{18}$ 色谱柱,流动相为 0.05% 磷酸水溶液-乙腈,梯度洗脱,可以同时测定大黄中大黄素、大黄酸、大黄酚、大黄素甲醚、芦荟大黄素、番泻苷 A 和番泻苷 B 的含量。这种对大黄中 7 个指标成分同时定量的方法准确、可靠,可作为大黄药材质量控制的参考方法。

另外,还可以利用 HPLC 法测定中药复方,如通风舒片、六味安消胶囊、三黄片中指标性蒽醌类化合物的含量。

第五节　醌类化合物的提取与分离

一、提取

醌类化合物结构不同,其物理性质和化学性质相差较大,而且以游离苷元及与糖结合成苷 2 种形式存在于植物中,在极性及溶解度方面差别很大,所以没有通用的提取方法,以下规律仅供参考。

1. 有机溶剂提取法　游离的醌类苷元一般极性较小,故可用极性较小的有机溶剂如三氯甲烷、苯等进行提取,再将提取液进行浓缩。

2. 碱提取-酸沉淀法　酚羟基与碱成盐而溶于碱水溶液中,酸化后酚羟基被游离而沉淀析出。故此方法适用于提取带游离酚羟基的醌类化合物。

3. 水蒸气蒸馏法　适用于分子量小的苯醌及萘醌类化合物。

二、精制与分离

(一) 游离羟基蒽醌类的分离

由于蒽醌是醌类化合物中最主要的结构类型,故利用羟基蒽醌中酚羟基位置和数目的不同,对分子的酸性强弱影响不同而进行分离是羟基蒽醌类化合物的一个重要分离方法。图 4-1 所描述的 pH 梯度萃取法可以作为此类化合物较通用的分离方法。

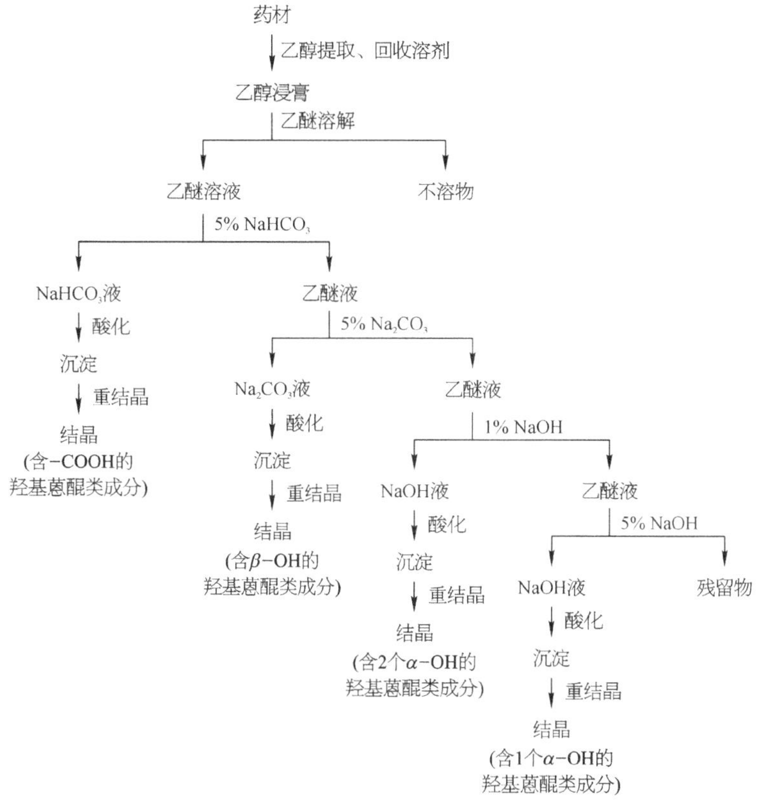

图 4-1　pH 梯度萃取法分离羟基蒽醌类化合物的一般流程

除此以外，色谱法是系统分离羟基蒽醌类化合物的最有效手段。当药材中含有一系列结构相近的蒽醌衍生物时，仅仅通过 pH 梯度萃取法很难将其彻底分离，必须经过色谱方法，而且往往需要反复多次才能收到较好效果。

色谱法分离游离羟基蒽醌衍生物常用的吸附剂是硅胶，一般不用氧化铝尤其是碱性氧化铝，以避免与酸性的蒽醌类成分发生化学吸附而难以洗脱。另外，由于游离羟基蒽醌衍生物含有酚羟基，所以也可以使用聚酰胺作为色谱吸附剂。

（二）蒽醌苷与蒽醌苷元的分离

蒽醌苷与蒽醌苷元的极性差别较大，在有机溶剂中的溶解度不同，可据此进行分离。但是应当注意，一般羟基蒽醌苷在植物体内多通过酚羟基或羧基结合成盐形式存在，必须预先加酸酸化使之全部游离后再进行提取才能够提取完全。同样，使用三氯甲烷等小极性有机溶剂萃取蒽醌苷元的时候，也必须使之处于游离状态才能达到充分分离的目的。

（三）蒽醌苷的分离

（1）铅盐法：在除去游离蒽醌衍生物的水溶液中加入乙酸铅溶液，使之与蒽醌苷结合生成沉淀。过滤后沉淀用水洗净，再将沉淀悬浮于水中，通入硫化氢气体使沉淀分解，释放出蒽醌苷并溶于水中，滤去硫化铅沉淀，将水溶液浓缩即可得到总蒽醌苷。

（2）溶剂法：用正丁醇等极性较大的溶剂，将蒽醌苷从水溶液中提取出来。

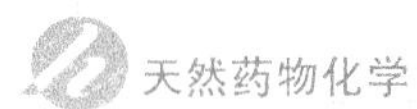

（3）色谱法：蒽醌苷分子中含有糖，故极性较大，分离和纯化比较困难，色谱法是分离蒽醌苷类化合物最有效的方法。主要应用硅胶柱色谱、反相硅胶柱色谱和葡聚糖凝胶柱色谱法来分离植物中存在的蒽醌苷类衍生物。有效地结合使用以上所述的各种色谱方法，一般都能获得满意的分离效果。随着高效液相色谱和制备型中、低压液相色谱的应用，使蒽醌苷类化合物得到更有效的分离。

三、实例

采用硅胶色谱法从日本决明子（*Cassia obtusifolia*）中分离出 13 种羟基蒽醌衍生物。具体方法如下：5 kg 粉碎的种子用 70% 甲醇提取 2 次，滤液减压浓缩至糖浆状，用苯进行提取，苯提取液减压浓缩，进行硅胶柱色谱，苯-乙酸乙酯（19∶1）洗脱，分离得到大黄酚 chrysophanol（1）、大黄素甲醚 physcion（2）、isotoralactone（3）、rubrofusarin（4）、钝叶素 obtusifolin（5）、obtusin（6）及 2 个化合物（7 和 8）的混合物。然后用苯-乙酸乙酯（4∶1）洗脱，分离得到甲基钝叶决明素 chryso - obtusin（9）及 aurantio - obtusin（10）与化合物（11）的混合物，以及 questin（12）与苯甲酸（13）的混合物。（7）和（8）的混合物再进行聚酰胺柱色谱分离，用 80% 甲醇洗脱，（10）和（11）的混合物也进行聚酰胺柱色谱分离，用 70% 甲醇洗脱，可得到（7）、（8）、（10）和（11）4 个单体化合物。（12）和（13）的混合物可通过重结晶加以分离。

	R_1	R_2	R_3	R_4	R_5
1	OH	H	H	H	OH
2	OH	H	OCH_3	H	OH
5	OH	H	H	OH	OCH_3
6	OH	OCH_3	OCH_3	OH	OCH_3
7	OCH_3	OCH_3	OCH_3	OH	OH
8	OH	OCH_3	OCH_3	OH	OH
9	OCH_3	OCH_3	OCH_3	OH	OCH_3
10	OH	OCH_3	OH	OH	OCH_3
11	OH	OCH_3	OH	OH	OH
12	OCH_3	H	OH	H	OH

应用葡聚糖凝胶柱色谱法分离蒽醌苷类成分主要依据分子大小的不同，如大黄蒽醌苷类的分离：将大黄的 70% 甲醇提取液加到凝胶柱上，用 70% 甲醇洗脱，分段收集，依次先后得到二蒽酮苷（番泻苷 B、A、D、C），蒽醌二葡萄糖苷（大黄酸、芦荟大黄素、大黄酚的二葡萄糖苷），蒽醌单糖苷（芦荟大黄素、大黄素、大黄素甲醚及大黄酚的葡萄糖苷），游离苷元（大黄酸、大黄酚、大黄素甲醚、芦荟大黄素及大黄素）。显然，上述化合物是以分子量由大到小的顺序流出色谱柱的。

从茜草（*Rubia cordifolia*）中分离蒽醌苷类成分结合应用了正相硅胶柱色谱和反相硅胶柱色谱。将茜草根醇提物的正丁醇萃取物进行硅胶柱色谱分离，三氯甲烷-甲醇梯度洗脱，不纯的流分再进一步经反相硅胶 RP - 8 柱分离，最后经重结晶和制备型硅胶薄层色谱纯化，得到 3 种蒽醌衍生物的二糖苷单体化合物。

近年来，高速逆流色谱也已经广泛地应用于蒽醌苷类的分离。如利用三氯甲烷∶甲醇∶水＝4∶3.8∶2 的溶剂系统，对芦荟的 95% 乙醇提取物进行制备性分离，共收集到 8 个单一组分，3 个二组分和 1 个三组分的分离峰，后经简单的硅胶色谱进一步分离，得到多种蒽醌苷类和蒽醌苷元类单体化合物。

第六节　醌类化合物的生物活性

一、泻下活性

致泻作用是蒽醌类化合物最主要的生物活性,其作用强度与结构之间有以下关系:蒽醌苷的致泻作用强于苷元,苷元蒽酚的作用强于相应蒽醌类;若蒽醌类的酚羟基被酯化,则泻下作用消失。分子中含有羧基的蒽醌苷,其致泻作用强于相应的不含羧基的蒽醌苷。含羧基的蒽醌苷中,二蒽酮的活性强于蒽醌苷。中药大黄的致泻作用早已被人们熟知。经过对大黄中各种蒽醌泻下活性的比较,发现其主要活性成分为具有二蒽酮类结构的番泻苷类成分,其他蒽醌类成分如芦荟大黄素、大黄酸及它们的 8-葡萄糖苷活性较低,而大黄酚、大黄素甲醚及大黄素则无效。番泻苷类成分经回肠、盲肠和结肠中的细菌转化为大黄酸蒽酮,番泻苷类成分的泻下作用正是通过其代谢产物大黄酸蒽酮而起作用。

二、抗菌活性

蒽醌类化合物具有一定的抗菌活性,如大黄酸、大黄素、芦荟大黄素等对多种细菌具有抗菌作用。蒽醌苷元的活性一般比蒽醌苷强。有些蒽酚类成分,如前面提到的柯桠素等具有较强的抗霉菌作用,是治疗某些皮肤病的有效药物。

三、抗肿瘤活性

多种蒽醌类化合物具有抗肿瘤作用。如大黄酸对小鼠黑色素瘤、艾氏腹水癌有明显的抑制作用,大黄素对大鼠乳癌有明显的抑制作用;大黄素能够抑制多种癌细胞的增殖,可通过增加 Bu25TK 细胞核凝聚、膜联蛋白黏合及 DNA 断裂而抑制宫颈癌细胞的 DNA 合成并诱导调亡,其途径是 Caspase 介导的线粒体途径,表现在 Caspase 3、Caspase 9 的激活和多糖酶的断裂。

四、其他活性

除了上述生物活性外,有些蒽醌类化合物还具有其他方面的生物活性。如对 cAMP 磷酸二酯酶有明显的抑制作用等。

复 习 题

【A 型题】

1. 检查中草药中是否有羟基蒽醌成分,常用的试剂是:　　　　　　　　　　　　　　　（　　）
   A. 无色亚甲蓝　　　　　　B. 5%盐酸水溶液　　　C. 5% NaOH 水溶液　　D. 甲醛
2. 可用对亚硝基二甲基苯胺反应鉴别的化合物是:　　　　　　　　　　　　　　　　　（　　）
   A. 羟基蒽醌　　　　　　　B. 萘醌　　　　　　　　C. 二蒽酮　　　　　　　D. 羟基蒽酮

【判断题】

1. 蒽酚或蒽酮常存在于新鲜植物中。　　　　　　　　　　　　　　　　　　　　　　　（　　）
2. 未取代的蒽醌在 IR 谱上 1 675~1 653 有 1 个 $\nu_{C=O}$ 吸收峰,取代蒽醌(α-OH)则在此区域内有 2 个吸收峰。　　　　　　　　　　　　　　　　　　　　　　　　　　　　　　　　　（　　）

3. 用 Sephadex LH - 20 凝胶柱分离蒽醌苷，化合物是以分子量由小到大的顺序流出柱外。（　　）

【填空题】

1. 天然醌类化合物主要类型有________、________、________、________。

2. 萘醌及蒽醌的苯环上 α - OH 因与 C═O 基形成________，而表现出更弱的酸性，需用________溶液才能成盐。

3. 游离羟基蒽醌类常用的分离方法有________、________。

【问答题】

1. 比较下列化合物的酸性强弱：（　　　）>（　　　）>（　　　）>（　　　）。

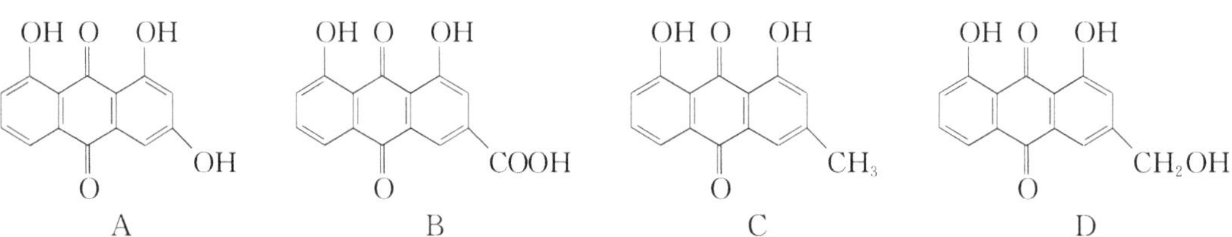

2. 比较下列化合物的酸性强弱：（　　　）>（　　　）>（　　　）>（　　　），并比较它们在硅胶板上展开后 R_{f} 的大小顺序：（　　　）>（　　　）>（　　　）>（　　　）。

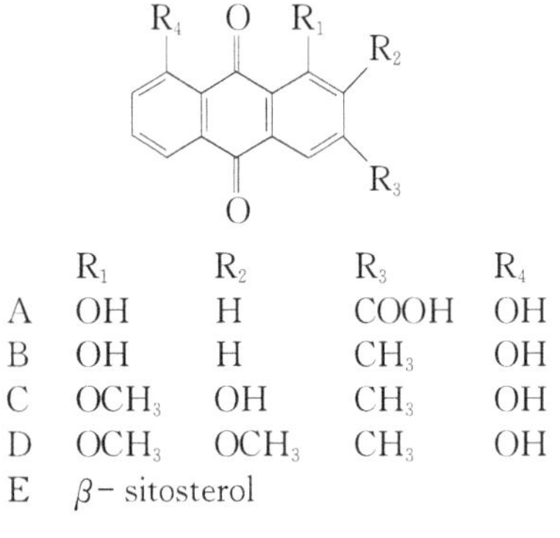

3. 从某一植物的根中利用 pH 梯度萃取法（见本题流程图），分离得到 A、B、C、D 及 β-谷甾醇 5 种化学成分。请在下面的分离流程图的括号内填入正确的化合物代码。

	R_1	R_2	R_3	R_4
A	OH	H	COOH	OH
B	OH	H	CH_3	OH
C	OCH_3	OH	CH_3	OH
D	OCH_3	OCH_3	CH_3	OH
E	β - sitosterol			

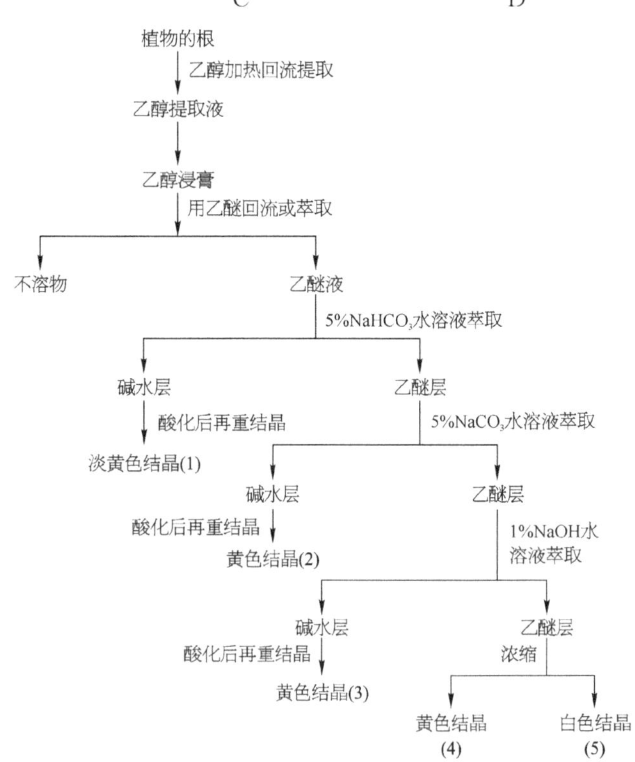

黄酮类化合物

导 学

内容及要求

掌握黄酮类化合物的结构特征、分类、主要结构类型;黄酮类化合物的酸性判别方法;黄酮类化合物的鉴别反应。熟悉黄酮类化合物常用的各种提取分离方法的原理和应用;黄酮类化合物的色谱和紫外光谱检识方法。(专科生不要求)了解黄酮类化合物的生物合成途径;黄酮类化合物的生物学活性。

重点、难点

重点是黄酮类化合物的结构特征、分类、主要结构类型;黄酮类化合物的色泽与结构的关系、酸性和溶解性规律,硅胶、聚酰胺、葡聚糖凝胶色谱法分离黄酮类化合物的原理及应用。难点是黄酮类化合物的结构分类、检识、提取分离方法。

专科生的要求

掌握黄酮类化合物的结构特征、分类、主要结构类型;黄酮类化合物的酸性判别方法;黄酮类化合物的鉴别反应。熟悉黄酮类化合物常用提取分离方法的原理和应用;黄酮类化合物的色谱检识方法。了解黄酮类化合物的生物学活性。

第一节 概 述

黄酮类化合物广泛存在于自然界中,是一类重要的天然有机化合物。这类含有氧杂环的化合物多存在于高等植物及蕨类植物中。苔藓类植物中含有的黄酮类化合物为数不多,而藻类、微生物(如细菌)及其他海洋生物中几乎没有发现黄酮类化合物的存在。

黄酮类化合物的发现历史十分悠久。早在 20 世纪 30 年代初,欧洲一位药物化学家在研究柠檬皮的乙醇提取物时无意中得到一种白色结晶,将其命名为"维生素 P"。动物试验证实:维生素 P 的抗坏血作用胜过维生素 C 的 10 倍。2 年后,这位科学家进一步发现:维生素 P 实际上是一种由黄酮组成的混合物而非单一物质,故后来有人形象化地将维生素 P 更名为柠檬素。研究表明,柠檬素含多种黄酮,其主要组分为橙皮苷。这位最早发现维生素 P 的科学家在 8 年后荣获诺贝尔化学奖。

黄酮类化合物结构类型丰富多样，其中常连接有羟基、甲氧基、甲基、异戊烯基等官能团。此外，它还常与糖结合成苷。黄酮类化合物的生理活性多种多样，引起了国内外医药界的极大关注，是一类极具开发前景的天然药物。

第二节　黄酮类化合物的结构与分类

一、生物合成途径

黄酮类化合物（flavonoids）曾经被认为主要是基本母核为 2 - 苯基色原酮（2 - phenyl - chromone）的化合物，随着研究的深入，发现实际情况已远远超出这一范畴。现在黄酮类化合物则泛指 2 个具有酚羟基的苯环（A - 与 B - 环）通过中央三碳原子相互连接而成的一系列化合物，符合 C_6—C_3—C_6 的基本骨架，但也有特殊情况，如高异黄酮为 C_6—C_4—C_6 骨架，𠮟酮为 C_6—C_1—C_6 骨架。

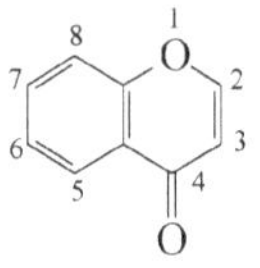

色原酮 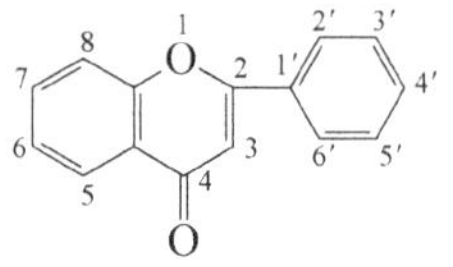　　　　　　2-苯基色原酮 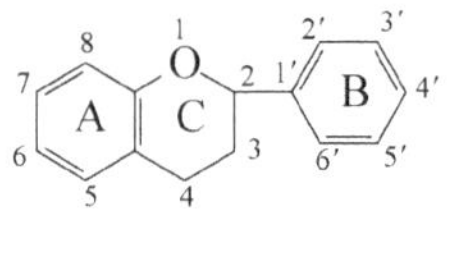　　　　　　C_6—C_3—C_6

经过多年对黄酮类化合物生物合成的研究，多数科学家认为黄酮的基本骨架是由 3 个丙二酰辅酶 A 和 1 个桂皮酰辅酶 A 生物合成而产生的。经同位素标记实验证明了 A 环来自于 3 个丙二酰辅酶 A，而 B 环则来自于桂皮酰辅酶 A。大体过程如下图所示。

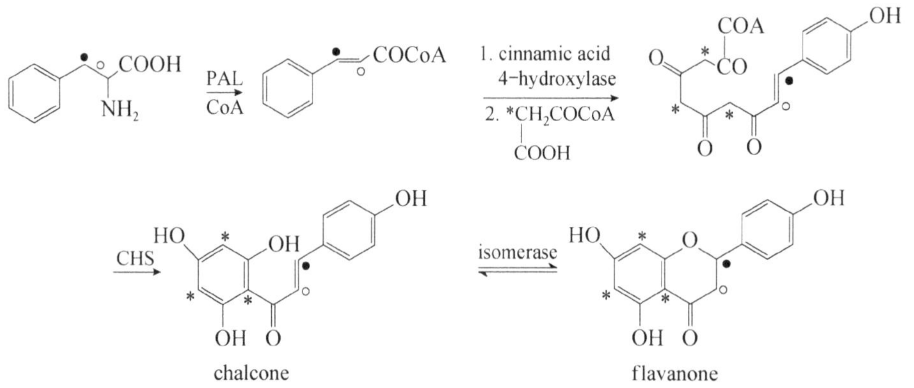

chalcone　　　　　　　　　　　　flavanone

上述标记实验同时还证明了多数黄酮类化合物的 A 环虽然具有间苯三酚结构单元，但间苯三酚并不是黄酮类化合物生物合成的前体化合物。

更深入的生物合成实验研究结果表明，桂皮酸和对羟基桂皮酸是黄酮类化合物 B 环更合适的生物合成前体，而 B 环的其他氧化（羟基取代）模式大多是在形成 C_6—C_3—C_6（黄酮）基本骨架后发生的。

二、结构与分类

根据中央三碳链的氧化程度、B-环连接位置（2-或 3-位）以及三碳链是否构成环状等特点，可将主要的天然黄酮类化合物分类，如表 5-1 所示。

表 5-1　黄酮类化合物的主要结构类型、特点及代表化合物

名　称	结构特点	基本结构	代表化合物
黄酮类 （flavones）	C_2—C_3 为不饱和双键 B-环连接在 C_2 位	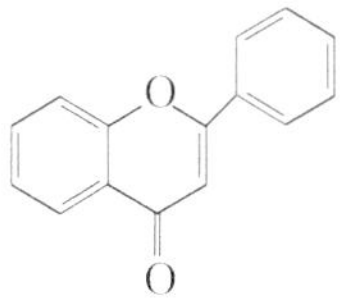	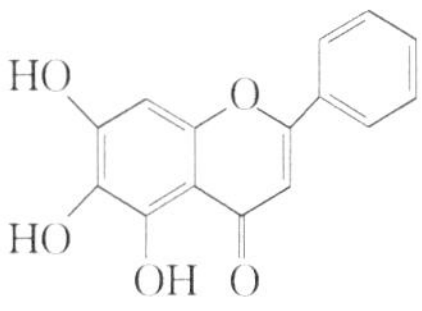 黄芩素
黄酮醇类 （flavonols）	C_2—C_3 为不饱和双键 B-环连接在 C_2 位 存在 C_3—OH	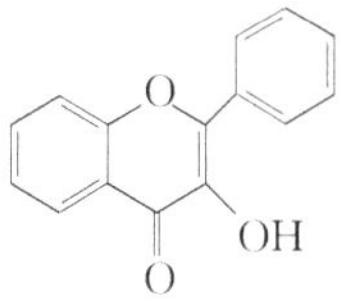	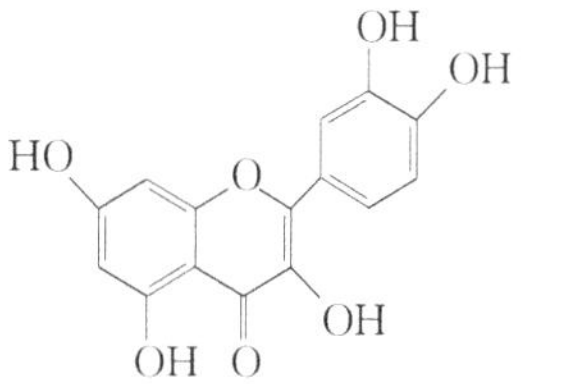 槲皮素
二氢黄酮类 （flavanones）	C_2—C_3 为饱和单键 B-环连接在 C_2 位	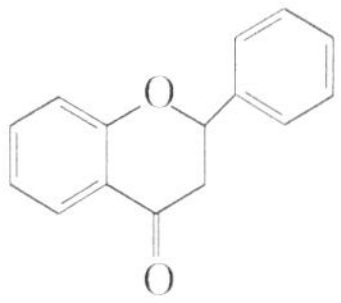	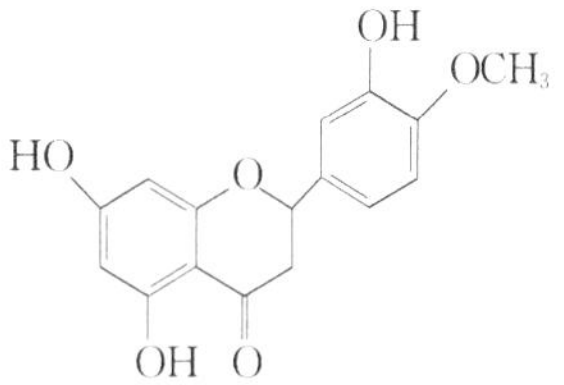 橙皮素
二氢黄酮醇类 （flavanonols）	C_2—C_3 为饱和单键 B 环连接在 C_2 位 存在 C_3—OH	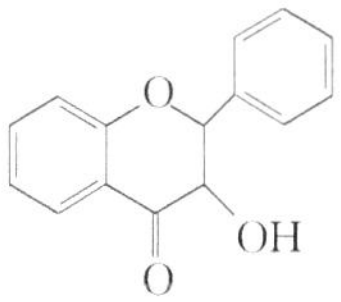	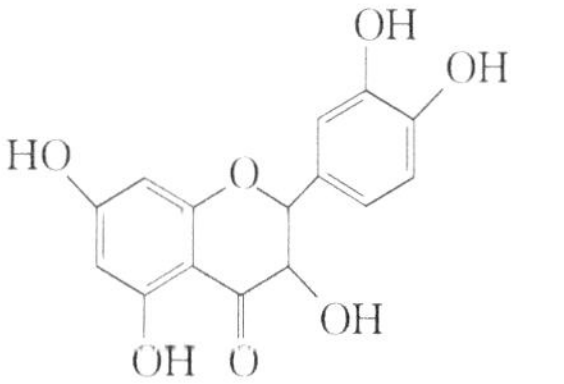 二氢槲皮素
异黄酮类 （isoflavones）	C_2—C_3 为不饱和双键 B-环连接在 C_3 位	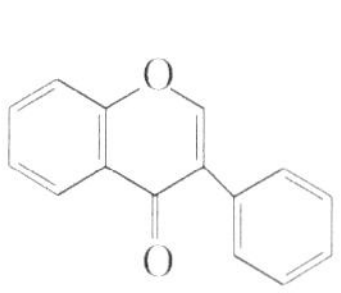	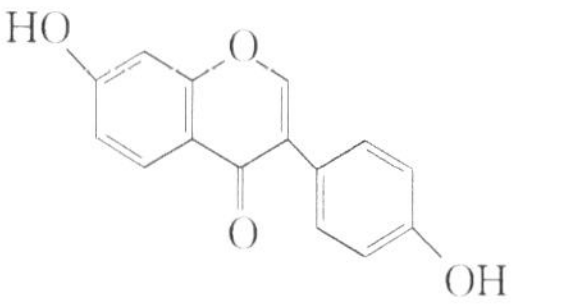 大豆素
高异黄酮类 （homoisoflavones）	C_2—C_3 为不饱和双键 B-环通过—CH_2—连接在 C_3 位	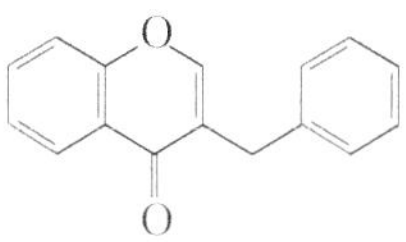	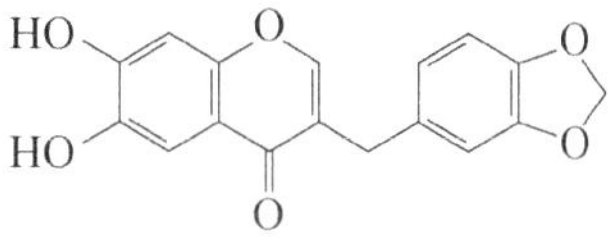 麦冬高异黄酮 A

（续表）

名　称	结构特点	基本结构	代表化合物
花色素类 （anthocyanidins）	C 环为吡喃环 1-位氧原子以离子形式存在 B-环连接在 C_2 位	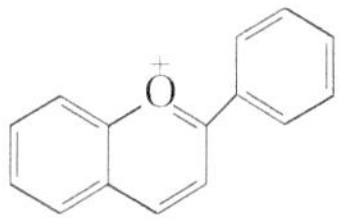	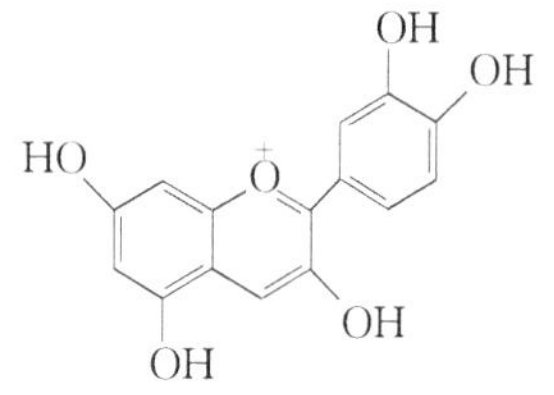 矢车菊素
黄烷-3-醇类 （flavan-3-ols）	C_2—C_3 为饱和单键 B-环连接在 C_2 位 C 环为吡喃环 存在 C_3—OH	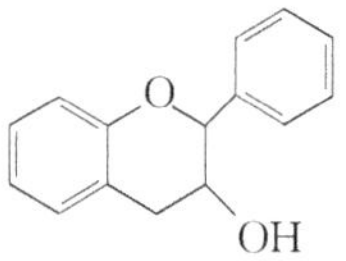	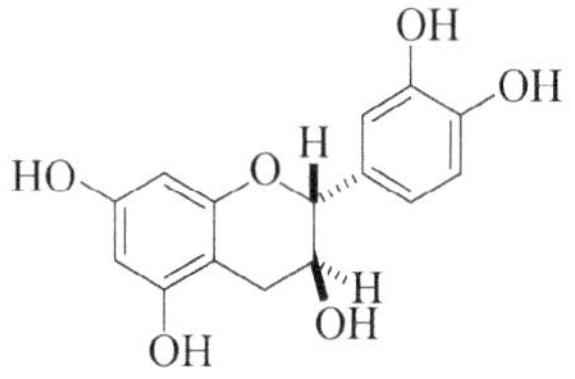 （＋）儿茶素
黄烷-3,4-二醇类 （flavan-3,4-diols）	C_2—C_3 为饱和单键 B-环连接在 C_2 位 C 环为吡喃环 存在 C_3—OH，C_4—OH	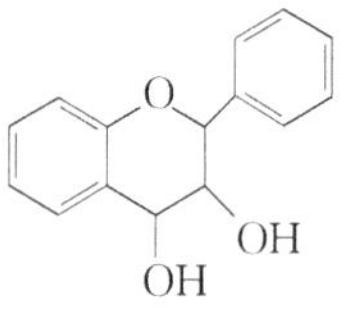	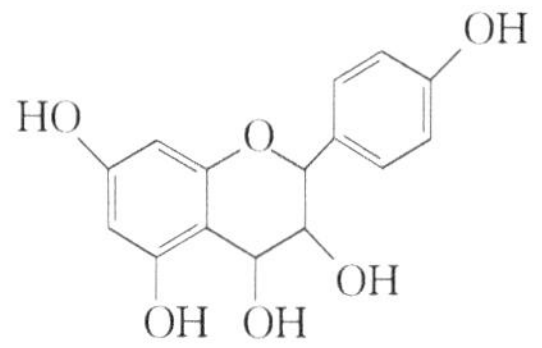 无色天竺葵素
查耳酮类 （chalcones）	C-环开裂 C_a—C_β 为反式双键	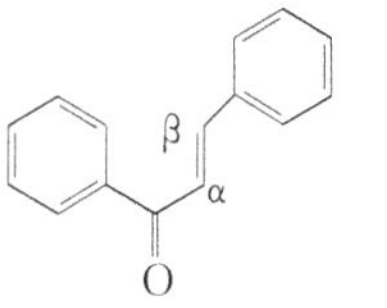	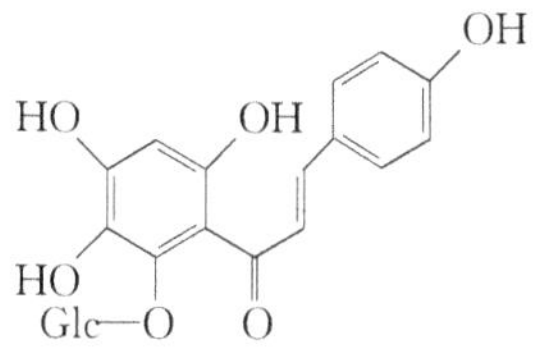 红花苷
二氢查耳酮类 （dihydrochalcones）	C-环开裂 C_a—C_β 为单键	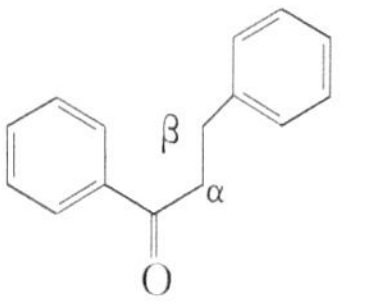	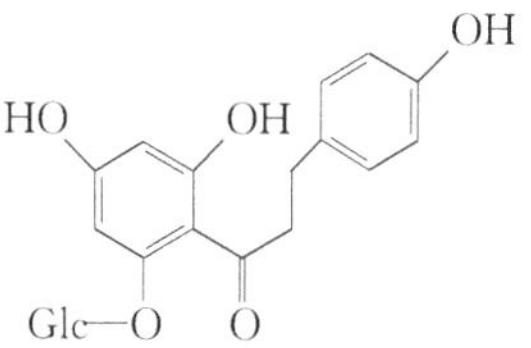 梨根苷
橙酮类 （噢呋类） （aurones）	C-环为五元环	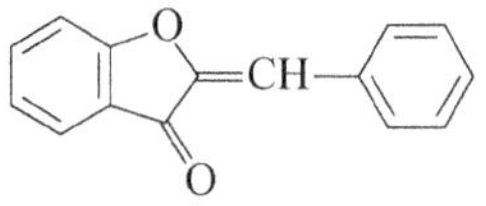	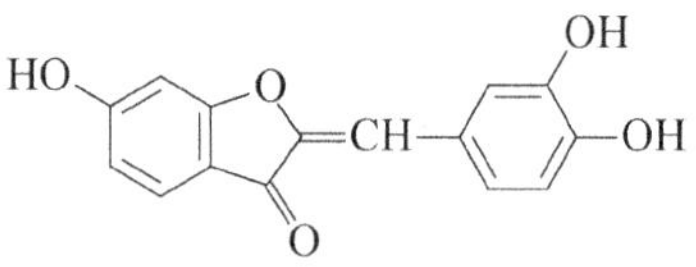 硫磺菊素
䁠酮类 （双苯吡酮类） （xanthones）	具有 C_6—C_1—C_6 骨架结构	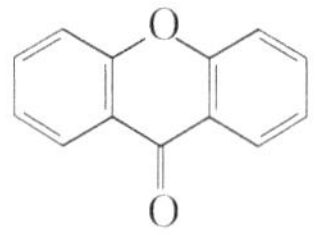	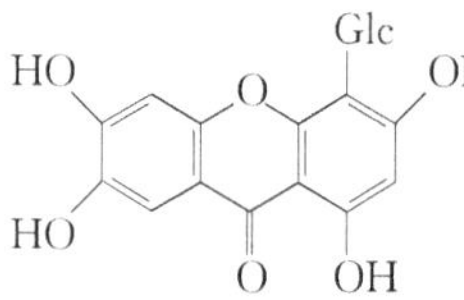 异芒果素

此外，尚有由 2 分子黄酮，或 2 分子二氢黄酮，或 1 分子黄酮及 1 分子二氢黄酮按 C—C 或 C—O—C 方式连接而成的双黄酮类化合物（biflavonoids）。如银杏叶中具有解痉、降压和扩张冠状血管作用的银杏素和异银杏素等，临床上用于治疗冠心病。

银杏素　　R₁＝CH₃，R₂＝H
异银杏素　R₁＝H，R₂＝CH₃

另有少数黄酮类化合物结构很复杂，如水飞蓟素（silybin）为黄酮木脂体类化合物（lignanflavonoids），而榕碱（ficine）及异榕碱（isoficine）则为黄酮生物碱（flavonoid alkaloids）。

水飞蓟素

天然黄酮类化合物多以苷类形式存在，并且由于糖的种类、数量、连接位置及连接方式不同，可以组成各种各样的黄酮苷类。

组成黄酮苷的糖类主要有：

（1）单糖类：D-葡萄糖、D-半乳糖、D-木糖、L-鼠李糖、L-阿拉伯糖及 D-葡萄糖醛酸等（表 5-2）。

表 5-2　黄酮苷中常见的单糖

中文名	英文名	表达符号	中文名	英文名	表达符号
D-葡萄糖	D-glucose	D-Glc	L-鼠李糖	L-rhamnose	L-Rha
D-半乳糖	D-galactose	D-Gal	L-阿拉伯糖	L-arabinose	L-Ara
D-甘露糖	D-mannose	D-Man	D-木糖	D-xylose	D-Xyl
D-葡萄糖醛酸	D-glucuronic acid	D-Glu A	D-芹菜糖	D-apiose	D-Api
D-半乳糖醛酸	D-galacturonic acid	D-Gal A	D-阿洛糖	D-allose	D-All

（2）二糖类：槐糖［Glcβ(1→2)Glc］、龙胆二糖［Glcβ(1→6)Glc］、芸香糖［Rhaα(1→6)Glc］、新橙皮糖［Rhaα(1→2)Glc］、刺槐二糖［Rhaα(1→6)Gal］等（表 5-3）。

（3）三糖类：槐三糖[Glcβ(1→2)Glcβ(1→2)Glc]等。

（4）酰化糖类：2-乙酰葡萄糖、咖啡酰基葡萄糖（caffeoylglucose）等。

表 5-3　黄酮苷中常见的二糖

中 文 名	英 文 名	表达符号
芸香糖	rutinose	α-L-Rha-(1→6)-D-Glc
新橙皮糖	neohesperidose	α-L-Rha-(1→2)-D-Glc
明萼草糖	rungiose	α-L-Rha-(1→3)-D-Glc
刺槐二糖	robinobiose	α-L-Rha-(1→6)-D-Gal
毒蚕豆糖	vicianose	α-L-Ara-(1→6)-D-Glc
香豌豆糖	lathyrose	β-D-Xyl-(1→2)-D-Gal
山布二糖	sambubiose	β-D-Xyl-(1→2)-D-Glc
槐糖	sophorose	β-D-Glc-(1→2)-D-Glc
昆布二糖	laminaribiose	β-D-Glc-(1→3)-D-Glc
龙胆二糖	gegntiobiose	β-D-Glc-(1→6)-D-Glc
乳糖	lactose	β-D-Gal-(1→4)-D-Glc
海葱二糖	scillabiose	β-D-Glc-(1→4)-L-Rha
麦芽糖	maltose	α-L-Glc-(1→4)-D-Glc
α-L-鼠李糖基-(1→2)-D-半乳糖		α-L-Rha-(1→2)-D-Gal
α-L-阿拉伯糖基-(1→6)-D-半乳糖		α-L-Ara-(1→6)-D-Gal
β-D-半乳糖基-(1→4)-L-鼠李糖		β-D-Gal-(1→4)-L-Rha
β-D-甘露糖基-(1→2)-D-葡萄糖		β-D-Man-(1→2)-D-Glc
β-D-葡萄糖基-(1→4)-D-甘露糖		β-D-Glc-(1→4)-D-Man
β-D-阿洛糖基-(1→2)-D-葡萄糖		β-D-All-(1→2)-D-Glc
β-D-葡萄糖基-(1→6)-D-半乳糖		β-D-Glc-(1→6)-D-Gal
β-D-半乳糖基-(1→4)-D-半乳糖		β-D-Gal-(1→4)-D-Gal

黄酮苷中糖连接位置与苷元的结构类型有关。如黄酮醇类常形成 3-、7-、3′-、4′-单糖链苷，或 3,7-、3,4′-及 7,4′-二糖链苷等。

除 O-糖苷外，天然黄酮类化合物中还发现有 C-苷（C-glycosides），如葛根黄素（puerarin）、葛根黄素木糖苷（puerarin xyloside），为中药葛根中的扩张冠状动脉血管的有效成分，两者的糖连接在苷元的 8-位碳原子上。

R＝H，葛根黄素

R＝xylose，葛根黄素木糖苷

第三节　黄酮类化合物的理化性质

黄酮类化合物的理化性质在提取分离方面及结构鉴定的研究方面都发挥了非常重要的作用。下面仅就其与分离和结构研究密切相关的性质简介如下：

一、性状

1. 形态　黄酮类化合物多为结晶性固体，少数（如黄酮苷类）为无定形粉末。

2. 颜色　黄酮类化合物是否有颜色与分子中是否存在交叉共轭体系及含有助色团（—OH、—OCH₃ 等）的种类、数目及取代位置有关。

以黄酮为例来说，其色原酮部分原本无色，但在 2-位上引入苯环后，即形成交叉共轭体系，并通过电子转移、重排，使共轭链延长，因而显现出颜色。一般情况下，黄酮、黄酮醇及其苷类多显灰黄至黄色，查耳酮为黄至橙黄色；而二氢黄酮、二氢黄酮醇、异黄酮类，因不具有交叉共轭体系或共轭链短，故不显色（二氢黄酮及二氢黄酮醇）或显微黄色（异黄酮）。

助色团（—OH、—OCH₃ 等）能使颜色加深，但主要指助色团处于 7-位及 4′-位时，因其能够形成 $p-\pi$ 共轭，促进电子移位、重排，使化合物的颜色明显加深。但—OH、—OCH₃ 引入其他位置则对颜色的影响较小。

花色素及其苷元的颜色随 pH 不同而改变，通常 pH<7 时显红色，pH＝8.5 时显紫色，pH>8.5 时显蓝色。

3. 旋光性　游离的各种苷元母核中，二氢黄酮、二氢黄酮醇、黄烷及黄烷醇的结构中含有手性碳原子，具有旋光性，除此之外的其余黄酮类化合物则无光学活性。苷类由于在结构中引入糖的分子，故均有旋光性，且多为左旋。

二、溶解性

一般游离黄酮苷元难溶或不溶于水，易溶于甲醇、乙醇、乙酸乙酯、乙醚、丙酮等有机溶剂及稀碱水溶液中。黄酮类化合物的羟基糖苷化后，水溶度即相应加大，而在有机溶剂中的溶解度则相应减小。黄酮苷易溶于热水、甲醇、乙醇及稀碱水溶液中，难溶于苯、乙醚、三氯甲烷、石油醚等亲脂性有机溶剂。

黄酮类化合物的溶解性还受很多因素的影响。

1. 空间结构对溶解性的影响　黄酮、黄酮醇、查耳酮等平面性强的分子，因分子与分子间排列紧密，分子间引力较大，故更难溶于水；而二氢黄酮及二氢黄酮醇等，因是非平面性分子，故分子与分子间排列不紧密，分子间引力降低，有利于水分子进入，溶解度稍大。至于花色苷元（花青素）类虽也为平面性结构，但因以离子形式存在，具有盐的通性，故亲水性较强，水溶性较大。

R=H　二氢黄酮
R=OH　二氢黄酮醇

花青素

2. 黄酮苷元上取代基的种类和数目对溶解性的影响　黄酮类苷元分子中引入羟基，将增加在水中的溶解度；而羟基经甲基化后，则增加在有机溶剂中的溶解度。如一般黄酮类化合物不溶于石油醚中,故可与脂溶性杂质分开,但川陈皮素(5,6,7,8,3′,4′-六甲氧基黄酮)却可溶于石油醚。另外,羟基所处的位置对溶解性也有影响,如黄酮或黄酮醇的羟基在7-位及4′-位时,水溶性比羟基在其他位置时大。

3. 黄酮苷分子中糖基的数目和位置对溶解性的影响　通常糖基越多,则水溶性越大。糖的结合位置不同,对苷的水溶性也有一定影响。以棉黄素(3,5,7,8,3′,4′-六羟基黄酮)为例,其3-O-葡萄糖苷的水溶性大于7-O-葡萄糖苷,主要是因为3-O-糖基与C_4位羰基的立体障碍使分子的平面性降低,水溶性增大。

三、酸性与碱性

1. 酸性　黄酮类化合物因分子中多具有酚羟基,故显酸性,可溶于碱性水溶液、吡啶、甲酰胺及二甲基甲酰胺中。由于酚羟基数目及位置不同,其酸性强弱也不同。以黄酮为例,酚羟基酸性强弱顺序依次为:

$$7,4'-\text{二 OH} > 7-\text{或} 4'-\text{OH} > \text{一般酚羟基} > 5-\text{OH} > 3-\text{OH}$$

其中,7,4′-二羟基黄酮因 p-π 共轭效应使得二酚羟基解离度增大,酸性增强;5-羟基黄酮由于与4-羰基形成分子内氢键使其解离度减小而导致酸性减弱。7,4′-二羟基黄酮可溶于5%的碳酸氢钠水溶液;7-或4′-羟基黄酮可溶于5%的碳酸钠水溶液;一般酚羟基黄酮可溶于0.2%的氢氧化钠水溶液;5-羟基和3-羟基黄酮可溶于4%的氢氧化钠水溶液。

此性质可用于黄酮类化合物的提取、分离及鉴定工作。例如 C_7——OH 因为处于 C＝O 的对位,在 p-π 共轭效应的影响下,酸性较强,可溶于碳酸钠水溶液中,据此可用以鉴定。

2. 碱性　黄酮母核的吡喃环上的1-氧原子,因有未共用的电子对,故表现微弱的碱性,可与强无机酸,如浓硫酸、盐酸等生成𰫈盐,但该𰫈盐极不稳定,加水后即可分解。

黄酮类化合物溶于浓硫酸中生成的𰫈盐,常常表现出特殊的颜色,可用于鉴别。某些甲氧基黄酮溶于浓盐酸中显深黄色,且可与生物碱沉淀试剂生成沉淀。

四、Wessely – Moser 重排

黄酮类 6-C-糖苷及 8-C-糖苷在常规酸水解条件下不能被水解,但可发生互变(Wessely - Moser 重排),成为 6-C-糖苷和 8-C-糖苷的混合物。如下列 schaftoside(apigegnin 6-C-β-D-glucopyranosyl-8-C-α-arabinopyranoside)在用 6% HCl 100 ℃处理 7 h 后,并不能水解,却可发生 Wessely - Moser 重排,转变成其异构体 isoschaftoside(apigegnin 6-C-α-arabinopyranosyl-8-C-β-D-glucopyranoside)。反之,isoschaftoside 在同样条件下进行处理,又可以经过重排转变成 schaftoside,这样互变的结果,最后得到的是两者的混合物。

所以在解决该类苷的结构时尽量不用酸水解法，而常常通过一维核磁共振和二维核磁共振技术来确定其结构。

第四节　黄酮类化合物的检识

一、化学法检识

黄酮类化合物的颜色反应多与分子中的酚羟基及 γ-吡喃酮环有关（表 5-4）。

表 5-4　各类黄酮类化合物的显色反应

类别	黄酮	黄酮醇	二氢黄酮	查耳酮	异黄酮	橙酮
盐酸＋镁粉	黄→红	红→紫红	红、紫、蓝			
盐酸＋锌粉	红	紫红	紫红			
硼氢化钠			蓝→紫红			
硼酸-柠檬酸	绿黄	绿黄*		黄		
乙酸镁	黄*	黄*	蓝*	黄*	黄*	
三氯化铝	黄	黄绿	蓝绿	黄	黄	淡黄
氢氧化钠水溶液	黄	深黄	黄→橙（冷） 深红→紫（热）	橙→红	黄	红→紫红
浓硫酸	黄→橙*	黄→橙*	橙→紫	橙、紫	黄	红、洋红

注：* 表示有荧光。

（一）还原反应

1. 盐酸-镁粉（或锌粉）反应　此为鉴定黄酮类化合物最常用的颜色反应。方法是将试样溶于 1.0 ml 甲醇或乙醇中，加入少许镁粉（或锌粉）振摇，滴加几滴浓盐酸，1～2 min 内（必要时微热）即可显色。多数黄酮、黄酮醇、二氢黄酮及二氢黄酮醇类化合物显橙红色至紫红色，少数显紫色至蓝色，当 B-环上有—OH 或—OCH$_3$ 取代时，显现的颜色亦即随之加深。但查耳酮、橙酮、儿茶素类则无该显色反应。异黄酮类除少数例外，也不显色。

需要注意的是花青素及部分橙酮、查耳酮等在单纯浓盐酸酸性条件下也会发生颜色变化，故需预先做空白对照实验排除干扰，即在供试液中仅加入浓盐酸进行观察，若仍变为红色，说明供试液中含有花青素或某些橙酮、查耳酮类。

另外，在用植物粗提取液进行预试时，为了避免提取液本身颜色的干扰，可注意观察加入浓盐酸后升起的泡沫颜色。若泡沫为红色，表明为阳性反应。

盐酸-镁粉反应的机制过去解释为由于生成了花色苷元所致，现在认为是因为生成了阳碳离子的缘故。

2. 四氢硼钠（钾）反应　NaBH$_4$ 是对二氢黄酮类化合物专属性较高的一种还原剂。与二氢黄酮类化合物反应显红色至紫色。其他黄酮类化合物均不显色，可与之区别。方法是在试管中加入 0.1 ml 含有试样的乙醇液，再加等量 2% NaBH$_4$ 的甲醇液，1 min 后加浓盐酸或浓硫酸数滴，显紫色至紫红色。四氢硼钠也可以进行纸斑反应。

另外，近来报道二氢黄酮可与磷钼酸试剂反应显棕褐色，也可作为二氢黄酮类化合物的特征鉴别反应。

（二）金属盐类试剂的络合反应

黄酮类化合物分子中常含有下列结构单元,故可与铝盐、铅盐、锆盐、镁盐等试剂反应,生成有色络合物或有色沉淀。

1. 铝盐　常用试剂为 1% 三氯化铝或亚硝酸铝溶液,在滤纸、薄层或试管中进行反应,生成的络合物多为黄色($\lambda_{max} = 415\ nm$),并有鲜黄色荧光,但 4′-羟基黄酮醇或 7,4′-二羟基黄酮醇显天蓝色荧光,可用于定性及定量分析。

2. 铅盐　常用 1% 乙酸铅及碱式乙酸铅水溶液,可生成黄色至红色沉淀。黄酮类化合物与铅盐生成沉淀的色泽,因羟基数目及位置不同而异。其中,1% 乙酸铅只能与分子中具有邻二酚羟基或兼有 3-OH、4-酮基或 5-OH、4-酮基结构的化合物反应生成沉淀。但碱式乙酸铅的沉淀能力要大得多,一般酚类化合物均可为之沉淀,据此不仅可用于鉴定,也可用于提取及分离工作。

3. 锆盐　多用 2% 二氯氧化锆甲醇溶液。黄酮类化合物分子中有游离的 3-或 5-OH 存在时,均可与该试剂反应生成黄色的锆络合物。但两种锆络合物对酸的稳定性不同。3-OH,4-酮基络合物的稳定性比 5-OH,4-酮基络合物的稳定性强(仅二氢黄酮醇除外)。故当反应液中接着加入枸橼酸后,5-羟基黄酮的黄色溶液显著褪色,而 3-羟基黄酮溶液仍显鲜黄色,该反应又称锆-枸橼酸反应。具体的实验方法是取试样 $0.5 \sim 1.0\ mg$,用 $10.0\ ml$ 甲醇加热溶解,加 $1.0\ ml$ 2% 二氯氧化锆($ZrOCl_2$)甲醇液,显黄色后再加入 2% 枸橼酸甲醇溶液,观察颜色变化。

上述反应也可在滤纸上进行,得到的锆盐络合物多显黄绿色,并带荧光,其结构如下。

4. 镁盐　常用乙酸镁甲醇溶液为显色剂,本反应可在滤纸上进行。实验时在纸上滴加 1 滴供试液,喷以乙酸镁的甲醇溶液,加热干燥,在紫外光灯下观察。二氢黄酮、二氢黄酮醇类可显天蓝色荧光,若具有 $C_5 - OH$,色泽更为明显。而黄酮、黄酮醇及异黄酮类等则显黄色至橙黄色乃至褐色。

5. 氯化锶($SrCl_2$)　在氨性甲醇溶液中,可与分子中具有邻二酚羟基结构的黄酮类化合物生成绿色至棕色乃至黑色沉淀。

实验方法为:取约 $1.0\ mg$ 检品置于小试管中,加入 $1.0\ ml$ 甲醇溶解(必要时可在水浴上加热),加入 3 滴 $0.01\ mol/L$ 氯化锶的甲醇溶液,再加 3 滴已用氨蒸气饱和的甲醇溶液,注意观察有无沉淀生成。

6. 三氯化铁反应　该反应可以检识酚羟基的有无,三氯化铁水溶液或醇溶液为常用的酚类显色剂。多数黄酮类化合物因分子中含有酚羟基,故可产生阳性反应,但一般仅在含有氢键缔合的酚羟基时,才显现明显的颜色。

（三）硼酸显色反应

当黄酮类化合物分子中有下列结构时,在无机酸或有机酸存在条件下,可与硼酸反应,生成亮黄色。显然,5-羟基黄酮、2′-羟基查耳酮及 6′-羟基查耳酮类结构可以满足上述要求,故可与其他类型区别。一般在草酸存在的条件下,显黄色并具有绿色荧光;但在枸橼酸丙酮存在的条件下,则只显黄色而无荧光。

（四）碱性试剂显色反应

在日光及紫外光下,通过纸斑反应,观察试样用碱性试剂处理后的颜色变化情况,对于鉴别黄酮类化合物有一定意义。其中,用氨蒸气处理后显现的颜色变化置于空气中随即褪去,但经碳酸钠水溶液处理而显现的颜色置于空气中却不褪色。

此外,利用碱性试剂的反应还可帮助鉴别分子中某些结构特征。如:

（1）二氢黄酮类易在碱液中开环,转变成相应的异构体——查耳酮类化合物,显橙色至黄色。

（2）黄酮醇类在碱液中先显黄色,通入空气后变为棕色,据此可与其他黄酮类区别。

（3）黄酮类化合物当分子中有邻二酚羟基取代或 3,4′-二羟基取代时,在碱液中不稳定,易被氧化产生黄色→深红色→绿棕色沉淀。

（4）查耳酮类在碱液中能够很快产生红色或紫红色沉淀。

二、紫外光谱法检识

黄酮、黄酮醇等多数黄酮类化合物,因分子中存在如下所示的桂皮酰基(cinnamoyl)及苯甲酰基(benzoyl)组成的交叉共轭体系,故其甲醇溶液在 200~400 nm 的区域内存在两个主要的紫外吸收带,称为峰带Ⅰ(300~400 nm)及峰带Ⅱ(220~280 nm)。根据带Ⅰ、带Ⅱ的峰位及形状(或强度),推测黄酮类化合物结构类型(表 5-5)。

benzoyl
(峰带Ⅱ, 220~280 nm)

flavone (R=H)
flavonol (R=OH)

cinnamoyl
(峰带Ⅰ, 300~400 nm)

表 5 - 5　黄酮类化合物在甲醇溶液中的紫外光谱特征

黄酮类型	UV(nm)		谱带峰形
	峰带 Ⅱ	峰带 Ⅰ	
黄酮	240～280	304～350	带 Ⅰ、带 Ⅱ 等强
黄酮醇	240～280	352～385	
黄酮醇(3 - OH 被取代)	240～280	328～357	
查耳酮	220～270	340～390	带 Ⅰ 强峰,带 Ⅱ 次强峰
橙酮	220～270		
异黄酮	245～270		带 Ⅱ 主峰,带 Ⅰ 弱(肩峰)
二氢黄酮、二氢黄酮醇	270～295		

　　1. 黄酮及黄酮醇类　两者 UV 光谱谱形相似,但带 Ⅰ 位置不同,可据此进行分类(图 5-1)。

　　在黄酮及黄酮醇母核上,若 7 -位及 4′-位引入羟基、甲氧基等供电基团,将促进结构重排,有利于实现上述电子跃迁,可引起相应吸收带红移。通常,整个母核上氧取代程度越高,则带 Ⅰ 将越向长波方向位移(表 5-6)。

表 5 - 6　几种羟基黄酮类化合物的紫外吸收光谱(带 Ⅰ)

化合物	带 Ⅰ (λ_{max}^{MeOH} , nm)	
3,5,7-三羟基黄酮(高良姜素)	359	
3,5,7,4′-四羟基黄酮(山柰酚)	367	红移
3,5,7,3′,4′-五羟基黄酮(槲皮素)	370	
3,5,7,3′,4′,5′-六羟基黄酮(杨梅素)	374	

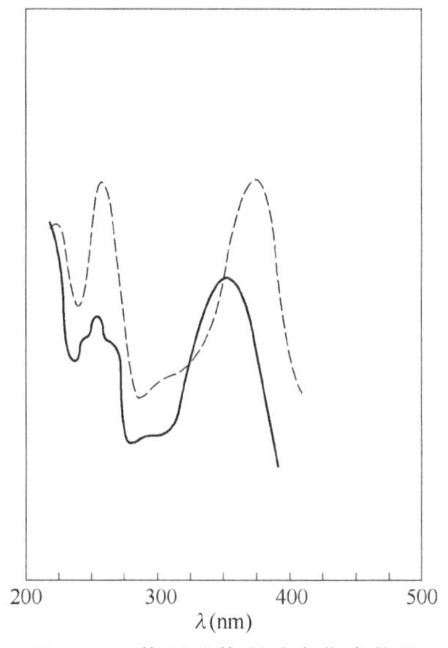

图 5 - 1　黄酮及黄酮醇类化合物的紫外光谱带 Ⅰ(λ_{max}^{MeOH} , nm)

　　带 Ⅱ 的峰位主要受 A -环氧取代程度的影响(表 5-7),B-环的取代基对其峰位影响甚微,但可影响它的形状。如当 B-环上仅有 4′-氧取代时,带 Ⅱ 为单峰;而当 B-环上同时存在 3′,4′-二氧取代时,则带 Ⅱ 将为双峰(或 1 个主峰,并伴有 1 个肩峰)。

表 5 - 7　几种羟基黄酮类化合物的紫外吸收光谱(带 Ⅱ)

化合物	带 Ⅱ (λ_{max}^{MeOH} , nm)	
黄酮	250	
7-羟基黄酮	252	
5-羟基黄酮及 5,7-二羟基黄酮	262	红移
5,6,7-三羟基黄酮	274	
5,7,8-三羟基黄酮	281	

　　综上所述,可以依据带 Ⅰ、Ⅱ 的峰位及形状,初步推测黄酮及黄酮醇母核上羟基取代的数目及取代模式。

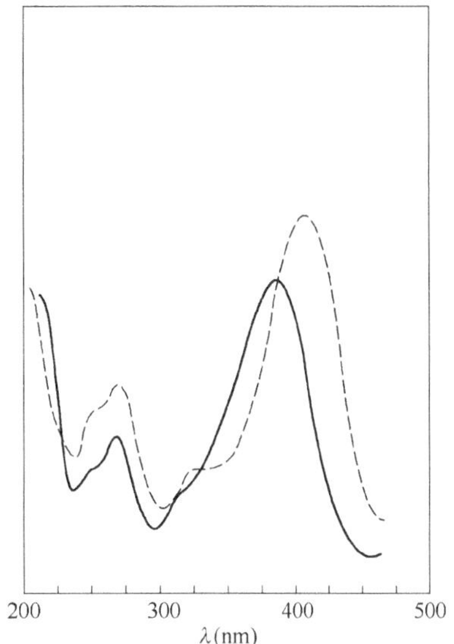

图 5-2　查耳酮及橙酮类的
紫外吸收光谱

—— 2,3,4-三羟基查耳酮
····· 3′,4′-二羟基橙酮

2. 查耳酮及橙酮类　其共同特征是带 I 很强，为主峰；而带 II 则较弱，为次强峰(图 5-2)。

查耳酮中，带 II 位于 220～270 nm，带 I 位于 340～390 nm，有时分裂为 I_a(340～390 nm)及 I_b(300～320 nm)。环上引入氧取代基，会引起带 I 红移(表 5-8)，在 2′位上引入—OH 时影响最大。反之，2′-OH 甲基化或苷化时，可引起带 I 紫移15～20 nm，但其余位置的结构变化对带 I 影响不大。

表 5-8　查耳酮类化合物的紫外吸收光谱(带 I)

化合物	带 I (λ_{max}^{MeOH}, nm)	
查耳酮	312	
4′-羟基查耳酮	320	红移
4-羟基查耳酮	350	
2′,4′,4-三羟基查耳酮	370	

橙酮中，常显现 3～4 个吸收峰，但主要吸收峰(带 I)一般位于 370～430 nm。羟基甲基化或苷化时对光谱并不产生显著影响，但 6,7-二羟基橙酮中的 7-羟基除外。后者如被甲基化或苷化，可使带 I 紫移 18 nm。

3. 异黄酮、二氢黄酮及二氢黄酮醇　这三类化合物中，除有由 A-环苯甲酰系统引起的带 II 吸收(主峰)外，因 B-环不与吡喃酮环上的羰基共轭(或共轭很弱)，故带 I 很弱，常在主峰的长波方向处有 1 个肩峰(图 5-3)。

根据主峰的位置，可以区别异黄酮与二氢黄酮及二氢黄酮醇类。前者在 245～270 nm，后两者在 270～295 nm。

三、色谱法检识

1. 纸色谱(PC)　适用于分离各种天然黄酮类化合物及其苷类的混合物。混合物的鉴定常采用双向色谱法。

(1) 黄酮苷类化合物：一般第一向展开采用醇性溶剂，如正丁醇-乙酸-水(4∶1∶5 上层，BAW)、叔丁醇-乙酸-水(3∶1∶1，TBA)或水饱和的正丁醇等，这些主要是根据分配作用原理进行分离。第二向展开溶剂则用水或下列含水溶液，如 2%～6%乙酸、3%氯化钠及乙酸-浓盐酸-水(30∶3∶10)等，它们主要是根据吸附作用原理进行分离。

(2) 黄酮类化合物苷元：一般宜用醇性溶剂或用苯-乙酸-水(125∶72∶3)、三氯甲烷-乙酸-水(13∶6∶1)、苯酚-水(4∶1)或乙酸-浓盐酸-H_2O(30∶3∶3)进行分离。

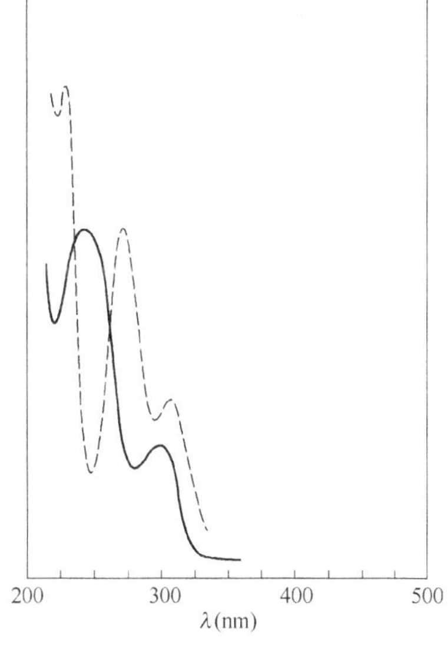

图 5-3　异黄酮、二氢黄酮及
二氢黄酮醇的紫外吸收光谱

—— 7-羟基异黄酮
····· 4′,7-二羟基二氢黄酮

(3) 花色苷及花色苷苷元：可用含 HCl 或 HOAc 的溶液作为展开剂。

多数黄酮类化合物在纸色谱上用紫外光灯检查时，可以看到有色斑点，以氨蒸气处理后常产生明显的颜色变化。此外还可喷以 2% $AlCl_3$(甲醇)溶液(在紫外光灯下检查)或 1% $FeCl_3$ - 1%

$K_3Fe(CN)_6$(1∶1)水溶液等显色剂。

2. 硅胶薄层色谱　用于分离与鉴定弱极性黄酮类化合物较好。分离黄酮苷元常用的展开剂是甲苯-甲酸甲酯-甲酸(5∶4∶1)，并可以根据待分离成分极性的大小适当地调整甲苯与甲酸的比例。另外还有苯-甲醇(95∶5)、苯-甲醇-乙酸(35∶5∶5)、三氯甲烷-甲醇(8.5∶1.5,7∶0.5)、甲苯-三氯甲烷-丙酮(40∶25∶35)、丁醇-吡啶-甲酸(40∶10∶2)等。分离黄酮苷元的衍生物如甲醚或乙酸酯等中性成分，可用苯-丙酮(9∶1)、苯-乙酸乙酯(7.5∶2.5)等为展开剂。如 2015 版《中华人民共和国药典》规定采用薄层色谱法，以乙酸乙酯-丁酮-甲酸(5∶1∶1)为展开剂，用 $AlCl_3$(乙醇)溶液显色，检识广金钱草中的黄酮类化学成分。

3. 聚酰胺薄层色谱　适用范围较广，特别适合于分离含游离酚羟基的黄酮及其苷类。由于聚酰胺对黄酮类化合物吸附能力较强，因而展开剂需要较强的极性。在大多数展开剂中含有醇、酸或水。常用的展开剂有乙醇-水(3∶2)、水-乙醇-乙酰丙酮(4∶2∶1)、水-乙醇-甲酸-乙酰丙酮(5∶1.5∶1∶0.5)、水饱和的正丁醇-乙酸(100∶1,100∶2)、丙酮-水(1∶1)、丙酮-95%乙醇-水(2∶1∶2)、95%乙醇-乙酸(100∶2)、苯-甲醇-丁酮(60∶20∶20)等。如槐花米中芦丁和槲皮素的鉴定，可以采用聚酰胺薄层色谱进行鉴定，以 75%乙醇-水为展开剂，紫外灯下观察色斑，并用 $AlCl_3$ 显色。

4. 纤维素薄层色谱　通常纤维素色谱分离黄酮苷元的溶剂系统有苯-乙酸-水(125∶72∶3)或三氯甲烷-乙酸-水(10∶9∶1)。经典的溶剂系统即 5%～40%乙酸、正丁醇-乙酸-水(4∶1∶5)等亦经常用于分离黄酮类化合物。如黄芩苷的鉴定可在纤维素薄层板上进行，以正丁醇-乙酸-水(12∶3∶5,上层)为展开剂，紫外灯下观察色斑。

5. 高效液相色谱法　黄酮类成分的色谱条件可分为正相色谱和反相色谱两类，正相色谱采用硅胶为固定相，亲脂性溶剂为流动相，主要检识亲脂性较强的黄酮。也可采用氰基键合载体为固定相。反相色谱多用 C_{18} 键合相为载体，流动相常用甲醇-水或乙腈-水，或甲醇-乙腈-水，有时以一定 pH 的酸水或缓冲液代替水加入。如以甲醇-0.1%甲酸水溶液为流动相，在 360 nm 波长下，采用反相高效液相色谱法，可以检识出银杏叶提取物中主要的黄酮类成分，包括芦丁、槲皮苷、槲皮素、山奈酚、异鼠李素等。

第五节　黄酮类化合物的提取与分离

一、提取

黄酮类化合物在花、叶、果等组织中，一般多以苷的形式存在，而在木部坚硬组织中，则多以游离苷元形式存在。因此，提取黄酮类化合物要根据被提取物的性质及共存的杂质来选择溶剂。

(1) 黄酮苷类及极性稍大的苷元(如羟基黄酮、双黄酮、橙酮、查耳酮等)，一般可用丙酮、乙酸乙酯、乙醇、水或某些极性较大的混合溶剂进行提取。其中用得最多的是甲醇(乙醇)-水(1∶1)或甲醇(乙醇)。浓度高的醇(90%～95%)适用于提取游离黄酮，60%左右的醇适用于提取黄酮苷。可以采用回流、渗漉或浸渍法，所得到的提取液经浓缩即得到粗提取物。

(2) 含糖基比较多的黄酮苷类则可以用沸水提取。该法经济、安全，适用于工业化生产，但提取液中亲水性的杂质较多。不过该法对于那些在冷、热水中溶解度相差比较大的黄酮苷尤其适宜，如从槐米中提取芦丁。

(3) 大多数黄酮苷元宜用极性较小的溶剂，如用三氯甲烷、乙醚、乙酸乙酯等提取，而对多甲氧基黄酮的游离苷元，甚至可用苯进行提取。

(4) 对于花青素类化合物的提取，可加入少量酸(如 0.1%盐酸)。但提取一般黄酮苷类成分时，则应当慎用，以免发生水解反应。

（5）对于含有酚羟基的多数黄酮类化合物都可以采用碱性水（如碳酸钠、氢氧化钠、氢氧化钙水溶液）或碱性稀醇（如 50％的乙醇）提取，提取液调成酸性后即可获得黄酮类化合物。稀氢氧化钠溶液虽然浸出能力较强，但浸出的杂质比较多；氢氧化钙溶液虽然能除去鞣质、果胶、黏液质等，但浸出效果不如稀氢氧化钠溶液，且某些黄酮能与石灰水生成不溶性的物质而无法溶出；碱性稀醇溶液的浸出效果虽好，但析出的黄酮类化合物在稀醇中有一定的溶解度，会降低产品的收率。

（6）为了避免在提取过程中黄酮苷类化合物发生酶水解，常按一般提取苷的方法事先破坏酶的活性。

二、分离与精制

（一）常用的富集纯化方法

1. 溶剂萃取法　利用黄酮类化合物与混入的杂质极性不同，选用不同溶剂进行萃取可达到精制纯化的目的。如植物叶子的醇浸液，可用石油醚处理，以便除去叶绿素、胡萝卜素等脂溶性色素。而某些提取物的水溶液经浓缩后则可加入多倍量浓醇，以沉淀除去蛋白质、多糖类等水溶性杂质。

有时溶剂萃取过程也可以用逆流分配法连续进行。常用的溶剂系统有水-乙酸乙酯、正丁醇-石油醚等。

溶剂萃取过程在除去杂质的同时，往往还可以收到分离苷和苷元或极性苷元与非极性苷元的效果。

2. 碱提取酸沉淀法　黄酮苷类虽有一定极性，可溶于水，但却难溶于酸性水，易溶于碱性水，故可用碱性水提取，再将碱水提取液调成酸性，黄酮苷类即可沉淀析出。此法简便易行，如芦丁、橙皮苷、黄芩苷提取都应用了这个方法。现以从槐米中提取芦丁为例说明该法的操作过程。槐米（槐树 *Sophora japonica* L. 的花蕾）加约 6 倍量水，煮沸，在搅拌下缓缓加入石灰乳至 pH＝8～9，在此 pH 条件下微沸 20～30 min，趁热抽滤，残渣再加 4 倍量的水煎一次，趁热抽滤。合并滤液，在 60～70 ℃ 的条件下，用浓盐酸将合并滤液调至 pH＝3～4，搅匀后静置 24 h，抽滤。用水将沉淀物洗至中性，60 ℃ 干燥得芦丁粗品，用沸水重结晶，70～80 ℃ 干燥后得芦丁纯品。

在用碱酸法进行提取纯化时，应当注意所用碱液浓度不宜过高，以免在强碱性下，尤其加热时破坏黄酮母核。在加酸酸化时，酸性也不宜过强，以免生成锌盐，致使析出的黄酮类化合物又重新溶解，降低产品收率。当药材中含有大量果胶、黏液质等水溶性杂质时，如花、果类药材，宜用石灰乳或石灰水代替其他碱性水溶液进行提取，以使上述含羧基的杂质生成钙盐沉淀，不被溶出，这将有利于黄酮类化合物的纯化处理。

3. 炭粉吸附法　此法主要适于苷类的精制工作。通常，在植物的甲醇粗提取物中，分次加入活性炭，搅拌，静置，直至定性检查上清液无黄酮反应时为止。过滤，收集吸苷炭末，依次用沸水、沸甲醇、7％酚水、15％酚醇溶液进行洗脱。对各部分洗脱液进行定性检查（或用 PC 鉴定），确定黄酮类化合物在哪一部分被洗脱下来。通过对 *Baptisia lecontei* 中黄酮类化合物的研究证明，大部分黄酮苷类可用 7％酚水洗下。洗脱液经减压蒸发浓缩至小体积，再用乙醚振摇除去残留的酚，余下水层减压浓缩即得较纯的黄酮苷类成分。

（二）常用的分离精制方法

1. 柱色谱法　分离黄酮类化合物常用的吸附剂或载体有硅胶、聚酰胺及纤维素粉等。此外，也有用氧化铝、氧化镁及硅藻土等。

（1）硅胶柱色谱：此法应用范围最广，主要适于分离极性较小的游离黄酮类，如异黄酮、二氢黄酮、二氢黄酮醇及高度甲基化（或乙酰化）的黄酮及黄酮醇类，用有机溶剂洗脱，如不同比例的三氯甲烷-甲醇混合溶剂。少数情况下,在加水去活化后也可用于分离极性较大的化合物,如多羟基黄酮醇及其苷类等,并用含水溶剂系统洗脱,如三氯甲烷-甲醇-水或乙酸乙酯-甲醇-水等。供试硅胶中混存的微量金属离子,应预先用浓盐酸处理除去,以免干扰分离效果。

(2)聚酰胺柱色谱:对分离黄酮类化合物来说,聚酰胺是较为理想的吸附剂。其吸附容量高,分离能力强,对各类型的黄酮类化合物(包括苷及苷元)都有较好的分离效果。聚酰胺的吸附强度主要取决于黄酮类化合物分子中酚羟基的数目与位置,及溶剂与黄酮类化合物或与聚酰胺之间形成氢键缔合能力的大小。以 *Baptisia lecontei* 为例,黄酮类化合物从聚酰胺柱上洗脱时大体有下述规律:

1)苷元相同,洗脱先后顺序一般是三糖苷、二糖苷、单糖苷、苷元。

2)母核上增加羟基,洗脱速度即相应减慢。当分子中羟基数目相同时,羟基位置对吸附也有影响,聚酰胺对处于羰基间位或对位的羟基吸附力大于邻位羟基,故洗脱先后顺序为具有邻位羟基黄酮、具有对位(或间位)羟基黄酮。

3)不同类型黄酮化合物,先后流出顺序一般是异黄酮、二氢黄酮醇、黄酮、黄酮醇。

4)分子中芳香化程度越高、共轭双键越多者易被吸附,故查耳酮往往比相应的二氢黄酮难于洗脱。上述规律也适用于黄酮类化合物在聚酰胺薄层色谱上的行为。

(3)葡聚糖凝胶(Sephadex gel)柱色谱:对于黄酮类化合物的分离,主要用两种型号的凝胶:Sephadex G 型及 Sephadex LH-20 型。

葡聚糖凝胶分离黄酮类化合物的原理:①分离游离黄酮时,主要靠吸附作用。凝胶对黄酮类化合物的吸附程度取决于游离酚羟基的数目,酚羟基越多,被吸附力越强,越难洗脱;②分离黄酮苷时,分子筛的性质起主导作用,在洗脱时,黄酮苷类大体上是按分子量由大到小的顺序先后被洗脱下来,见表5-9。

表 5-9　黄酮类化合物在 Sephadex LH-20(甲醇)上的 V_e/V_o

黄酮类化合物	取代图式	V_e/V_o
芹菜素	$5,7,4'$-三羟基	5.3
木犀草素	$5,7,3',4'$-四羟基	6.3
槲皮素	$3,5,7,3',4'$-五羟基	8.3
杨梅素	$3,5,7,3',4',5'$-六羟基	9.2
山奈酚-3-半乳糖鼠李糖-7-鼠李糖苷	三糖苷	3.3
槲皮素-3-芸香糖苷	二糖苷	4.0
槲皮素-3-鼠李糖苷	单糖苷	4.9

表中 V_e 为洗脱试样时需要的溶剂总量或洗脱体积;V_o 为柱子的空体积。V_e/V_o 越小说明化合物越容易被洗脱下来。表5-9所列数据清楚地表明:苷元的羟基数越多,V_e/V_o 越大,越难以洗脱;而苷的分子量越大,其上连接糖的数目越多,则 V_e/V_o 越小,越容易洗脱。

葡聚糖凝胶柱色谱中常用的洗脱剂:①碱性水溶液(如 0.1 mol/L NH_4OH),含盐水溶液(0.5 mol/L NaCl 等);②醇及含水醇,如甲醇、甲醇-水(不同比例)、t-丁醇-甲醇(3∶1)、乙醇等;③其他溶剂,如含水丙酮、甲醇-三氯甲烷等。

2. 梯度 pH 萃取法　梯度 pH 萃取法适合于酸性强弱不同的黄酮苷元的分离。根据黄酮类苷元酚羟基数目及位置不同其酸性强弱也不同的性质,可以将混合物溶于有机溶剂(如乙醚)后,依次用 5% $NaHCO_3$、5% Na_2CO_3、0.2% NaOH 及 4% NaOH 溶液萃取,来达到分离的目的。一般规律大致如下:

酸性：　　$7,4'-\mathrm{OH} > 7\text{-或}\,4'-\mathrm{OH} > \text{一般}\,\mathrm{OH} > 5-\mathrm{OH}$

　　　　溶于 $NaHCO_3$ 中　　溶于 Na_2CO_3　溶于不同浓度的 NaOH 中

3. 铅盐法　此法过去曾广泛应用,目前已很少采用。一般是在乙醇或甲醇溶液中依次加入适量中性乙酸铅、碱式乙酸铅水溶液,分别使具有邻二酚羟基的成分(包括黄酮)、含羟基的成分、具有一般酚羟基的成分分离,再分别将铅盐沉淀悬浮于醇中,脱铅后得到成分。

4. 硼酸络合法　有邻二酚羟基的黄酮类化合物可与硼酸络合,生成物易溶于水,借此可与无邻二酚羟基的黄酮类化合物相互分离。

三、实例

在实际工作中,常将上述色谱法与各种经典方法相互配合应用,以达到较好的分离效果。

1. 从黄芩中分离黄芩苷　黄芩为唇形科植物黄芩(*Scutellaria baicalensis* Georgi)的根,为清热解毒常用中药。从其中分离出来的黄酮类化合物有黄芩苷(含 $4.0\%\sim5.2\%$)、黄芩素、汉黄芩苷、汉黄芩素、汉黄芩素-$5-O-\beta-D-$葡萄糖苷、$5,7,4'-$三羟基-$8-$甲氧基黄酮、$5,7,2',6'-$四羟基黄酮、白杨素($5,7-$二羟基黄酮)等 20 种成分。其中黄芩苷是主要有效成分,具有抗菌、消炎作用,是成药"双黄连注射液"的主要成分。

黄芩苷为淡黄色针晶,几乎不溶于水,难溶于甲醇、乙醇、丙酮,可溶于热乙酸。遇三氯化铁显绿色,遇乙酸铅生成橙红色沉淀。溶于碱及氨水中初显黄色,不久则变为黑棕色。经水解后生成的黄芩苷分子中具有邻三酚羟基,易被氧化转为醌类衍生物而显绿色,这是保存或炮制不当的黄芩药材外观变绿色的原因。黄芩变绿后,有效成分受到破坏,质量随之降低。

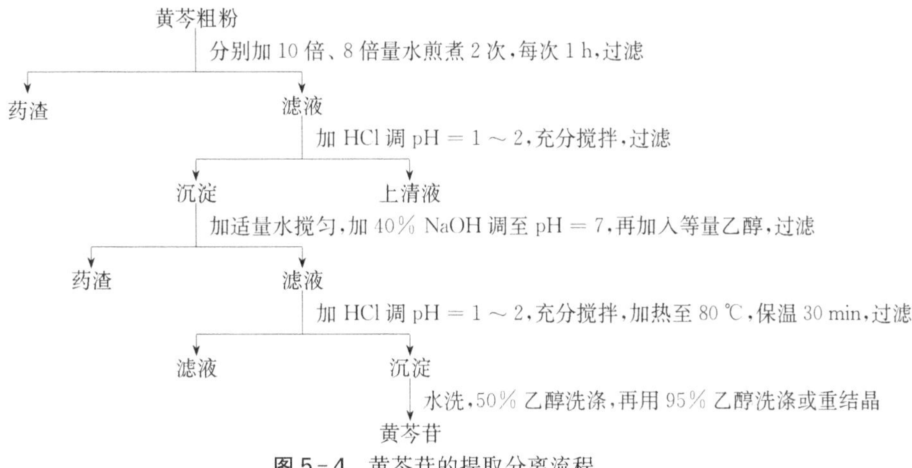

黄芩苷分子中有羧基,酸性较强,在植物体内多与镁离子成盐,且黄芩苷的镁盐水溶性较大,故可用水为溶剂提取。水提液酸化后,该镁盐转化为有游离羧基的黄芩苷,因其难溶于水而沉淀析出。黄芩苷的提取分离流程如图 5-4 所示:

图 5-4　黄芩苷的提取分离流程

2. **从银杏叶中提取总黄酮** 银杏中黄酮类化合物含量较高，特别是叶中。从银杏叶中分离出的黄酮类化合物有扩张冠状血管和增加脑血流量的作用，因而引起了国内外药学专家的关注。银杏叶中的黄酮类化合物有黄酮、黄酮醇及其苷类、双黄酮和儿茶素类等。其中单黄酮类化合物主要有槲皮素、山奈酚、异鼠李素以及它们的苷，双黄酮主要有银杏双黄酮、异银杏双黄酮、去甲银杏双黄酮、金松双黄酮等。

现多用其总提取物（以黄酮类化合物为主），银杏叶总黄酮的提取工艺研究较多，主要方法包括：

（1）丙酮提取法：流程如图 5-5 所示：

<pre>
          银杏叶粗粉（50 kg）
                │ 用 60% 丙酮水溶液 250 L，提取 5 h，55 ℃，放冷，抽滤
              滤液
                │ 用四氯化碳提取 3 次，每次 30 L
   四氯化碳溶液   丙酮液
                          │ 减压回收丙酮
                        浓缩物
                          │ 50 ℃ 减压干燥
          银杏粗提取物（7～8 kg）
</pre>

图 5-5 丙酮提取法富集银杏总黄酮的流程

（2）大孔吸附树脂法：将银杏叶的水或稀醇提取液，加至大孔吸附树脂柱上，先用水洗去水溶性杂质，再用 60%～75% 的乙醇洗下所需的黄酮类成分，收集乙醇洗脱液，经减压浓缩，再喷雾干燥，即得到银杏总黄酮。

第六节　黄酮类化合物的生物活性

一、对心血管系统的作用

芦丁、橙皮苷、*d*-儿茶素（*d*-catechin）、香叶木苷（diosmin）等有维生素 P 样作用，能降低血管脆性及异常的通透性，可用作防治高血压及动脉硬化的辅助治疗剂。

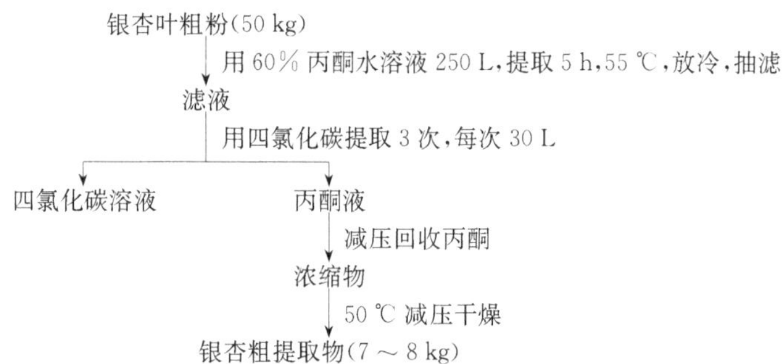

银杏叶总黄酮有较明显的降低血浆胆固醇及甘油三酯水平的作用，并且能够预防家兔的动脉粥样硬化。而且银杏黄酮具有较好的抗凝作用但溶栓作用不明显。植物黄酮还有舒张血管平滑肌、保护血管内皮细胞功能和抑制血管平滑肌细胞（VSMCs）增生等作用。三棱总黄酮具有较强的抗血小板聚集及抗血栓作用，而血竭总黄酮能够明显地抑制静脉血栓的形成。

从桑根皮中分得的 morucenin A、C 及桑酮 kuwanon G、H 在大白鼠及家兔身上示有明显的降压作用。

二、抗肝脏毒作用

从水飞蓟（*Silybum marianum*）种子中得到的水飞蓟素（silybin）、异水飞蓟素（silydianin）及次水飞蓟素（silychristin）等黄酮类物质经动物试验及临床实践均证明有很强的保肝作用。临床上用以治疗急、慢性肝炎，肝硬化及多种中毒性肝损伤等疾病均取得了较好的效果。另外（＋）-儿茶素（商品名，Catergen）近来在欧洲也用作抗肝脏毒药物，对脂肪肝及因半乳糖胺或 CCl_4 等引起的中毒性肝损伤均示有一定效果。

（＋）-儿茶素

羟乙基芦丁
R，R′，R″，R‴＝H 或 CH_2CH_2OH

橙皮苷-甲基查耳酮
（HMC）

三、抗炎作用

黄酮类化合物，如芦丁及其衍生物羟乙基芦丁（hydroxyethylrutin）、二氢槲皮素（taxifolin）以及橙皮苷-甲基查耳酮（HMC）等据报道对角叉菜胶、5－HT 及前列腺素（PEG）诱发的大鼠足爪水肿、甲醛引发的关节炎及棉球肉芽肿等均有明显抑制作用。金荞麦（*Polygonum cymosum* Trev.）中的双聚原矢车菊苷元有抗炎、祛痰、解热、抑制血小板聚集与提高机体免疫功能的作用，临床用于肺脓肿及其他感染性疾病。

据报道，黄酮类化合物的抗炎作用可能与 PEG 生物合成过程中的脂氧合酶（lipoxygenase）受到抑制有关。

四、雌性激素样作用

染料木素（genistin）、金雀化异黄素（genistein）、大豆素（daidzein）等异黄酮类均有雌性激素样作用，这可能是由于它们与己烯雌酚结构相似的缘故。

R_1＝R_2＝H，大豆素

R_1＝OH，R_2＝H，染料木素

R_1＝OH，R_2＝CH_3，金雀花异黄素

己烯雌酚

五、抗菌及抗病毒作用

木犀草素、黄芩苷、黄芩素等均有一定程度的抗菌作用。

近来还有槲皮素、桑色素（morin）、二氢槲皮素及山柰酚（kaemferol）等抗病毒作用的报道。

六、解痉作用

异甘草素（isoliquiritigenin）及大豆素（daidzein）等具有类似罂粟碱（papaverine）解除平滑肌痉挛

样的作用。大豆苷、葛根黄素等葛根黄酮类成分可以缓解高血压患者的头痛等症状。

此外，有些黄酮类化合物具有止咳、祛痰平喘作用，其平喘作用与分子中的 α,β-不饱和酮结构有关。据报道，有些黄酮类化合物对环核苷酸磷酸二酯酶具有一定程度的选择性抑制作用，且多数黄酮苷元的抑制作用要比黄酮苷强。

复 习 题

【A 型题】

1. pH 梯度法适合于下列哪类化合物的分离？ （　　）
    A. 强心苷　　　　　　　　B. 黄酮　　　　　　　　C. 三萜　　　　　　　　D. 挥发油

2. 下列哪个化合物的醇溶液与 $NaBH_4$ 反应，显紫至紫红色？ （　　）
    A. 黄酮醇　　　　　　　　B. 黄酮　　　　　　　　C. 二氢黄酮类　　　　　　D. 异黄酮类

3. 聚酰胺对黄酮类化合物发生最强吸附作用时，应在什么溶剂中？ （　　）
    A. 85%乙醇　　　　　　　B. 酸水　　　　　　　　C. 水　　　　　　　　D. 15%乙醇

4. 应用 Sephadex LH-20 分离下列化合物，最先洗脱出来的化合物为： （　　）
    A. 黄酮二糖苷　　　　　　　　　　　　　　B. 黄酮单糖苷
    C. 黄酮苷元　　　　　　　　　　　　　　　D. 黄酮三糖苷

5. 下列苷类化合物，不能被常规酸催化水解的是： （　　）
    A. 黄酮碳苷　　　　　　B. 香豆素酚苷　　　　　C. 蒽醌酚苷　　　　　D. 人参皂苷

6. 用活性炭对黄酮类化合物进行纯化，在下列哪个溶剂中的吸附力最强？ （　　）
    A. 8%的酚水　　　　　B. 8%的醇水　　　　　C. 醇　　　　　　D. 水

7. 黄酮结构中，三氯化铝与下列哪个基团所形成的络合物最稳定？ （　　）
    A. 黄酮 5-OH　　　　　　　　　　　　　　B. 二氢黄酮 5-OH
    C. 黄酮醇 3-OH　　　　　　　　　　　　　D. 邻二酚羟基

8. 用聚酰胺色谱分离黄酮类化合物，它的原理是： （　　）
    A. 离子交换　　　　　　B. 分子筛　　　　　　C. 分配　　　　　D. 氢键缔合

9. 在 5% $NaHCO_3$ 水溶液中溶解度最大的化合物是： （　　）
    A. 3,5,7-三羟基黄酮　　　　　　　　　　B. 7,4'-二羟基黄酮
    C. 3,6-二羟基花色素　　　　　　　　　　D. 2'-OH 查耳酮

10. 下列黄酮类化合物中的不同位置的取代羟基，酸性最强的是： （　　）
    A. 6-OH　　　　　B. 3-OH　　　　　C. 5-OH　　　　　D. 7-OH

【判断题】

1. 纸色谱分离黄酮类化合物，以 8%乙酸水溶液展开时，苷元的 R_f 大于苷的 R_f。 （　　）
2. 多数黄酮苷元具有旋光性，而黄酮苷则无。 （　　）
3. 黄酮分子中引入 7,4'-位羟基，促进电子位移和重排，使其颜色加深。 （　　）
4. 硅胶、聚酰胺和 Sephadex LH-20 是分离黄酮类化合物常用的柱色谱填料。 （　　）
5. 用 Sephadex LH-20 分离黄酮苷时，主要靠分子筛作用。 （　　）
6. 聚酰胺对黄酮类化合物通常在水溶液中表现出最强的吸附能力。 （　　）
7. 黄酮碳苷在常规酸水条件下可以被水解。 （　　）
8. 硼氢化钠显色反应可以用来区分黄酮和二氢黄酮类化合物。 （　　）

9. 黄酮与二氢黄酮相比,黄酮在水溶液中的溶解性更大。　　　　　　　　　　　（　　　）

10. 所有的黄酮类化合物都不能用氧化铝色谱分离。　　　　　　　　　　　　　（　　　）

【填空题】

1. 黄酮类化合物泛指含有________骨架的一类成分。

2. 锆盐-枸橼酸反应常用于区别________和________黄酮,加入 2% 二氯氧锆甲醇溶液,两者均可生成黄色锆络合物,再加入 2% 枸橼酸甲醇溶液后,如果黄色不减褪,示有________存在;如果黄色减褪,示有________存在。

3. 对黄酮醇类化合物和二氢黄酮醇类化合物来说,可用________显色反应进行区分。

4. 黄酮类化合物因其结构的不同而在水中的溶解度不同。其中________和________等系非平面性分子,水中溶解度较大;________和________等系平面性分子,在水中溶解度较小;________虽也具有平面性结构,但因以离子形式存在,亲水性最强,水溶度最大。

5. 下列化合物混合在一起,现用 Sephadex LH－20 柱色谱进行分离,请写明它们的流出顺序为:
________＞________＞________＞________＞________＞________

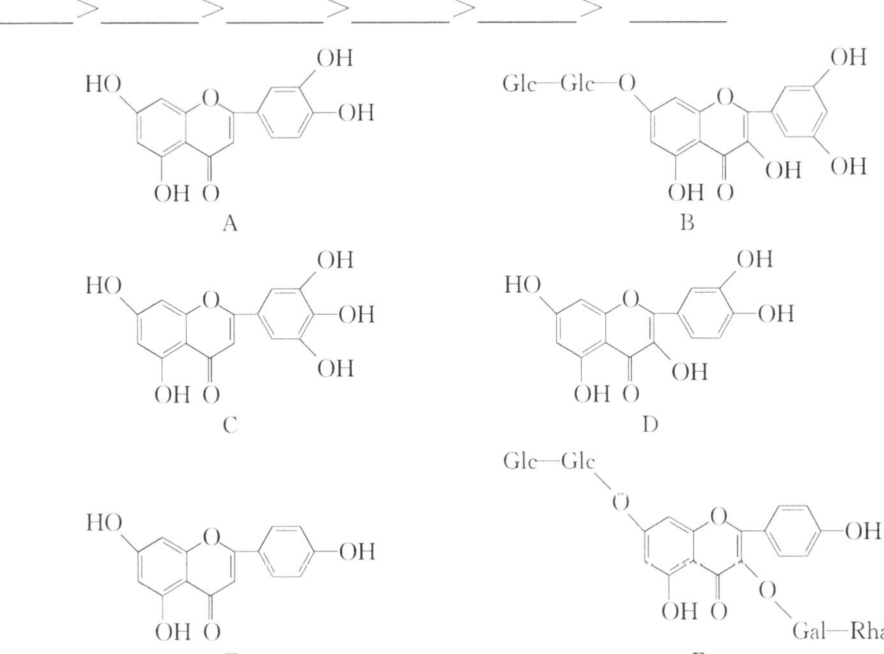

6. 不同 pH 条件下,花青素类化合物表现出的颜色也不同,一般在 pH<7 的条件下显________色,在 pH＝8.5 的条件下显________色,在 pH>8.5 的条件下显________色。

7. 有下面一组化合物,请写明其酸性强弱的先后顺序为________＞________＞________＞________。

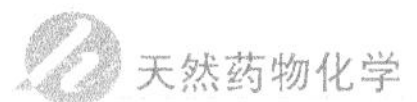

8. 用 pH 梯度萃取法分离游离黄酮时,先将样品溶于乙醚,依次用碱性由________至________的碱液萃取,5% NaHCO₃ 可萃取出________,5% Na₂CO₃ 可萃取出________,0.2% NaOH 可萃取出________,4% NaOH 可萃取出________。

9. 不同类型黄酮类化合物与聚酰胺的吸附力由弱至强的顺序为________、________、________、________。

10. 用硅胶柱色谱分离下列一组化合物,用 CHCl₃ - MeOH 进行洗脱,这 4 个化合物保留时间的大小顺序为:________>________>________>________。

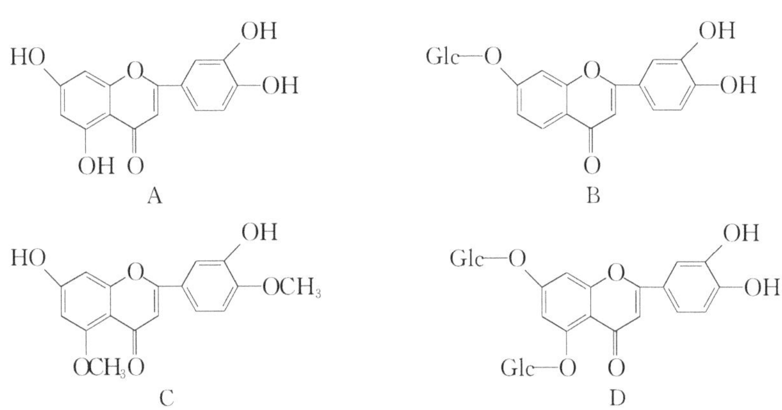

11. 用葡聚糖凝胶 Sephadex LH-20 分离黄酮苷化合物时,分离主要原理是________,当用此凝胶分离黄酮苷元时,则主要是依靠________作用,这种作用强度大小取决于________。

12. 纸色谱法是分离和鉴定黄酮苷类化合物的一种常用的方法,常采用双向展开方式,第一向展开剂常采用________性溶剂,分离原理为________,第二向展开剂常选用________溶液,主要分离原理为________。

13. 有下列 4 种黄酮类化合物 A、B、C、D,

请比较其酸性和极性的大小:

酸性________>________>________>________

极性________>________>________>________

14. 有下列 4 种黄酮类化合物 A、B、C、D,请比较这 4 种化合物在如下 3 种色谱中 R_f 大小顺序:

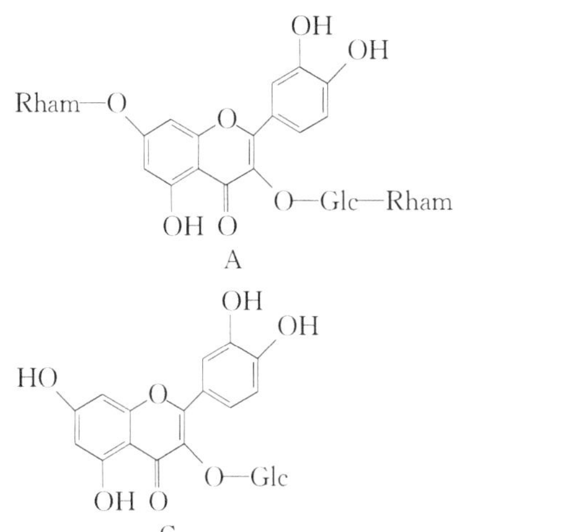

（1）硅胶薄层色谱,用 $CHCl_3$ - MeOH 4 ∶ 1 展开,R_f ________>________>________>________;

（2）聚酰胺层色谱,用 60% 甲醇水展开,R_f ________>________>________>________;

（3）纸色谱,用 8% 乙酸水展开,R_f ________>________>________>________。

15. 用聚酰胺柱色谱分离下列化合物,以不同浓度的乙醇-水进行梯度洗脱,流出柱外的先后顺序为:________>________>________>________。

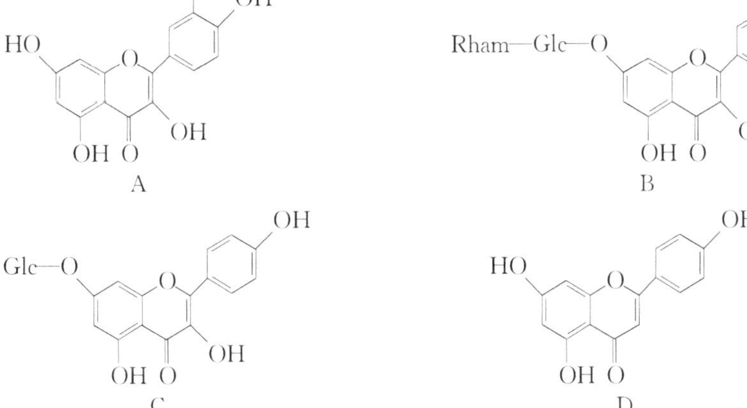

【名词解释】

1. 黄酮类化合物　　**2.** 盐酸-镁粉反应　　**3.** 锆-枸橼酸反应　　**4.** 碳苷　　**5.** 氯化锶反应　　**6.** 四氢硼钠反应

【问答题】

1. 常见黄酮类化合物的结构类型可分为哪几类? 请说明这些二级结构分类的名称。

2. 梯度 pH 萃取法适合于酸性强弱不同的黄酮苷元的分离,黄酮苷元混合成分进行萃取分离时,分别用哪几种碱性溶液萃取? 并且这几种萃取液又能分别得到什么样的羟基取代黄酮?

3. 黄酮类化合物的溶解性与结构有何关系? 受哪些因素影响?

4. 如何检识药材中含有黄酮类化合物?

5. 为什么用碱溶酸沉法提取黄酮类化合物时应注意 pH 的调节?

6. 简述用碱溶酸沉法从槐米中提取芸香苷加石灰乳的目的。

7. 为什么黄酮(醇)、查耳酮难溶于水?

8. 为什么二氢黄酮、异黄酮、花色素水溶性比黄酮大?

9. 试设计从槐花米中分离芦丁的流程。

10. 用于鉴别黄酮类化合物的显色反应有哪些?

11. 用化学法区分下列化合物

(1)

(2)

(3)

(4)

(5)

萜类和挥发油

导　学

内容及要求

　　掌握萜类化合物的分类依据；异戊二烯法则和环烯醚萜骨架特征；四环三萜和五环三萜的结构特征和分类；挥发油的组成。熟悉常见萜类化合物的结构和生物活性；各萜类化合物的理化性质、检识方法；三萜皂苷的提取分离方法；挥发油的提取分离方法。了解各萜类化合物的分布及生物合成途径；常见二萜类化合物的结构。

重点、难点

　　重点是萜类化合物的结构类型及典型代表物；三萜及其苷的理化性质及检识；挥发油的化学组成、检识及提取方法。难点是萜类化合物的骨架类型；三萜皂苷元母核的基本类型及结构特点；皂苷的检识方法。

专科生的要求

　　掌握萜类化合物的分类依据；异戊二烯法则和环烯醚萜骨架特征；四环三萜和五环三萜的结构特征和分类；挥发油的组成。熟悉常见各萜类化合物的检识方法；三萜皂苷的提取分离方法；萜类化合物的生物活性；挥发油的提取分离方法。了解各萜类化合物的分布。

第一节　概　　述

一、萜的定义与分类

　　萜类化合物（terpenoids）是一类骨架多样、种类繁多、数量巨大、资源丰富、生物活性显著的重要天然药物化学成分。由于分子结构复杂且具有广泛而独特的生物活性，萜类化合物一直是天然药物化学领域研究比较活跃的一类成分，亦是临床用药及先导化合物的重要来源。

　　从化学结构看，萜类化合物是由异戊二烯单元通过不同方式聚合而成的聚合体或衍生物，绝大多数分子式符合通式$(C_5H_8)_n$。实验研究表明，甲戊二羟酸（mevalonic acid，MVA）是萜类化合物生物合成途径中关键的前体物，因此，只要是由甲戊二羟酸衍生并且分子式符合上述通式的衍生物都称为萜类化合物。

萜类化合物常常根据分子结构中所包含的异戊二烯单位,即 C_5 单位的数目进行分类,如单萜、倍半萜、二萜、二倍半萜、三萜等(表6-1);同时根据碳环的有无和数目的多少进一步分为链萜(无环萜)、单环萜、双环萜、三环萜和四环萜等,如单环单萜、双环倍半萜、四环三萜等。萜类化合物多数是异戊二烯聚合物的含氧衍生物,所以萜类化合物又可分为醇、醛、酮、羧酸及酯等。

$$
\begin{array}{c}
CH_2 \\
\| \\
C \qquad CH_2 \\
\diagup \quad \diagdown \quad \| \\
H_3C \qquad CH \\
\end{array}
$$

异戊二烯结构

表6-1　萜类化合物的分类及分布

分类	碳原子数	异戊二烯单元数目	存在形式与分布
半萜	5	1	植物叶
单萜	10	2	挥发油
倍半萜	15	3	挥发油
二萜	20	4	树脂、苦味素、植物醇
二倍半萜	25	5	海绵、植物病菌、昆虫代谢物
三萜	30	6	皂苷、树脂、植物乳汁
四萜	40	8	植物胡萝卜素
多聚萜	$7.5 \times 10^3 \sim 3 \times 10^5$	>8	橡胶

萜类化合物主要存在于裸子植物、被子植物及海洋生物中。单萜广泛以游离的形式存在于高等植物的腺体、油室和树脂道等分泌组织中,如唇形科、伞形科、樟科及松科等植物;在昆虫和微生物的代谢产物及海洋生物中也有单萜存在;有少数单萜在植物体内以苷的形式存在;环烯醚萜是含有环戊烷结构单元及环醚结构且具有一定特殊性质的环状单萜衍生物,在植物界的分布以双子叶植物为主,尤其是玄参科、唇形科、茜草科和龙胆科。

倍半萜集中分布于木兰科、芸香科、山茱萸科及菊科等中,它们大多以游离的形式存在,也有少数与糖结合成苷。二萜主要分布于五加科、马兜铃科、菊科、橄榄科、杜鹃花科、大戟科、豆科、唇形科和茜草科等中,是形成树脂的主要物质。二倍半萜数量较少,主要分布于羊齿植物、菌类、地衣类、海洋生物及昆虫的分泌物中。三萜在自然界分布亦很广泛,在菌类、蕨类、单(双)子叶植物、动物及海洋生物中均有分布,尤以双子叶植物中分布最多。三萜的结构母核相对固定,多与糖结合形成皂苷。四萜及多聚萜类化合物极少有在药物领域的应用,故本章不做详细叙述。

二、萜类的生源学说

从萜类化合物的分类方法不难发现,多数萜类化合物是由数量不等的 C_5 骨架片段构成的,表明萜类化合物有着共同的生源途径。萜类化合物的生源学说经历了以下两个阶段,即从经验的异戊二烯法则到生源的异戊二烯法则。

(一) 经验的异戊二烯法则(empirical isoprene rule)

在早期的研究中,一度认为异戊二烯是萜类化合物在植物体内形成的前体物质,依据如下:

（1）大多数萜类化合物的基本碳架是由异戊二烯单位以头-尾顺序或非头-尾顺序相连而成。

（2）将橡胶进行焦化反应，或将松节油的蒸汽经氮气稀释后，在低压下通过红热的铂丝网时，均能获得较高产率的异戊二烯。

（3）1875 年 Boochardat 曾将异戊二烯加热至 280 ℃，发现每二分子异戊二烯由 Diels‐Alder 反应聚合而成二戊烯。二戊烯是柠檬烯的外消旋体，是一个典型的萜类化合物，广泛存在于多种植物的挥发油中。

异戊二烯　　　　二戊烯

基于以上事实，Wallach 于 1887 年提出"异戊二烯法则"，认为自然界存在的萜类化合物均由异戊二烯衍变而来，是异戊二烯的聚合体或衍生物，并以是否符合异戊二烯法则作为判断是否为萜类化合物的一个重要原则。但是，后来研究发现有许多萜类化合物的碳架结构无法用异戊二烯的基本单元来划分，如 β‐崖柏素（β‐thujaplicin）、土青木香酮（aristolone）和艾里莫酚酮（eremophilone）等，而且以当时的条件在植物的代谢过程中也没有找到异戊二烯的存在。所以人们称上述法则为"经验的异戊二烯法则"。

β‐崖柏素　　　　土青木香酮　　　　艾里莫酚酮

（二）生源的异戊二烯法则（biogenetic isoprene rule）

Ruzicka 提出，所有萜类化合物的前体物是"活性的异戊二烯"，他的假设首先由 Lynen 证明焦磷酸异戊烯酯（Δ^3‐isopentenyl pyrophosphate，IPP）的存在而得到初步验证，其后 Folkers 于 1956 年又证明 3R‐甲戊二羟酸（3R‐mevalonic acid，MVA）是 IPP 的关键性前体物质，由此证实了萜类化合物是由甲戊二羟酸途径生物合成的一类化合物，即"生源的异戊二烯法则"。

经甲戊二羟酸途径进行萜类化合物的生物合成过程中，首先由乙酰辅酶 A（acetyl‐CoA）与乙酰乙酰辅酶 A（acetoacetyl‐CoA）生成甲戊二羟酸单酰辅酶 A（3‐hydroxy‐3‐methylglutaryl CoA，HMG‐CoA），后者再还原生成甲戊二羟酸（MVA），它就是活性异戊二烯的前体物。MVA 经数步反应转化成 IPP，IPP 经硫氢酶（sulphyhydryl enzyme）及焦磷酸异戊酯异构酶（IPP isomerase）转化为焦磷酸 γ，γ‐二甲基烯丙酯（γ，γ‐dimethylallyl pyrophosphate，DMAPP）。IPP 和 DMAPP 则是生物体内的"活性异戊二烯"物质，两者均可转化为半萜，并可在酶的作用下，头-尾相接缩合为焦磷酸香叶酯（geranyl pyrophosphate，GPP），衍生为单萜类化合物，或继续与 IPP 分子缩合分别形成焦磷酸金合欢酯（倍半萜前体）、焦磷酸香叶基香叶酯（二萜前体）以及反式角鲨烯（三萜和甾体的前体）。

另外，在菌类等中存在很多混源萜类化合物，即同时还经由非甲戊二羟酸的生物合成途径生成，该途径首先生成 1‐脱氧‐D‐木酮糖‐5‐磷酸，故称为脱氧木酮糖磷酸途径，该途径是以丙酮酸和磷酸甘油醛为起始原料，首先在 5‐磷酸脱氧木酮糖合成酶的作用下形成 1‐脱氧‐D‐木酮糖‐5‐磷酸

（1 - deosy - *D* - xylulose - 5 - phosphate，DOXP），DOXP 再进一步通过还原反应和分子内重排形成 2 -甲基赤藓糖醇- 4 -磷酸(2 - methyl - *D* - erythritol - 4 - phosphate，MEP)，MEP 再进一步形成 2 -甲基赤藓糖醇- 2,4 -环焦磷酸，并最终生成 IPP 和 DMAPP。研究表明，由于动物体内缺少脱氧木酮糖磷酸途径，所以主要是利用甲戊二羟酸途径合成萜类成分。而其他一些生物如植物、微生物则会使用上述两种途径来合成萜类化合物。萜类的生物合成途径见图 6 - 1 和图 6 - 2。

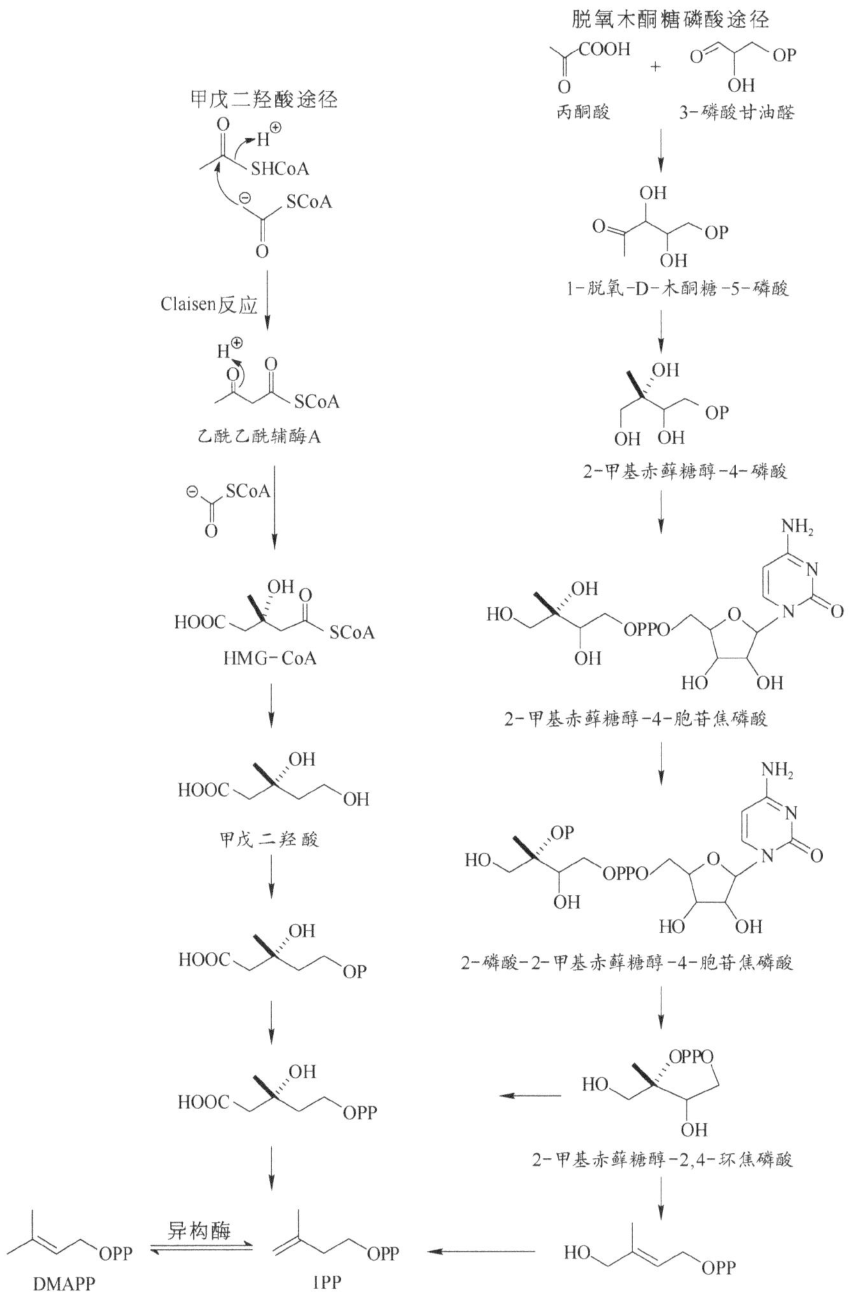

图 6-1　活性异戊二烯的生物合成途径

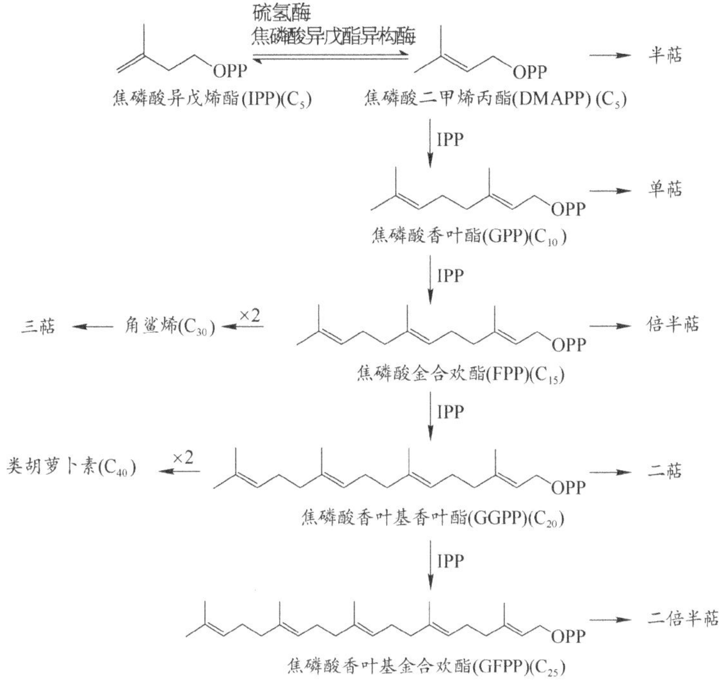

图 6-2　萜类化合物的生物合成途径

　　萜类化合物中基本碳架碳原子数不是 5 的倍数或不符合异戊二烯法则的化合物，则是因为在生物合成过程中伴随发生的重排、异构化或降解等反应所致。

第二节　萜类化合物的结构类型

一. 单萜

(一) 概述

　　单萜 (monoterpenoids) 是由两个异戊二烯单位构成、含 10 个碳原子的萜类化合物，该类成分分子量较小且极性小，多具有挥发性，是植物挥发油的重要组成部分，广泛分布于高等植物的分泌组织中，如唇形科 (如薄荷、藿香)、菊科 (如木香、白术)、伞形科 (如茴香、当归)、芸香科 (如花椒)、姜科 (如生姜、姜黄等) 等的腺体、油室和树脂道等中。其含氧衍生物往往沸点较高 ($200\sim230$ ℃)、并具有较强的生物活性或香气，在医药工业、食品工业、香料工业等方面都有广泛的用途。

　　常见的单萜结构骨架主要有蒿烷、薄荷烷、侧柏烷、蒈烷、蒎烷、莰烷等，如图 6-3 所示。其中以单环和双环单萜所包含的化合物数量最多。

　　环状单萜是由链状的焦磷酸香叶酯 (GPP) 通过双键异构化生成焦磷酸芳樟基酯 (linalyl pyrophosphate，LPP)，LPP 再经双键转位脱去焦磷酸基，生成具薄荷烷骨架的阳碳离子后，进一步生成薄荷烷衍生物。薄荷烷阳碳离子还可进一步环化，衍生出蒎烷、蒈烷、莰烷、侧柏烷等双环化合物骨架，如图 6-4 所示。

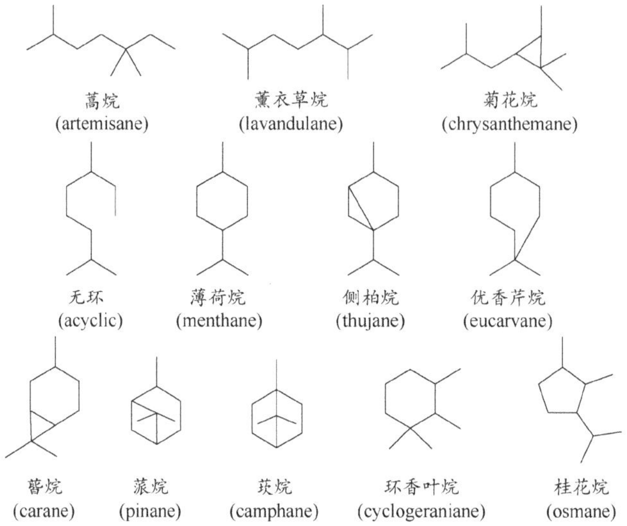
蒿烷
(artemisane)
薰衣草烷
(lavandulane)
菊花烷
(chrysanthemane)
无环
(acyclic)
薄荷烷
(menthane)
侧柏烷
(thujane)
优香芹烷
(eucarvane)
蒈烷
(carane)
蒎烷
(pinane)
莰烷
(camphane)
环香叶烷
(cyclogeraniane)
桂花烷
(osmane)

图 6-3　单萜的基本骨架类型

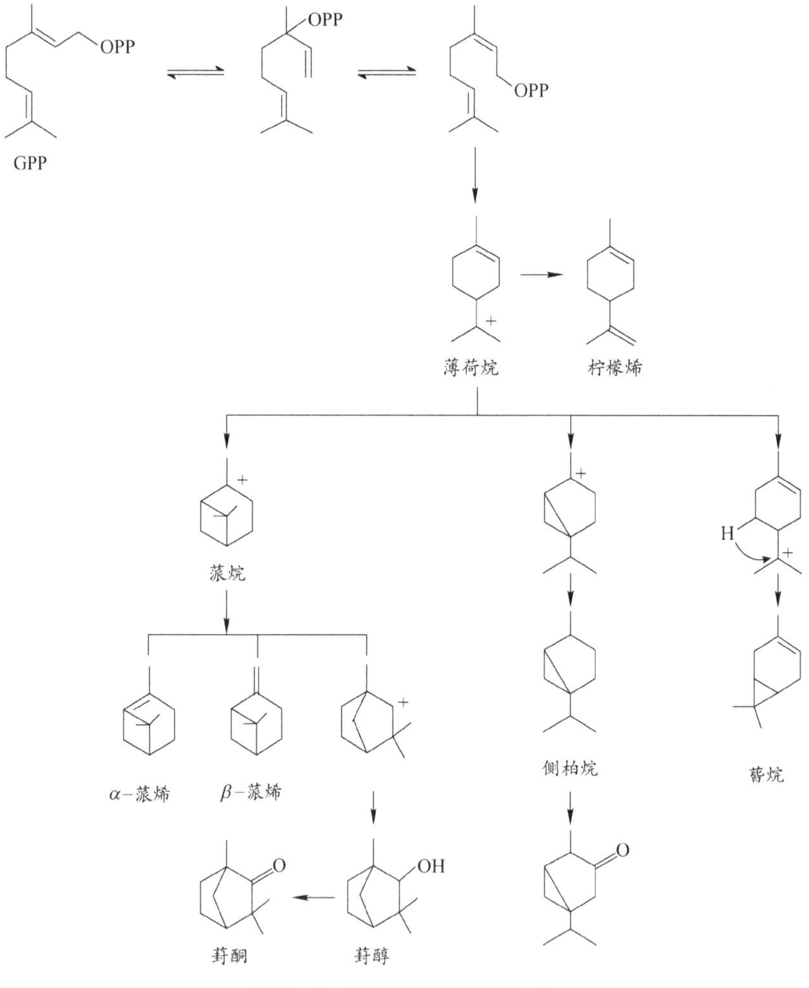
OPP
GPP
OPP
OPP
+
薄荷烷
柠檬烯
+
蒎烷
+
H
+
α-蒎烯
β-蒎烯
+
侧柏烷
蒈烷
O
OH
O
莰酮
莰醇

图 6-4　环状单萜的闭环方式

（二）结构与分类

1. 链状单萜（acyclic monoterpenoids）　链状单萜往往是具有 2,6-二甲基辛烷结构的一系列含氧衍生物，常见的有香叶醇（geraniol）、橙花醇（nerol）、香茅醇（citronellol）、香叶醛（geranial）、橙花醛（neral）、香茅醛（citronellal）等含氧萜烯类化合物。它们之相可相互转化，常常交互共存于同一挥发油中。

香叶醛　　　香叶醇　橙花醇　　　橙花醛

香茅醛　　　　　香茅醇

香叶醇、橙花醇和香茅醇同为玫瑰花系香料，常共存于同一挥发油中，是很重要的香料工业原料。香叶醇是香叶油、玫瑰油的主要成分。可溶于乙醇、乙醚、丙二醇等，微溶于水。可与无水 $CaCl_2$ 形成结晶性的分子复合物，所得结晶复合物加水分解后，再经真空蒸馏即可提纯。香叶醇尚可改善肺通气功能和降低气道阻力，用于治疗慢性支气管炎；同时，它也是众多单萜类天然产物的重要合成中间体。

橙花醇存在于橙花油、柠檬草油和其他多种植物的挥发油中。橙花醇为香叶醇的顺反异构体。通常与香叶醇共存于植物挥发油中。可利用其与二苯胺基甲酰氯[$(C_6H_5)_2NCOCl$]形成结晶性二苯胺基甲酸酯，再加碱皂化后，进行真空蒸馏即可提纯。

香茅醇存在于香茅、玫瑰等多种植物的挥发油中，也可由香叶醇或橙花醇部分氢化还原而成，天然挥发油所含的通常为右或左旋香茅醇及其消旋体，其中以左旋体的经济价值较高。

香茅醛是香茅醇的氧化产物，大量存在于香茅油中，也存在于桉叶油、柠檬油等挥发油中。它可以形成亚硫酸氢钠加成物，经分离后再用蒸馏法加以提纯，香茅醛还是重要的柠檬香气香料。

柠檬醛（citral）具有顺反异构体，反式为 α-柠檬醛，又称香叶醛，顺式为 β-柠檬醛，又称橙花醛，通常是混合物，以反式柠檬醛为主。柠檬醛存在于多种植物的挥发油中，以柠檬草油和香茅油中的含量较高，在香茅油中可达 $70\%\sim85\%$，在柠檬草油中可达 80%。从挥发油中分离柠檬醛是采用加入亚硫酸氢钠使形成结晶性的加成物，顺式柠檬醛的加成产物溶解性极微，而反式产物却很大，故可将两者分开，再经分离后用稀酸或碱液分解，经真空蒸馏进行提纯。柠檬醛具有柠檬香气，作为柠檬香味原料应用于香料和食品工业。含大量柠檬醛的挥发油，如香茅油具有止腹痛和驱蚊作用，故在医药中有广泛用途。

2. 单环单萜（monocyclic monoterpenoids）　单环单萜中薄荷烷类单萜最为常见，其中薄荷醇（menthol）及其衍生物为典型代表。薄荷醇是薄荷（*Mentha arvensis* var. *piperasceus*）、欧薄荷（*Mentha piperita*）挥发油中的主要组成成分，一般占薄荷油的 50% 以上，最高可达 85%。薄荷醇有 3 个手性碳原子，应有 4 对立体异构体，即 $\pm$-薄荷醇（$\pm$-menthol）、$\pm$-异薄荷醇（$\pm$-isomenthol）、$\pm$-新薄荷醇（$\pm$-neomenthol）及 $\pm$-新异薄荷醇（$\pm$-neoisomenthol），但在薄荷油中只存在 l-薄荷醇

及 d-新薄荷醇，前者习称"薄荷脑"，对皮肤和黏膜有清凉和弱的麻醉作用，用于镇痛和止痒，并具有防腐和杀菌作用。虽然目前 l-薄荷醇仍主要从天然来源获得，但关于它的合成已进行了大量的工作，并已有工业化生产。薄荷醇可氧化生成薄荷酮，在薄荷油中含左旋薄荷酮（menthone）$10\%\sim25\%$。

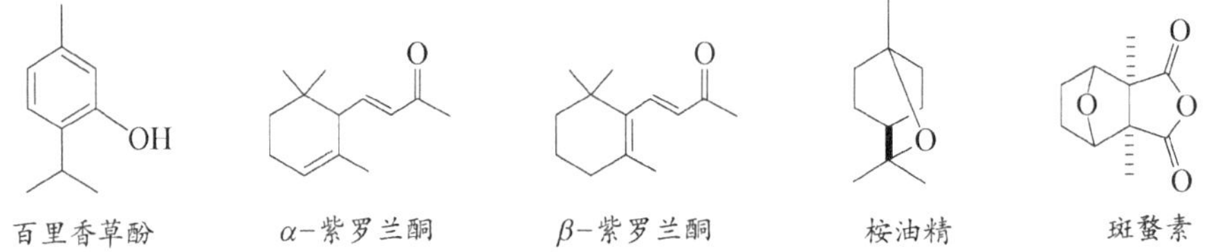

l-薄荷醇　　　　　　d-新薄荷醇　　　　　　薄荷酮

其他一些单环单萜还有百里香酚（thymol）、紫罗兰酮（ionone）、桉油精（cineole，eucalyptol）、斑蝥素（cantharidin）等。桉油精是桉叶油中的主成分（约占 70%），有似樟脑的香气，具有解热、消炎、抗菌、防腐、平喘及镇痛作用，常用作香料和防腐杀菌剂。将桉叶油分馏，收集 $175\sim180\ ℃$ 馏分，稍加精制即得。也可将挥发油中分馏得到的桉油精加以冷却，通入盐酸或氢溴酸，分离结晶，加碱处理分解结晶，再经精馏即得桉油精纯品。

紫罗兰酮存在于千屈菜科指甲花挥发油中，为 α-紫罗兰酮（α-ionone）及 β-紫罗兰酮（β-ionone）的混合物。两者的分离是将其亚硫酸氢钠的加成物溶于水中，加入食盐使成饱和状态，这时 α-紫罗兰酮首先以小叶状结晶析出，从而与 β-紫罗兰酮分离。α-紫罗兰酮具有馥郁的香气，用于配制香料，β-紫罗兰酮可作为合成维生素 A 的原料。

斑蝥素是芫青科昆虫南方大斑蝥或黄黑小斑蝥的干燥体中含有的单萜类化合物。我国的科研工作者首先发现了该化合物的抗肿瘤作用，尤其是对原发性肝癌效果显著，主要是通过抑制癌细胞的蛋白合成而影响 RNA 和 DNA 的合成。此外该化合物还具有抗病毒、抗炎等作用。但毒性较大，不宜长期内服。

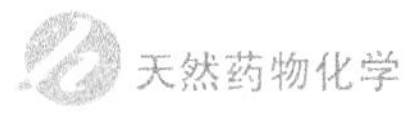

百里香草酚　　　　α-紫罗兰酮　　　　β-紫罗兰酮　　　　桉油精　　　　斑蝥素

3. 双环单萜（bicyclic monoterpenoids）　　常见较稳定的双环单萜包括莰烷型、蒎烷型，如龙脑（borneol）、樟脑（camphor）、芍药苷（paeoniflorin）及蒎烯（pinene）等。龙脑又称樟醇，俗称"冰片"，为白色片状结晶，有升华性，熔点为 $204\sim208\ ℃$，其右旋体主要得自白龙脑香树（*Dryobalanops aromatica*）的挥发油，左旋体存在于艾纳香（*Blumea balsamifera*）全草中，合成品多为消旋体。龙脑有发汗、兴奋、解痉、驱虫、防腐和抗缺氧等作用。它和苏合香脂配合制成苏冰滴丸代替冠心苏合丸用于治疗冠心病、心绞痛。

樟脑习称辣薄荷酮，为白色结晶性固体，易升华，有特殊钻透性的香味，可作药用，主要用作局部刺激和强心剂。天然樟脑右旋体与左旋体共存，左旋体存在于菊蒿（*Tanacetum vulgare*）的挥发油中，右旋体在樟树（*Cinnamomum camphora*）挥发油中约含 50%。我国天然樟脑的产量占世界第一位。合成品为其消旋体。

蒎烯是松节油的主要成分，分为 α-蒎烯（α-pinene）、β-蒎烯（β-pinene）、γ-蒎烯（γ-pinene），其中 α-蒎烯在松节油中含量可达 60% 以上，为合成龙脑、樟脑的重要工业原料，并可作涂料溶剂、杀虫剂和增塑剂。

芍药苷是来自芍药(*Paeonia albiflora*)根中的单萜苷，具有镇静、镇痛及抗炎等活性。近年报道芍药苷具有防治老年性痴呆的生物活性。

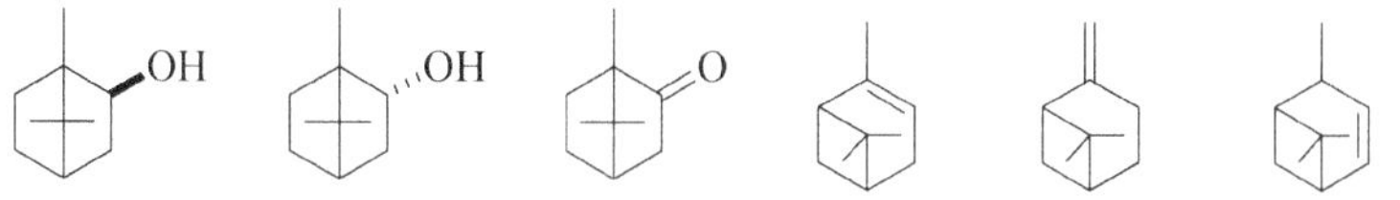

l-龙脑　　　*d*-龙脑　　　樟脑　　　α-蒎烯　　　β-蒎烯　　　γ-蒎烯

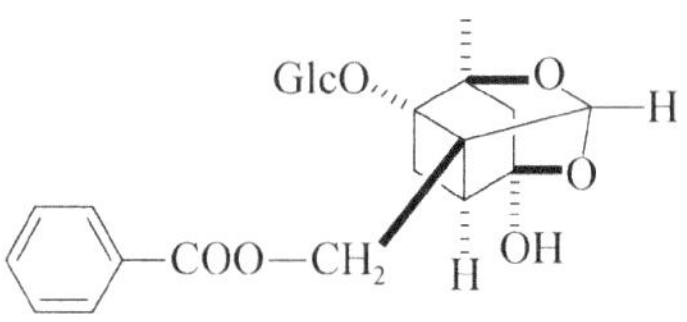

芍药苷

4. 特殊单萜

（1）环烯醚萜(iridoids)：环烯醚萜为臭蚁二醛(iridodial)通过分子内羟醛缩合而成的、结构多具有环戊烷并吡喃环、并具有环烯醚键的一类特殊环状单萜衍生物。

环烯醚萜的生物合成过程中，植物体内活性焦磷酸香叶酯(GPP)先经水解脱去焦磷酸后，再氧化形成香茅醛，香茅醛在环合过程中发生双键转位，再水合成一个伯醇基，伯醇基进一步被氧化，衍生为臭蚁二醛。臭蚁二醛发生烯醇化后，再进行分子内的羟醛缩合，即生成环烯醚萜，进而通过氧化、脱羧、开环等生成4-去甲环烯醚萜、裂环环烯醚萜、裂环内酯环烯醚萜等。其生物合成途径如图6-5所示。

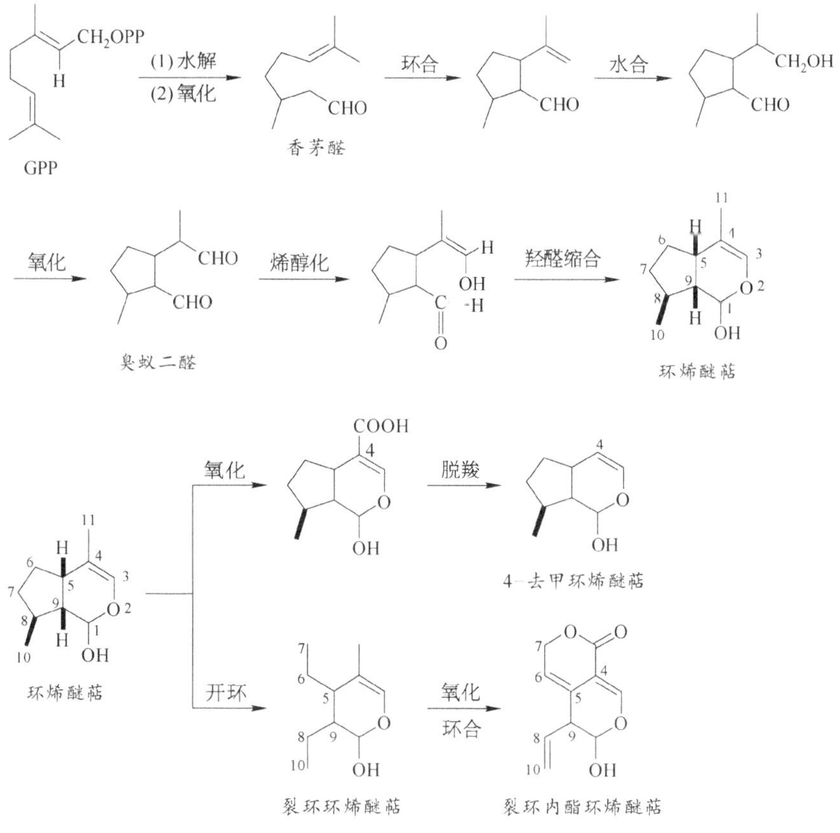

图 6-5　环烯醚萜的生物合成途径

环烯醚萜在植物界分布较广，尤其在玄参科、唇形科、茜草科、木犀科和龙胆科等植物中较为常见。目前从植物中分离鉴定的环烯醚萜类化合物已达 1 000 余种。环烯醚萜多以 C_1 -OH 与糖连接成苷的形式存在，其结构类型有以下几种。

1) 环烯醚萜苷：它多以 C_1 -OH 与葡萄糖结合形成单糖苷，苷元多具有 10 个碳原子。C_4 或 C_8 多连甲基或羟甲基，C_1、C_5、C_8、C_9 多为手性碳原子，C_3 或 C_4 位大多含有双键。C_{11} 位有时为羧基或羧酸甲酯。

栀子苷（gardenoside）、京尼平苷（geniposide）和京尼平苷酸（geniposidic acid）是清热泻火中药山栀子（*Gardenia jasminoides*）的主要成分，京尼平苷有泻下和利胆作用，而京尼平苷苷元（京尼平，genipin）具有显著的促进胆汁分泌和泻下作用。此外，具有滋阴补肾作用的中药肉苁蓉（*Cistanche deserticola*）中的肉苁蓉苷（boschnaloside）、马鞭草苷（verbenalin）和马钱素（loganin）均属于此类化合物。

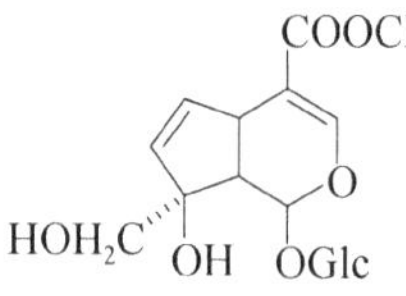

<table>
<tr><td>栀子苷</td><td> 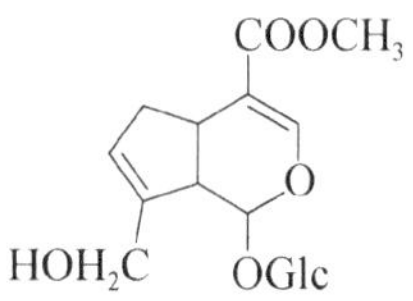京尼平苷</td><td> 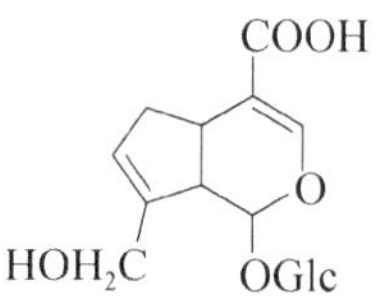京尼平苷酸</td></tr>
<tr><td> 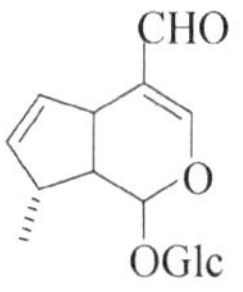肉苁蓉苷</td><td> 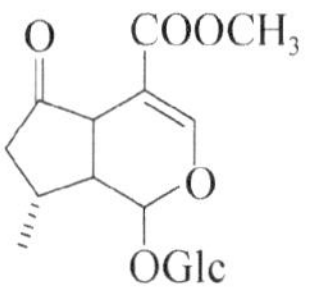马鞭草苷</td><td> 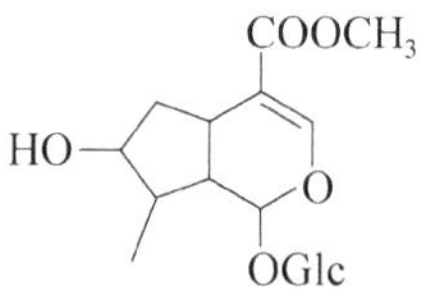马钱素</td></tr>
</table>

2) 4-去甲环烯醚萜苷：它是环烯醚萜苷 C_4 位脱甲基的降解产物，苷元由 9 个碳构成。在中药玄参、地黄和车前草等中含有较多的 4-去甲环烯醚萜苷。如玄参中的玄参苷（harpagoside）和哈帕苷（harpagide）及地黄中的降血糖有效成分梓醇（catalpol）和车前草中的具清湿热、利小便作用的桃叶珊瑚苷（aucubin）。

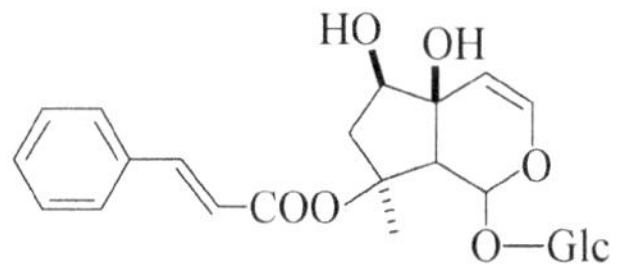

<table>
<tr><td>玄参苷</td><td> 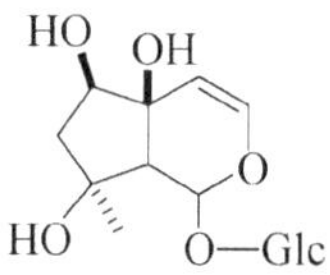哈帕苷</td><td> 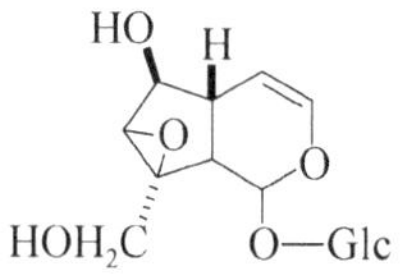梓醇</td><td> 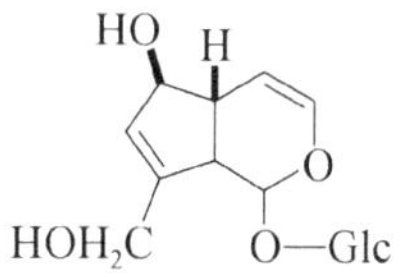桃叶珊瑚苷</td></tr>
</table>

3) 裂环环烯醚萜苷：它的苷元结构中 C_7-C_8 处化学键断裂，C_7 断裂后有时还可与 C_{11} 形成六元内酯结构，称为裂环内酯环烯醚萜。此类成分多具有苦味，在龙胆科的龙胆属和獐牙菜属植物中分布较为普遍。如龙胆苦苷（gentiopicroside）、当药苷（sweroside）、当药苦苷（swertiamarin）及油橄榄（*Olea europaea*）叶子中的橄榄苦苷（oleuropein）。

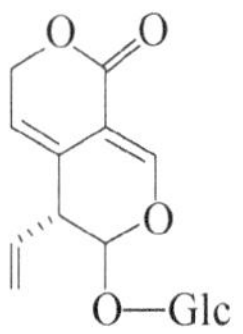

<table>
<tr><td>龙胆苦苷</td><td> 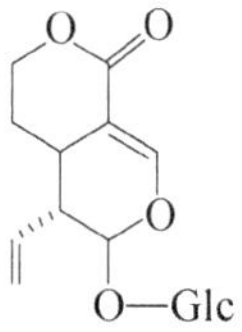当药苷</td><td> 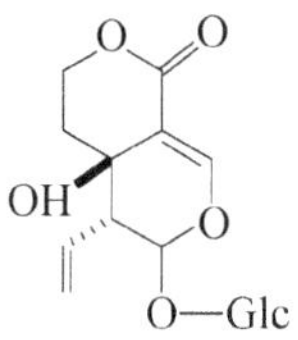当药苦苷</td><td> 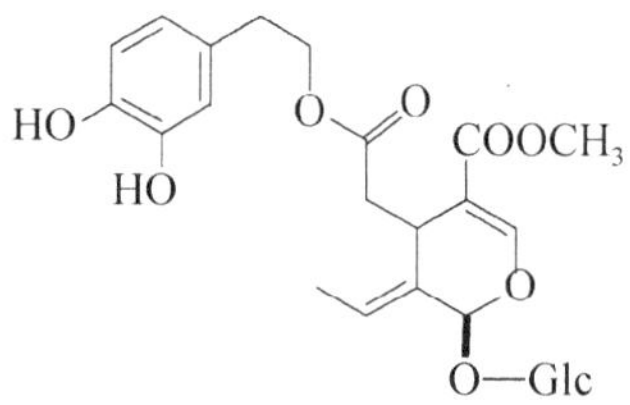橄榄苦苷</td></tr>
</table>

环烯醚萜的理化性质有以下几点：①环烯醚萜苷大多数为白色结晶体，多具有旋光性，味苦；②环烯醚萜苷类易溶于水和甲醇，可溶于乙醇、正丁醇和丙酮，难溶于三氯甲烷、乙醚、环己烷和石油醚等亲脂性有机溶剂；③环烯醚萜苷易被水解，生成的苷元为半缩醛结构，其化学性质活泼，容易进一步分解或聚合，从而难以得到原生苷元。苷元遇酸、碱和氨基酸等都能变色。如游离的苷元，遇到氨基酸类在加热的条件下，显深红色至深蓝色，最后生成蓝色沉淀。与皮肤接触，也能使皮肤染成蓝色。此外，中药玄参、地黄等炮制后会变黑，也是由于玄参中含有的玄参苷（harpagoside）、地黄中的梓苷（catalposide）等，在共存的酶的作用下，水解成苷元，苷元继而发生聚合而成黑色。

（2）草酚酮（troponoides）：草酚酮类化合物碳架不符合异戊二烯规则，属于一类变形的单萜。具有如下特性：①具有芳香性及酚的通性，且由于酚羟基邻位的羰基的强吸电子效应，使分子显示较强的酸性，其酸性介于酚类和羧酸之间，即酚＜草酚酮＜羧酸。②能与多种金属离子形成络合物晶体，并显示不同颜色，可借此进行此类成分的鉴别，如与铜离子的络合物为绿色结晶，铁离子络合物为赤红色结晶。

较简单的草酚酮类化合物是一些霉菌的代谢产物，在许多柏科植物的心材中也含有此类化合物。α-崖柏素（α-thujaplicin）和 γ-崖柏素（γ-thujaplicin）在欧洲产崖柏（*Thuja plicata*）、北美崖柏（*Thuja occidentalis*）以及罗汉柏（*Thujosis dolabrata*）的心材中均含有；β-崖柏素，也称扁柏酚（hinokitiol），存在于台湾扁柏（*Chamaecyparis taiwanensis*）及罗汉柏心材中。此类成分多具有抗菌活性，但同时多有毒性。

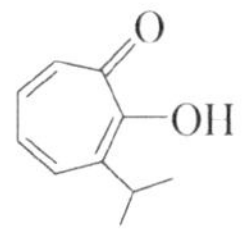

α-崖柏素 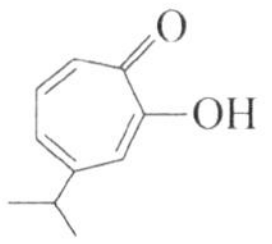　　　　　β-崖柏素 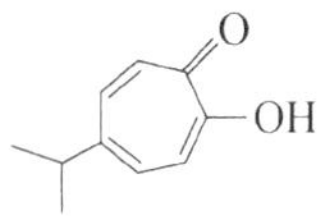　　　　　γ-崖柏素

二、倍半萜

（一）概述

倍半萜（sesquiterpenoids）由三个异戊二烯单位构成，骨架中含有 15 个碳原子。它的数量是萜类化合物中最多的一类，结构骨架超过 200 种，其中常见的结构骨架类型见图 6-6。目前发现的倍半萜已有万余种，广泛分布于植物、微生物、昆虫、海洋生物中。具有抗疟疾、抗菌、驱虫、抗肿瘤等药理作用。与单萜一样，倍半萜也是植物挥发油的重要组成成分。

（二）结构与分类

1. 链状倍半萜（acyclic sesquiterpenoids）　金合欢烯（farnesene）和金合欢醇（farnesol）存在于枇杷叶、生姜及洋甘菊的挥发油中，它们均为链状倍半萜类衍生物，为重要的高级香料原料。

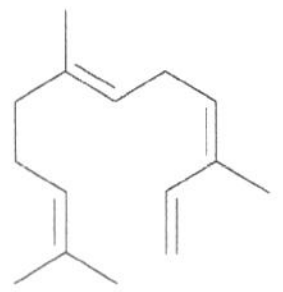

金合欢烯 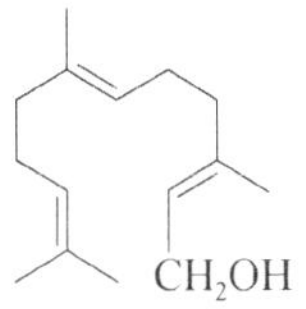　　　　　　　金合欢醇

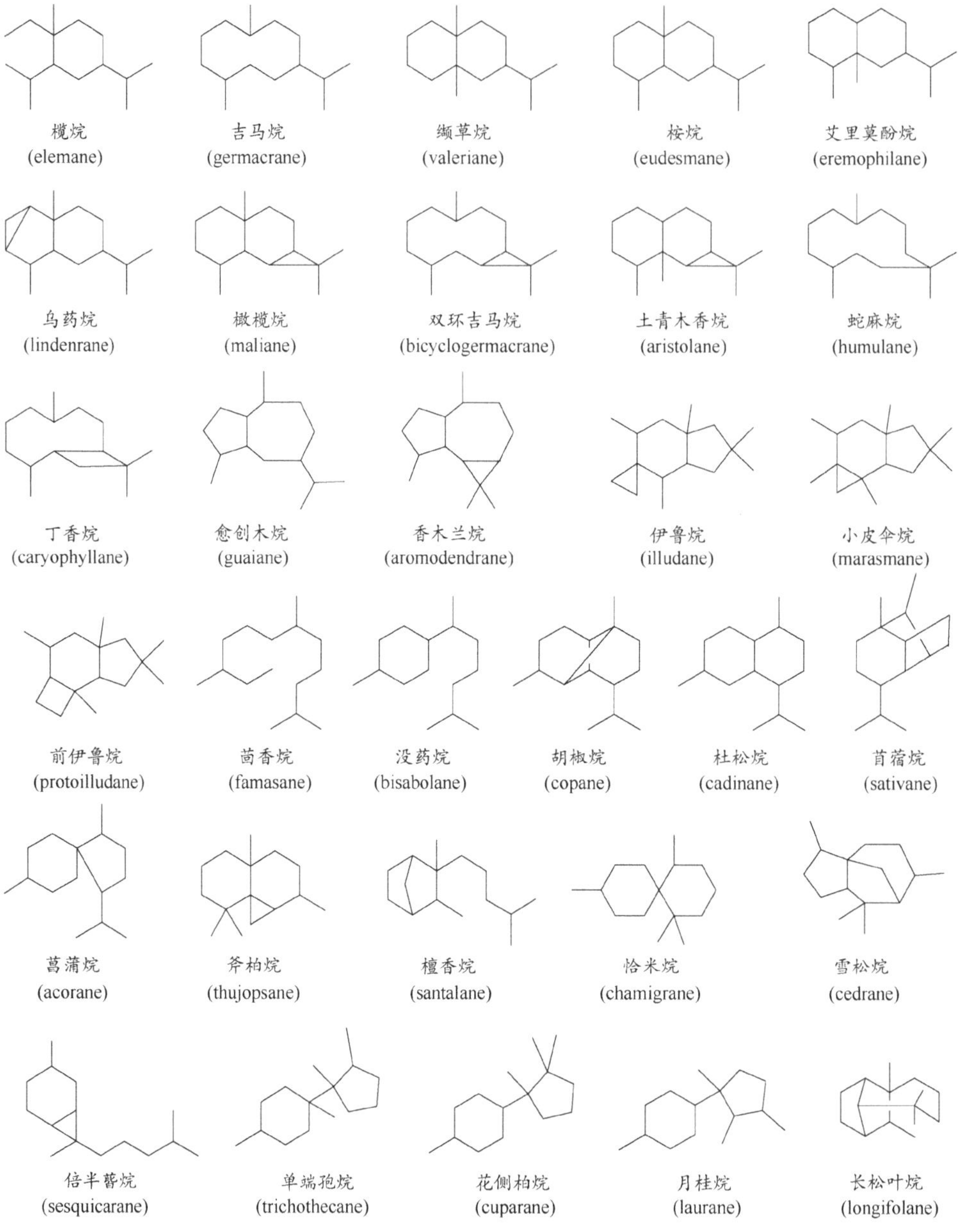

榄烷
(elemane)

吉马烷
(germacrane)

缬草烷
(valeriane)

桉烷
(eudesmane)

艾里莫酚烷
(eremophilane)

乌药烷
(lindenrane)

橄榄烷
(maliane)

双环吉马烷
(bicyclogermacrane)

土青木香烷
(aristolane)

蛇麻烷
(humulane)

丁香烷
(caryophyllane)

愈创木烷
(guaiane)

香木兰烷
(aromodendrane)

伊鲁烷
(illudane)

小皮伞烷
(marasmane)

前伊鲁烷
(protoilludane)

茴香烷
(famasane)

没药烷
(bisabolane)

胡椒烷
(copane)

杜松烷
(cadinane)

菖蒲烷
(sativane)

菖蒲烷
(acorane)

斧柏烷
(thujopsane)

檀香烷
(santalane)

恰米烷
(chamigrane)

雪松烷
(cedrane)

倍半蒈烷
(sesquicarane)

单端孢烷
(trichothecane)

花侧柏烷
(cuparane)

月桂烷
(laurane)

长松叶烷
(longifolane)

图 6-6　倍半萜的基本骨架类型

2. 单环倍半萜（monocyclic sesquiterpenoids）　青蒿素（artemisinin）是从菊科植物青蒿，即黄花蒿（*Artemisia annua* L.）中分离到的抗恶性疟疾的有效成分，属于过氧化物倍半萜，叶中含量可达0.6%。青蒿是截疟古方青蒿鳖甲汤中的主药，20 世纪 70 年代，中国的药物化学家从青蒿中分离得到具有倍半萜内酯结构的抗疟有效成分青蒿素，主要参与者屠呦呦于 2015 年获得了诺贝尔生理学或医学奖。由于青蒿素在水及油中均难溶解，影响其治疗作用的发挥，临床应用也受到一定限制。为此对其进行了大量的结构修饰，从中筛选出了抗疟效价高、原虫转阴快的双氢青蒿素（dihydroqinghaosu）和蒿甲醚（artemether），以及酰化形成水溶性的青蒿琥珀酸单酯，现已有多种制剂用于临床。

3. 双环倍半萜（bicyclic sesquiterpenoids）　山道年草和蛔蒿的头状花絮和全草中的驱蛔有效成分为 α-山道年（α-santonin）和 β-山道年（β-santonin）两种异构体，均属于桉烷型倍半萜。α-山道年具有强力的驱蛔作用，能够兴奋蛔虫神经节，使其神经发生痉挛性收缩而不能附着在肠壁上，当给予泻下药时，体内的蛔虫可以被有效地排除，但服药量过大会产生黄视毒性，目前已退出医药市场。

此外，白术挥发油中具有抗肿瘤作用的苍术酮（atractylone）、土木香中的土木香内酯（alantolactone）、异土木香内酯（isoalantolactone）等均属于桉烷型倍半萜。

莪术醇（curcumol）是姜科植物温莪术（*Curcuma wenyujin*）中的主要活性成分之一，在其根茎的挥发油中占 1%～2.5%，具抗肿瘤活性，临床上主要用于宫颈癌的治疗。

雪莲花（*Saussurea involucrata*）中含有的大苞雪莲内酯（involucratolactone）、雪莲内酯（xuelianlactone），以及中药木香中抗菌、抗肿瘤活性成分去氢木香内酯（dehydrocostuslactone）等也属于愈创木烷型倍半萜类化合物。

大苞雪莲内酯　　　　雪莲内酯　　　　去氢木香内酯

菊科植物圆叶泽兰(*Eupatorium rotundifolium*)的干燥地上部分含有多种具有白血病细胞毒活性的倍半萜类化合物如泽兰苦内酯(euparotin)、泽兰氯内酯(eupachlorin)、泽兰氧化氯内酯(eupachloroxin)。

泽兰苦内酯　　　　泽兰氯内酯　　　　泽兰氧化氯内酯

4. 三环倍半萜(tricyclic sesquiterpenoids)　　α-白檀醇(α-santalol)存在于白檀木的挥发油中，有很强的抗菌作用，曾用作尿道消毒药。环桉醇(cycloeudesmol)存在于对枝软骨藻(*Chondria oppsiticlada*)中，具有很强的抗金黄色葡萄球菌和白色念珠菌活性。

α-白檀醇　　　　　　　环桉醇

5. 薁类化合物(azulenoids)　　薁类化合物是一种特殊的倍半萜，它具有五元环与七元环并合而成的芳香环骨架，是一种非苯型芳烃化合物，分子结构中具有高度的共轭体系。薁类属于弱极性化合物，可溶于石油醚、乙醚、乙醇及甲醇等有机溶剂，不溶于水，溶于强酸。薁类化合物的沸点较高，一般为250～300℃，在挥发油分馏时，高沸点馏分若见到美丽的蓝色、紫色或绿色时，表示可能有薁类化合物的存在。薁类化合物的存在大大影响了挥发油的挥发性，进而影响其品质。

薁类化合物的检识有以下几点：

(1) 薁类化合物可与苦味酸或三硝基苯试剂作用，形成有敏锐熔点的π-络合物，可供鉴别使用。

(2) Sabety反应：取供试品适量溶于三氯甲烷，再加入5％溴的三氯甲烷溶液，若产生蓝紫色或绿色时，则表明有薁类成分存在。

(3) 与Ehrlich试剂(对-二甲胺基苯甲醛浓硫酸)反应，显紫色或红色时，亦可证实挥发油中有薁类化合物存在。

(4) 在可见光区(360～700 nm)吸收光谱中有强吸收峰。

薁类化合物具有抑菌、抗肿瘤、杀虫等生物活性。植物中的薁衍生物多半是其氢化衍生物，这些氢化衍生物多数失去芳香性。如圆叶泽兰(*Eupatorium rotundifolium*)中的抗癌有效成分泽兰苦内酯(euparotin)、泽兰氯内酯(eupachlorin)等。

　　愈创木醇(guaiol)存在于愈创木(*Guajacum officinale*)木材的挥发油中,属于奠类的还原产物。该化合物在蒸馏、酸处理时,可氧化脱氢而形成莫类。

三、二萜

(一)概述

　　二萜(diterpenoids)是指骨架由 4 个异戊二烯单位构成、含 20 个碳原子的一类化合物。它们广泛分布于植物界中,许多植物(如松柏科植物)分泌的乳汁、树脂等均以二萜类衍生物为主。萜类成分不仅存在于植物中,在菌类、海洋生物中也发现了大量的二萜类次生代谢产物。目前发现的二萜类化合物的基本骨架已愈 100 余种,常见的结构类型见图 6-7。

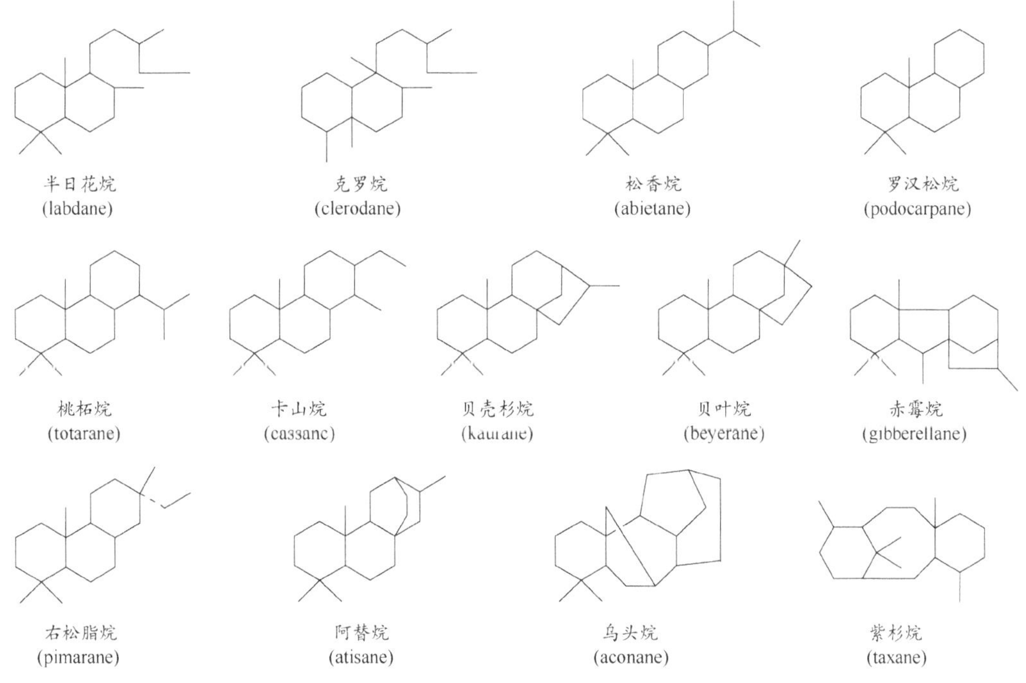

图 6-7　二萜的基本骨架类型

(二)结构与分类

　　1. 链状二萜　链状二萜类化合物在自然界存在较少,其中有广泛存在于叶绿素中的植物醇(phytol),与叶绿素分子中的卟啉(porphyrin)结合成酯的形式存在于植物中,曾作为合成维生素 E、K_1 的原料。从海绵(*Hippospongiasp*)中分离得到的 untennospongin-A,属于含 21 个碳的呋喃二萜,对冠状动脉具有血管舒张作用。

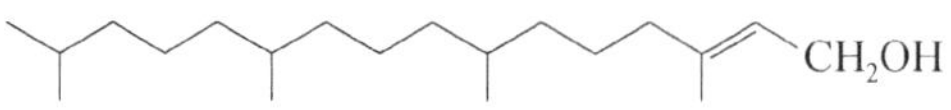

植物醇

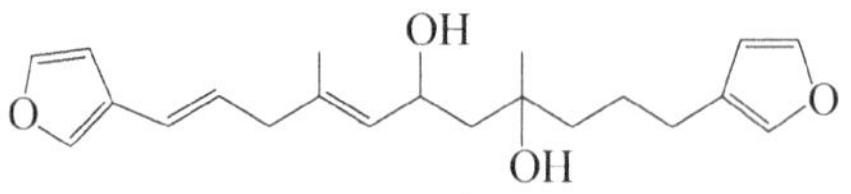

untennospongin-A

2. 环状二萜(cyclic diterpenoids)　维生素 A(vitamin A)又名视黄醇,是一种重要的脂溶性维生素,只存在于动物性食物中,特别是鱼肝中含量较丰富,如鳖鱼和鳍鱼的肝油中富含维生素 A。维生素 A 与眼睛的视网膜内的蛋白质结合,形成光敏感色素,是保持正常夜间视力的必需物质,而且维生素 A 也是哺乳动物生长必不可少的物质。

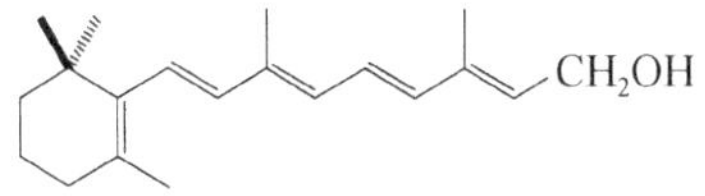

维生素A

穿心莲(*Andrographis paniculata*)又称榄核莲、一见喜,富含二萜内酯及其苷类成分,如穿心莲内酯（andrographolide）、新穿心莲内酯（neoandrographolide）、脱水穿心莲内酯(dehydroandrographolide)和去氧穿心莲内酯(deoxyandrographolide)等,其中穿心莲内酯为抗炎活性成分,临床用于治疗急性菌痢、胃肠炎、咽喉炎、感冒发热等,疗效确切,但水溶性不好。为增强穿心莲内酯的水溶性,将穿心莲内酯在无水吡啶中与丁二酸酐作用,制备成丁二酸半酯的钾盐;与亚硫酸钠在酸性条件下制备成穿心莲内酯磺酸钠,而成为水溶性化合物,用于制备浓度较高的注射剂。

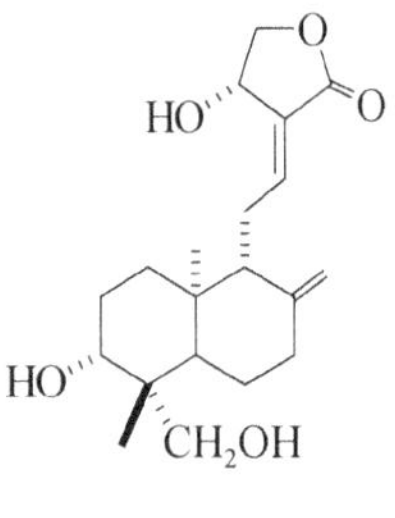

穿心莲内酯 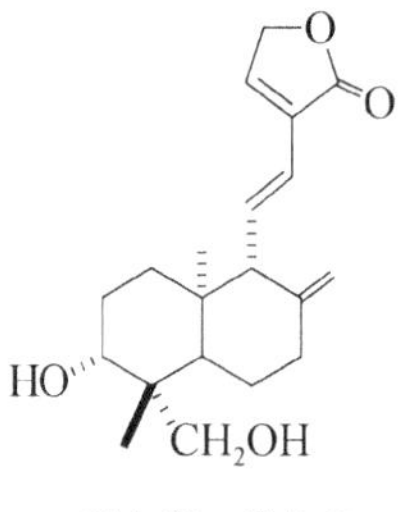　　脱水穿心莲内酯 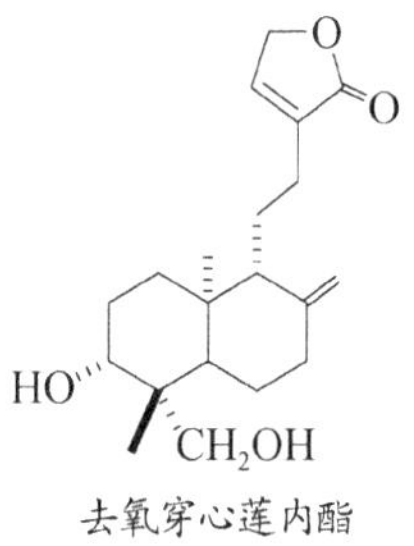　　去氧穿心莲内酯 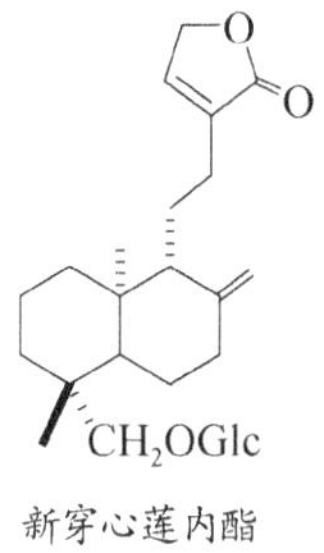　　新穿心莲内酯

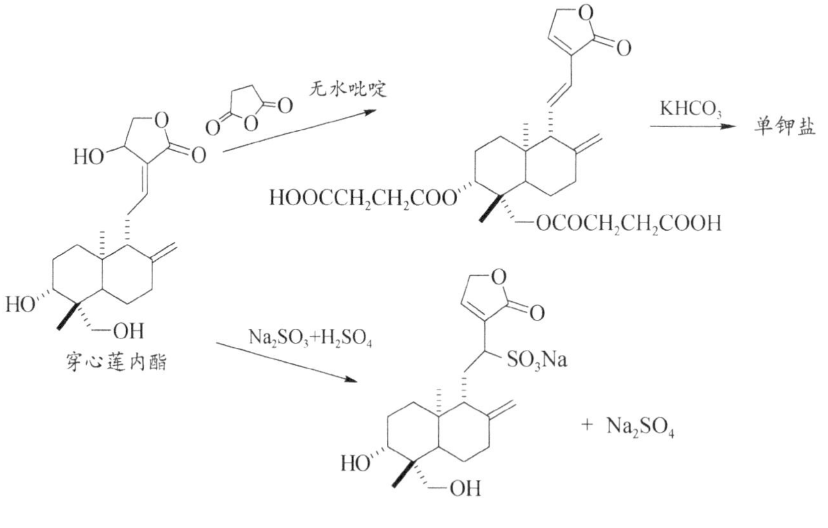

穿心莲内酯

　　银杏内酯(ginkgolides)是银杏(*Ginkgo biloba*)根皮及叶的强苦味成分,同时也是其药效成分,它们具有独特的十二碳骨架结构,已从中分离出银杏内酯 A、B、C、M、J(ginkgolides A、B、C、M、J)等多种内酯。银杏内酯类可以拮抗血小板活化因子,用于治疗因血小板活化因子引起的种种休克状障碍,为治疗心脑血管疾病的有效药物。

	R_1	R_2	R_3
银杏内酯 A	OH	H	H
银杏内酯 B	OH	OH	H
银杏内酯 C	OH	OH	OH
银杏内酯 M	H	OH	OH
银杏内酯 J	OH	H	OH

　　中药土槿皮即松科植物金钱松的根皮和近根树皮,其中所含有的土荆皮甲酸(pseudolaric acid A)、土荆皮乙酸(pseudolaric acid B)、土荆皮乙酸甲酯(methyl pseudolarate B)、土荆皮丙酸(pseudolaric acid C)等均为环状二萜。其中土荆皮乙酸为主要有效成分,具有抗生育活性,可使早孕大鼠子宫内膜及肌层血管血流量减少,是造成胚胎死亡的重要原因。

	R_1	R_2	R_3
土荆皮甲酸	CH_3	$OCOCH_3$	H
土荆皮乙酸	$COOCH_3$	$OCOCH_3$	H
土荆皮乙酸甲酯	$COOCH_3$	$OCOCH_3$	CH_3
土荆皮丙酸	$COOCH_3$	OH	H

　　雷公藤甲素(triptolide)、雷公藤乙素(tripdiolide)、雷公藤内酯(triptolidenol)及 16 -羟基雷公藤内酯醇(16 - hydroxytriptolide)是从雷公藤(*Tripterygium wilfordii*)根中分离得到的一系列具有抗肿瘤活性的二萜类化合物。雷公藤甲素对乳腺癌和胃癌细胞系集落形成有抑制作用,16 -羟基雷公藤内酯醇具有较强的抗炎、免疫抑制和雄性抗生育作用,但毒性也较大。

	R_1	R_2	R_3
雷公藤甲素	H	H	CH_3
雷公藤乙素	OH	H	CH_3
雷公藤内酯	H	OH	CH_3
16 -羟基雷公藤内酯醇	H	H	CH_2OH

　　紫杉醇是美国北卡罗来纳州三角研究所的 Wall 博士和 Wani 博士于 1967 年发现的,之后,他们又从太平洋红豆杉(*Taxus brevifolia*)中分离出了这种化合物并发现它具有广泛而强大的抗恶性肿瘤作用,也是目前所了解的唯一一种可以促进微管聚合和稳定已聚合微管的药物。但是,由于紫杉醇在原植物中的含量很低(皮中含量最高,为 0.01%～0.04%),而其植物资源又极为有限,同时,紫

杉醇的水溶性较差(溶解度约 20 mg/L),故在随后的十几年内,紫杉醇并未能引起人们的足够重视。后来进一步的研究发现其独特的抗癌机制使人们重新燃起了对紫杉醇的研究热情,并最终将其研制开发为一类抗癌新药,临床用于治疗卵巢癌、大肠癌、乳腺癌和肺癌疗效较好,颇受医药界重视。

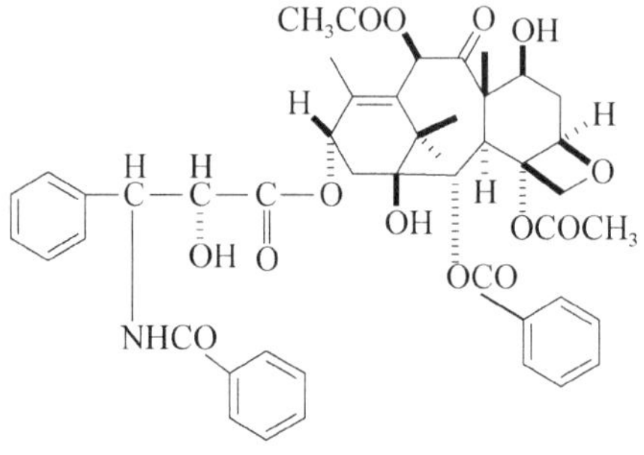

紫杉醇

为解决紫杉醇的来源问题,我国和欧美学者采用各种方法和途径,在组织细胞培养、寄生真菌培养、红豆杉栽培、紫杉醇全合成及紫杉醇半合成等方面做了大量的研究。其中以紫杉醇前体物巴卡亭Ⅲ(baccatin Ⅲ)和去乙酰基巴卡亭Ⅲ(10‑deacetyl baccatin Ⅲ)为母核进行半合成制备紫杉醇的途径最为可行,而这两种化合物在红豆杉可再生的针叶和小枝中产率达 0.1%。

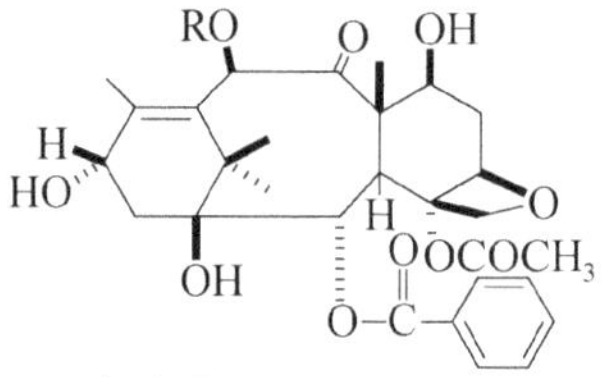

巴卡亭Ⅲ　R=Ac
去乙酰基巴卡亭Ⅲ　R=H

丹参酮类化合物是活血化瘀的中药丹参(*Salvia miltiorrhiza*)中的有效成分,其中包括丹参酮Ⅰ(tanshinone Ⅰ)、丹参酮ⅡA(tanshinone ⅡA)、丹参酮ⅡB(tanshinone ⅡB)等 20 多种脂溶性化合物,均具有强抑菌作用,其中丹参酮ⅡA 磺酸化后成为水溶性产物,为一种治疗冠心病的药物。

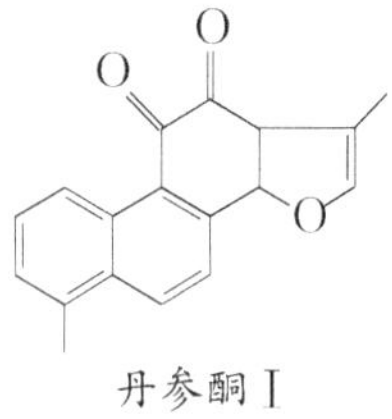

丹参酮Ⅰ 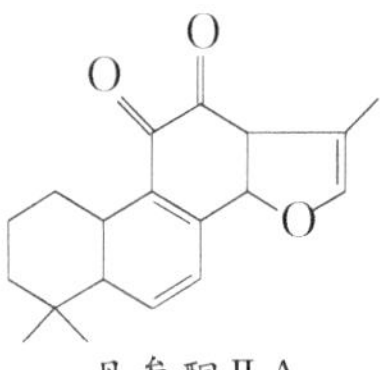　　　　丹参酮ⅡA 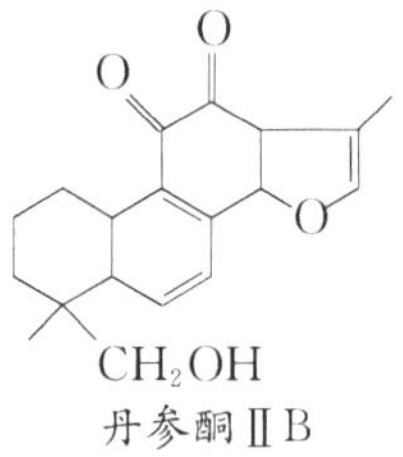　　　　丹参酮ⅡB 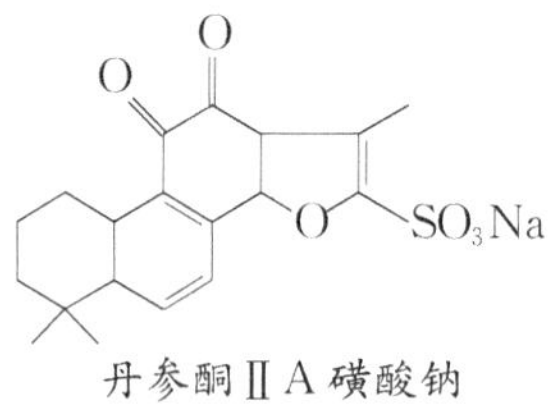　　　　丹参酮ⅡA 磺酸钠

冬凌草即唇形科植物碎米桠(*Rabdosia rubescens*)的植物全株,其中化学成分甚为复杂,含有从单萜、倍半萜到二萜、三萜等一系列萜类化合物。冬凌草甲素(rubescensin A,oridonin)和冬凌草乙素(rubescensin B,ponicidin)均为二萜,具有显著的抗肿瘤活性,且无明显毒性,蕴含较高的开发利用价值。

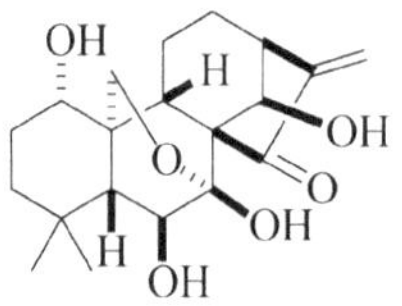

冬凌草甲素 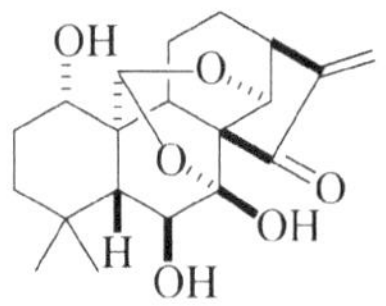　　　　　　　冬凌草乙素

四、三萜

（一）概述

多数三萜（triterpenoids）是由 30 个碳原子组成的萜类化合物，由 6 个异戊二烯结构单元缩合而成。该类化合物在生物体中有以游离形式存在的，也有以糖苷、酯或醚的形式存在的。三萜苷类化合物结构中的苷元部分具有不同程度的亲脂性，而糖链具有较强的亲水性，故三萜苷具有表面活性，其水溶液振摇后能产生大量持久性肥皂样泡沫，故被称为三萜皂苷（triterpenoid saponins），该类皂苷多具有羧基，所以有时又称之为酸性皂苷。

三萜皂苷由三萜皂苷元和糖组成，常见的苷元有四环三萜和五环三萜。常见的糖有葡萄糖、半乳糖、木糖、阿拉伯糖、鼠李糖或糖醛酸如葡萄糖醛酸、半乳糖醛酸，另外还有呋糖、鸡纳糖、芹糖和乙酰氨基糖等，多数糖为吡喃型糖，但也有呋喃型糖。有些苷元或糖上还有酰基等。这些糖多以低聚糖形式与苷元连接成苷，成苷位置多为 3 位或与 28 位羧基成酯皂苷。根据糖链的多少，可分单糖链苷、二糖链苷、三糖链苷。当原生苷由于苷键水解或酶解，部分糖被降解时，所生成的苷叫次皂苷。

三萜是经甲戊二羟酸（MVA）途径，由鲨烯（C_{30} 骨架）氧化为 2,3 - 环氧角鲨烯后，再经过一系列的氧化、环化、重排等过程形成。三萜的生物合成途径见图 6 - 8 和图 6 - 9。

三萜及其苷广泛存在于自然界中，在单子叶、双子叶植物、菌类、蕨类、动物及海洋生物中均有分布，尤以双子叶植物中分布最多。游离三萜主要来源于菊科、豆科、大戟科、楝科、卫矛科、茜草科、橄榄科、唇形科等植物，三萜皂苷在五加科、豆科、葫芦科、远志科、毛茛科、石竹科、伞形科、鼠李科、报春花科等植物分布较多。

由于三萜皂苷水溶性较大，且多数结构复杂，连糖位置多样，进行全合成难度较大，而皂苷又具有多种生物活性，显示出广泛的应用前景，所以皂苷类化合物已成为天然药物研究中的一个重要领域。

（二）结构与分类

已发现的三萜类化合物结构类型很多，绝大多数三萜为四环三萜和五环三萜，也有少数为链状、单环、双环和三环三萜。近几十年还发现了许多由于氧化、环裂解、甲基转位、重排及降解等产生的结构复杂的、高度氧化的、新骨架类型的三萜类化合物。目前，每年新发现三萜类新化合物近 300 个。

四环三萜主要有达玛烷型、羊毛甾烷型、甘遂烷型、环阿屯烷型、葫芦烷型和楝烷型；五环三萜主要有齐墩果烷型、乌苏烷型、羽扇豆烷型和木栓烷型。其中五环三萜占多数。它们的编号顺序固定不变（图 6 - 10、图 6 - 11）。

1. 四环三萜（tetracyclic triterpenoids）

（1）达玛烷型：达玛烷型四环三萜由环氧角鲨烯经全椅式构象形成，其结构特点是 A/B、B/C、C/D 环均为反式并合，8 位有角甲基，且为 β-构型，10 位有 β- CH_3，17 位有 β-侧链，C_{20} 为 R 或 S 构型。

五加科植物人参（*Panax ginseng*）为传统名贵中药，始载于我国第一部本草专著《神农本草经》。人参具有大补元气、复脉固脱、补脾益肺、生津、安神、益智之功效，用于体虚欲脱、肢冷脉微、肺虚喘咳、惊悸失眠、神经衰弱、精神倦怠及各种气血津液不足症。对人参的化学成分研究开始于 20 世纪初，一直到 20 世纪 60 年代才逐步深入。经现代药理实验研究证明，人参皂苷为人参的主要有效成分。

其主根和侧根及茎叶均含有多种人参皂苷（ginsenosides）类成分，其苷元部分均属于达玛烷型四环三萜。其中主要包括 20（S）- 原人参二醇［20（S）- protopanaxadiol］和 20（S）- 原人参三醇［20（S）- protopanaxatriol］两类，其中大多是活性成分。人参皂苷可用 Rx 表示，按硅胶薄层色谱中 R_f 的大小顺序，由小到大依次命名为人参皂苷 Ro、Ra、Rb、Rc、Rd、Re、Rf、Rg、Rh 等，进而再分为 Rb_1、Rb_2、Rb_3、Rg_1、Rg_2、Rg_3、Rh_1、Rh_2、Rh_3 等（图 6 - 12）。

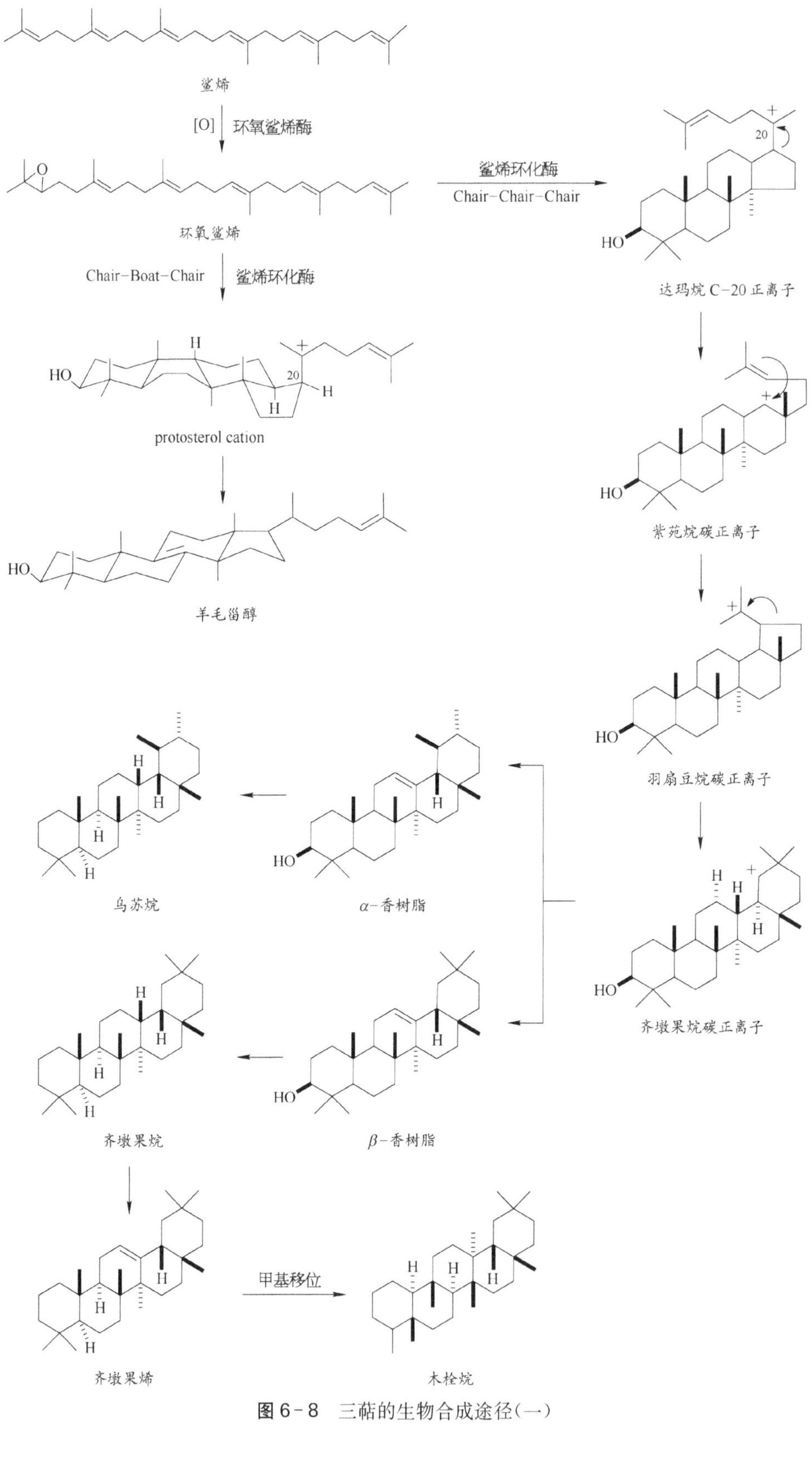

图 6-8　三萜的生物合成途径(一)

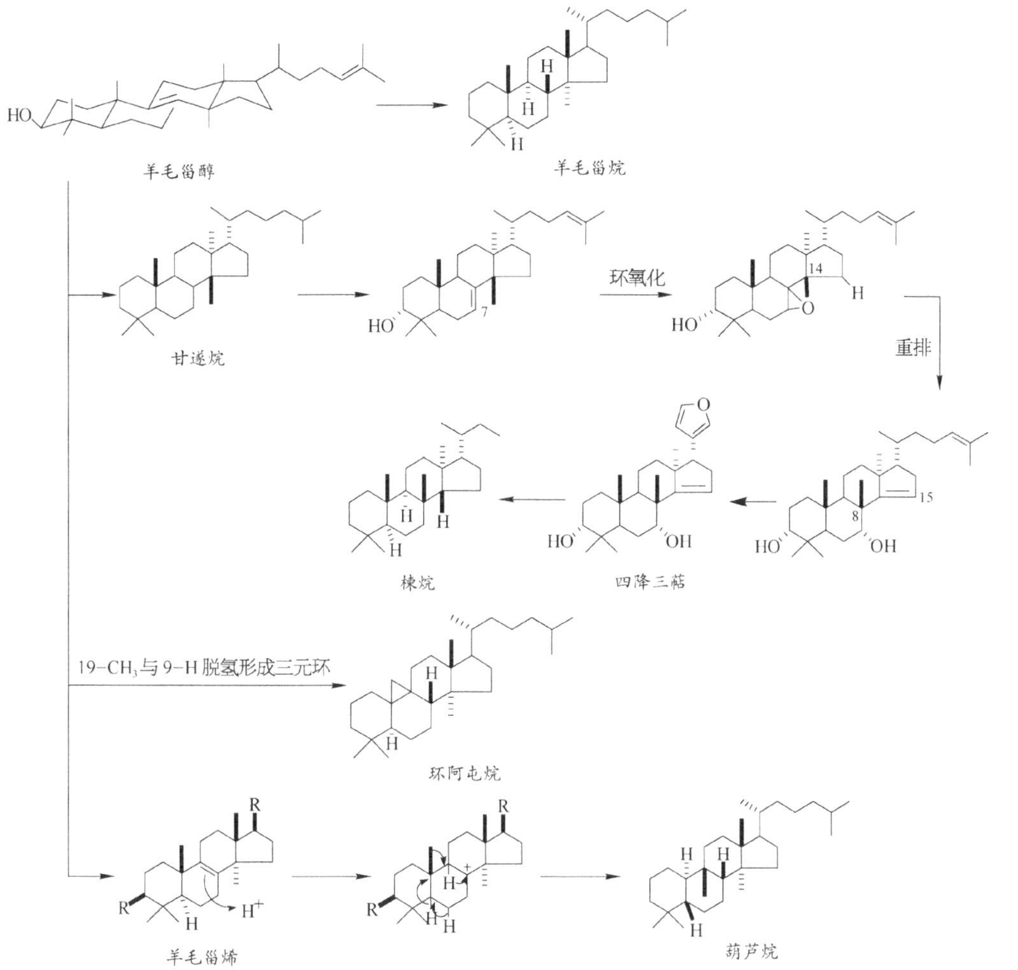

羊毛甾醇

羊毛甾烷

甘遂烷

环氧化

重排

棟烷

四降三萜

环阿屯烷

19-CH₃ 与 9-H 脱氢形成三元环

羊毛甾烯

葫芦烷

图 6-9　三萜的生物合成途径(二)

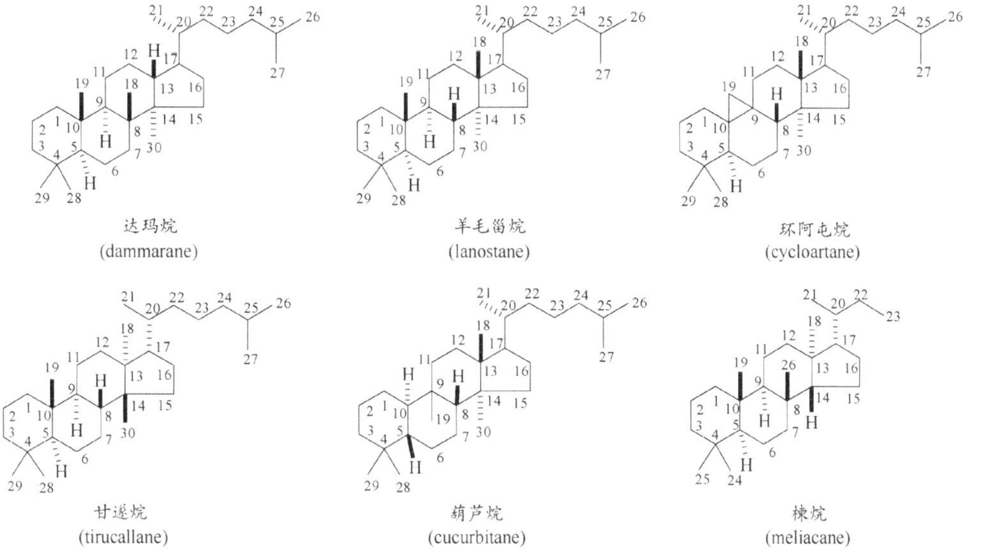

达玛烷
(dammarane)

羊毛甾烷
(lanostane)

环阿屯烷
(cycloartane)

甘遂烷
(tirucallane)

葫芦烷
(cucurbitane)

棟烷
(meliacane)

图 6-10　四环三萜的基本骨架类型

齐墩果烷
(oleanane)

乌苏烷
(ursane)

羽扇豆烷
(lupane)

木栓烷
(friedelane)

图 6-11　五环三萜的基本骨架类型

20(*S*)-原人参二醇

20(*S*)-原人参三醇

R
Ra$_1$　- Glc $\frac{6}{}$ Ara(p) $\frac{4}{2}$ Xyl
Ra$_2$　- Glc $\frac{6}{}$ Ara(p) $\frac{}{2}$ Xyl
Rb$_1$　- Glc $\frac{6}{}$ Glc
Rb$_2$　- Glc $\frac{6}{}$ Ara(p)
Rc　- Glc $\frac{}{}$ Ara(f)
Rd　- Glc
Rg$_1$　- H(20*R*)

Glc $\frac{2}{}$ Glc—O

	R_1	R_2
Re	Glc $\frac{2}{}$ Rha	Glc
Rf	Glc $\frac{2}{}$ Glc	H(20
Rg$_1$	Glc	Glc

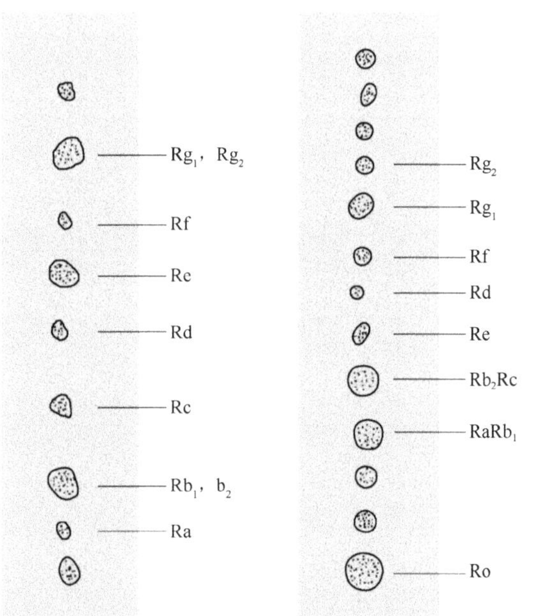

展开剂:正丁醇-乙酸乙酯-水
（4∶1∶5,上层）

展开剂:三氯甲烷-甲醇-水
（65∶35∶10,下层）

图 6-12　人参皂苷的薄层色谱图

（2）羊毛甾烷型：由环氧角鲨烯经椅-船-椅构象式环合而成，其结构特点是：A/B、B/C、C/D环均为反式并合；其 10、13 位甲基相对构型均为 β；$14\alpha - CH_3$，C-20 为 R 构型。

具有延年益寿之功效的著名中药灵芝就含有大量的该种类型三萜类化合物，如灵芝酸 C（ganoderic acid C）、灵芝酸 D（ganoderic acid D）、灵芝酸 H（ganoderic acid H）、赤芝孢子酸 A（lucidenic acid A）等。

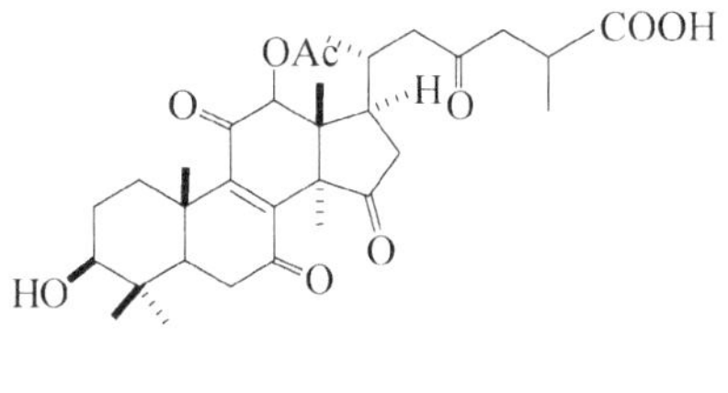

灵芝酸D 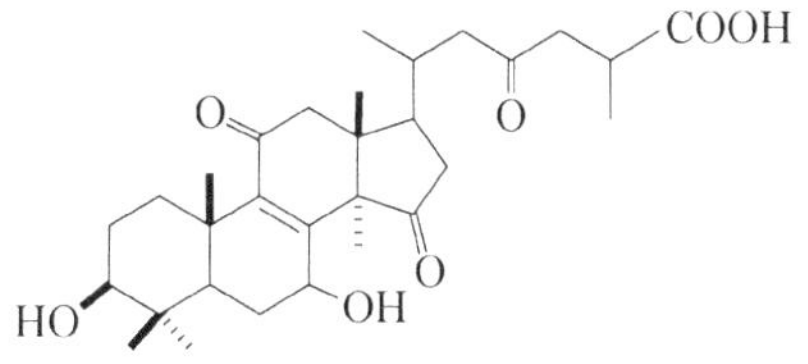　　　　　灵芝酸H

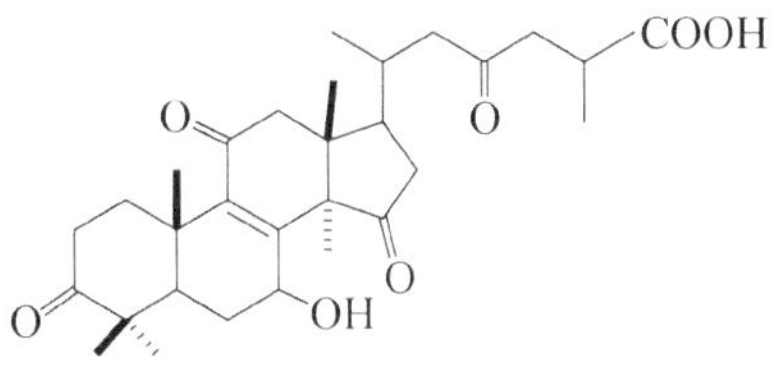

灵芝酸C 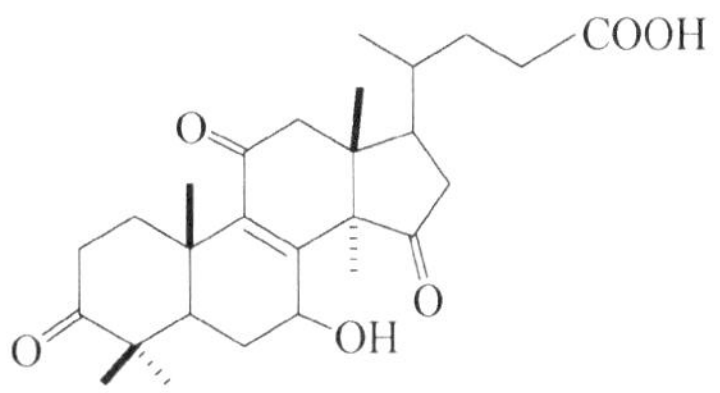　　　　　赤芝孢子酸 A

从海绵（*Asteropus sarasinosum*）中分离得到多个 30 -去甲羊毛甾烷型三萜低聚糖皂苷如 sarasinosides A_1、C_2 等，苷元部分双键位置不同，糖与苷元 3 位成苷，其中两个糖为乙酰氨基糖，其中 sarasinosides A_1 有明显的毒鱼活性，$LD_{50} = 0.39\ \mu g/ml$。

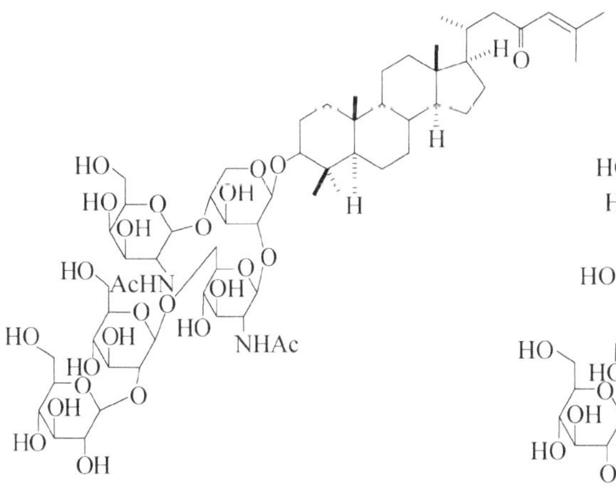

sarasinosides A_1 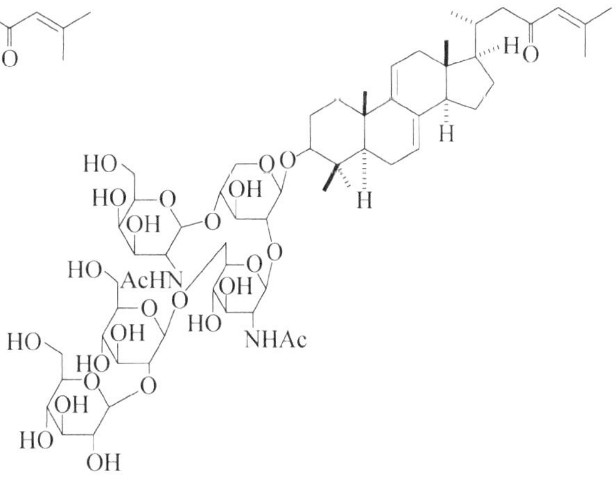　　　　　sarasinosides C_2

（3）环阿屯烷型：环阿屯烷型基本骨架与羊毛甾烷相似，差别仅在于环阿屯烷 19 位甲基与 9 位脱氢形成三元环。从药典收载的补气中药黄芪（*Astragalus membranaceus*）中得到的三萜皂苷成分绝大多数为环阿屯烷型。如黄芪苷 Ⅰ（astragaloside Ⅰ）、黄芪苷 Ⅴ（astragaloside Ⅴ）、黄芪苷 Ⅶ（astragaloside Ⅶ）、环黄芪醇（cycloastragenol）。

	R_1	R_2	R_3
黄芪苷 I	Xyl(2,3 - diAc)	Glc	H
黄芪苷 V	Glc $\overset{2}{-}$ Xyl	H	Glc
黄芪苷 Ⅶ	Xyl	Glc	Glc
环黄芪醇	H	H	H

（4）甘遂烷型：甘遂烷型的结构特点为 $13\alpha-CH_3$、$14\beta-CH_3$，17α-侧链（20S），其余均与羊毛甾烷型相同。从山茱萸科植物 *Cornus walteri* 的茎中分离得到 12 个化合物：cornusalterins A～L 及 deoxyflindissone 和（－）-leucophyllone，均为甘遂烷型三萜，其中 cornusalterins L 和 deoxyflindissone 对 A549 人肺癌细胞、SK－OV－3 人卵巢癌细胞、SK－MEL－2 皮肤黑素瘤及 XF498 人中枢神经系统癌细胞等均有显著的抑制活性。

cornusalterins L	$R=\beta - H$
deoxyflindissone	$R=\alpha - H$

（5）葫芦烷型：葫芦烷型的结构特点为 $5\beta-H$、$8\beta-H$、$10\alpha-H$，9 位连有 $\beta-CH_3$，其余与羊毛甾烷型相同。由雪胆属植物雪胆（*Hemsleya amabilis*）的根中分离得到的该类化合物雪胆甲素和乙素（cucurbitacin Ia and II_b），具有抗菌、消炎作用，临床用于急性痢疾、肺结核、慢性气管炎的治疗，均取得较好疗效。

雪胆甲素 R_1＝H	R_2＝CCH$_3$
雪胆乙素 R_1＝H	R_2＝H

（6）棟烷型：棟烷型三萜基本骨架由 26 个碳组成，因此又称为降四环三萜（nor-tetracyclic triterpenoids）或四降三萜（tetranortriterpenoids），其结构中有 $14\beta-H$、$13\alpha-CH_3$，17-侧链，其余与达玛烷型相同。棟烷三萜主要存在于棟科棟属植物中，具有苦味和昆虫拒食作用。从棟科植物川棟（*Melia toosendan*）的果实、树皮以及根皮中分离得到的川棟素（toosendanin）具有极强的驱蛔作用，有效率达 90% 以上。从棟科植物印度棟（*Azadirachta indica*）分离得到多个棟烷型化合物，如 $1\alpha-methoxy-1,2-dihydroepoxyazadiradione$，$1\beta,2\beta-diepoxyazadiradione$，这些化合物均为高度氧化的四降三萜类化合物。

2. 五环三萜（pentacyclic triterpenoids）

（1）齐墩果烷型：又称 β-香树脂烷（β-amyrane）型，其结构特点是：A/B、B/C、C/D 环为反式并合，D/E 环为顺式并合，8、10、17 位均有 β-CH_3，14 位有 α-CH_3。C_3 常有 β-OH 取代，C_{28}-CH_3 易被氧化成 COOH 或 CH_2OH。

齐墩果烷型五环三萜是三萜类成分中分布最为广泛的一类成分，其典型代表物是齐墩果酸（oleanolic acid），它广泛分布于自然界中，如在木犀科植物油橄榄（*Olea europaea*）、龙胆科植物青叶胆（*Swertia mileensis*）、木犀科植物女贞（*Ligustrum lucidum*）等中均有较高含量。齐墩果酸经动物实验证明有降转氨酶作用，对 CCl_4 引起的大鼠急性肝损伤有明显的保护作用，能促进肝细胞再生，防止肝硬化。临床上用于治疗急性黄疸型肝炎、慢性肝炎等。

豆科植物甘草中含有的甘草酸（glycyrrhizic acid）和甘草次酸（glycyrrhetinic acid）均属于齐墩果烷型三萜，甘草酸系甘草次酸（苷元）3 位的羟基与两分子葡萄糖醛酸结合形成的苷，由于有甜味，又称甘草甜素。它们均具有显著的促肾上腺皮质激素（ATCH）样生物活性，临床用作抗炎药，并用于胃溃疡病的治疗。现代药理实验发现甘草酸除有抗变态反应作用外，还有非特异性的免疫加强作用，同时能对抗 CCl_4 引起的肝脏急性中毒作用。

又如，中药柴胡（*Bupleurum chinensis*）中具抗炎、降脂活性的柴胡皂苷 A、商陆（*Phytolacca esculenta*）中的商陆皂苷甲（esculentoside A）、远志（*Polygala tenuifolia*）中的安神益智成分远志皂苷 F（onjisaponin F）等均属于齐墩果烷型三萜皂苷。

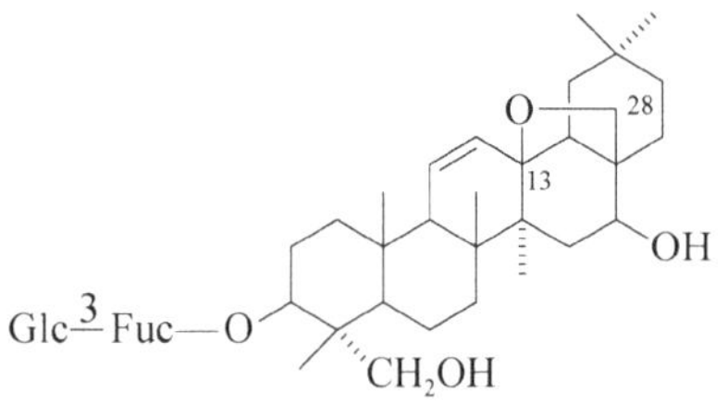

柴胡皂苷A

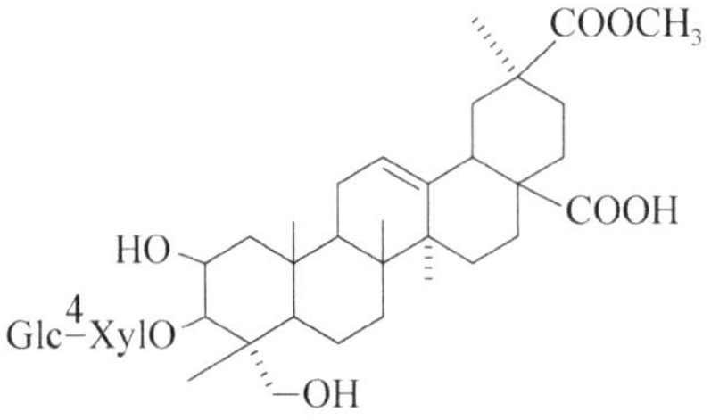

商陆皂苷甲

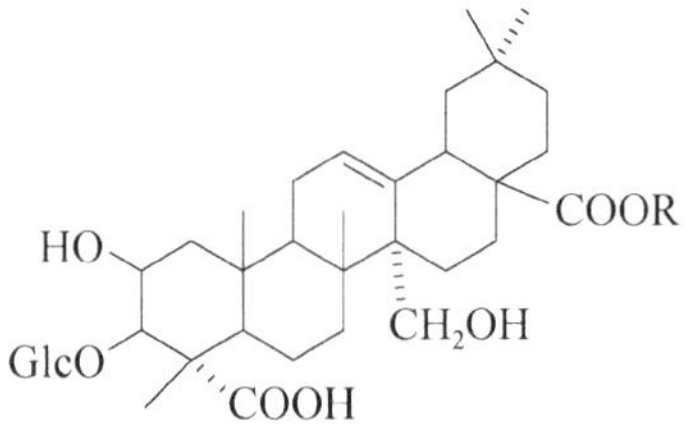

R=Fuc(4TC)$\overset{2}{-}$Rha(3Api)$\overset{4}{-}$Xyl$\overset{3}{-}$Ara

远志皂苷F

（2）乌苏烷型（ursane）：又称 α -香树脂烷（α - amyrane）型，与齐墩果烷型的区别在于 C_{29}、C_{30} 处甲基连接位置不同。其在植物界分布亦较广，典型代表物是乌苏酸（ursolic acid），在木犀科植物女贞（*Ligustrum lucidum*）、杜鹃科植物熊果（*Actostaphylos uvaursi*）、蔷薇科植物枇杷（*Eriobotrya japonica*）等中均有分布，该成分在体外有一定的抗菌活性及安定作用。此外，伞形科植物积雪草中含有的积雪草酸（asiatic acid）、积雪草苷（asiaticoside）、羟基积雪草苷（madecassoside）均属于乌苏烷型五环三萜。

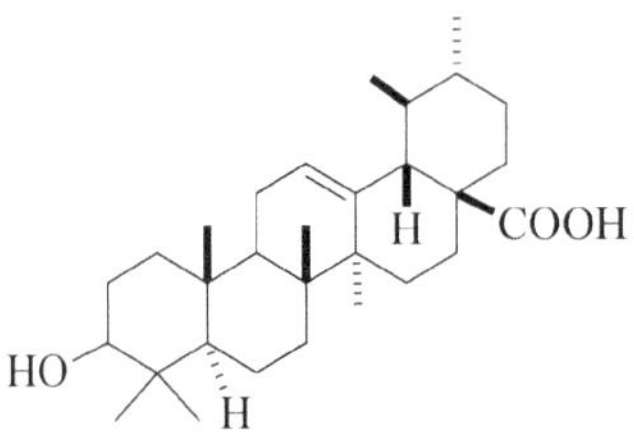

乌苏酸

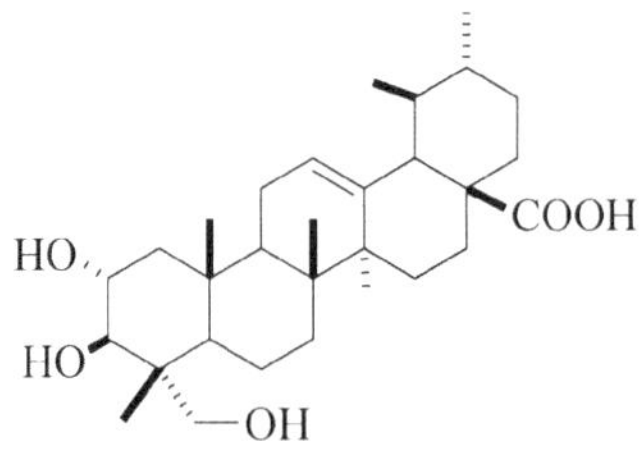

积雪草酸

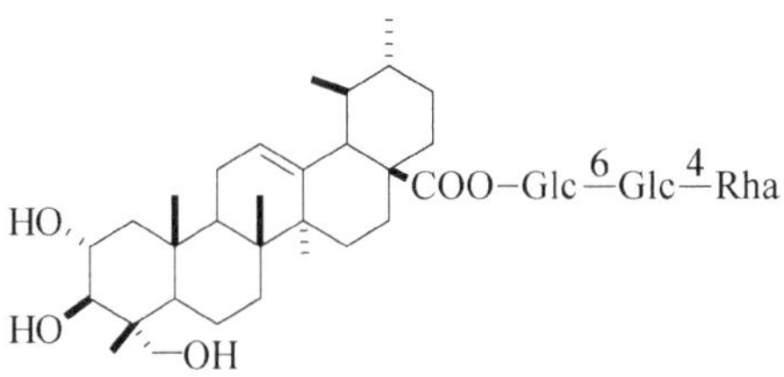

积雪草苷

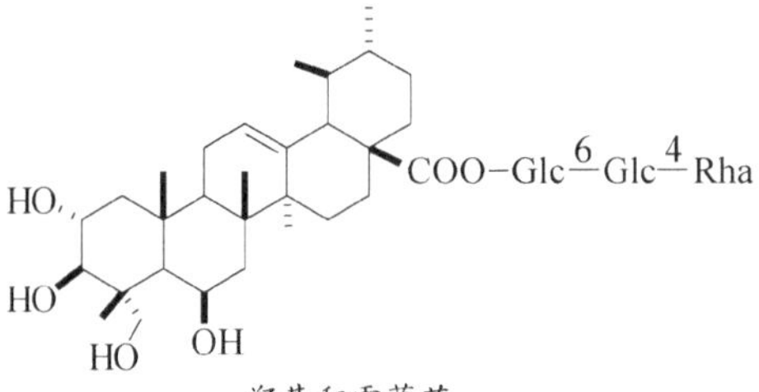

羟基积雪草苷

（3）羽扇豆烷型：羽扇豆烷型三萜结构中 E 环为五元碳环，且在 E 环 19 位有异丙基以 α -构型取代。如中药酸枣仁、天门冬中含有的白桦酸（betulinic acid）、白桦醇（betulin）均属于此类型三萜，具有抗 HIV 和抗肿瘤活性。

白桦酸　　　　　　　　　　　　　　　白桦醇

中药白头翁（*Pulsatilla chinensis*）的根中亦含有多个羽扇豆烷型三萜皂苷如白头翁皂苷 A（pulsatilloside A）、白头翁皂苷 B（pulsatilloside B）和白头翁皂苷 C（pulsatilloside C）。

	R_1	R_2
白头翁皂苷 A	Ara	H
白头翁皂苷 B	H	Glc $\frac{6}{}$ Glc
白头翁皂苷 C	H	Glc $\frac{6}{}$ Glc $\frac{4}{}$ Rha

（4）木栓烷型：木栓烷在生源上是由齐墩果烯甲基移位演变而来的。其结构特点是 A/B、B/C、C/D 环均为反式并合，D/E 环为顺式并合，4、5、9、14、17 位有 β- CH_3，13 位有 α- CH_3。

雷公藤（*Tripterygium wilfordii*）为卫矛科植物，在我国作为民间用药有很长历史，特别是对类风湿疾病有独特疗效，引起国内外广泛重视，其中成分即包括木栓烷类三萜，如雷公藤酮（triptergone）被用于治疗类风湿疾病。

雷公藤酮

第三节　萜类化合物的理化性质

萜类化合物的种类很多，彼此间的结构与性质差异很大。但它们都由同一生源途径衍变而来，分子结构中绝大多数具有双键、羟基、羧基等官能团，较多萜类具有内酯结构，因而具有一些相同的理化性质及化学反应，既可以用于鉴别萜类成分也可作为提取纯化的方法。

一、物理性质

1. 性状　单萜和倍半萜多为具有特殊香气的油状液体，有挥发性，或为低熔点的固体。二萜、二倍半萜、三萜多为结晶性固体，特别是三萜结晶性较好。三萜与糖结合成苷后，由于糖分子的引入，使羟基数目增多，极性加大，且分子量较大，不易结晶，因而三萜皂苷大多为白色或类白色无定形粉末。

单萜的沸点比倍半萜低，并且单萜和倍半萜随分子量和双键的增加、功能基团的增多，化合物的挥发性降低,熔点和沸点相应增高。皂苷常在熔融前就分解,因此无明显的熔点。苷元的熔点随羟基数目的增加而升高。此外,皂苷还具有很强的吸湿性,粉末易板结成块。

2. 气味　单萜和倍半萜多具有特殊香气,二萜和三萜类化合物多具有苦味,所以萜类化合物又称苦味素。但有的萜类化合物具有强的甜味,如甜菊苷的甜味是蔗糖的 300 倍,再如甘草甜素也具有显著而强烈的甜味。因皂苷多数具有苦而辛辣味,所以对人体黏膜有强烈刺激性,尤其是鼻内黏膜的敏感性最大,吸入鼻内能引起喷嚏,因此某些皂苷内服,能刺激消化道黏膜,产生反射性黏液腺分泌,而用于祛痰止咳。

3. 旋光和折光性　大多数萜类化合物结构中具有手性碳原子,有时候是多个手性碳原子,故萜类化合物多具有光学活性,且有时有异构体共存。低分子萜类具有较高的折光率。与糖链连接后,其光学活性大大增加。

4. 溶解性　萜类化合物一般亲脂性较强,易溶于石油醚、苯、三氯甲烷等亲脂性有机溶剂,难溶于水,但单萜和倍半萜能随水蒸气蒸馏;少数萜类化合物由于含有极性官能团,则水溶性增强,可溶于甲醇、乙醇、丙酮等有机溶剂;具有内酯结构的萜类化合物由于碱性条件下内酯环可开裂,故能溶于碱水,酸化后还原,又在水中形成沉淀,此性质可用于具内酯结构萜类化合物的分离与纯化。萜类形成的苷具有一定的亲水性,能溶于热水,易溶于甲醇、乙醇,不溶于亲脂性有机溶剂。含水丁醇或戊醇对皂苷的溶解度较好,因此是提取和纯化皂苷时常采用的溶剂。

5. 表面活性　皂苷具有表面活性,可降低水溶液表面张力,故皂苷水溶液经强烈振摇能产生持久性的泡沫,且不因加热而消失(借此与蛋白质、黏液质、树脂、糖类等水溶液产生的泡沫相区别),因此皂苷可作为清洁剂、乳化剂应用。皂苷的表面活性与其分子内部亲水性和亲脂性结构的比例相关,只有当两者比例适当,才能较好地发挥这种表面活性。某些皂苷由于亲水性过强或亲脂性过强,就不呈现这种活性。这种表面活性受 pH 影响,皂苷水溶液只有在适宜的 pH 下,振摇后才能产生大量持久性泡沫,甾体皂苷在碱性条件下能形成较稳定的泡沫,利用此性质可区别甾体皂苷和三萜皂苷。

二、化学性质

萜类化合物对高温、光、酸、碱较为敏感,在其影响下易发生氧化或结构重排等反应,引起结构和理化性质的改变。因此在提取、分离时应慎重考虑,在储存过程中也需要格外注意保存方法。

1. 酯水解反应　倍半萜内酯在碱性条件下可发生酯键的水解,如果内酯环附近另有羟基或酯基团时,常易与另一羟基再环合,若长时间碱处理则可能导致环重排。故应避免此类化合物在强碱中处理时间过长。

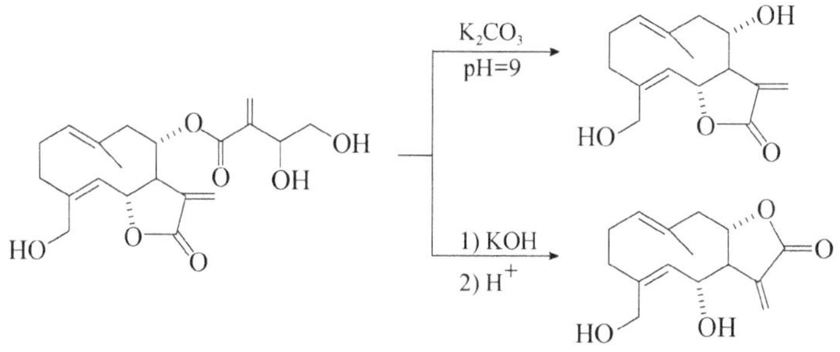

2. 苷键的裂解反应　萜苷类化合物尤其是三萜皂苷为多,且多为氧苷。萜类苷键的裂解按裂解程度可分为完全裂解和部分裂解。部分裂解所用的试剂和方法有 8%～10%甲酸、40%～50%乙酸、酶解、乙酰解、甲醇解等。

（1）酸催化水解：苷键为缩醛（酮）结构，对酸不稳定，对碱较稳定，易被酸催化水解。酸催化水解常用的试剂是水或稀醇，常用的催化剂是稀盐酸、稀硫酸、乙酸、甲酸等。对于那些苷元对酸不稳定的苷，在此剧烈的酸水解条件下，常常会伴随着发生皂苷元的脱水、环合、双键移位、构型异构、醚键的断裂及张力环的开环等副反应，导致得不到原生皂苷元。为得到原生皂苷元，需采用双相水解，或采用其他条件缓和的苷键裂解反应。双相水解即在水解液中加入与水不互溶的有机溶剂如苯等，使水解后的苷元立即进入有机相，避免苷元长时间与酸接触。如酸枣仁皂苷 A（jujuboside A）用 10% H_2SO_4 加热水解 12 h，生成的苷元是裂环产物，当采用双相水解时则可获得原生苷元。如果将此皂苷用酸水解，则得到伊比林内酯（ebelin lactone）。

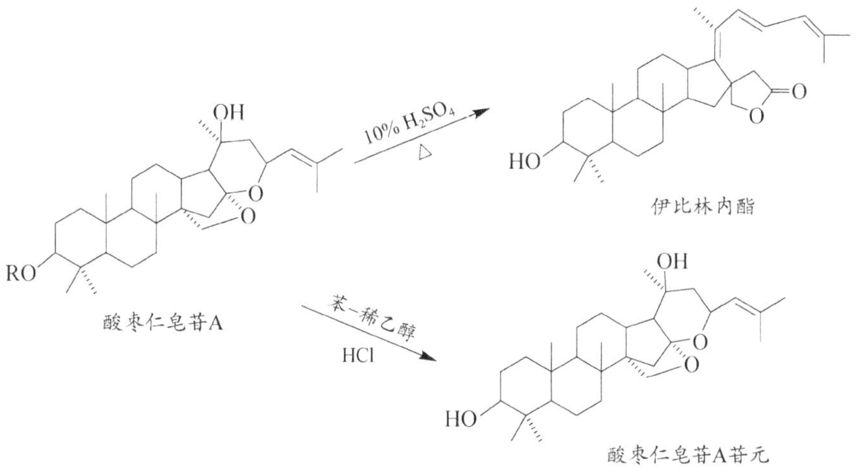

再如，人参二醇或三醇型皂苷若用 HCl 溶液加热煮沸水解，从水解产物中得不到原生的皂苷元，这是由于在 HCl 溶液中，20(S)-原人参二醇或 20(S)-原人参三醇的 20 位上甲基和羟基发生差向异构化，转变为 20(R)-原人参二醇或 20(R)-原人参三醇，然后环合生成人参二醇（panaxadiol）或人参三醇（panaxatriol）的具有三甲基四氢吡喃环的侧链。欲得到原生皂苷元，可用缓和条件水解，如 50% HAc 于 70 ℃加热 4 h，20 位苷键能断裂，生成较难溶于水的次级苷，同时 20 位构型发生改变，进一步水解，可使 3 位苷键裂解。或者，先用过碘酸钠氧化，水解后再用四氢硼钠还原，后在室温下用 1 mol/L H_2SO_4 溶液水解；或者在室温下用 HCl 溶液水解，然后加入消除试剂叔丁醇钠。

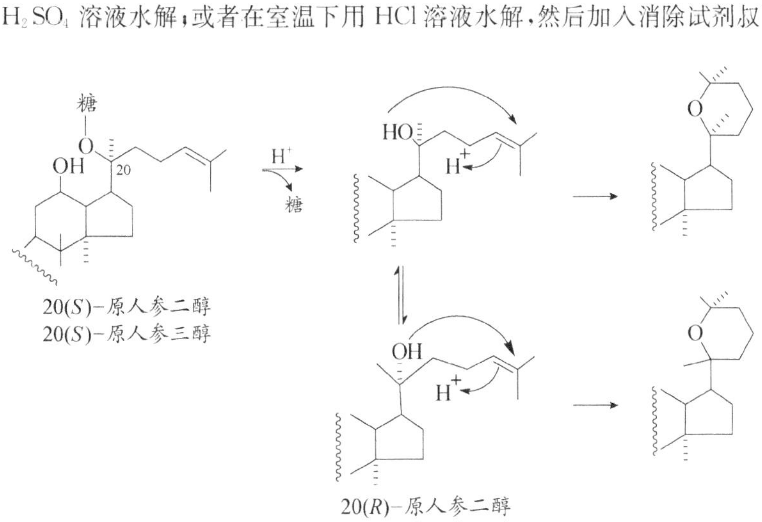

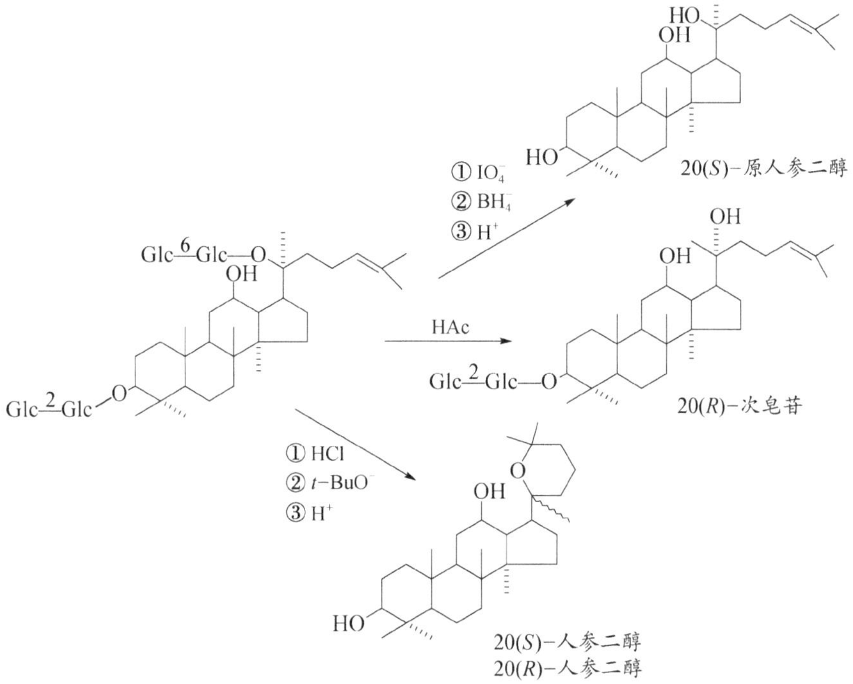

20(*S*)-原人参二醇

①IO₄⁻
②BH₄⁻
③H⁺

Glc—6—Glc—O
OH

HAc

Glc—2—Glc—O

20(*R*)-次皂苷

Glc—2—Glc—O

①HCl
②*t*-BuO⁻
③H⁺

HO

20(*S*)-人参二醇
20(*R*)-人参二醇

（2）乙酰解反应：乙酰解反应条件温和，可开裂部分苷键，所得产物为单糖、低聚糖及苷元的酰化物，增加反应产物的脂溶性，有利于提纯、精制和鉴定。holotoxin A 是刺参（*Stichopus japonicus*）中的一个具有抗真菌活性的五糖皂苷，其糖的组成为 *D*-木糖、*D*-鸡纳糖、*D*-葡萄糖和 *D*-葡萄糖-3-甲醚。该化合物糖与糖的连接关系就是通过用乙酸酐-ZnCl₂ 乙酰解而确定。

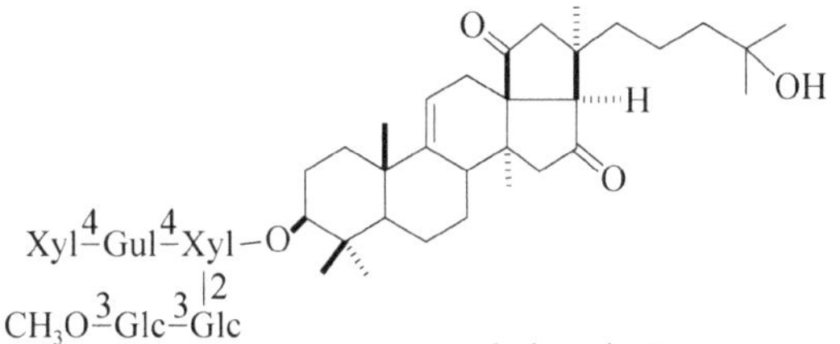

Xyl—4—Gul—4—Xyl—O
CH₃O—3—Glc—3—Glc—2

holotoxin A

（3）碱催化水解：酰苷、酚苷、与羰基共轭的烯醇苷可被碱催化水解。甜叶菊中的 dulcoside A 用碱水解获得 1,6-葡萄糖酐，由此推定其连接在羟基上的葡萄糖苷键的构型为 *β* 型。

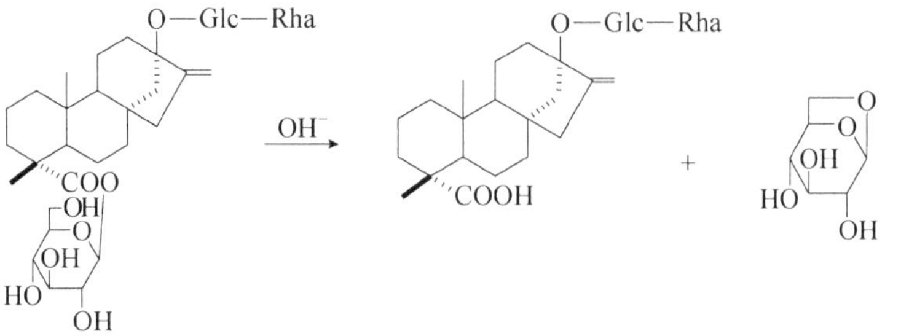

O—Glc—Rha

OH⁻

O—Glc—Rha

COOH

+

（4）酶催化水解反应：酶催化水解具有反应条件温和，专属性高等特点，根据所用酶的特点可确定苷键构型，根据获得的次级苷、低聚糖片段可推测苷元与糖及糖与糖的连接关系，获得原生苷元。如存在于穿心莲（*Andrographis paniculata*）中的穿心莲内酯-19-*β*-*D*-葡萄糖苷（andrographolide-

$19-\beta-D-$glucoside)用硫酸水解时产生去氧和内酯环开裂的苷元,而用纤维素酶水解则可获得原生苷元。常用于萜苷类成分苷键水解的酶有转化糖酶(invertase)、麦芽糖酶(maltase)、杏仁苷酶(emulsin)、纤维素酶(cellulase)、蜗牛酶(snailase)、橙皮苷酶(hesperidinase)、柑橘苷酶(naringenase)等。

3. 溶血反应 多数皂苷能与红细胞壁上的胆甾醇结合生成不溶性的分子复合物,破坏血红细胞的正常渗透,使细胞内渗透压增加而发生崩解,从而导致溶血。若将皂苷水溶液注射入静脉中,毒性极大,低浓度水溶液就能产生溶血作用,所以通常称皂苷为皂毒类,就是指其有溶血作用而言。皂苷水溶液肌内注射容易引起组织坏死,口服则无溶血作用,可能与其在胃肠中不被吸收有关。故而制备中药注射剂前必须考察其溶血性! 常用溶血指数作为测量溶血性的指标,指在一定条件下能使血液中红细胞完全溶解的最低浓度。如甘草皂苷的溶血指数为 1∶4 000。

但并不是所有皂苷都能破坏细胞产生溶血现象,如人参总皂苷就没有溶血的现象,因为其中以原人参三醇和齐墩果酸为苷元的皂苷有显著的溶血作用,而以原人参二醇为苷元的人参皂苷则有抗溶血作用。

另外,植物粗提液中有一些其他成分也有溶血作用,如某些植物的树脂、脂肪酸、挥发油等亦能产生溶血作用,鞣质则能凝集血球而抑制溶血。要判断是否由皂苷引起溶血,除进一步提纯再检查外,还可以结合胆甾醇沉淀法。如沉淀后的滤液无溶血现象,而沉淀分解后有溶血活性,表示该皂苷可引起溶血现象。

4. 沉淀反应 皂苷可以和铅盐、钡盐、铜盐等一些金属盐发生反应产生沉淀。在三萜皂苷的水溶液中加入硫酸铵、乙酸铅或其他中性盐类即生成沉淀。利用这一性质可进行皂苷的提取和初步分离。

此外,皂苷还可以与甾醇类反应形成难溶性分子复合物,常用的甾醇是含有 $3\beta-OH$ 的甾醇,如胆甾醇、β-谷甾醇、豆甾醇、麦角甾醇等。三萜皂苷与甾醇形成的分子复合物不及甾体皂苷稳定。

第四节　萜类化合物的检识

一、显色反应

1. 草酚酮的显色反应　草酚酮能与多种金属离子形成络合物晶体，并显不同颜色，可借此进行此类成分的鉴别，如与铜离子的络合物为绿色结晶，铁离子络合物为赤红色结晶。

2. 环烯醚萜的显色反应

（1）Shear 反应：Shear 试剂（浓 HCl-苯 1：15）多能与吡喃衍生物产生特有的颜色。如车前草苷呈黄色，继而变为棕色，最后转为深绿色。

（2）氨基酸反应：环烯醚萜类化合物可与氨基酸共热显红色至蓝色，可用于检识。与皮肤接触，也能使皮肤染成蓝色。

（3）其他颜色反应：环烯醚萜容易在酸、碱等试剂作用下与相应试剂发生分解、聚合、缩合、氧化等反应，形成有色物质。如京尼平苷与 2,4-二硝基苯肼反应生成黄色物质。苷元溶于冰乙酸溶液中，加少量铜离子，加热，也能显蓝色。

3. 薁类的显色反应

（1）Sabety 反应：取供试品适量溶于三氯甲烷，再加入 5％溴的三氯甲烷溶液，若显蓝紫色或绿色时，则表明有薁类成分存在。

（2）与 Ehrlich 试剂（对-二甲胺基苯甲醛浓硫酸）反应，显紫色或红色时，亦可证实挥发油中有薁类化合物存在。

4. 三萜及其苷类的显色反应　三萜及其苷类在无水条件下，与强酸、中等强酸或 Lewis 酸作用，会发生反应并产生颜色变化或荧光，可借此进行检识。常用的颜色反应如下：

（1）乙酸酐-浓硫酸反应（Liebermann-Burchard Reaction）：将样品溶于乙酸酐中，加浓硫酸-乙酸酐（1：20），可产生黄→红→紫→蓝等颜色变化，最后褪色。

（2）五氯化锑反应（Kahlenberg Reaction）：将样品的三氯甲烷或醇溶液点于滤纸上，喷以 20％五氯化锑的三氯甲烷溶液，该反应试剂也可选用三氯化锑饱和的三氯甲烷溶液代替（不应含乙醇和水），干燥后 60～70 ℃加热，显蓝色、灰蓝色，灰紫色等多种颜色斑点。

（3）三氯乙酸反应（Rosen-Heimer Reaction）：将样品溶液滴在滤纸上，喷雾 25％三氯乙酸乙醇溶液，加热至 100 ℃，显红色渐变为紫色。

（4）三氯甲烷-浓硫酸反应（Salkowski Reaction）：样品溶于三氯甲烷，加入浓硫酸后，在三氯甲烷层显红色或蓝色，硫酸层有绿色荧光出现。

（5）冰乙酸-乙酰氯反应（Tschugaeff Reaction）：样品溶于冰乙酸中，加乙酰氯数滴及氯化锌结晶数粒，稍加热，则显淡红色或紫红色。

5. 官能团结构的显色反应

（1）酚类：将挥发油少许溶于乙醇中，加入三氯化铁的乙醇溶液，若显蓝色、蓝紫或绿色反应，则表示挥发油中有酚类物质存在。

（2）羰基化合物：用硝酸银的氨溶液检查挥发油，若发生银镜反应，表示有醛类等还原性物质存在，挥发油的乙醇溶液加 2,4-二硝基苯肼、氨基脲、羟胺等试剂，若产生结晶形衍生物沉淀，表明有醛或酮类化合物存在。

（3）不饱和化合物和薁类衍生物：于挥发油的三氯甲烷溶液中滴加溴的三氯甲烷溶液，若红色褪去表示油中含有不饱和化合物，继续滴加溴的三氯甲烷溶液，若显蓝色、紫色或绿色反应，则表明油中含有薁类化合物。

（4）内酯类化合物：于挥发油的吡啶溶液中，加入亚硝酰氰化钠试剂及氢氧化钠溶液，若显红色并逐渐消失，表示油中含有 α、β 不饱和内酯类化合物。

（5）萜苷：萜苷尤其是三萜皂苷结构中的糖部分也可用于显色鉴别。如 α-萘酚-浓硫酸（Molish）反应、糠醛酸颜色反应以及氨性硝酸银（Tollen 试剂）反应等。

二、色谱检识

1. **硅胶薄层色谱**　极性较小的萜类化合物多用硅胶吸附薄层色谱，采用苯、三氯甲烷、丙酮、乙酸乙酯等组成的混合溶剂为展开剂；极性大的皂苷，用分配薄层较好，常用含水硅胶为载体，用水饱和的正丁醇、三氯甲烷-甲醇-水（65：35：10，下层）等为展开剂；酸性皂苷则使用含少量乙酸的展开剂，分离效果较好。常用的显色剂如下：

（1）10％硫酸：通用显色剂，适用于各种萜类化合物。喷洒试剂适量，然后在 105 ℃ 条件下加热直至出现颜色，通常显蓝色、紫色等。

（2）香草醛-浓硫酸：通用显色剂，适用于各种萜类化合物，尤其是单萜和倍半萜类化合物。喷洒试剂适量，然后在 105～120 ℃ 条件下加热直至显色。

（3）茴香醛-浓硫酸：通用显色剂，适用于各种萜类化合物，尤其是单萜和倍半萜类化合物。喷洒显色剂后，在 105 ℃ 条件下加热直至显色。

（4）磷钼酸：通用显色剂，适用于各种萜类化合物，尤其是萜醇或酯类化合物。喷洒显色剂后，在 120 ℃ 条件下加热直至显色（蓝色）。

2. **纸色谱**　极性较小的三萜类化合物多用甲酰胺为固定相，用甲酰胺饱和的三氯甲烷、苯或其他混合溶剂为展开剂；极性较大的皂苷则以滤纸吸附的水为固定相，以水饱和的正丁醇或其他水饱和混合有机溶剂为展开剂，酸性皂苷的展开剂中还应加入一定量的氨水。显色剂常用25％三氯乙酸、15％三氯化锑试剂等。

3. **气相色谱**　气相色谱是研究小分子萜类化合物，尤其是挥发油组成的好方法，有些研究应用制备型气-液色谱，成功地将挥发油成分分开，并实现同步的鉴定。

三、光谱检识

1. **紫外光谱**　萜类化合物结构中常有共轭双键或 α,β-不饱和羰基，另外，环烯醚萜 C_4 位常有羧基或形成酯 COOR，故分子中有 α,β-不饱和酸或酯结构，这些生色团在紫外光区会产生特征吸收（表 6-2），可用于检识。

表 6-2　萜类化合物的特征紫外吸收

萜类化合物中的官能团	λ_{max}（nm）	吸收系数
孤立双键	205～250	900 左右
共轭双烯	215～270	2 500～30 000
	链状共轭双烯 217～228	15 000～25 000
	环内共轭双烯 256～265	2 500～10 000
	一个双键在环内 230～240	13 000～20 000
α,β-不饱和羰基	220～250	10 000～17 500
α,β-不饱和酸或酯	230～240	10 000 左右

具有紫外吸收官能团的最大吸收波长取决于该共轭体系在分子结构中的化学环境，此外与共轭

双键的碳原子上氢的构型有关,如 11 - oxo, Δ^{12} - 齐墩果烯型化合物,可用紫外光谱判断 18 - H 的构型,当 18 - H 为 β 构型,最大吸收为 248～249 nm,18 - H 为 α 构型,最大吸收为 240～243 nm。

2. 红外光谱　萜类化合物常含有内酯结构,在 1 700～1 800 cm^{-1} 间有强的羰基特征吸收峰。六元环、五元环及四元环内酯羰基的吸收波数分别为 1 735、1 770 和 1 840 cm^{-1}。

环烯醚萜 C_3 位的烯醚双键在 1 640 cm^{-1} 左右有强吸收峰;C_4 位 COOR 的 α,β - 不饱和酸或酯结构在 1 680 cm^{-1} 左右有强吸收峰。

不同类型的三萜类化合物在红外光谱区域 A(1 392～1 355 cm^{-1})和区域 B(1 330～1 245 cm^{-1})都有特征的碳氢吸收峰。齐墩果烷型三萜在区域 A 内只有 2 个吸收峰 1 392～1 379 cm^{-1} 及 1 370～1 355 cm^{-1},而在区域 B 内有 3 个较强的吸收峰 1 330～1 315 cm^{-1}、1 306～1 299 cm^{-1} 及 1 269～1 250 cm^{-1};乌苏烷型三萜在区域 A 和区域 B 内各有 3 个吸收峰,区域 A 中 1 392～1 386 cm^{-1}、1 383～1 370 cm^{-1}、1 364～1 359 cm^{-1},区域 B 中 1 312～1 308 cm^{-1}、1 276～1 270 cm^{-1}、1 250～1 240 cm^{-1}。四环三萜在区域 A 和 B 内都各只有 1 个峰。

第五节　萜类化合物的提取与分离

活性异戊二烯结构衍生的萜类化合物种类繁多、骨架庞杂。其中低分子萜类(单萜和倍半萜)多为挥发性成分,单萜中的环烯醚萜多为苷类。多数为中性或酸性化合物,极少以碱性形式存在。因萜类结构千变万化,提取分离的方法也由于其结构类型的不同而呈现多样化。鉴于单萜和倍半萜多为挥发油的组成成分,它们的提取分离方法将在挥发油中重点论述,本节仅介绍环烯醚萜苷、倍半萜内酯、二萜和三萜的提取与分离方法。

一、提取

1. 溶剂提取法　非苷形式的萜类化合物具有较强的亲脂性,可溶于甲醇、乙醇,易溶于三氯甲烷、乙酸乙酯、苯、乙醚等亲脂性有机溶剂。由于甲醇、乙醇、丙酮的穿透能力较强,因此提取效率较高,故通常先采用甲醇或乙醇进行提取,经减压浓缩后转溶、分散于水中,再用三氯甲烷或乙酸乙酯萃取,即得总萜类提取物。

三萜皂苷类成分常用醇类溶剂提取,若皂苷含有羟基、羧基等极性基团较多时,则亲水性强,用烯醇提取效果较好。提取物用石油醚等亲脂性溶剂萃取脱脂后,再用正丁醇萃取,即得粗制总皂苷,此法被认为是提取皂苷的通用方法。

萜类化合物的提取也可将固体药材按提取用溶剂的极性递增方式,用不同溶剂依次进行提取,如石油醚或汽油可提出挥发油、萜类化合物、三氯甲烷或乙酸乙酯可提出三萜皂苷元等中等极性化合物、丙酮或乙醇、甲醇可提出极性较大的萜苷。

需要注意的是,萜类化合物,尤其是倍半萜内酯类化合物容易发生结构重排,二萜类易聚合而树脂化,从而引起结构的变化,所以宜选用新鲜药材或迅速晾干的药材,并尽可能避免酸、碱的处理。提取苷类成分时,则要避免接触酸,以免苷键断裂,而且应按提取苷类成分的常规做法,事先破坏酶的活性。

常规的提取方法可按是否加热分为冷提和热提两种。冷提法中常用的浸渍法和渗漉法可以保持不稳定的萜类成分不被破坏,但提取效率低,消耗溶剂量大、费时长、操作比较麻烦。煎煮法和回流提取法是常用的热提取方法,提取效率高,但含挥发性或遇热易分解的萜类成分不宜用此法。

2. 碱提取酸沉淀法　利用内酯化合物在碱性条件下开环成盐而溶于水中,酸化后又闭环,析出原内酯化合物的性质来提取倍半萜内酯类化合物。但值得注意的是当用酸、碱处理时,可能引起构型甚至其他结构的改变。

3. 超临界流体萃取(supercritical fluid extraction，SFE)法　超临界流体萃取是一种先进、有效的萜类提取方法，主要应用二氧化碳、氧化亚氮、乙烷、乙烯和甲苯等介质在超临界流体状态下实现对天然产物的提取。常用的超临界流体为二氧化碳。其特点包括：①不残留有机溶剂、萃取速度快、工艺流程简单、操作方便；②所用萃取介质安全、无污染，且萃取介质可循环利用，成本低；③萃取温度低，适用于对热不稳定物质的提取；④还可加入夹带剂，通过改变萃取介质的极性来提取不同极性的物质，也可用于极性较大和分子量较大物质的萃取。

二、精制与分离

1. 结晶法　有些萜类的萃取液浓缩至小体积时，往往有结晶析出，滤出结晶，再用适当的溶剂进行重结晶，即可得纯的萜类化合物。

2. 食盐饱和法　将粗制总皂苷的水溶液，加入食盐饱和，可去除水溶性杂质，用正丁醇或戊醇反复萃取，萃取液减压回收溶剂，即得较纯总皂苷。

3. 溶剂沉淀法(分段沉淀法)　溶剂沉淀法是利用皂苷难溶于丙酮、乙醚等低极性溶剂的性质，在含总皂苷的醇溶液中，逐步滴加丙酮、乙醚或丙酮-乙醚(1∶1)的混合溶剂，随着溶剂的加入，溶液极性逐渐降低，皂苷可因极性不同而分批析出，而脂溶性杂质则留在溶液中。

4. 色谱法

(1) 硅胶吸附色谱：硅胶吸附色谱法适用于弱极性和中等极性萜类化合物的分离，对于待分离物质吸附能力主要取决于化合物的极性强弱，化合物的极性越大，与硅胶的吸附能力越强；反之则越弱。洗脱剂常用环己烷、乙醚、石油醚、三氯甲烷、乙酸乙酯、丙酮、甲醇等组成的混合溶剂系统，并通过调节比例以改变极性，达到梯度洗脱分离的目的。一般，混合溶剂中强极性溶剂的影响比较突出，故不可随意将极性差别很大的两种溶剂组合在一起使用。常用的溶剂系统有己烷-苯、石油醚-乙酸乙酯、石油醚-丙酮、三氯甲烷-丙酮、三氯甲烷-甲醇等。

此外，亦可采用硝酸银色谱法进行含有双键的萜类化合物分离，不同的萜类化合物中的双键数目和位置不同，与硝酸银形成 π-络合物的难易程度和稳定性也有差别，进而导致各成分在柱中保留程度不同，从而借此达到分离目的。一般硝酸银浓度为 $2\%\sim2.5\%$ 较为适宜。如 α-细辛醚(α- asarone)、β-细辛醚(β- asarone)和欧细辛醚(eduasarone)的混合物，通过用 $2\%\,AgNO_3$ 处理的硅胶柱，用苯-乙醚(5∶1)洗脱进行色谱分离。α-细辛醚苯环外双键为反式，与 $AgNO_3$ 络合不牢固，先被洗下来。β-细辛醚为顺式，与 $AgNO_3$ 络合的能力，虽然大于 α-细辛醚，但小于欧细辛醚，因欧细辛醚的双键为末端双键，与 $AgNO_3$ 结合能力最强，故 β-细辛醚第二个被洗下来，欧细辛醚则最后被洗下来。

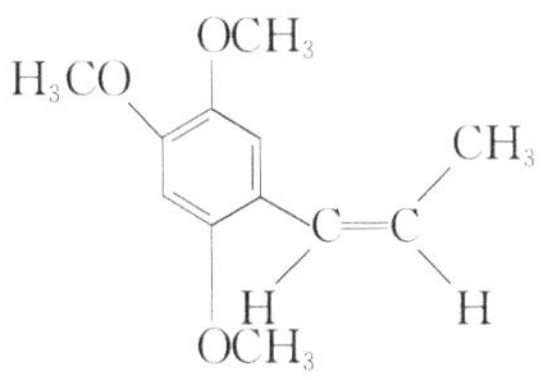

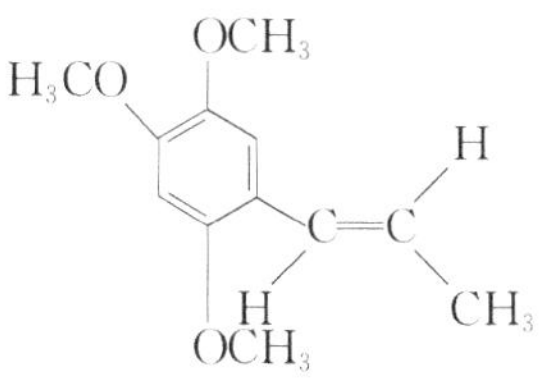

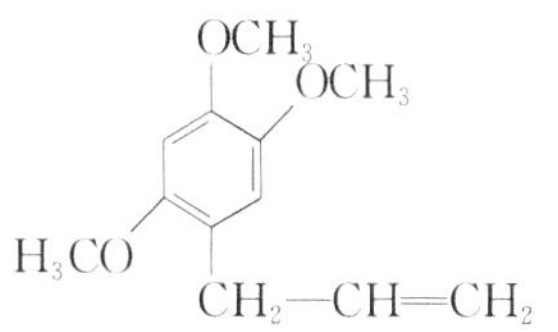

(2) 反相吸附色谱：通常以反相键合相硅胶 RP-18、RP-8 或 RP-2 为填充剂，常用甲醇-水或乙腈-水等溶剂为洗脱剂。反相色谱柱需用与之相对应的反相薄层色谱进行检识。

(3) 分配色谱：分配色谱法主要用于极性较大的三萜皂苷的分离，常以硅胶作为支持剂，以 $CHCl_3-MeOH-H_2O$，$EtOH-EtOAc-H_2O$ 等溶剂系统进行梯度洗脱，也可以用水饱和正丁醇作为洗脱溶剂。

此外，液滴逆流色谱(DCCC)和高速逆流色谱(HSCCC)同属不用固体支撑体或载体的液液分配色谱,不存在对被分离物质的不可逆吸附,并能实现连续、有效分离,有时可将结构极其相近的成分分开,被广泛用于三萜皂苷的纯化和分离当中,它们同其他分离技术相配合,是获得纯皂苷的有效手段。如采用 HSCCC(结合蒸发光散射检测器)从毛茛科植物 *Actaea racemosa* 中分离三萜皂苷(图 6 - 13)。

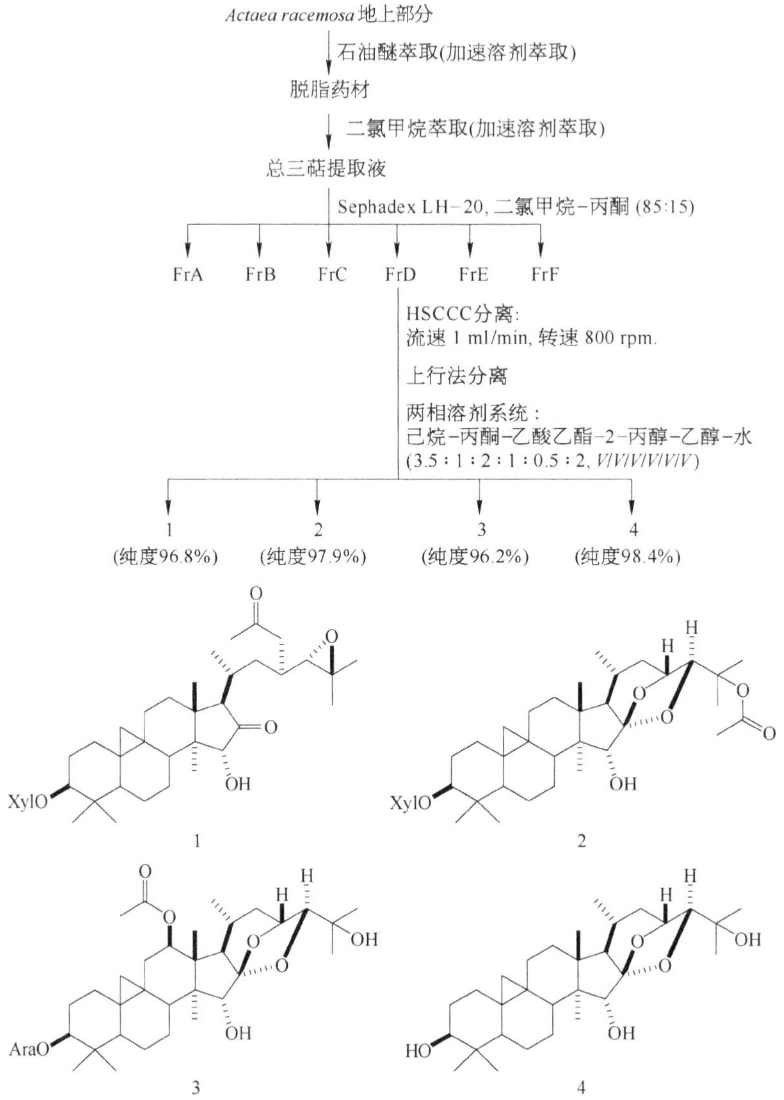

图 6 - 13 HSCCC 分离 *Actaea racemosa* 中三萜皂苷的流程及产物的结构

（4）大孔吸附树脂色谱法:利用大孔吸附树脂的多孔结构和选择性吸附功能可从中药提取液中分离精制有效成分或有效部位,最大限度地去粗取精,因此目前这项技术已广泛地运用于各类中药有效成分及中药复方的现代化研究中。在皂苷类成分的分离制备中,亦可将提取液通过大孔吸附树脂,先用少量水洗脱除去糖和其他水溶性成分,然后改用 $30\%\sim80\%$ 甲醇或乙醇梯度洗脱,可得不同极性、不同分子量的皂苷组分。

（5）凝胶色谱法:在萜类化合物的分离中,应用较多的填料是在水和有机溶剂中均能使用的 Sephadex LH - 20,在用不同浓度的甲醇、乙醇或水等溶剂洗脱时,各成分按分子量递减顺序依次被洗脱下来,即分子量大的苷类成分先被洗脱下来,分子量小的苷和苷元类成分后被洗脱下来。

在实际应用中，可根据规模大小及样品纯度，综合运用上述各种方法。一般先通过硅胶柱色谱进行分离后，再结合低压或中压柱色谱、反相柱色谱、凝胶色谱、薄层制备色谱或高效液相色谱等方法进行进一步的分离。

5. 利用结构中特殊官能团进行分离：含双键、羰基的萜类可以用相应的试剂与其形成加成产物的结晶，而得以分离，此部分将在"挥发油"中详细介绍。

三、实例

1. 青蒿素的提取分离及结构改造　青蒿素为无色针状结晶，熔点为 $156\sim157\ ℃$，易溶于三氯甲烷、丙酮、乙酸乙酯等有机溶剂，几乎不溶于水。青蒿素来源于菊科植物黄花蒿（*Artemisia annua*），在其叶中含量可达 0.6%。青蒿是截疟古方青蒿鳖甲汤中的主药，20 世纪 70 年代，中国的药物化学家从青蒿中分离得到具有倍半萜内酯结构的抗疟有效成分青蒿素，成为当时流行迅速、致死率极高的恶性疟的克星。其提取分离流程见图 6-14。

青蒿素在水中及油中均难溶解，影响其治疗作用的发挥，临床应用也受到一定限制，因此曾对它进行了结构修饰，合成大量衍生物，从中筛选出具有抗疟效价高、原虫转阴快、速效、低毒等特点的双氢青蒿素，作用比青蒿素强 4 倍；进而再对其进行甲基化形成油溶性的蒿甲醚，以及酰化而形成水溶性的青蒿琥珀酸单酯，现已有多种制剂用于临床。

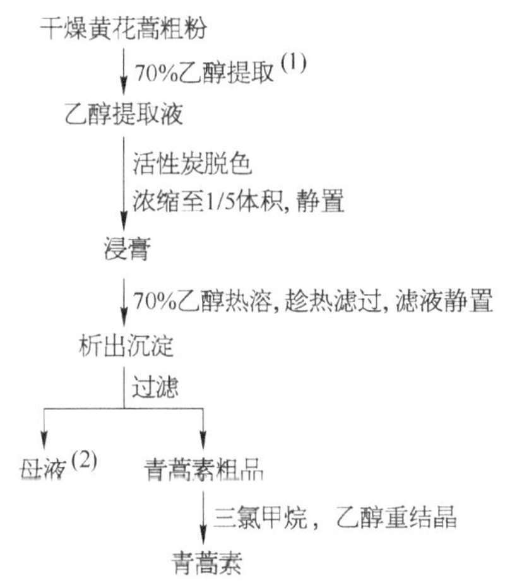

(1) 也可以用丙酮提取，其收率比乙醇提取高，但成本也高。

(2) 母液中尚有青蒿素，可浓缩后调 $PH＝6\sim7$，静置，即得青蒿素粗品。

图 6-14　青蒿素的提取分离流程

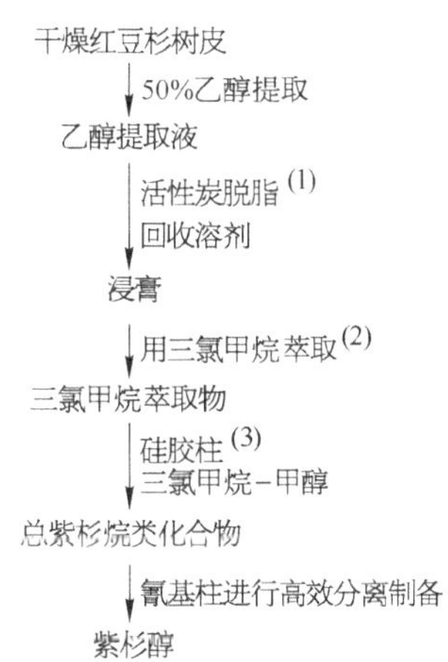

(1) 也可以用溶剂法脱脂。杉科植物中的蜡质、树脂较多，处理不好会给后面的分离带来许多困难。

(2) 若用乙酸乙酯-丙酮(1∶1)混合液萃取，所得浸膏量减少，但浸膏中紫杉醇的含量大大增加。

(3) 也可以用 Sephadex LH-20、ODS 等反相材料，分离效果较硅胶好。

图 6-15　紫杉醇的提取分离流程

2. 紫杉醇的提取分离　紫杉醇为白色或类白色粉末，熔点为 $213\sim216\ ℃$，可溶于三氯甲烷、二氯甲烷、乙酸乙酯、乙醇等有机溶剂，几乎不溶于水。紫杉醇是从太平洋红豆杉（*Taxus brevifolia*）中分离得到的抗癌活性化合物，其抗癌机制独特，为 20 世纪 90 年代国际上抗肿瘤药三大成就之一，临床用于治疗卵巢癌、乳腺癌和肺癌疗效较好，临床需求量较大。紫杉醇的提取分离流程如图 6-15 所示。

3. 芍药中单萜苷类化合物的系统分离　赤芍为毛茛科植物芍药（*Paeonia lactiflora*）或川赤芍（*Paeonia veitchii*）的干燥根，始载于《本经》，列为中品。赤芍有清热凉血、散瘀止痛的功效，用于温毒发斑、吐血衄血、目赤肿痛、肝郁胁痛、经闭痛经、跌扑损伤、痈肿疮疡等症。芍药中含有多种活性单萜类化合物，现将其中部分单萜苷的提取分离流程介绍如图 6-16。

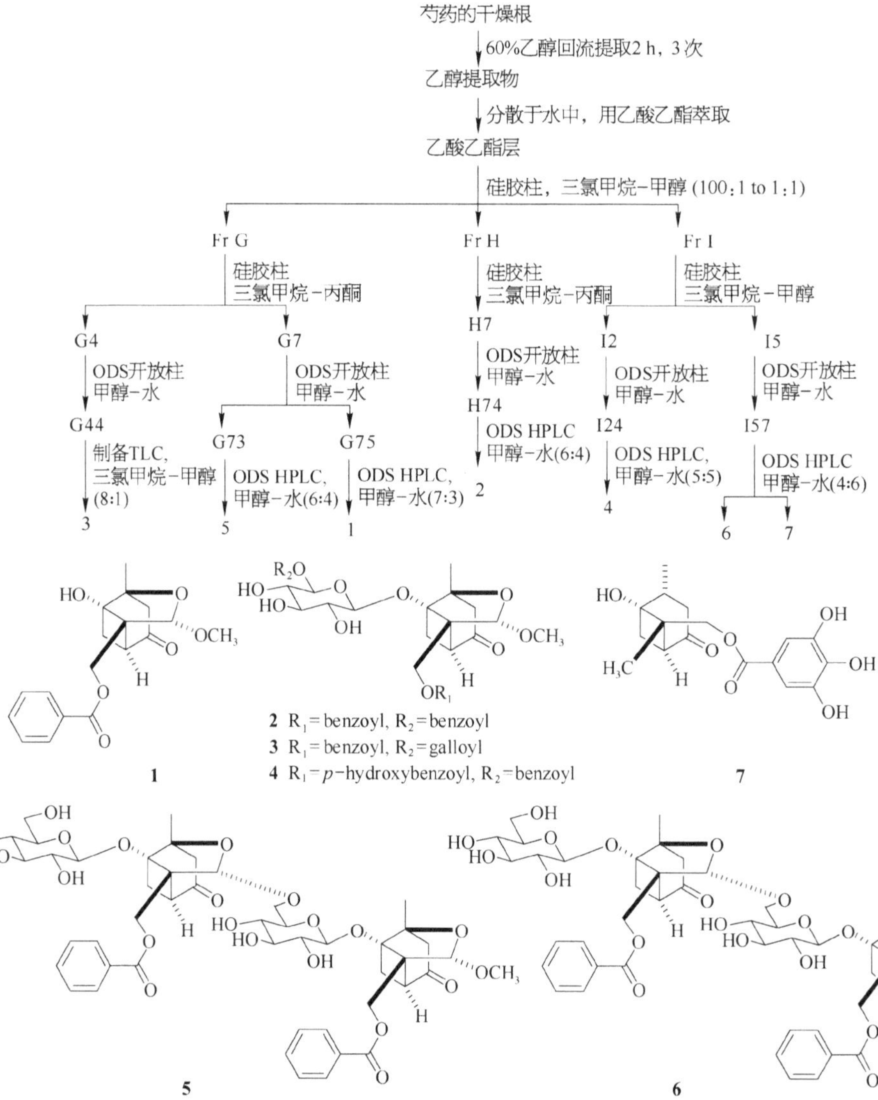

芍药的干燥根

↓ 60%乙醇回流提取2 h，3次

乙醇提取物

↓ 分散于水中，用乙酸乙酯萃取

乙酸乙酯层

↓ 硅胶柱，三氯甲烷-甲醇 (100:1 to 1:1)

Fr G　　　　Fr H　　　　Fr I

图 6-16　芍药中单萜苷类化合物的提取分离流程及产物的结构

　　4. 人参中人参皂苷的提取分离　　五加科植物人参（*Panax ginseng*）为传统名贵中药，始载于我国第一部本草专著《神农本草经》。人参具有大补元气、复脉固脱、补脾益肺、生津、安神、益智之功效，用于体虚欲脱、肢冷脉微、肺虚喘咳、惊悸失眠、神经衰弱、精神倦怠及各种气血津液不足症。对人参的化学成分研究开始于 20 世纪初，一直到 20 世纪 60 年代才逐步深入。经现代药理实验研究证明，人参皂苷为人参的主要有效成分。人参中的部分人参皂苷的提取分离流程如图 6-17 所示。

　　5. 甘草中甘草酸和甘草次酸的提离分离　　甘草是我国医药宝库中应用最广的一味药材，作为药用甘草有乌拉尔甘草（*Glycyrrhiza uralensis*）、光果甘草（*G. glabra*）及胀果甘草（*G. inflata*），药用部位为根及根茎，甘草具有补脾益气、清热解毒、止咳祛痰、调和诸药之功效，用于脾胃虚弱、倦怠乏力、心悸气短、咳嗽痰多、脘腹挛急疼痛、痈疽疮毒、缓解药物毒性。甘草的主要有效成分是甘草酸及其苷元甘草次酸，两者都具有促肾上腺皮质激素（ACTH）样的生物活性，临床用作抗炎药，用于溃疡病的治疗。甘草酸常以钾盐或钙盐形式存在于甘草中，其盐易溶于水。甘草酸经过酸水解，可脱去 2 分子葡萄糖醛酸，生成甘草次酸。甘草酸及甘草次酸的分离制备流程见图 6-18 和图 6-19。

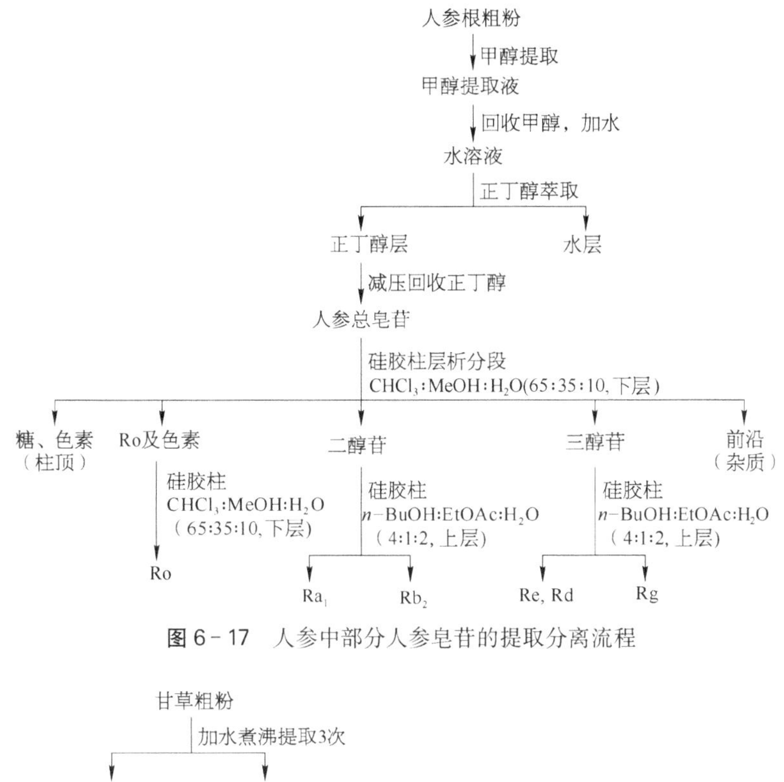

图 6-17　人参中部分人参皂苷的提取分离流程

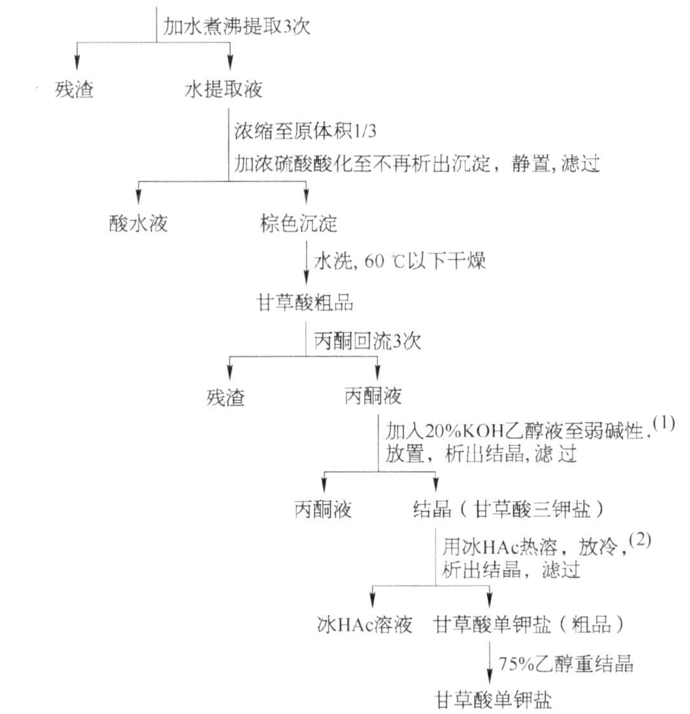

(1) 甘草酸结构中 30-COOH 及糖链中两个 COOH 均可与 KOH 成盐。
(2) 甘草酸结构中 30-COOH 的酸性强于糖链中两个 COOH，后两者在 HAc 酸性条件下游离。

图 6-18　甘草酸单钾盐提取分离流程

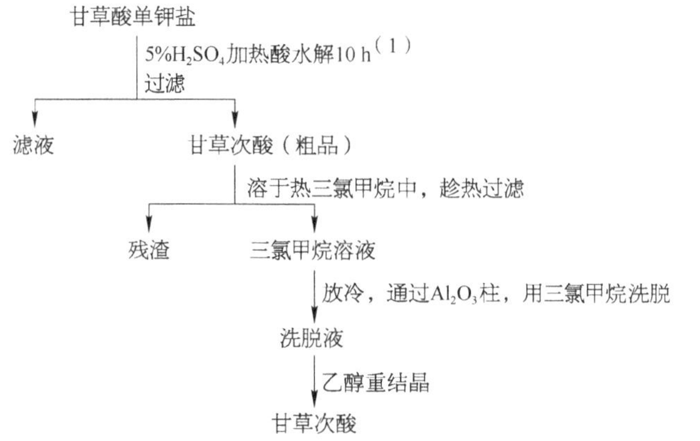

甘草酸单钾盐
5%H2SO4加热酸水解10 h(1)
过滤
滤液
甘草次酸（粗品）
溶于热三氯甲烷中，趁热过滤
残渣
三氯甲烷溶液
放冷，通过Al2O3柱，用三氯甲烷洗脱
洗脱液
乙醇重结晶
甘草次酸

（1）甘草酸水解脱去两分子葡萄糖醛酸生成甘草次酸后，极性降低，在水溶液中析出。

图 6－19　甘草次酸提取分离流程

6．旱芹中三萜皂苷的系统分离　旱芹（*Apium graveolens*）为伞形科芹属植物，以嫩茎、叶（未开花者）供食用和药用，其根也作药用。现介绍研究者对该植物的新鲜全草进行的系统化学研究如下，从中分离得到三个新的三萜单糖苷类化合物，其提取分离流程如图 6－20 所示。

旱芹
70%乙醇(120 L)提取 2 h
乙醇提取物
分散于水中，依次用石油醚、乙酸乙酯萃取
乙酸乙酯萃取物
硅胶柱，三氯甲烷－甲醇(100:0 to 0:100)
E1 E2 E3 E4 E5 E6 E7
sephadex LH-20, 三氯甲烷－甲醇(1:1)
E72
ODS开放柱，甲醇－水(1:9 to 7:3)
E723
ODS HPLC，甲醇－水 (2:3)
1 2 3
O
H
R1
HO
R2H2C
OH
1 R1=OGlc, R2=H
2 R1=H, R2=OGlc
GlcO
3

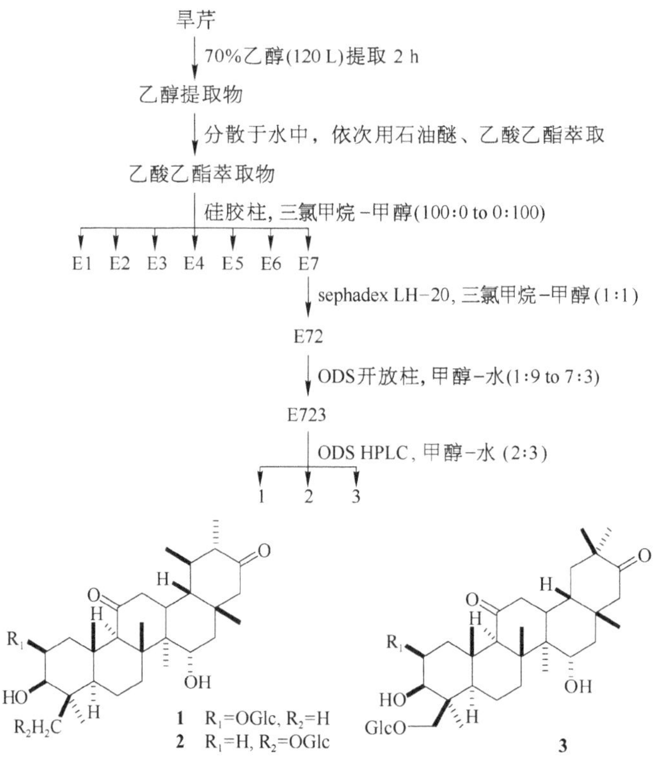

图 6－20　旱芹中三萜单糖苷的提取分离流程及产物的结构

第六节　萜类化合物的生物活性

一、抗肿瘤活性

天然紫杉烷化合物中很多都具有抗肿瘤活性，其中以紫杉醇的活性最强，在体外对 P388、L1210、HL60、P1534 白血病细胞、B16 黑色素瘤及人卵巢癌细胞均表现出明显的抑制作用，抑制 KB 细胞 $IC_{50}=0.017\ \mu g/ml$；体内实验中它对 B16 黑色素瘤和 MX-1 乳腺癌的抑制活性很强，对 LX-1 肺癌、CX-1 结肠癌、P388、L1210、P1534 白血病细胞、Lewis 肺癌和 S-180 肉瘤等均有较好的活性。临床上紫杉醇主要用于治疗卵巢癌、乳腺癌、肺癌等，其中以卵巢癌效果最好，有效率可达 30%，值得一提的是，它对于铂制剂产生抗药性的患者仍然有效；此外，紫杉醇还可以用于其他癌症的治疗，如食管癌、尿路转移上皮癌、头颈部鳞病、NHL 黑色素瘤等。

来自于唇形科植物冬凌草（*Rabdosia rubescens*）的冬凌草甲素在体外和体内均具有广泛的抗肿瘤活性。体外研究表明，冬凌草甲素作用于多种肿瘤细胞如前列腺癌（LNCaP、DU145、PC3）、乳腺癌（MCF-7、MDAMB231）、肺癌（NCI-H520、NCI-H460、NCI-H1299）、急性早幼白血病（NB4）及胶质瘤（U118、U138）的 $ED_{50}=1.8\sim7.5\ mg/ml$。在体内实验中，接种人胃癌 BGC823 细胞的裸鼠，以 37.5 mg/（kg·d）和 75 mg/（kg·d）剂量注射冬凌草甲素，肿瘤生长抑制率分别为 48.5% 和 70.7%。

人参皂苷在体内外均具有显著的抗肿瘤活性。如人参皂苷 Rh_1 及其前体 Rg_1 对小鼠宫颈癌 U14 和 EAC 细胞有明显的抑制作用；人参皂苷 Rh_2 对人肝癌细胞 SMMC-772 有诱导分化作用，其机制为抑制细胞内端粒酶催化亚单位（hTERT）mRNA 的表达和细胞周期调节因子 P16 蛋白、p21 mRNA 的表达；人参皂苷 Rg_3 可明显抑制 B16 黑色素瘤的生长及胃癌诱导的血管内皮细胞的增殖。体内实验中，人参皂苷 Rh_2 可下调 S-180 腹水癌实体型小鼠体内细胞间连接黏附因子（JAM）在肿瘤细胞中的表达，抑制肿瘤组织血管及淋巴管的生长；人参皂苷 Rh_2 可抑制裸鼠卵巢癌生长，并明显延长生存时间。对人参皂苷单体的构效关系研究表明：低糖链的皂苷及苷元具有较强的抗肿瘤作用，其活性规律为：原人参＿醇型＞原人参二醇型；苷元＞单糖苷＞二糖苷＞三糖苷＞四糖苷；20(*R*)-人参皂苷＞20(*S*)-人参皂苷。

其他很多三萜也具有广泛的抗肿瘤作用，如植物来源较为广泛的羽扇豆烷型三萜桦木酸（即白桦酸）对乳腺癌 MCF-7 细胞有较强的抑制作用（$GI_{50}=0.27\ mmol/L$），对其他多种肿瘤细胞也均显示抑制活性，如成神经细胞瘤（SKNAS）、横纹肌肉瘤-成神经管细胞瘤（TE671）、乳腺癌（T47D）、肺癌（A549）、结肠癌（HT-29）、多发性骨髓瘤（RPMI8226）、多形性恶性胶质瘤（HPGBM）（$IC_{50}=2.4\sim4.5\ mmol/L$）。再如，从海参（*Holothuria impatiens*）中分离得到的 2 个羊毛甾烷型三萜 impatienside A 和 bivittoside D，对结肠癌（HCT-116、HT-29）、肺癌（A549）、肝癌（$HepG_2$）、前列腺癌（DU145）、乳腺癌（MCF-7）及鼻咽癌（KB）（$IC_{50}=0.25\sim1.9\ mmol/L$）等 7 种肿瘤细胞的抑制活性均比临床抗肿瘤药物依托泊苷（VP-16）稍强或与之相当。

二、抗菌、消炎、抗病毒活性

中药穿心莲为爵床科植物穿心莲（*Andrographis paniculata*）的干燥地上部分，具清热解毒、凉血、消肿之功效，用于感冒发烧、咽喉肿痛、口舌生疮、顿咳劳漱、泄泻痢疾、热淋涩痛、痈肿疮痛、毒蛇咬伤。穿心莲内酯为穿心莲的主要抗炎活性成分，穿心莲内酯对枯草芽孢杆菌、大肠埃希菌、金黄色葡萄球菌、铜绿假单胞菌、甲型和乙型链球菌、白酵母等具有较强的抑菌活性，其对细菌性痢疾的疗

impatienside A *=双键
bivittoside　D *=单键

效较氯霉素与痢特灵为优。另外,穿心莲内酯对香港病毒(HKV)、埃博拉病毒(EBOV)和呼吸道合胞病毒(RSV)具有拮抗作用。目前穿心莲内酯及其衍生物穿琥宁均已应用于临床,治疗急性菌痢、胃肠炎、咽喉炎、上呼吸道感染等,疗效确切。

同时,大量实验研究表明三萜及其苷,特别是五环三萜皂苷具有显著的抗炎作用,并已应用于临床。如甘草次酸琥珀酸半酯的钠盐(甘珀酸钠)用作抗溃疡药已被收载于药典,齐墩果酸用于临床治疗肝炎,雷公藤酮用于类风湿性关节炎、系统性红斑狼疮和肾炎等症的治疗。目前七叶皂苷的衍生物七叶皂苷钠在临床上广泛用于脊椎综合征治疗。

甘草酸可有效降低 HIV、甲型流感病毒和水泡性口膜炎病毒的感染,抑制 SARS 病毒的增殖;桦木酸、齐墩果酸、熊果酸具有相近的抗 HIV 活性,桦木酸酰胺衍生物(RPP103611)抗 HIV-1 的 $IC_{50} = 0.04 \sim 0.1\ \mu mol/L$,它通过干扰病毒与细胞膜的融合过程,从而阻断病毒对细胞的感染,该化合物作用于艾滋病毒复制的早期,是目前唯一通过影响 HIV-1 跨膜蛋白 gp41 来阻止 HIV 入侵的小分子非肽类物质,因此有希望开发成为 HIV 细胞膜融合抑制剂药物。

桦木酸　　　　　　　　　　　　　　　　　RPP103611

三、抗疟活性

青蒿素是抗疟疾萜类化合物的典型代表,对恶性疟原虫红内期的生物膜产生严重破坏作用,或与原虫蛋白结合,使之死亡。对间日疟、恶性疟、特别是抢救脑性疟均有良好的效果,是我国发现的第一个被国际公认的天然药物,在其基础上合成了多种衍生物,如双氢青蒿素、蒿甲醚、青蒿琥酯等也都成功用于临床,适用于各型疟疾,主要用于抗氯喹恶性疟的治疗和凶险型恶性疟的抢救。青蒿素类药物毒性低、抗疟性强,被 WTO 批准为世界范围内治疗脑型疟疾和恶性疟疾的首选药物。

四、保肝活性

三萜及其苷多具有保肝作用，如人参皂苷、三七皂苷、绞股蓝皂苷、齐墩果酸、甘草酸及甘草次酸等，其中以齐墩果酸和甘草酸为典型代表。齐墩果酸对四氯化碳引起的大鼠急性肝损伤有明显的保护作用，甘草酸对四氯化碳诱导的急性和慢性肝损伤、α-萘基异硫氰酸盐诱导的肝损伤、术后内毒素引起的肝损伤、苍耳子诱导的肝毒性、脂多糖和 D-氨基半乳糖诱导的肝损伤均有明显的保护作用。同时，实验证明甘草酸对肝的保护作用与其抗氧化和抗炎活性密切相关。

尚有很多报道的三萜类化合物具有保肝活性，如从白头翁（*Pulsatilla chinensis*）中分离得到的白头翁皂苷 A，从三七（*Panax notoginseng*）中分离得到的三七皂苷 A 等等。

白头翁皂苷A　　　　　　　　　三七皂苷A

五、对心血管的作用

银杏内酯是银杏（*Ginkgo biloba*）根皮及叶的强苦味成分，已从中分离出银杏内酯 A、B、C、M、J 等多种内酯。自从 20 世纪 80 年代，P. Braquet 研究小组发现银杏内酯是特异性的血小板活化因子（PAF）拮抗剂后，其药理作用得到广泛而深入的研究，体内与体外实验均证实银杏内酯能完全阻止 PAF 引起的兔、鼠、猪的血小板聚集，也能抑制 PAF 引起的健康人的血小板聚集；银杏内酯尚能阻止心律不齐、减少梗死程度，对心脏有保护作用。临床上应用银杏内酯治疗因血小板活化因子引起的种种休克状障碍，另外也用于哮喘和特异反应性疾病等。

	R_1	R_2	R_3
银杏内酯 A	OH	H	H
银杏内酯 B	OH	OH	H
银杏内酯 C	OH	OH	OH
银杏内酯 M	H	OH	OH
银杏内酯 J	OH	H	OH

六、降脂和降糖活性

实验研究发现皂苷有降低胆固醇的作用，其作用机制是由于肠腔内皂苷与胆固醇形成复合物，从而阻碍其吸收。如甘草酸可降低胆固醇，柴胡皂苷可抑制胆固醇、三油酸甘油酯和磷脂的升高。

具有降糖作用的植物药中很多以三萜类化合物为其生物活性成分，如苦瓜（Momordica Charantia）、夏枯草（Prunella Vulgaris）等。实验证明苦瓜皂苷的降糖作用与优降糖相当。此外，有学者研究了齐墩果酸对实验性高血糖大鼠的影响,结果表明齐墩果酸对血糖也有一定的降低作用。

七、泻下、利胆作用

环烯醚萜是单萜中具有广泛生物活性的一类物质,如来自中药山栀子(*Gardenia jasminoides*)的京尼平苷具有显著的促进胆汁分泌作用和泻下作用。

萜类化合物的生物活性远不止这些,其他如免疫调节作用、抗老年痴呆作用、抗生育作用、杀软体动物活性等,在此不再一一举例。

第七节　挥　发　油

一、概述

挥发油(volatile oils)又称精油(essential oils),是存在于植物体内的一类具有芳香气味、可随水蒸气蒸馏且不溶于水的多组分油状液体。在常温下可以挥发。明朝李时珍编撰的《本草纲目》中就记载着世界上最早提炼精制樟油、樟脑的详细方法。

挥发油在植物界分布很广,主要存在于种子植物,尤其是芳香植物中。在我国野生与栽培的芳香植物有 56 科,136 属,约 300 种,供药用的有菊科(如菊、蒿)、芸香科(如芸香、降香)、唇形科(如薄荷、紫苏)、伞形科(如小茴香、川芎)、木兰科(如五味子、厚朴)、樟科(如樟、肉桂)、败酱科(如缬草、败酱)等。挥发油存在于植物的根、茎、叶、花、果实、果皮或植物的一些特殊组织,如腺毛、油室、油管、分泌细胞或树脂道,大多数成油滴状存在,也有些与树脂、黏液质共存。还有部分以苷的形式存在。

挥发油具有广泛的生物活性,除医药用途外,挥发油在香料工业、食品工业及医药化学工业中也是重要原料。

二、挥发油的化学组成

挥发油是一种混合物,化学成分比较复杂,一种挥发油中常含有数十种到数百种成分。即使是同一植物的挥发油,由于采用部位、生长环境、采收季节、加工方法等不同,所含成分也会不一样。构成挥发油的成分大体上可分为如下几种类型:

(一) 萜类化合物

萜类化合物是挥发油的主要组成成分,主要包括单萜、倍半萜和它们的含氧衍生物,其中含氧衍生物多是生物活性较强或具有芳香气味的主要成分。如樟脑油含樟脑约为 50%,松节油中的蒎烯含量为 80% 左右,山苍子油含柠檬醛 8%,薄荷油含薄荷醇 8% 左右等。桃金娘科植物蓝桉(*Eucalyptus globulus*)的挥发油中所含的桉油精(eucalyptol)具有解热、镇痛及抗菌活性。

樟脑　α-蒎烯　β-蒎烯　α-柠檬醛　β-柠檬醛　l-薄荷醇　桉油精

(二) 芳香族化合物

芳香族化合物在挥发油中存在也相当广泛,仅次于萜类,包括萜源衍生物、苯丙素衍生物等,多

为结构中具有 $C_6 - C_3$ 骨架、有一个丙基的酚类或其酯类化合物。如桂皮醛（cinnamaldehyde）存在于桂皮油中，茴香醚（anethole）为八角茴香油的主要成分，丁香酚（eugenol）为丁香油中的主要成分，$\alpha -$ 细辛醚及 $\beta -$ 细辛醚（$\alpha -$ asarone，$\beta -$ asarone）为菖蒲挥发油的主要成分。

桂皮醛　丁香酚　茴香醚　$\alpha -$ 细辛醚　$\beta -$ 细辛醚

（三）脂肪族化合物

一些小分子脂肪族化合物在挥发油中常有存在，有些挥发油还含有小分子醇、醛及酸类化合物。如鱼腥草、芸香及黄柏果实的挥发油中均存在的甲基正壬酮（methyl nonylketone）具抗菌消炎、镇痛、镇咳等作用，正壬醇（$n -$ nonyl alcohol）存在于陈皮挥发油中等。

甲基正壬酮　正癸烷　正庚烷

正壬醇　癸酰乙醛

（四）其他类化合物

除上述 3 类化合物外，还有一些挥发油样物质，也能随水蒸气蒸馏，故也称之为"挥发油"，包括一些含硫、含氮化合物且常以苷的形式存在。如芥子油（mustard oil）、原白头翁素（protoanemonin）、大蒜油（garlic oil）等。黑芥子油是芥子苷经芥子酶水解后产生的异硫氰酸烯丙酯，杏仁挥发油是苦杏仁中苦杏仁苷水解后产生的苯甲醛，原白头翁素是毛茛苷水解后产生的物质，大蒜油则是大蒜中大蒜氨酸经酶水解后产生的物质，如大蒜辣素（allicin）等。此外，如川芎、麻黄等挥发油中的川芎嗪（tetramethylpyrazine）以及毒藜碱（anabasine）等小分子非极性生物碱，也是可以随水蒸气蒸馏的液体。

原白头翁素　异硫氰酸烯丙酯　苯甲醛

大蒜辣素　川芎嗪　毒藜碱

三、挥发油的理化性质

（一）性状

1. *颜色和形态*　挥发油在常温常压下多为无色或淡黄色的油状液体，少数为棕色、黄棕色，个别显蓝色、蓝绿色或红色,如洋甘菊油因含有薁类化合物而显蓝色。有的挥发油在冷却时其主要成分可以析出结晶,这种析出物习称为"脑",如薄荷脑、樟脑等。滤除脑的挥发油称之为"脱脑油"。

2. 挥发性和气味　挥发油在常温下可自行挥发而不留任何痕迹,这是挥发油和脂肪油的本质区别。大多数挥发油具有强烈的香气或辛辣味,少数有其他特殊的气味。挥发油的气味往往是其品质优劣的重要标志。

(二)溶解性

挥发油不溶于水,而易溶于各种弱至中等极性有机溶剂中,如石油醚、乙醚、三氯甲烷、甲醇、乙醇等。挥发油在乙醇中的溶解度随乙醇的浓度增高而增大,在高浓度的乙醇中能全部溶解,而在低浓度乙醇中只能溶解一定数量。

由于挥发油的水溶性较差,因此在制药工业中常将其制备成乳剂,以增加其溶解性。另外,富含含氧衍生物的挥发油具有芳香气也能部分地溶于水中,医药上常用这一性质制备芳香水剂,如薄荷水等。

(三)物理常数

挥发油虽由多种成分组成,但由于各种挥发油的化学组成基本稳定,所以其物理常数也稳定在一定范围内。挥发油的沸点在 $70\sim300℃$,具有随水蒸气蒸馏的特性。挥发油多数比水轻,也有的比水重(如丁香油、桂皮油),其相对密度为 $0.85\sim1.065$,习惯上把相对密度小于 1 的挥发油称为"轻油",相对密度大于 1 的称为"重油";挥发油几乎均有光学活性,比旋度为 $+97°\sim+177°$;且具有强的折光性,折光率为 $1.43\sim1.61$ 。这些都是判断挥发油品质优劣的重要物理常数。如 2010 版《中华人民共和国药典》收载的薄荷油,其相对密度为 $0.888\sim0.908$,旋光度为 $-24°\sim-17°$,折光率为 $1.456\sim1.466$ 。具有抗肿瘤作用的莪术油相对密度为 $0.970\sim0.990$,旋光度为 $+20°\sim+25°$,折光率为 $1.500\sim1.510$ 。八角茴香油相对密度为 $0.975\sim0.988$,旋光度为 $-2°\sim+1°$,折光率为 $1.553\sim1.540$ 。

(四)稳定性

挥发油对空气、光、热均较敏感,与空气及光线长期接触,常会逐渐氧化变质,使之相对密度增加、颜色变深、失去原有香味,并能形成树脂样物质,也不能再随水蒸气蒸馏。因此,挥发油应贮于棕色瓶内,装满、密闭并在阴凉处低温保存。

四、挥发油的检识

(一)物理常数检识

常用于检识挥发油的物理常数有相对密度、比旋度、折光率和凝固点等。

(二)化学常数检识

1. 酸值　酸值代表挥发油中游离羧酸和酚类成分的含量,以中和 1 g 挥发油中含有的游离羧酸和酚类所需要的氢氧化钾毫克数来表示。

2. 酯值　代表挥发油中酯类成分含量,以水解 1 g 挥发油所需氢氧化钾毫克数来表示。

3. 皂化值　以皂化 1 g 挥发油所需氢氧化钾毫克数表示。事实上,皂化值等于酸值和酯值之和。

(三)色谱检识

挥发油的色谱检识可用气相色谱和薄层色谱。气相色谱是研究挥发油最重要的手段之一,特别是气相色谱-质谱-微机数据处理系统(GC/MS/DS)联用仪的使用,使挥发油中的各类成分定性定量分析更加方便准确。

1. 薄层色谱　薄层色谱操作简便,应用较为普遍。薄层色谱中以硅胶或氧化铝为固定相,展开剂可用石油醚-乙酸乙酯、石油醚或正己烷等(图 6 - 21)，常用的显色剂见表 6 - 3。

表 6 - 3　挥发油薄层检识常用显色剂

显色剂	现象与结果
10%硫酸试剂(105 ℃加热)	不同成分显不同颜色
香草醛-浓硫酸试剂(105 ℃加热)	不同成分显不同颜色(多首选)
香草醛-浓盐酸试剂(105 ℃加热)	不同成分显不同颜色
2%高锰酸钾试剂	如在粉红色背景下显黄色斑点，表明含不饱和化合物
2,4-二硝基苯肼试剂	如呈黄色斑点，表明含醛、酮化合物
异羟肟酸铁试剂	如呈淡红色斑点，表明含酯或内酯化合物
三氯化铁试剂	如呈绿或蓝色斑点，表明含酚性物质

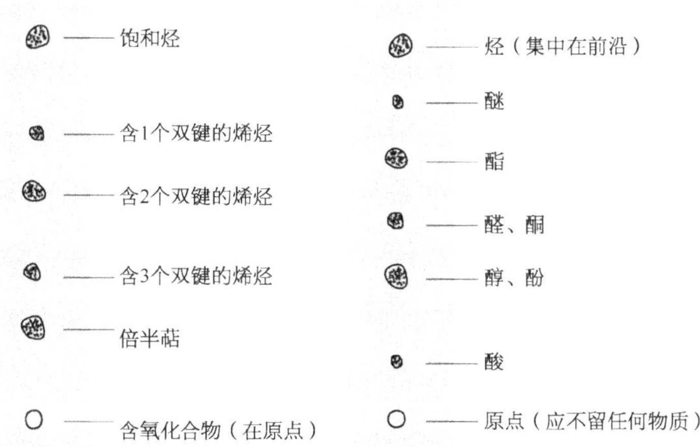

图 6 - 21　挥发油的薄层色谱图

2. **气相色谱-质谱联用(GC - MS)**　气相色谱-质谱联用方法已成为对化学组成极其复杂的挥发油进行定性分析的一种有力手段，现多采用气相色谱-质谱-数据系统联用(GC - MS - DS)技术，大大提高了挥发油分析鉴定的速度和研究水平。分析时，样品首先经气相色谱仪分离，再经质谱仪对每个组分进行检测和结构分析，得到每个组分的质谱，最后通过计算机与数据库的标准谱对照，对组分进行定性分析。如利用 GC - MS 对祁白芷(*Angelica dahurica*)挥发油进行成分分析，检测到了 290 个化合物，并使用计算软件对各峰进行质谱图对照，鉴定了其中 111 个化合物，占挥发油总量的 90.61%。(表 6 - 4)。

表 6 - 4　祁白芷挥发油的 GC - MS 化学成分分析

No.	t_R (min)	化合物名称	分子式	分子量	相对含量(%)
1	2.11	乙酸乙酯 ethyl acetate	$C_4H_8O_2$	88	1.23
2	2.28	乙酸异丙酯 isopropyl acetate	$C_5H_{10}O_2$	102	0.54
3	2.89	丙酸乙酯 propanoic acid ethyl ester	$C_5H_{10}O_2$	102	1.60
4	2.92	乙酸丙酯 *n*-propyl acetate	$C_5H_{10}O_2$	102	0.40

（续表）

No.	t_R(min)	化合物名称	分子式	分子量	相对含量(%)
5	3.42	2-甲基-2-丁烯醛 2-methyl-2-butenal	C_5H_8O	84	0.07
6	3.73	乙酸仲丁酯 acetic acid 1-methylpropyl ester	$C_6H_{12}O_2$	116	0.13
7	3.90	甲苯 toluene	C_7H_8	92	0.70
8	4.08	乙酸烯丙酯 allyl acetate	$C_5H_8O_2$	100	0.13
9	4.11	3-甲基-2-丁烯-1-醇 3-methyl-2-buten-1-ol	$C_5H_{10}O$	86	0.12
10	6.23	乙基苯 ethylbenzene	C_8H_{10}	106	0.02
11	6.47	1,3-二甲基苯 1,3-dimethylbenzene	C_8H_{10}	106	0.08
12	6.52	1,2-二甲基苯 1,2-dimethylbenzene	C_8H_{10}	106	0.04
13	7.10	对二甲苯 p-xylene	C_8H_{10}	106	0.05
14	7.43	庚醛 heptanal	$C_7H_{14}O$	114	0.15
15	8.08	1R-α-蒎烯 1R-α-pinene	$C_{10}H_{16}$	136	0.07
16	8.31	3-蒈烯 3-carene	$C_{10}H_{16}$	136	12.70
17	8.73	樟脑萜 camphene	$C_{10}H_{16}$	136	0.08
18	8.85	2,4(10)-侧柏二烯 2,4(10)-thujadiene	$C_{10}H_{14}$	134	0.01
19	9.40	β-水芹烯 β-phellandrene	$C_{10}H_{16}$	136	1.65
20	9.53	左旋-β-蒎烯(一)-β-pinene	$C_{10}H_{16}$	136	1.03
21	9.90	β-香叶烯 β-myrcene	$C_{10}H_{16}$	136	1.97
22	10.30	辛醛 octanal	$C_8H_{16}O$	128	0.74
23	10.34	α-水芹烯 α-phellandrene	$C_{10}H_{16}$	136	0.76
24	10.64	α-萜品烯 α-terpinene	$C_{10}H_{16}$	136	0.28
25	10.86	β-聚伞花素 β-cymene	$C_{10}H_{14}$	134	0.23
26	11.03	β-萜品烯 β-terpinene	$C_{10}H_{16}$	136	3.53
27	11.18	消旋-β-蒎烯(±)-β-pinene	$C_{10}H_{16}$	136	0.68
28	11.46	反式-β-罗勒烯 trans-β-ocimene	$C_{10}H_{16}$	136	0.03
29	11.77	γ-萜品烯 γ-terpinene	$C_{10}H_{16}$	136	0.59
30	12.50	消旋-2-蒈烯(±)-2-carene	$C_{10}H_{16}$	136	0.17
31	12.66	2-壬酮 2-nonanone	$C_9H_{18}O$	142	0.19
32	12.80	6-莰烯酮 6-camphenone	$C_{10}H_{14}O$	150	0.05
33	12.91	十一烷 undecane	$C_{11}H_{24}$	156	0.12
34	13.04	壬醛 nonanal	$C_9H_{18}O$	142	0.31
35	13.65	五甲基环戊二烯 pentamethylcyclopentadiene	$C_{10}H_{16}$	136	0.21
36	14.08	顺式-β-萜品醇 cis-β-terpineol	$C_{10}H_{18}O$	154	0.07
37	15.01	4-异丙基-1-环己烯-1-甲醛 4-(1-methylethyl)-1-cyclohexene-1-carboxaldehyde	$C_{10}H_{16}O$	152	0.07
38	15.15	消旋-4-萜品醇(±)-4-terpineol	$C_{10}H_{18}O$	154	1.39

（续表）

No.	t_R(min)	化合物名称	分子式	分子量	相对含量(%)
39	15.58	α-萜品醇 α - terpineol	$C_{10}H_{18}O$	154	0.25
40	15.97	反式-胡椒醇 trans-piperitol	$C_{10}H_{18}O$	154	0.05
41	16.50	麝酚甲醚 thymol methyl ether	$C_{11}H_{16}O$	164	0.15
42	16.78	消旋-胡薄荷酮(±)- pulegone	$C_{10}H_{16}O$	152	0.03
43	16.92	α-甲基氢化肉桂醛 α - methylhydrocinnamaldehyde	$C_{10}H_{12}O$	148	0.04
44	17.24	消旋-胡椒酮(±)- piperitone	$C_{10}H_{16}O$	152	0.02
45	17.48	反式-2-癸烯醛(E)-2 - decenal	$C_{10}H_{18}O$	154	0.17
46	17.95	水芹醛 phellandral	$C_{10}H_{16}O$	152	0.11
47	19.64	δ-榄香烯 δ - elemene	$C_{15}H_{24}$	204	1.16
48	20.33	δ-蛇床烯 δ - selinene	$C_{15}H_{24}$	204	0.08
49	20.84	胡椒烯 copaene	$C_{15}H_{24}$	204	0.12
50	21.04	1-乙烯基-1-甲基-2,4-二(1-异丙烯基)-环己烷1 - ethenyl - 1 - methyl - 2,4 - bis(1 - methylethenyl) - cyclohexane	$C_{15}H_{24}$	204	0.48
51	21.30	β-榄香烯 β - elemene	$C_{15}H_{24}$	204	6.20
52	21.43	α-布黎烯 α - bulnesene	$C_{15}H_{24}$	204	0.18
53	21.88	月桂醛 dodecanal	$C_{12}H_{24}O$	184	0.15
54	22.16	石竹烯 caryophyllene	$C_{15}H_{24}$	204	1.21
55	22.44	γ-榄香烯 γ - elemene	$C_{15}H_{24}$	204	1.82
56	22.55	α-佛手柑油烯 α - bergamotene	$C_{15}H_{24}$	204	0.10
57	22.79	左旋-马兜铃烯(—)- aristolene	$C_{15}H_{24}$	204	0.14
58	23.03	γ-古芸烯 γ - gurjunene	$C_{15}H_{24}$	204	0.42
59	23.14	β-金合欢烯 β - farnesene	$C_{15}H_{24}$	204	0.11
60	23.22	α-石竹烯 α - caryophyllene	$C_{15}H_{24}$	204	0.63
61	23.53	消旋-α-菖蒲二烯(±) α acoradiene	$C_{15}H_{24}$	204	0.12
62	23.73	2-异丙烯基-4a,8-二甲基-1,2,3,4,4a,5,6,7-八氢萘 2 - isopropenyl - 4a,8 - dimethyl - 1,2,3,4,4a,5,6,7 - octahydronaphthalene	$C_{15}H_{24}$	204	0.09
63	23.91	正十二烷醇 1 - dodecanol	$C_{12}H_{26}O$	186	11.57
64	23.98	吉玛烯 D germacrene D	$C_{15}H_{24}$	204	0.88
65	24.07	β-广藿香烯 β - patchoulene	$C_{15}H_{24}$	204	0.39
66	24.16	1a,2,3,3a,4,5,6,7b-八氢-1,1,3a,7-四甲基-1H-环丙烷[a]萘 1a,2,3,3a,4,5,6,7b-octahydro - 1,1,3a,7 - tetramethyl - 1H - cyclopropa[a]naph-thalene	$C_{15}H_{24}$	204	0.13
67	24.22	4(14),11-桉叶二烯 eudesma - 4(14),11 - diene	$C_{15}H_{24}$	204	0.24
68	24.31	右旋-瓦伦烯(+)- valencene	$C_{15}H_{24}$	204	0.03
69	24.43	α-蛇床烯 α - selinene	$C_{15}H_{24}$	204	0.37
70	24.78	姜黄烯 curcumene	$C_{15}H_{22}$	202	0.25

（续表）

No.	t_R(min)	化合物名称	分子式	分子量	相对含量(%)
71	25.07	β-杜松烯 β - cadinene	$C_{15}H_{24}$	204	0.36
72	25.39	12-甲基-氧杂环十二碳- 6 -烯- 2 -酮 12 - methyl - oxacyclododec - 6 - en - 2 - one	$C_{12}H_{20}O_2$	196	0.23
73	25.48	β-马阿里烯 β - maaliene	$C_{15}H_{24}$	204	1.61
74	25.95	α-榄香醇 α - elemol	$C_{15}H_{26}O$	222	0.16
75	26.24	甘香烯 elixene	$C_{15}H_{24}$	204	0.43
76	26.92	石竹烯氧化物 caryophyllene oxide	$C_{15}H_{24}O$	220	0.21
77	27.47	十六烷 hexadecane	$C_{16}H_{34}$	226	0.14
78	27.70	正十二酰乙酯 1 - dodecanol acetate	$C_{14}H_{28}O_2$	228	0.36
79	28.25	左旋-匙叶桉油烯醇(—)-spathulenol	$C_{15}H_{24}O$	220	1.27
80	28.53	匙叶桉油烯醇 spathulenol	$C_{15}H_{24}O$	220	0.16
81	28.74	榄香脂素 elemicin	$C_{12}H_{16}O_3$	208	0.32
82	29.00	τ-木罗醇 τ - murol	$C_{15}H_{26}O$	222	0.11
83	29.09	蛇床- 6 -烯- 4 -醇 selina - 6 - en - 4 - ol	$C_{15}H_{26}O$	222	0.46
84	29.70	环十四烷 cyclotetradecane	$C_{14}H_{28}$	196	8.07
85	30.18	蛇床- 7(11)-烯- 4 -醇 selin - 7(11)- en - 4 - ol	$C_{15}H_{26}O$	222	0.14
86	30.28	十七烷 heptadecane	$C_{17}H_{36}$	240	0.26
87	30.97	顺式- 11 -十四烯酸 Z - 11 - tetradecenoic acid	$C_{14}H_{26}O_2$	226	2.68
88	31.33	反式- 12 -环丙基- 11 -十二碳烯- 1 -醇(E)- 12 - cyloprophl - 11 - dodecen - 1 - ol	$C_{15}H_{28}O$	224	0.15
89	32.95	十八烷 octadecane	$C_{18}H_{38}$	254	0.28
90	33.14	2 -十四烷氧基乙醇 2 - tetradecyloxyethanol	$C_{16}H_{34}O_2$	258	0.23
91	34.58	十五酸 pentadecanoic acid	$C_{15}H_{30}O_2$	242	0.11
92	35.02	顺式- 11 -十六碳烯- 1 -醇(Z)- 11 - hexadecen - 1 - ol	$C_{16}H_{32}O$	240	0.04
93	35.02	反式- 9 -十六碳烯- 1 -醇 trans - 9 - hexadecen - 1 - ol	$C_{16}H_{32}O$	240	0.68
94	35.52	十九烷 nonadecane	$C_{19}H_{40}$	268	0.20
95	36.12	十六碳环内酯 hexadecanolide	$C_{16}H_{30}O_2$	254	0.46
96	36.12	棕榈酰甲酯 hexadecanoic acid methyl ester	$C_{17}H_{34}O_2$	270	0.42
97	36.27	氧杂环十七碳- 8 -烯- 2 -酮 oxacycloheptadec - 8 - en - 2 - one	$C_{16}H_{28}O_2$	252	0.15
98	36.39	α-亚麻酰甲酯 α - linolenic acid methyl ester	$C_{19}H_{32}O_2$	292	0.60
99	37.29	正十六酸 n-hexadecanoic acid	$C_{16}H_{32}O_2$	256	3.11
100	37.80	棕榈酰乙酯 palmityl acetate	$C_{18}H_{36}O_2$	284	0.18
101	38.87	镰叶芹醇 falcarinol	$C_{17}H_{24}O$	243	0.99
102	39.07	反式- 9 -十六碳烯醇 trans - 9 - hexadecenol	$C_{16}H_{32}O$	240	0.12
103	39.35	反式- 9 -十八碳烯- 1 -醇 trans - 9 - octadecen - 1 - ol	$C_{18}H_{36}O$	268	2.39

（续表）

No.	t_R(min)	化合物名称	分子式	分子量	相对含量(%)
104	39.45	顺式-9-十八碳烯-1-醇 *cis*-9-octadecenol	$C_{18}H_{36}O$	268	0.53
105	40.09	亚油酰甲酯 methyl linoleate	$C_{19}H_{34}O_2$	294	0.80
106	41.17	*a*-亚油酸 *a*-linoleic acid	$C_{18}H_{32}O_2$	280	1.50
107	41.33	油酸 oleic acid	$C_{18}H_{32}O_2$	280	0.18
108	41.63	9,12-十八碳二烯酰乙酯 9,12-octadecadienoic acid ethyl ester	$C_{20}H_{36}O_2$	308	0.31
109	42.63	软木花椒素 suberosin	$C_{15}H_{16}O_3$	244	0.16
110	43.19	*a*-萘基苯胺 *a*-naphthylphenylamine	$C_{16}H_{13}N$	219	0.14
111	44.94	4-甲氧基肉桂酰-2-乙基己基酯 2-ethylhexyl-4-methoxycinnamate	$C_{18}H_{26}O_3$	290	0.03

五、提取与分离

（一）挥发油的提取

1. 水蒸气蒸馏法　挥发油与水不相混溶，当受热后，两者蒸气压之和与大气压相等时，溶液即开始沸腾，继续加热则挥发油可随着水蒸气被蒸馏出来。因此，天然药物中挥发油广泛采用水蒸气蒸馏法来提取（提取装置见图6-22）。具体的操作方法有共水蒸馏和通入水蒸气蒸馏两种。共水蒸馏法是将药材原料放入蒸馏器中加水浸泡后，直接加热蒸馏，使挥发油与水蒸气一起蒸出。此法操作简单，但因受热温度过高，有可能使挥发油中的某些成分发生分解或使药材焦化，影响挥发油的质量。水蒸气蒸馏法是将容器底部盛水，将药材原料置水上方的有孔网板隔层上，当底部的水受热产生的蒸气通过原料时，则挥发油受热随水蒸气同时被蒸馏出来，此法可避免直火高温而影响挥发油

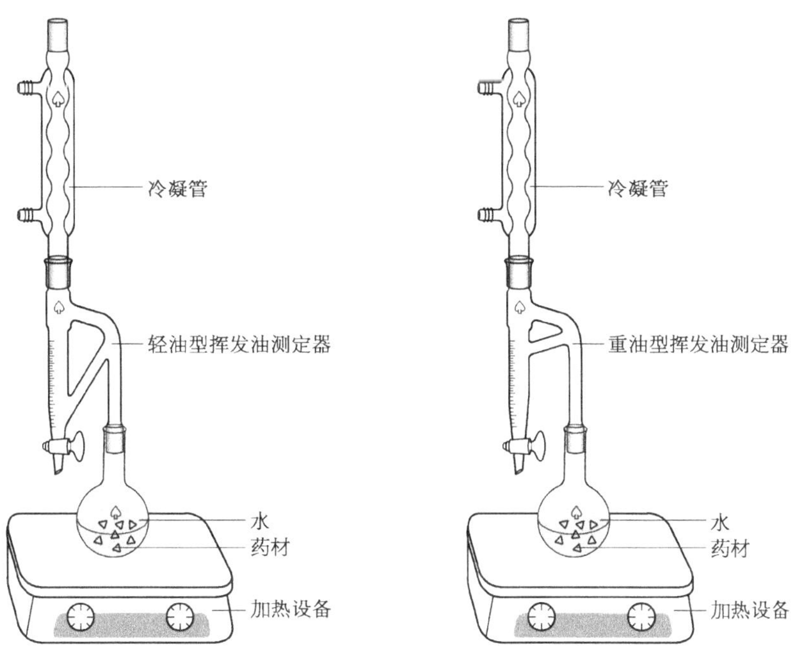

图 6-22　挥发油提取装置

的质量。水蒸气蒸馏法具有设备简单、操作容易、成本低、产量大、挥发油的回收率较高等优点,但原料易受强热而焦化,或使成分发生变化,所得挥发油的芳香气味也可能会发生变化,往往降低作为香料的价值,应加以注意。

实验室进行挥发油提取时,直接用挥发油测定器来收集和分离挥发油,挥发油测定器分轻油型和重油型两种,提取相对密度小于 1 的挥发油应选择轻油型挥发油测定器,提取相对密度大于 1 的挥发油则应选择重油型挥发油测定器提取。

采用水蒸气蒸馏法得到的馏出液中,大多挥发油难溶于水而与水分层,如果挥发油在水中溶解度较大、不易分层,可采用盐析法,使挥发油自水中析出,或盐析后用低沸点亲脂性有机溶剂萃取,然后低温蒸去萃取溶剂即得挥发油。

2. 油脂吸收法　油脂类可以吸收挥发油,用于提取贵重的挥发油,如玫瑰花油、茉莉花油。常用无臭味的猪油 3 份与牛油 2 份的混合物,均匀地涂在玻璃板两面,并与平铺的鲜花瓣层相间叠放,吸收花瓣中的挥发油后,刮下油脂,即为"香脂",可直接用于香料工业,也可加入无水乙醇溶解,过滤后将溶液减压蒸去乙醇,即得挥发油。

3. 有机溶剂提取法　用石油醚(30～60 ℃)(多首选)、二硫化碳、四氯化碳、苯等有机溶剂浸取,浸取的方法可采用回流提取法或冷浸法,减压蒸去有机溶剂后即得浸膏。浸膏中往往含有原料中其他脂溶性成分如树脂、油脂、蜡类等杂质,可利用乙醇对植物蜡类等杂质的溶解度随温度的下降而降低的特性,先用热乙醇溶解浸膏,放置冷却,滤除杂质,回收乙醇即得挥发油;也可以将浸膏再次进行水蒸气蒸馏,得到较纯的挥发油。

4. 超临界流体萃取法　采用超临界二氧化碳流体萃取法提取芳香挥发油,具有防止氧化、热解及提高品质的优点,所得芳香挥发油的气味与原料相同,明显优于其他方法。但较之一般提取方法而言,其工艺技术要求高,设备费用投资大。现在工业上采用超临界二氧化碳流体萃取技术生产的挥发油有大蒜素、姜油、肉桂油、广藿香油、当归油等,均能提高回收率和产品品质,缩短提取时间。

5. 冷压法　挥发油含量较高的新鲜药材,如鲜橘皮、柠檬皮等,可撕裂后直接进行压榨,将挥发油从植物组织中挤压出来,压出液常含有水分、黏液质及细胞组织等杂质,静置分层或离心后分出油层即得挥发油。此法在常温下进行,保持原有挥发油的新鲜香味,但所得的挥发油可能溶出原料中的不挥发性物质。例如柠檬油常溶出原料中的叶绿素,而使柠檬油呈绿色。

(二) 挥发油成分的分离

1. 冷冻法　将挥发油置于 0 ℃以下,其中含量较高的成分即析出结晶,与挥发油中的其他成分分离,如无结晶可将温度继续降至 −20 ℃放置。分离出的结晶再经重结晶可得纯品。此法优点是操作简单,但有时分离不完全,如析出薄荷醇后的挥发油中还含有 50％ 的薄荷醇。

2. 分馏法　此法应用组成成分的沸点不同对其进行分离。由于挥发油中各成分碳原子的数目、双键的数目、极性官能团等的不同,造成成分之间沸点的差别,可用分馏法将其初步分离。通常在 35～70 ℃/10 mmHg 被蒸馏出来的为单萜烯类化合物,在 70～100 ℃/10 mmHg 被蒸馏出来的是单萜的含氧化合物,在更高的温度被蒸馏出来的是倍半萜烯及其含氧化合物或薁类成分等。由于挥发油的组成成分对热及空气中的氧较敏感,因此分馏时宜减压进行。由于挥发油中的有些成分沸点差异较小,故经分离得到的馏分,可能仍然是混合物,各馏分可采用色谱法等进一步分离。

3. 化学法　根据挥发油中各成分的结构或官能团不同,可用相应的化学试剂处理,使各类成分达到分离的目的。一般可将挥发油分离为碱性成分、酸性成分、中性成分、醇类成分和含羰基的成分等几部分。

(1) 利用酸、碱性不同进行分离

1) 碱性成分的分离:将挥发油溶于乙醚用 10％ 稀盐酸或硫酸萃取,分取酸水层,碱化,再用乙醚萃取,蒸去乙醚可得碱性成分。

2）酸性成分的分离：挥发油中的羧酸性和酚酸性成分，可采用将挥发油溶于等量乙醚中，先以 5％的碳酸氢钠溶液直接进行萃取，分出碱水液，再加稀酸酸化，用乙醚萃取，蒸去乙醚，可得酸性成分。乙醚层再用 1％～5％氢氧化钠溶液萃取，分取碱水层、酸化后，用乙醚萃取，蒸去乙醚可得酚性成分。

（2）利用官能团特性进行分离

1）醇类化合物的分离：将挥发油与丙二酸单酰氯或邻苯二甲酸酐或丁二酸酐等试剂反应生成酯，再将生成物溶于 Na_2CO_3 溶液，用乙醚洗去未反应的挥发油，碱溶液皂化，再以乙醚提出所生成的醇，蒸去乙醚而得到原有的醇类成分。

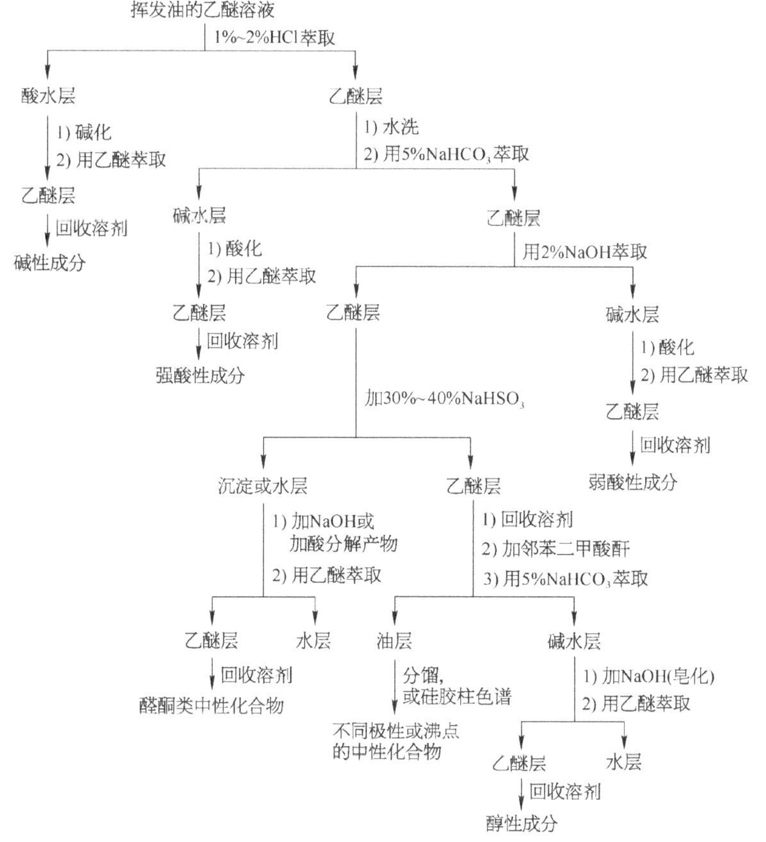

2）羰基类化合物的分离：分别除去酚、酸成分的挥发油母液，经水洗至中性，以无水硫酸钠干燥后，加亚硫酸氢钠饱和溶液振摇，分出水层或加成物结晶，加酸或碱液处理，使加成物水解，以乙醚萃取，可得原来的羰基类化合物。也可将挥发油与吉拉德试剂 T 或吉拉德试剂 P 回流 1 h，使生成水溶性的缩合物，用乙醚除去不具羰基的组分，再以酸处理，又可获得羰基类化合物。有些酮类化合物和硫化氢生成结晶状的衍生物，此物质经碱处理又可得到酮类化合物。

用化学法系统分离挥发油成分的流程图见图 6 - 23。

图 6 - 23 挥发油的化学法系统分离流程图

4. 色谱法 色谱法中以硅胶和氧化铝吸附柱色谱应用最为广泛,以石油醚、己烷、乙酸乙酯等组成的混合溶剂为洗脱剂进行洗脱。此外,还可采用硝酸银柱色谱分离含双键的萜类化合物。由于挥发油的组成成分多而复杂,分离多采用分馏法与色谱法相结合,往往得到较好效果。

(三) 提取分离实例

1. 薄荷挥发油的提取分离 薄荷为唇形科植物薄荷(*Mentha haplocalyx*)的地上全草,具有宣散风热、清利头目、透疹的功效,用于风热感冒、瘟病初引起的发热、无汗、头身痛等症。薄荷中的挥发油含量约为 $1\%\sim3\%$,薄荷油用作芳香药、驱风药和调味剂。薄荷油的化学组成比较复杂,主要是单萜及其含氧衍生物,其中薄荷醇占 $77\%\sim88\%$,为主要有效成分。

薄荷油为无色、淡黄色或黄绿色的油状液体,有强烈的薄荷香气,味辛辣清凉,可溶于乙醇、乙醚、三氯甲烷等有机溶剂。沸点 $204\sim210\ ℃$。其提取分离方法如图 6-24 所示。

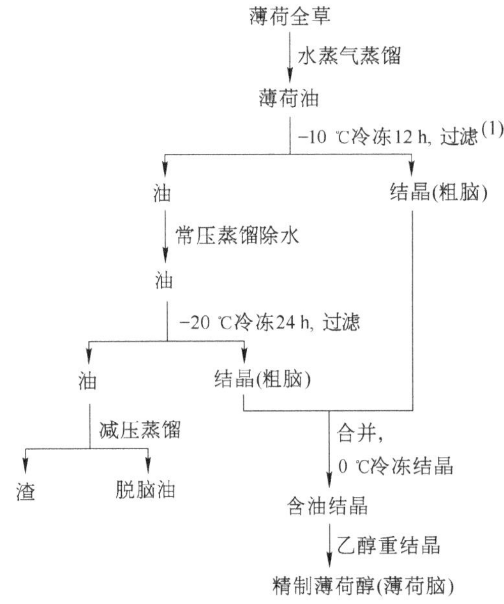

(1) 薄荷油中主要成分为薄荷醇,是薄荷的有效成分之一,低温下可以析出结晶。

图 6-24 薄荷挥发油的提取分离流程

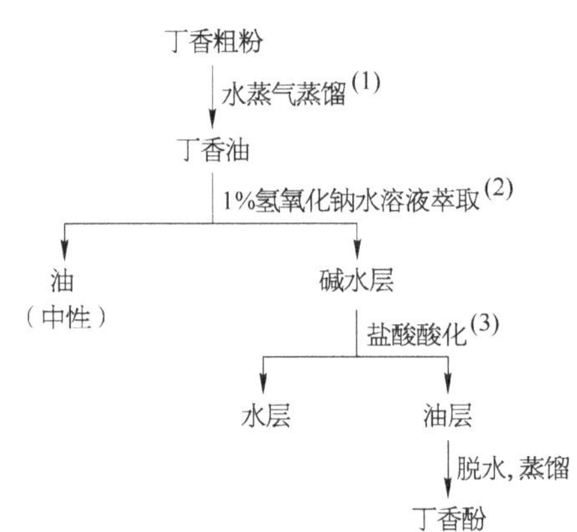

(1) 丁香油相对密度大于 1,应选用重油型的提取装置提取。
(2) 丁香酚酚羟基显酸性,可与碱反应成盐溶于水而进行萃取分离。
(3) 在酸性条件下,丁香酚游离后难溶于水而与水分层。

图 6-25 丁香挥发油的提取分离流程

2. 丁香挥发油的提取分离 丁香为桃金娘科植物丁香(*Eugenia caryophyllata*)的干燥花蕾,具有芳香健脾、降气止痛的功效。丁香中挥发油的含量可达 $14\%\sim21\%$,丁香油在临床上用于止痛、抗菌消炎。丁香油中的主要有效成分为丁香酚,药理实验表明丁香酚具有消炎、防腐等作用,2010版《中国药典》规定丁香油中丁香酚的含量不得少于 $65\%(V/V)$。丁香中挥发油除含有丁香酚外,还含有乙酰丁香酚和 β-丁香烯等。

丁香油为无色透明液体,沸点为 $225\ ℃$。其提取分离流程如图 6-25 所示。

六、挥发油的生物活性

挥发油多具有祛痰、止咳、平喘、驱风、健胃、解热、镇痛、抗菌消炎等作用。其主要化学成分有些在临床上早已应用,如樟脑有局部刺激作用,用于神经痛、炎症和跌打损伤的擦剂;冰片具有发汗、兴奋、解痉和防止虫蛀等作用,此外还具有显著的抗缺氧功能,与苏合香脂配合制成苏冰滴丸用于冠心病、心绞痛的治疗;薄荷脑对皮肤和黏膜有清凉和弱的麻醉作用,用于镇痛和止痒,亦有防腐和杀菌作用,还被作为牙膏和食品的香料;此外,还有丁香酚用于局部止痛和防腐,百里香草酚用于消毒抗菌等。

也有许多是以挥发油为整体进行药用,如柠檬油对淋球菌、葡萄球菌、大肠埃希菌和白喉菌有抑制作用;柴胡挥发油有良好的退热效果;八角茴香油用作芳香调味剂和健胃药;肉桂油用作驱风药和健胃药;芸香草油可平喘、松弛支气管平滑肌,用于慢性支气管炎;松节油用于肌肉、关节疼痛;桉油用于解热、镇痛、抗菌;土荆芥油有驱虫作用;薄荷油有清凉、驱风、消炎、局麻作用;茉莉花油具有兴奋作用等等。

复　习　题

【A 型题】

1. 构成萜类化合物的基本单位是：　　　　　　　　　　　　　　　　　　　　　　　　（　　　）

  A．异戊二烯　　　　　　　　B．桂皮酸　　　　　　　　　C．苯环

  D．苯丙素　　　　　　　　　E．碳水化合物

2. 对于草酚酮类化合物的酸性大小,以下描述正确的是：　　　　　　　　　　　　　　（　　　）

  A．比一般酚类弱　　　　　　B．比一般羧酸强　　　　　　C．介于酚和羧酸之间

  D．比碳酸强　　　　　　　　E．介于羧酸与碳酸之间

3. 下述化合物属于何种结构类型：　　　　　　　　　　　　　　　　　　　　　　　　（　　　）

  A．二倍半萜　　　　　　　　B．二萜　　　　　　　　　　C．环烯醚萜

  D．三萜　　　　　　　　　　E．倍半萜内酯

4. 环烯醚萜类化合物多数以苷的形式存在于植物体中,其原因是________：　　　　　（　　　）

  A．结构中具有半缩醛羟基　　　　　　　　　　B．结构中具有仲羟基

  C．结构中具有缩醛羟基　　　　　　　　　　　D．结构中具有环状缩醛羟基

  E．结构中具有烯醚键羟基

5. 环烯醚萜苷具有下列何种性质：　　　　　　　　　　　　　　　　　　　　　　　　（　　　）

  A．挥发性　　　　　　　　　B．脂溶性　　　　　　　　　C．对酸不稳定

  D．甜味　　　　　　　　　　E．升华性

6. 地黄在加工过程中易变黑,是因为其中含有的哪类成分发生化学变化：　　　　　　（　　　）

  A．鞣质　　　　　　　　　　B．环烯醚萜苷　　　　　　　C．香豆素

  D．黄酮苷　　　　　　　　　E．蒽醌

7. 用溶剂提取环烯醚萜苷时,常在植物材料粗粉中拌入碳酸钙或氢氧化钡,目的是：　（　　　）

  A．抑制酶活性　　　　B．增大溶解度　　　　C．中和植物酸　　　　D．A 和 C

8. 请选择下述反应的条件：　　　　　　　　　　　　　　　　　　　　　　　　　　　（　　　）

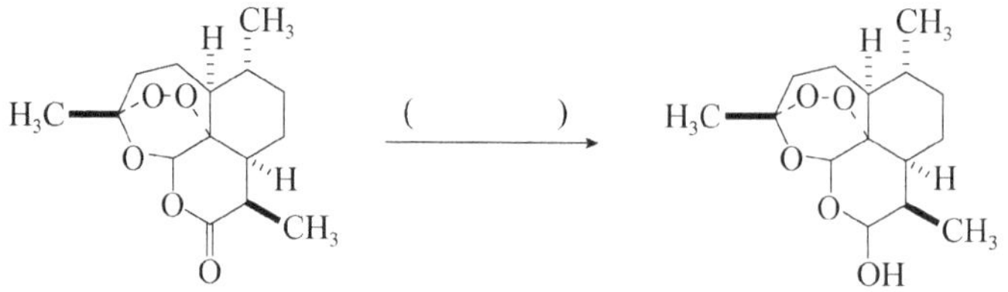

A．KMnO₄ B．NaBH₄ C．NaIO₄

D．H₂/Pd－CaCO₃ E．NaHSO₃

9. 下列化合物可制成油溶性注射剂的是： （ ）

A．青蒿素 B．青蒿琥珀酸酯钠 C．二氢青蒿素甲醚

D．穿心莲内酯磺酸钠 E．穿心莲内酯丁二酸单酯钾

10. 在青蒿素的结构中，以下哪个是其抗疟活性必需基团？ （ ）

A．羰基 B．过氧桥 C．醚键

D．内酯环 E．C₁₀甲基

11. 一蓝色中性油状物，易溶于低极性溶剂，与苦味酸可生成结晶性衍生物，此油状物为以下哪类成

分： （ ）

A．草酚酮 B．香豆素 C．薁类

D．环烯醚萜 E．黄酮

12. 薁类可溶于以下哪种溶剂？ （ ）

A．弱碱 B．弱酸 C．强碱

D．强酸 E．水

13. 某一化合物能使溴水退色，能和顺丁烯二酸酐生成晶形加成物，推测该化合物结构中具有下列

哪种官能团： （ ）

A．羰基 B．共轭双键 C．环外双键

D．环内双键 E．酚羟基

14. 非苷类萜室温下析出结晶由易至难的顺序为： （ ）

A．单萜＞倍半萜＞二萜＞二倍半萜

B．倍半萜＞单萜＞二萜＞二倍半萜

C．二萜＞倍半萜＞单萜＞二倍半萜

D．二倍半萜＞二萜＞倍半萜＞单萜

E．单萜＞二倍半萜＞二萜＞倍半萜

15. 单萜及倍半萜与小分子简单香豆素的理化性质不同点有： （ ）

A．挥发性 B．脂溶性 C．水溶性

D．共水蒸馏性 E．旋光性

16. 需经适当加热，方可溶于氢氧化钠水溶液的萜具有的基团或结构是： （ ）

A．内酯 B．醇羟基 C．羧基

D．糖基 E．酚羟基

17. 萜类化合物在提取分离及贮存时，若与光、热、酸及碱长时间接触，常会产生结构变化，是因为其

结构具有： （ ）

A．醇羟基 B．醛基 C．酮基

D．芳香性 E．脂烷烃结构

18. 从中药中提取二萜内酯类成分可用下列哪种方法： （ ）

A．水提取醇沉淀法　　　　　　　　　　B．酸水加热提取加碱沉淀法

C．碱水加热提取加酸沉淀法　　　　　　D．水蒸气蒸馏法

E．升华法

19. 色谱法分离萜类化合物时，最常用的吸附剂是：　　　　　　　　　　　（　　）

A．硅胶　　　　　　　　　B．酸性氧化铝　　　　　　　C．碱性氧化铝

D．葡聚糖凝胶　　　　　　E．聚酰胺

20. 用硝酸银处理的硅胶做吸附剂，苯：无水乙醇（5：1）做洗脱剂，分离下列化合物，各成分被洗脱出来的先后顺序为：　　　　　　　　　　　　　　　　　　　　（　　）

A．①②③　　　　　B．②③①　　　　　C．③②①　　　　　D．②①③

①　　　　　　　　　　　②　　　　　　　　　　　③

21. 下列哪一类色谱系统可用于分离下述两个化合物：　　　　　　　　　　　（　　）

A．Al_2O_3，TLC，乙醚　　　　　　　　B．$SiO_2 - AgNO_3$，TLC，$CHCl_3$：EtOAc（10：2）

C．SiO_2，TLC，苯：丙酮（18：2）　　　D．PPC，石油醚/97% MeOH

22. 评价挥发油的质量，首选理化指标是：　　　　　　　　　　　　　　　　（　　）

A．折光率　　　　　　　　B．颜色　　　　　　　　　　C．相对密度

D．气味　　　　　　　　　E．比旋度

23. 挥发油薄层色谱展开后，一般情况下首选的显色剂是：　　　　　　　　　（　　）

A．二氯化铁试剂　　　　　B．高锰酸钾溶液　　　　　　C．香草醛-浓硫酸试剂

D．异羟肟酸铁试剂　　　　E．2,4-二硝基苯肼试剂

24. 提取贵重挥发油时，常选用的方法是：　　　　　　　　　　　　　　　　（　　）

A．吸收法　　　　　　　　B．压榨法　　　　　　　　　C．水蒸气蒸馏法

D．浸取法　　　　　　　　E．化学法

25. 超临界萃取法提取挥发油时常选择哪种物质为超临界流体物质：　　　　　（　　）

A．氯化亚氮　　　　　　　B．乙烷　　　　　　　　　　C．乙烯

D．甲苯　　　　　　　　　E．二氧化碳

26. 从挥发油乙醚液中分离碱性成分可用下列哪种试剂：　　　　　　　　　　（　　）

A．5% $NaHCO_3$ 和 NaOH　　　B．10% HCl 或 H_2SO_4　　　C．邻苯二甲酸酐

D．Girard 试剂 T 或 P　　　　E．2% $NaHSO_3$

27. 从挥发油乙醚液中分离酚、酸性成分可用下列哪种试剂：　　　　　　　　（　　）

A．5% $NaHCO_3$ 和 NaOH　　　B．1% HCl 或 H_2SO_4　　　C．邻苯二甲酸酐

D．Girard 试剂 T 或 P　　　　E．2% $NaHSO_3$

28. 水解人参皂苷欲得到原人参皂苷元，可选用：　　　　　　　　　　　　　（　　）

A．酸水解　　　　　　　　B．Smith 裂解　　　　　　　C．光解

D．酶解　　　　　　　　　　　　　　　E．碱水解

29. 皂苷有溶血作用的原因是：　　　　　　　　　　　　　　　　　　　　　　　（　　）
　　A．具有表面活性　　　　　　　　　　　B．与细胞壁上的胆甾醇结合生成沉淀
　　C．具有羧基　　　　　　　　　　　　　D．具有三萜结构
　　E．具有甾体结构

30. 以皂苷为主要成分的药物，一般不宜制成注射液，其原因是：　　　　　　　　（　　）
　　A．刺激性　　　　　　　B．发泡性　　　　　　　C．溶血性
　　D．不稳定性　　　　　　E．水难溶性

31. 从水溶液中萃取皂苷，最适宜的溶剂是：　　　　　　　　　　　　　　　　　（　　）
　　A．乙醚　　　　　　　　B．乙醇　　　　　　　　C．三氯甲烷
　　D．丙酮　　　　　　　　E．正丁醇

32. 分段沉淀法分离皂苷是利用总皂苷中各成分：　　　　　　　　　　　　　　　（　　）
　　A．解离程度不同　　　　B．极性不同　　　　　　C．酸性强弱不同
　　D．分子量大小不同　　　E．结构类型不同

33. 下列物质水溶液用力振荡可产生持久性泡沫的为：　　　　　　　　　　　　　（　　）
　　A．蛋白质　　　　　　　B．氨基酸　　　　　　　C．黏液质
　　D．甘草酸　　　　　　　E．多糖

34. 五环三萜皂苷元中齐墩果烷型和乌苏烷型的主要区别是：　　　　　　　　　　（　　）
　　A．A/B 环稠合方式不同　B．D/E 环稠方式不同　　C．环的数目不同
　　D．E 环上两个甲基位置不同　　E．A 环上两个甲基的位置不同

35. 能使三萜皂苷产生分子复合物沉淀的甾醇类化合物，其结构必须具有：　　　（　　）
　　A．$C_3-\alpha-OH$　　　　　　　　　　　B．$C_3-\beta-OH$
　　C．$C_3-\alpha-O-$糖基　　　　　　　　　D．$C_3-\beta-O-$糖基

36. 母核不属于五环三萜的化合物：　　　　　　　　　　　　　　　　　　　　　（　　）
　　A．人参皂苷 Ro　　　　　B．甘草酸　　　　　　　C．齐墩果酸
　　D．人参皂苷 Rg_1　　　　E．熊果酸

37. 水中溶解性最大的成分是：　　　　　　　　　　　　　　　　　　　　　　　（　　）
　　A．齐墩果酸　　　　　　B．熊果酸　　　　　　　C．甘草酸
　　D．甘草次酸　　　　　　E．桦木酸

38. 利用正相分配色谱法分离三萜皂苷时，可采用的流动相为：　　　　　　　　　（　　）
　　A．三氯甲烷-苯　　　　　B．三氯甲烷-石油醚　　　C．三氯甲烷-甲醇-水
　　D．甲醇-水　　　　　　　E．乙腈-水

39. 常用来从水溶液中富集并纯化三萜皂苷的色谱法为：　　　　　　　　　　　　（　　）
　　A．硅胶吸附柱色谱法　　　　　　　　　B．纤维素粉分配柱色谱法
　　C．高效液相色谱法　　　　　　　　　　D．大孔吸附树脂柱色谱法

40. 可采用酸沉法使其从水溶液中析出的化合物是：　　　　　　　　　　　　　　（　　）
　　A．人参皂苷　　　　　　B．黄芪苷 I　　　　　　C．商陆皂苷
　　D．甘草皂苷

【X 型题】

1. 下列类型属于五环三萜的是：　　　　　　　　　　　　　　　　　　　　　　（　　）
　　A．达玛烷型　　　　　　B．齐墩果烷型　　　　　C．乌苏烷型

D．羽扇豆烷型　　　　　　　　　　　E．甘遂烷型

2. 达玛烷型与羊毛甾烷型四环三萜的基本骨架的共同点是：　　　　　　　　　　　　（　　）

A．C_8 位有 β-角甲基　　　　　B．C_{10} 位有 β-角甲基　　　　　C．C_{13} 位有 β-角甲基

D．C_{14} 位有 α-角甲基　　　　　E．A/B、B/C、C/D 环均为反式并合

3. 可用于检识三萜皂苷的试剂有：　　　　　　　　　　　　　　　　　　　　　　（　　）

A．五氯化锑试剂　　　　　　　　B．三氯乙酸试剂　　　　　　　　C．碘化铋钾试剂

D．异羟肟酸铁试剂　　　　　　　E．乙酸酐-浓硫酸试剂

4. 分离皂苷时可采用的色谱分离方法是：　　　　　　　　　　　　　　　　　　　（　　）

A．硅胶吸附色谱法　　　　　　　B．硅胶分配色谱法　　　　　　　C．大孔吸附树脂法

D．凝胶色谱法　　　　　　　　　E．高效液相色谱法

5. 组成挥发油的化学成分包括：　　　　　　　　　　　　　　　　　　　　　　　（　　）

A．单萜　　　　　　　　　　　　B．倍半萜　　　　　　　　　　　C．三萜

D．脂肪族化合物　　　　　　　　E．小分子芳香族化合物

6. 挥发油变质后，一般表现为：　　　　　　　　　　　　　　　　　　　　　　　（　　）

A．相对密度增加　　　　　　　　B．颜色加深　　　　　　　　　　C．失去香气

D．聚合成树脂样物质　　　　　　E．不能随水蒸气蒸馏

7. 具有挥发性的是：　　　　　　　　　　　　　　　　　　　　　　　　　　　　（　　）

A．单萜　　　　　　　　　　　　B．倍半萜　　　　　　　　　　　C．薁类

D．草酚酮类　　　　　　　　　　E．二倍半萜

8. 从玫瑰花、丁香花中提取挥发油，适宜的提取分离方法有：　　　　　　　　　　（　　）

A．水蒸气蒸馏法　　　　　　　　B．70%乙醇回流提取法　　　　　C．吸收法

D．压榨法　　　　　　　　　　　E．SFE 法

9. 分馏法可用于挥发油成分的分离，不同结构萜类化合物的沸点由高到低的规律为：（　　）

A．倍半萜及含氧衍生物＞含氧单萜＞单萜烯

B．单萜烯单环 2 个双键＞单萜烯无环 3 个双键＞单萜烯双环 1 个双键

C．单萜烯无环 3 个双键＞单萜烯单环 2 个双键＞单萜烯双环 1 个双键

D．萜酸＞萜醇＞萜酮＞萜醛＞萜醚

E．萜酸＞萜醇＞萜醛＞萜酮＞萜醚

10. 对双键顺反异构体萜烯类化合物的分离，可选用的吸附剂有：　　　　　　　　（　　）

A．硅胶　　　　　　　　　　　　B．氧化铝　　　　　　　　　　　C．硝酸银-硅胶

D．硝酸银-氧化铝　　　　　　　E．聚酰胺

11. 三萜皂苷类化合物一般具有以下性质：　　　　　　　　　　　　　　　　　　（　　）

A．吸湿性　　　　　　　　　　　B．发泡性　　　　　　　　　　　C．溶血性

D．挥发性　　　　　　　　　　　E．升华性

12. 三萜皂苷苷键裂解的方法通常采用：　　　　　　　　　　　　　　　　　　　（　　）

A．碱水解　　　　　　　　　　　　　　　B．剧烈酸水解

C．Smith 氧化降解　　　　　　　　　　　D．酶解法

13. 皂苷苷元中含有羧基的化合物是：　　　　　　　　　　　　　　　　　　　　（　　）

A．人参皂苷 Re　　　　B．人参皂苷 Ro　　　　C．甘草皂苷　　　　D．黄芪苷 V

14. 具有溶血作用的化合物是：　　　　　　　　　　　　　　　　　　　　　　　（　　）

A．人参总皂苷　　　　　　　　B．人参皂苷二醇型皂苷　　　　　C．人参皂苷三醇型皂苷

D．甘草皂苷　　　　　　　　　E．甘草次酸

15. 用 7% HCl 的稀乙醇溶液处理人参总皂苷，对其酸水解物进行硅胶色谱，可得到：　　　（　　）

    A. 人参二醇　　　　　　　　　　　　　B. 20(S)-原人参二醇
    C. 人参三醇　　　　　　　　　　　　　D. 20(S)-原人参三醇

【填空题】

1. 经验的异戊二烯法则认为，自然界存在的萜类化合物都是由________衍变而来的。

2. 生源的异戊二烯法则认为，在萜类化合物的生物合成中，________与________是生物体内"活性的异戊二烯"。

3. 薄荷油来自________科植物________，其中主要活性成分为________。

4. 龙脑又称________俗名________，具光学活性，合成品为其________体。

5. 环烯醚萜为________的缩醛衍生物，分子都带有________键，属________衍生物。

6. 青蒿素来源于植物________，其药理作用主要为________。为提高其水溶性，临床上将其制成________以充分发挥其疗效。

7. 薁类化合物具有________和________的并合环，是一种具有________骨架的化合物。植物中含有的薁类化合物主要是其________衍生物。

8. Sabety 试剂和 Ehrlich 氏试剂可用于检出________成分。

9. 挥发油中所含化学成分按其化学结构，主要包括________、________和________3 类，其中以________为多见。

10. 挥发油的物理常数包括________、________、________、________等。衡量挥发油质量的化学指标有________、________和________。酸值代表挥发油中________成分的含量；酯值代表挥发油中________的含量。

11. 挥发油在低温条件下析出的固体成分俗称为________。

12. 挥发油应装满、密闭于________色瓶中________温保存，以避免受________和________等的影响发生分解变质。

13. 挥发油的色谱检识中，常用的通用显色剂有________、________和________；而专属性显色剂如 2,4-二硝基苯肼常用于检出________类成分。

14. 分离挥发油中的羰基化合物常用的试剂是________和________。

15. 提取挥发油的方法有________、________、________，所谓"香脂"是用________提取的。

16. 分馏法是利用挥发油中各成分的________不同进行分离的一种物理方法，分子量增大，双键数目增加，沸点________；在含氧萜中，随着功能基极性增加，沸点________；含氧萜的沸点________不含氧萜。

17. 在挥发油分级蒸馏时，高沸点馏分中有时可见到蓝色或绿色的馏分，这显示有________成分。

18. 硝酸银硅胶柱色谱主要适用于________类化合物的分离，R_f 大小与________数目和位置有关，________数目越多，R_f 越________。

19. 三萜是由________个碳原子组成的萜类化合物，根据异戊二烯法则，大多数三萜类化合物是由________个异戊二烯连接而成的。

20. 根据结构可以把皂苷分为________皂苷和________皂苷；已发现的三萜皂苷苷元结构中常含有________基团，故又称这类三萜皂苷为________皂苷，甾体皂苷则又称为________皂苷。

21. 三萜皂苷由________与________或________结合而成。

22. 大多数情况下，三萜皂苷中糖与苷元中________位的羟基相连。

23. 三萜类化合物经________途径生物合成，由________以不同的方式环合而成。

24. 羊毛甾烷型、葫芦烷型三萜为常见的四环三萜，从生源上讲，该类化合物是由________经重排而形成。

25. 三萜类化合物有多种结构类型，最常见的则为________和________二大类化合物。

26. 三萜皂苷水溶液经强烈振摇能产生持久性的泡沫，且不因加热而消失，这是由于皂苷具有________的缘故。

27. 当三萜皂苷的水溶液与血红细胞接触时，皂苷能与细胞膜上的________结合成不溶于水的复合物而导致溶血现象。

28. 除皂苷外，植物粗提液中有一些其他成分也有溶血作用，如某些植物的________、________、________等亦能产生溶血作用，________则能凝集血细胞而抑制溶血作用。

【简答题】

1. 萜类化合物分几类？分类的依据是什么？各类萜在植物体内主要以何种形式存在？

2. 从生源上讲，三萜类化合物的前体是什么？三萜是由前体经过哪几种不同的环合方式形成的？

3. 草酚酮是一种变形的单萜，试根据其结构讨论其应具有的化学性质。

4. 简述青蒿素的结构特点及成功的结构改造过程。

5. 挥发油有哪些性质？为什么挥发油宜贮存于棕色瓶内密闭存放？

6. 简述区别挥发油和植物油的简单方法。

7. 用以提取挥发油的溶剂应具备什么特点？为什么？

8. 试述加成反应在萜类化合物的鉴别、分离、提纯上的意义。

9. 在三萜的形成过程中，由 $3S-2,3-$鲨烯环氧化物经达玛烷型碳正离子 I 形成的三萜类化合物包括哪几种类型？

10. 从结构上分析，三萜皂苷水溶液能产生持久性泡沫的原因是什么？

11. 简述三萜皂苷水溶液大多能破坏血红细胞而具有溶血作用的原因。并说明三萜皂苷溶血作用强弱与其结构的关系。

12. 在植物的提取液中，除了皂苷外还有哪些成分也具有溶血作用？如何判断溶血作用是由皂苷引起的？

13. 简述三萜类化合物在无水条件下与强酸、中等强酸或 Luewis 酸产生颜色变化或荧光的原因；并说明要发生阳性反应，三萜类化合物需具备什么样的结构特点。

14. 大孔吸附树脂柱色谱在三萜皂苷分离中具有什么样的作用？如何操作？

15. 利用丙酮或乙醚沉淀法分离精制三萜皂苷的原理是什么？除掉的杂质是什么？

【问答题】

1. 写出下列化合物的名称、所属的结构类型及生物活性。

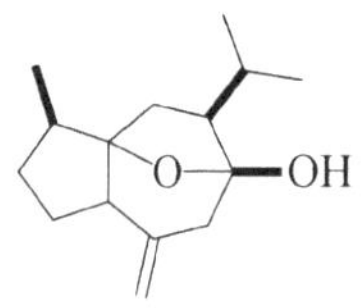

(5) 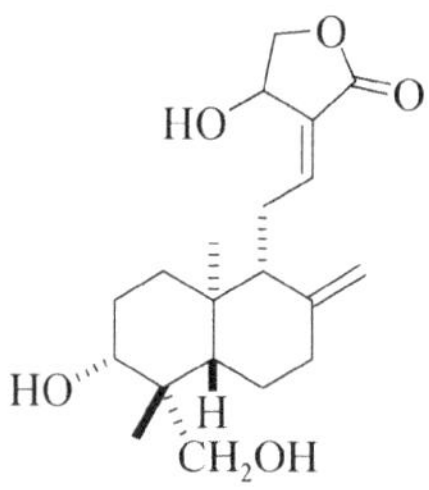　　　　　　(6) 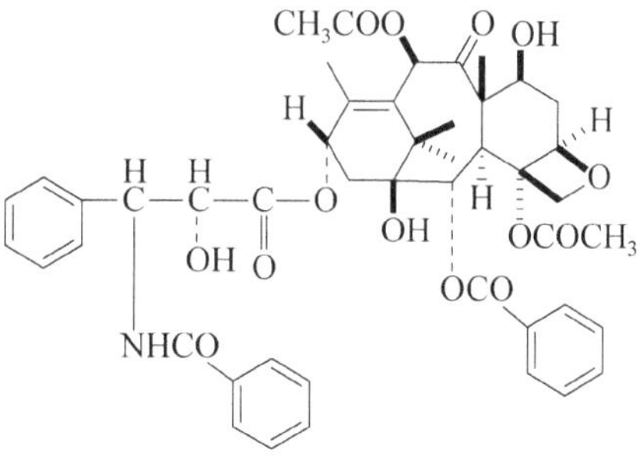　　　　　　(7)

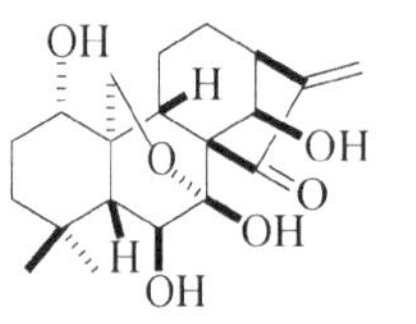

(8) 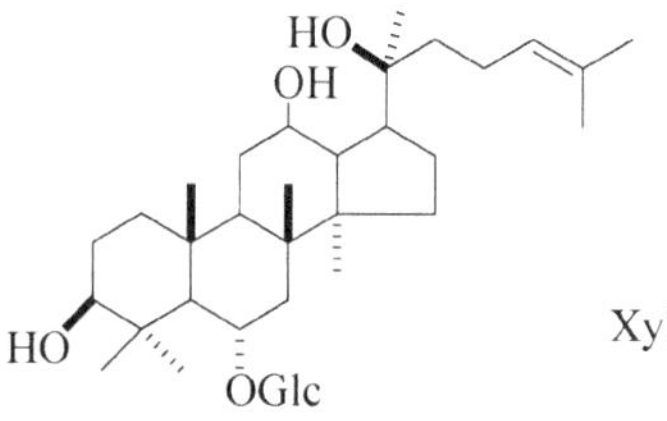　　　　　　(9) 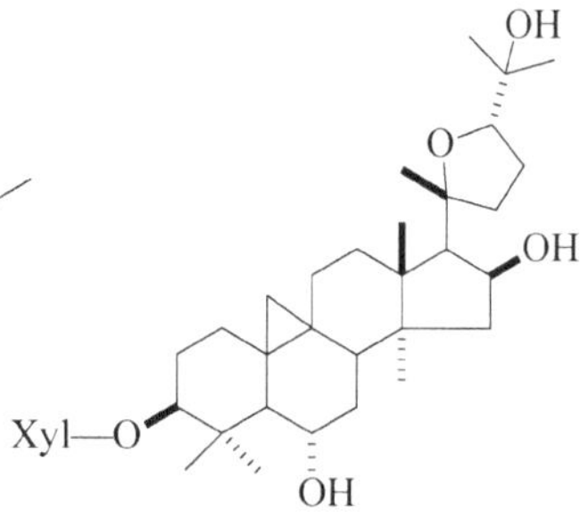　　　　　　(10)

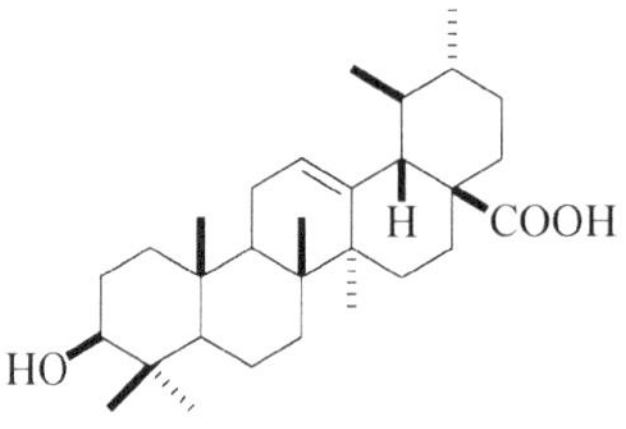

(11) 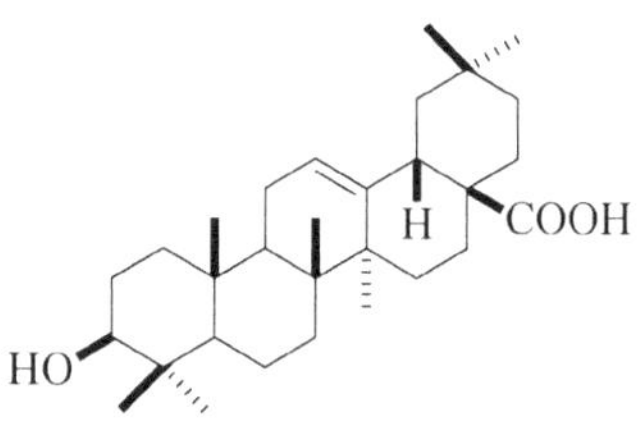　　　　　　(12)

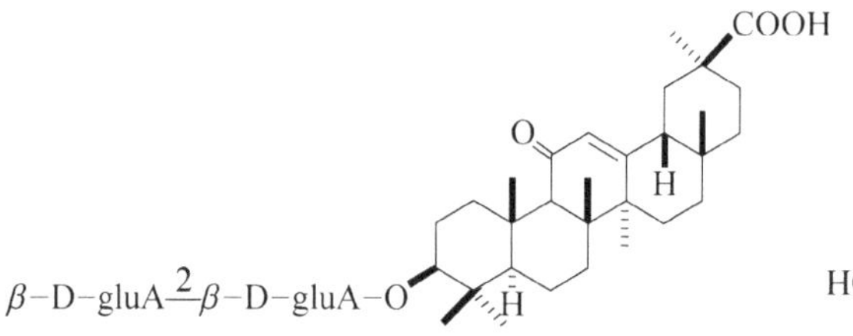

β-D-gluA$\xrightarrow{2}\beta$-D-gluA-O

(13) 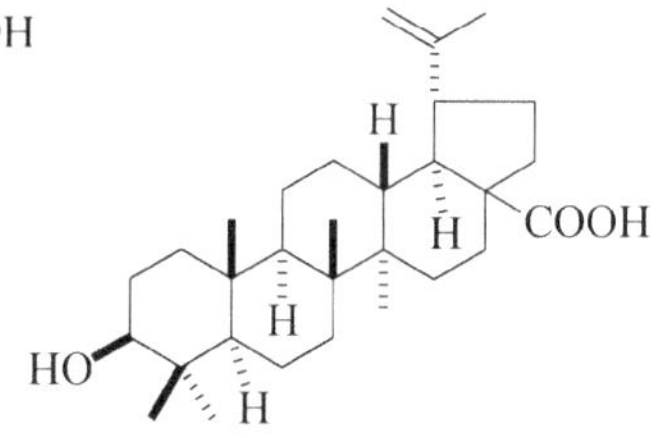　　　　　　(14)

2. 用化学方法区分下列各组化合物。

（1）

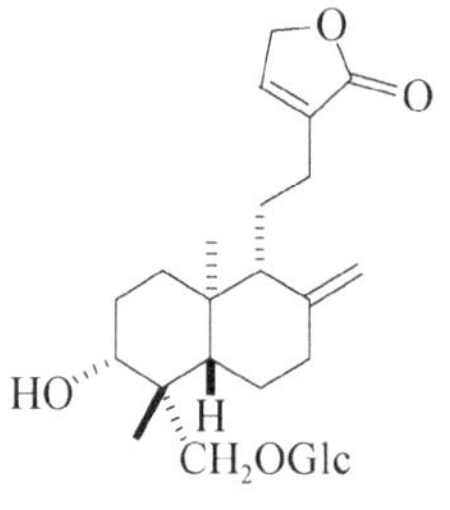

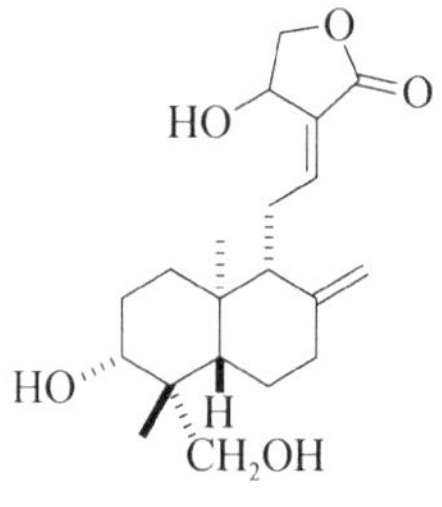

（2）

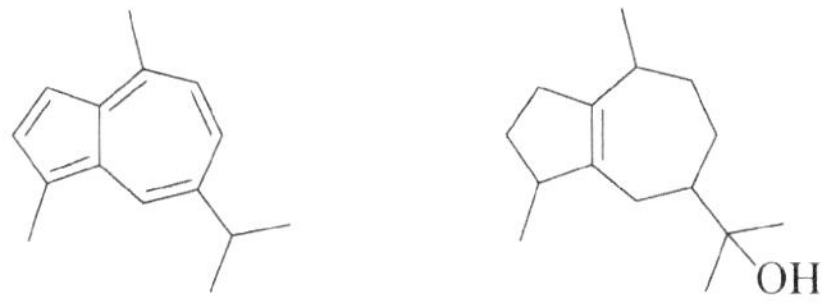

（3）

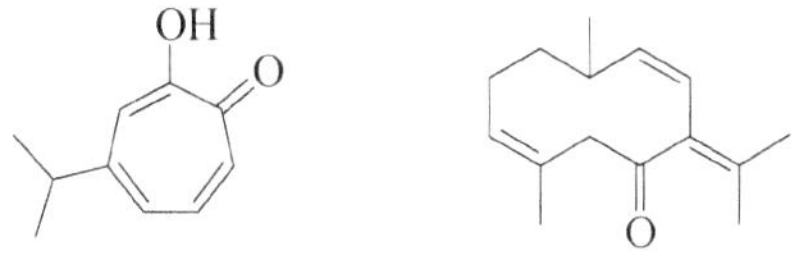

（4）

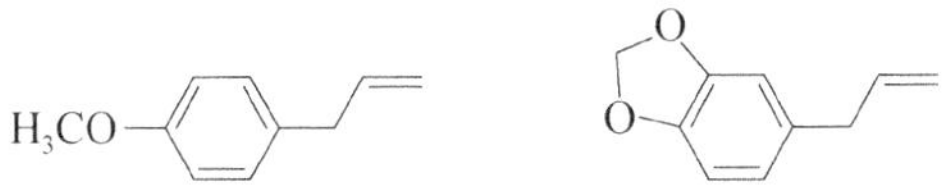

3. 采用胆甾醇沉淀法分离三萜皂苷的原理是什么？某植物的水提取液中除含有三萜皂苷外，尚含有单糖、多糖、蛋白质等水溶性杂质和脂肪酸、脂溶性色素等少量脂溶性杂质。

试问：（1）是否可采用胆甾醇沉淀法精制其中的三萜皂苷？

（2）如果可以的话，如何操作？

甾体及其苷类

导 学

内容及要求

掌握 C_{21} 甾类、强心苷、甾体皂苷的概念；C_{21} 甾类、强心苷、甾体皂苷元的结构及其分类；强心苷、甾体皂苷的理化性质及检识。熟悉强心苷、甾体皂苷的提取分离与色谱鉴定方法。了解强心苷的结构与生物活性的关系；C_{21} 甾类、强心苷和甾体皂苷的药理活性；强心苷苷元、甾体皂苷元与糖的连接方式。

重点、难点

重点是强心苷、甾体皂苷的结构及分类；强心苷、甾体皂苷的理化性质及检识。难点是强心苷、甾体皂苷的理化性质及检识。

专科生的要求

掌握 C_{21} 甾类、强心苷、甾体皂苷的概念；C_{21} 甾类、强心苷、甾体皂苷元的结构及其分类；强心苷、甾体皂苷的理化性质及检识。熟悉强心苷、甾体皂苷的提取分离与色谱鉴定方法。了解强心苷苷元、甾体皂苷元与糖的连接方式。

第一节 概　　述

甾体化合物是广泛存在的一类重要的天然化学成分，包括 C_{21} 甾类、强心苷、甾体皂苷、植物甾醇、昆虫变态激素、胆汁酸以及甾体生物碱等。种类很多，但它们的结构中都具有环戊烷并多氢菲（cyclopentano-perhydrophenantherene）的甾核。甾核四个环可以有不同的稠合方式。甾核 C_3 位有羟基取代，可与糖结合成苷。甾核的 C_{10} 和 C_{13} 位常为角甲基取代，C_{17} 位有侧链。根据侧链结构的不同，天然甾体化合物又分为许多类型，如表 7-1 所示。

甾类化合物的结构母核

表 7-1　天然甾类化合物的种类及甾核的稠合方式

种类	C_{17} 侧链	A/B	B/C	C/D
C_{21} 甾类	羰甲基衍生物	反	反	顺
强心苷类	不饱和内酯环	顺、反	反	顺
甾体皂苷类	含氧螺杂环	顺、反	反	反
植物甾醇	脂肪烃	顺、反	反	反
昆虫变态激素	脂肪烃	顺	反	反
胆酸类	戊酸	顺、反	反	反

从生源观点来看，甾体化合物都是通过甲戊二羟酸的生物途径转化而来，可以衍生成甾醇类、C_{21} 甾类、强心苷元类、甾体皂苷元类等等。

天然甾类成分的 C_{10}、C_{13}、C_{17} 侧链大都是 β-构型。C_3 位有羟基取代，由于此羟基的空间排列具有 2 种异构体：C_3—OH 和 C_{10}—CH_3 为顺式，称为 β-型（以实线表示）；C_3—OH 和 C_{10}—CH_3 为反式，称为 α-型或 epi-(表-)型（以虚线表示）。甾体母核的其他位置还可以有羟基、羰基、双键、环氧醚键等功能基的取代。本章主要介绍 C_{21} 甾类、强心苷和甾体皂苷三类成分。

甾类成分在无水条件下，遇强酸能产生颜色反应，与三萜类化合物类似。

1. 醋酐-浓硫酸反应（Liebermann-Burchard 反应）　将样品溶于冰乙酸，加浓硫酸-乙酸酐（1：20），产生红→紫→蓝→绿→污绿等颜色变化，最后褪色。

2. Salkowski 反应　将样品溶于三氯甲烷，沿管壁滴加浓硫酸，三氯甲烷层显血红色或青色，硫酸层显绿色荧光。

3. Rosenheim 反应　样品和 25% 三氯乙酸的乙醇溶液反应可显红色至紫色。将 25% 三氯乙酸乙醇液和 3% 氯胺 T(chloramine T) 水溶液以 4：1 混合，喷在滤纸上与强心苷反应，干后 90 ℃ 加热数分钟，于紫外光下观察，可显黄绿色、蓝色、灰蓝色荧光，反应较为稳定，且可用于毛地黄强心苷类的区别。

4. 二氯化锑（或五氯化锑）反应　将样品醇溶液点于滤纸上，喷以 20% 三氯化锑（或五氯化锑）三氯甲烷溶液（不应含乙醇和水），干燥后，60～70 ℃ 加热，显黄色、灰蓝色、灰紫色斑点。

第二节　C_{21} 甾类化合物

C_{21} 甾类（C_{21}-steroides）是一类含有 21 个碳原子的甾体衍生物，是目前广泛应用于临床的一类重要药物，具有抗炎、抗肿瘤、抗生育等方面生物活性，尤其是从天然产物中寻找高效低毒的 C_{21} 甾类体直接用于临床或作为新药合成的研究，更是得到世界卫生组织和各国学者的重视。目前由植物中分离出的 C_{21} 甾类成分的种类很多，它们都是以孕甾烷（pregnane）或其异构体为基本骨架。甾体母核上多有羟基，在 C_5、C_6 位大多有双键，C_{20} 位可能有羰基，C_{17} 位上的侧链多为 α-构型，但也有 β-构型。C_3、C_8、C_{12}、C_{14}、C_{17}、C_{20} 等位置上都可能有 β-OH，C_{11} 位上则可能有 α-OH，其中 C_{11}、C_{12} 羟基还可能和乙酸、苯甲酸、桂皮酸等结合成酯存在。主要结构类型有以下两种。

C$_{21}$甾化合物的结构母核

在植物体中,C$_{21}$甾类成分除以游离方式存在外,多数和糖缩合成苷类存在。糖链多与 C$_3$—OH 相连,少数与 C$_{20}$—OH 相连。C$_{20}$位苷键易被水解成次生苷。C$_{21}$甾苷类化合物具有甾核的显色反应,由于分子中除含有 2-羟基糖外,尚有 2-去氧糖的存在,因此能发生 Keller-Kiliani 反应。

C$_{21}$甾类成分除存在于玄参科、夹竹桃科、毛茛科等植物中外,在萝摩科植物中分布较为普遍。如萝摩科鹅绒藤属植物白首乌(*Cunanchum auriculatum*),作为传统的中草药的保健品,具有防病祛病、延年益寿的的作用,其主要成分为 C$_{21}$甾苷。体外实验证明,白首乌 C$_{21}$甾苷具有清除超氧阴离子自由基和羟自由基的功能,动物实验也表明白首乌的补益作用与氧的代谢有关。

第三节 强 心 苷

一、概述

强心苷(cardiac glycosides)是主要存在于植物中的一类具有强心作用的甾体苷类化合物。强心苷是治疗充血性心力衰竭及节律障碍等心脏疾患不可缺少的药物,如毛花苷 C、地高辛及毛地黄毒苷等。强心苷主要存在于十几个科几百种植物中,尤以玄参科和夹竹桃科植物最普遍,另如百合科、萝摩科、十字花科、卫矛科、豆科、桑科等亦有报道。强心苷主要存在于植物的果、叶或根中。

蟾酥所含的主要强心成分为蟾毒配基及其酯类,而非苷类成分。

二、强心苷的结构和分类

根据 C$_{17}$位侧链不饱和内酯环的不同,强心苷元可分为两类。C$_{17}$位侧链为五元不饱和内酯环($\Delta^{\alpha\beta}$-γ-内酯),称为甲型强心苷元,为强心甾烯类;C$_{17}$位侧链为六元不饱和内酯环($\Delta^{\alpha\beta,\gamma\delta}$-$\delta$-内酯),称为乙型强心苷元,为海葱甾烯类或蟾蜍甾烯类,都属于 β-构型(个别为 α-构型,命名时标以 17β- H)。

甲型　　　　　　　　　　　乙型

1. **强心苷元部分的结构** 强心苷由强心苷元(cardiac aglycone)与糖两部分构成。强心苷元中甾体母核 A、B、C、D 四个环的稠合方式不同。天然存在的强心苷元的 A/B 环有顺、反两种稠合方式,以顺式稠合的较多,如洋地黄毒苷元(digitoxigenin)。反式稠合的较少,如乌沙苷元(uzarigenin)。B/C 环均为反式,C/D 环都为顺式。

强心苷元的甾核中,常存在羟基、酯基、甲基、环氧基以及其他含氧基因。其中 C_3、C_{14} 位有羟基取代,C_3—OH 多为 β-构型,少数为 α-构型。强心苷中糖链均与 C_3—OH 连接。C_{14}—OH 由于 C/D 环都为顺式,所以均为 β-构型。甾体母核其他位置也可能有羟基取代,一般位于 1β、2α、5β、11α、11β、12α、12β、15β、16β,其中 16β-OH 有时与不同脂肪酸,如甲酸、乙酸、异戊酸等结合成酯。C_{10}、C_{13} 位常有角甲基存在,C_{10} 位还可能是羟甲基、醛基、羧基等含氧基团,都是 β-构型。羰基一般在 C_{11} 或 C_{12} 位,双键一般在 C_4、C_5 或 C_5、C_6 位,环氧基一般在 7、8β、8、14β 或 11、12β 位。

按甾类化合物的命名,甲型强心苷以强心甾(cardenolide)为母核命名。例如洋地黄毒苷元为 $3\beta,14\beta$-二羟基-5β-强心甾-$20(22)$-烯[$3\beta,14\beta$- dihydroxy - 5β - card - $20(22)$- enolide]。乙型强心苷元以海葱甾(scillanolide)或蟾蜍甾(bufanolide)为母核命名,例如绿海葱苷元(scillarenin)的化学名为 $3\beta,14\beta$-二羟基海葱甾-$4,20,22$-三烯($3\beta,14\beta$- dihydroxy - acilla - $4,20,22$ - trenolide)。近来报道,从中亚绿色蟾蜍中分离到一种新的强心苷,命名为 gamabufotalin,化学名为 $3\beta,11\alpha,14\beta$-三羟基-5β-H-蟾酥甾-$20,22$-二烯($3\beta,11\alpha,14$ - trihydroxy - $5\beta,14\beta$ - bufa - $20,22$ - dienolide)。

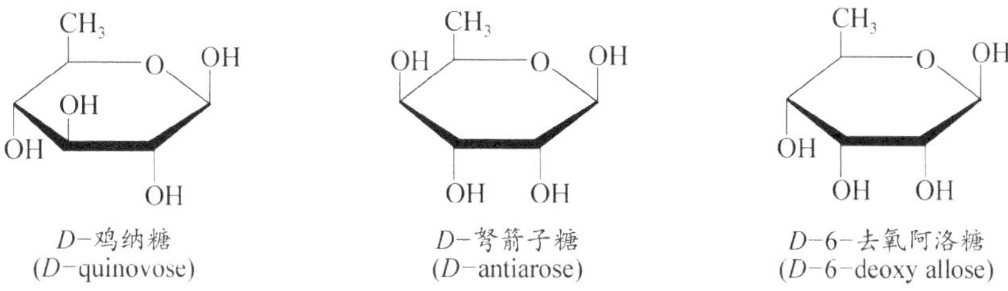

洋地黄毒苷元　　　　海葱苷元　　　　gamabufotalin

2. **强心苷中糖部分的结构** 强心苷中糖均与苷元 C_3-OH 结合形成苷,可多至 5 个单元,以直链相连接。构成强心苷的糖有 20 多种,根据它们 C_2 位上有无羟基可以分成 α-羟基糖(2-羟基糖)和 α-去氧糖(2-去氧糖)两类。

2-羟基糖中除了常见的 D-葡萄糖、L-鼠李糖外,还有 6-去氧糖如 L-夫糖(L-fucose)、D-鸡纳糖(D-quinovose)等;6-去氧糖甲醚如 L-黄花夹竹桃糖(L-thevetose)、D-毛地黄糖(D-digitalose)等。

2-去氧糖常见于强心苷类,是强心苷类的一个重要特征。有 2,6-二去氧糖,如 D-毛地黄毒糖(D-digitoxose)等;2,6-二去氧糖甲醚如 L-夹竹桃(L-oleandrose)等。强心苷中还可能有乙酰化糖、氨基糖等。

D-鸡纳糖　　　　　D-弩箭子糖　　　　D-6-去氧阿洛糖
(D-quinovose)　　(D-antiarose)　　(D-6-deoxy allose)

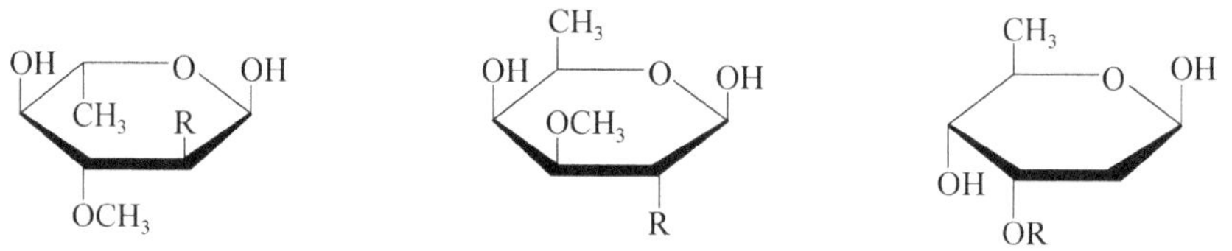

L-黄花夹竹桃糖R=OH
(L-thevetose)
L-夹竹桃糖　　R=H
(L-oleandrose)

D-毛地黄糖　R=OH
(D-digitalose)
D-地芰糖　　R=H
(D-diginose)

D-毛地黄毒糖R=H
(D-digitoxose)
D-加拿大麻糖R=CH_3
(D-cymarose)

强心苷中常见的去氧糖

3. 强心苷元与糖的连接方式　强心苷中的糖多与苷元的 C_3—OH 缩合成单糖链苷,依据与苷元相连的糖的种类以及和苷元的连接方式,可分为以下三种类型:

Ⅰ型:苷元-(2,6-去氧糖)$_x$-(D-葡萄糖)$_y$,如紫花洋地黄毒苷 A。

Ⅱ型:苷元-(6-去氧糖)$_x$-(D-葡萄糖)$_y$,如黄夹苷甲。

Ⅲ型:苷元-(D-葡萄糖)$_y$,如乌沙苷。

植物中存在的强心苷以Ⅰ、Ⅱ型较多,Ⅲ型较少。

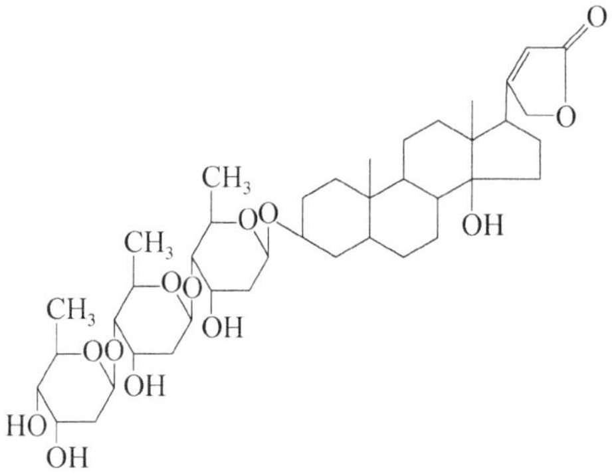

紫花洋地黄毒苷A

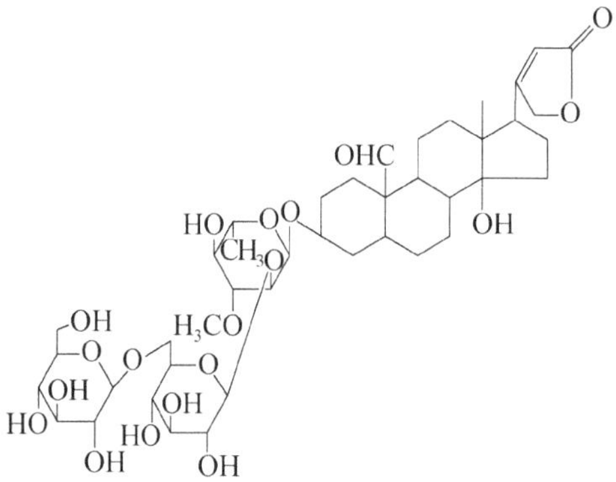

黄夹苷甲 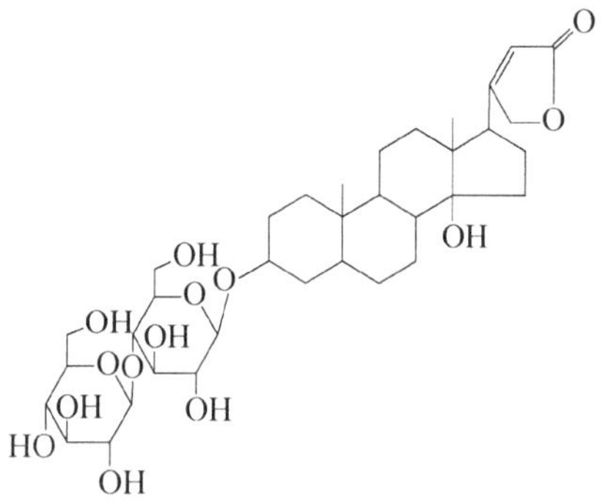　　　　　　　　　　**乌沙苷**

三、强心苷的理化性质

(一) 理化性质

1. **性状**　强心苷多为无色结晶或无定形粉末,中性物质,有旋光性。C_{17} 位上的侧链为 β-构型者味苦,而 α -构型者味不苦。对黏膜有刺激性。

2. 溶解度　可溶于丙酮、甲醇、乙醇、水等极性溶剂,微溶于乙酸乙酯、含醇三氯甲烷,难溶于乙醚、苯、石油醚等非极性溶剂。它们的溶解度也因糖基数目和性质以及苷元中有无亲水性基团而有差异。

3. 稳定性　在适当条件下,强心苷可发生分子中的内酯环开裂、双键氧化、某些取代基脱水或缩合、$C_{17}\beta$ -内酯侧链异构化等反应。在研究或制备强心苷的过程中要注意这些情况的发生。

(二) 显色反应

强心苷的显色反应因其甾体母核、结构中的不饱和内酯环和 2-去氧糖而产生。

1. 甾体母核的显色反应　见本章第一节内容。

2. 不饱和内酯环的显色反应　甲型强心苷的 C_{17} 侧链上有不饱和五元内酯环,在碱液中,双键转位能形成 C_{22} 活性亚甲基,此活性亚甲基能够与某些试剂反应而显色。而乙型强心苷在碱液中不能产生活性亚甲基,故无此类反应。所以利用此反应,可区别甲、乙型强心苷。所产生的有色化合物在可见光区常有最大吸收,故亦可用于定量(表 7-2)。

表 7-2　活性次甲基的显色反应

反应名称	试　　剂	颜色	λ_{max} (nm)
Legal 反应	$Na_2Fe(NO)(CN)_5 \cdot 2H_2O$ 亚硝酰铁氰化钠	深红或蓝	470
Kedde 反应	3,5-二硝基苯甲酸	深红或红	590
Raymond 反应	间二硝基苯	紫红或蓝	620
Baljet 反应	苦味酸	橙或橙红	490

(1) 亚硝酰铁氰化钠试剂(Legal)反应:取样品 1~2 mg,溶于 2~3 滴吡啶中,加 3% 亚硝酰铁氰化钠溶液和 2 mol/L 氢氧化钠溶液各 1 滴。反应液呈深红色并渐渐褪去。

(2) 3,5-二硝基苯甲酸试剂(Kedde)反应:取样品的甲醇或乙醇溶液于试管中,加入 3,5-二硝基苯甲酸试剂 3~4 滴,溶液呈红色或紫红色。本试剂可用作强心苷纸色谱和薄层色谱显色剂,喷雾后显紫红色,几分钟后褪色。

(3) 间二硝基苯试剂(Raymond)反应:取样品约 1 mg,以少量 50% 乙醇溶解后加入间二硝基苯乙醇溶液 0.1 ml,摇匀后再加入 20% 氢氧化钠溶液 0.2 ml,反应液呈蓝紫色。

(4) 碱性苦味酸试剂(Baljet)反应:取样品的甲醇或乙醇溶液于试管中,加入碱性苦味酸试剂数滴,溶液呈橙色或橙红色。此反应有时发生较慢,放置 15 min 以后才能显色。

3. 2-去氧糖的显色反应

（1）Keller-Kiliani 反应：强心苷溶于含少量 Fe^{3+} 的冰乙酸，沿壁加入浓硫酸，观察界面和乙酸颜色变化。若有 2-去氧糖存在，乙酸层渐呈蓝色或蓝绿色。界面的呈色，是由于浓硫酸对苷元所起的作用逐渐向下层扩散。其显色随苷元羟基、双键位置和数目不同而异，久置后因炭化作用转暗。

此反应是 2-去氧糖的特征反应，只对游离的 2-去氧糖或 2-去氧糖与苷元连接的苷显色，对 2-去氧糖和葡萄糖或其他羟基糖连接的二糖、三糖及乙酰化的 2-去氧糖，由于在此条件下不能水解出 2-去氧糖而不显色。故此反应可肯定 2-去氧糖的存在，但对此反应不显色的有时未必具有完全的否定意义。

（2）对-二甲氨基苯甲醛反应（Ehrlich 反应）：将样品的醇溶液点于滤纸上，喷以对-二甲氨基苯甲醛试剂，于90 ℃加热 30 s，分子中若有 2-去氧糖可显灰红色斑点。

（3）呫吨氢醇（Xanthydrol）反应：取样品少许，加呫吨氢醇试剂 1 ml，置水浴上加热 3 min，若分子中有 2-去氧糖即显红色。此反应极灵敏，分子中的 2-去氧糖可定量地发生反应，故还可用于定量分析。

（4）过碘酸-对硝基苯胺反应：将样品的醇溶液点于滤纸或薄层板上，先喷过碘酸钠水溶液，于室温放置 10 min，再喷对硝基苯胺试液，则迅速在灰黄色背底上出现深黄色斑点，置紫外灯下观察则为棕色背底上出现黄色荧光斑点。再喷以 5％氢氧化钠甲醇溶液，则斑点转为绿色。

（三）水解反应

强心苷的苷键可以在酸或酶的催化下发生水解。同时，分子中有的酯键结构还能被碱催化水解。强心苷中苷键由于糖结构不同，水解难易有区别，水解产物有差异。

1. 酸催化水解

（1）温和酸水解法：用稀酸（如0.02～0.05 mol/L 的盐酸或硫酸），在含水醇中经短时间（半小时至数小时）加热回流。在此条件下，可使 I 型强心苷水解生成苷元和糖。因为苷元和 2-去氧糖、2-去氧糖和 2-去氧糖之间的糖苷键极易被酸水解，在此条件下即能被切断。但由 2-羟基糖形成的苷键在此条件下不易断裂。

（2）强烈酸水解法：II 型和 III 型强心苷中的糖，均非 2-去氧糖。必须以高浓度的酸（3％～5％），增加作用时间或同时加压，才能使强心苷和糖之间的苷键、糖和糖之间的苷键全部水解。但却常引起苷元发生脱水反应，产生缩水苷元。

（3）氯化氢-丙酮法（Mannich 和 Siewert 法）：将强心苷置于含 1％氯化氢的丙酮溶液中，20 ℃放置 2 周。因糖分子中 C_2 位羟基和 C_3 位羟基与丙酮反应，生成丙酮化物，进而水解，可得到原生苷元和糖衍生物。本法适合于多数 II 型强心苷的水解。但是，多糖苷因极性太大，难溶于丙酮中，则水解反应不易进行或不能进行。以铃兰毒苷为例：

铃兰毒苷

毒毛花苷元　　　　　　　氯代-L-鼠李糖丙酮化合物

此外，也并非所有能溶于丙酮的强心苷都可用此法进行酸水解，如黄夹次苷乙用此法水解只能得到缩水苷元。

2. 酶水解法　酶的水解有一定的专属性。不同性质的酶，作用于不同性质的苷键。如：紫花毛地黄叶中存在的紫花苷酶，只能水解紫花毛地黄苷 A 和 B 中的 D-glc 苷键。蜗牛酶(一种混合酶，蜗牛肠管消化液经处理而得)几乎能水解所有的苷键，能将强心苷分子的糖逐步水解，直至获得苷元，常用来研究强心苷的结构。

3. 碱水解法　强心苷的苷键为缩醛结构，可被酸或酶水解，对碱则较稳定而不被水解。但是，在碱试剂的作用下，可使强心苷分子中的酰基水解、内酯环开裂、$\Delta^{20(22)}$ 转位及苷元异构化等。

(1) 酰基的水解：在强心苷的苷元或糖基上常有酰基存在，一般可用碱处理使酯键水解而脱去酰基。常用的碱有：$NaHCO_3$、$KHCO_3$(2-去氧糖上的酰基)、$Ca(OH)_2$、$Ba(OH)_2$(2-去氧糖、2-羟基糖上的酰基)，它们能选择性地水解苷元或糖基上的酰基而不影响内酯环。

(2) 内酯环的水解：在水溶液中，NaOH、KOH 能使强心苷的内酯环开裂，酸化后又可重新闭环。在醇溶液中，NaOH、KOH 能使强心苷的内酯环开裂，但同时还使其结构异构化，故酸化也不再有可逆变化。

四、强心苷的检识

(一) 化学检识

强心苷的理化鉴别主要是利用强心苷分子结构中甾体母核、不饱和内酯环、2-去氧糖的显色反应。常用的反应有 Liebermann Burchard 反应、Keller-Killiani 反应、呫吨氢醇反应、Legal 反应和 Kedde 反应等。

若样品的显色反应表明有甾体母核及 2-去氧糖，则基本可判定样品含强心苷类成分。可再通过 Legal 反应或 Kedde 反应等判断是甲型强心苷还是乙型强心苷。

(二) 色谱检识

色谱法是检识强心苷的一种重要手段，主要为 TLC 色谱。

强心苷的薄层色谱有吸附薄层色谱和分配薄层色谱，应用方面各具特色。在吸附薄层色谱上，由于强心苷分子中含有较多的极性基团，尤其是多糖苷，对氧化铝产生较强的吸附作用，分离效果较差。因此常用硅胶作吸附剂，以三氯甲烷-甲醇-冰乙酸(85：13：2)、二氯甲烷-甲醇-甲酰胺(80：19：1)、乙酸乙酯-甲醇-水(80：5：5)等溶剂系统作展开剂。也可用反相硅胶薄层色谱分离强心苷，常用的溶剂展开系统有甲醇-水、三氯甲烷-甲醇-水等。对于极性较弱的苷元及一些单糖苷，亦可采用氧化铝、氧化镁、硅酸镁作吸附剂，以乙醚或三氯甲烷-甲醇(99：1)等作展开剂。

分配薄层色谱对分离强心苷的效果较吸附薄层色谱更好，所得斑点集中，承载分离的样品量较大。常用硅藻土、纤维素作支持剂，三氯甲烷-丙酮(4：1)、三氯甲烷-正丁醇(19：1)等溶剂系统作展开剂,分离极性较强的强心苷。

常用显色反应中的试剂作为其薄层色谱的显色剂,如 2% 3,5-二硝基苯甲酸乙醇溶液与 2 mol/L 氢氧化钾溶液等体积混合液(kedde 试剂)、1% 苦味酸水溶液与 10% 氢氧化钠水溶液(95:5)混合液(Baljet 试剂)、2% 三氯化锑的三氯甲烷溶液等。

（三）光谱检识

波谱特征在区别甲型强心苷和乙型强心苷中具有重要作用。甲型强心苷和乙型强心苷在紫外、红外、核磁、质谱中有不同的波谱特征。如在紫外光谱特征方面具有 $\Delta^{\alpha\beta}-\gamma$ 内酯的强心苷,在紫外光谱中于约 220 nm 处呈现最大吸收。具有 $\Delta^{\alpha\beta,\gamma\delta}-\delta$ 内酯的强心苷在 295~300 nm 处有吸收,借此可区别甲型强心苷及乙型强心苷。若引入 $\Delta^{16(17)}$ 与 $\Delta^{\alpha\beta}-\gamma$ 内酯共轭,则另外在约 270 nm 处产生强的共轭吸收。若引入 $\Delta^{8(9),14(15)}$-双烯和内酯环不共轭,一般在 244 nm 左右有吸收。强心苷元 C_{11} 或 C_{12} 位有酮基,因受空间阻碍较大,不易为化学反应检出,但在紫外光谱中可示 290 nm 的弱峰。C_{11}、C_{12} 均为酮基的双酮,吸收峰吸收波长更长。

五、强心苷的提取分离

植物中所含强心苷较复杂,大多含量较低。多数强心苷是多糖苷,常常与糖类、皂苷、色素、鞣质等共存,这些成分的存在往往能影响或改变强心苷在许多溶剂中的溶解度。同时植物中还相应含有强心苷类的水解酶,植物原料在保存或提取过程中均可促使强心苷的酶解,产生次级苷,增加了成分的复杂性。因此提取过程中,要注意酶的问题。如果要提取原生苷,必须抑制酶的活性,进行酶解(25~40 ℃)可获得次级苷。此外,还要注意酸、碱对强心苷结构的影响。

（一）提取

一般原生苷易溶于水而难溶于亲脂性溶剂,次级苷则相反,易溶于亲脂性溶剂而难溶于水。提取时可根据强心苷的性质选择不同溶剂,如乙醚、三氯甲烷、三氯甲烷-甲醇混合溶剂、甲醇、乙醇等。但常用的为甲醇或 70% 乙醇,提取效率高,且能使酶破坏失去活性。

（二）纯化

1. 溶剂法　原料若为种子或含油脂类杂质较多时,一般宜采用压榨法或溶剂法进行脱脂,然后用醇或稀醇提取。另外,也可先用醇或稀醇提取,浓缩提取液除去醇,残留水提液用石油醚、苯等萃取,除去亲脂性杂质。水液再用三氯甲烷-甲醇混合液萃取,提出强心苷,亲水性杂质则留在水层而弃去。若原料为地上部分,叶绿素含量较高,可将醇提液浓缩,保留适当浓度的醇,放置使叶绿素等脂溶性杂质成胶状沉淀析出,过滤除去。

2. 吸附法　强心苷稀醇提取液通过活性炭,提取液中的叶绿素等脂溶性杂质可被吸附而除去。当提取液通过 Al_2O_3,溶液中糖类、水溶性色素、皂苷等可吸附,从而达到纯化目的。但强心苷亦有可能被吸附而损失,而且吸附量与溶液中乙醇的浓度有关,是应该注意的。

（三）分离

1. 两相溶剂萃取法　利用强心苷在两种互不相溶的溶剂中分配系数的不同而达到分离。如毛花毛地黄总苷中苷 A、B、C 的分离,由于在三氯甲烷中苷 C 溶解度(1:2 000)比苷 A(1:225)和苷 B(1:550)小,而三者在甲醇(1:20)和水(几乎不溶)中溶解度均相似。用三氯甲烷-甲醇-水(5:1:5)为溶剂系统进行两相溶剂萃取,溶剂用量为总苷的 1 000 倍,苷 A 和苷 B 容易分配到三氯甲烷层,苷 C 集中留在水层,分出水层,浓缩到原体积的 1/50,放置结晶析出,收集结晶,用相同溶剂再进行第二次两相溶剂萃取,可得到纯的苷 C。

2. 逆流分配法　亦是依据分配系数的不同,使混合苷分离。如黄花夹竹桃苷 A(thevetin A)和 B(thevetin B)的分离,以三氯甲烷:乙醇(2:1)750 ml/水 150 ml 为两相溶剂,三氯甲烷为移动相,水为固定相,经 9 次逆流分配(0～8 管),最后由三氯甲烷层 6～7 管中获得苷 B,水层 2～5 管中获得苷 A。

3. 色谱分离　分离亲脂性单糖苷、次级苷和苷元,一般选用吸附色谱,常以硅胶为吸附剂,用正己烷-乙酸乙酯、甲苯-丙酮、三氯甲烷-甲醇、乙酸乙酯-甲醇为溶剂,进行梯度洗脱。对弱亲脂性成分宜选用分配色谱,可用硅胶、硅藻土、纤维素为支持剂,常以乙酸乙酯-甲醇-水或三氯甲烷-甲醇-水进行梯度洗脱。液滴逆流色谱法(DCCC)亦是分离强心苷的一种有效方法。采用三氯甲烷-甲醇-水(5:6:4)为洗脱剂可从夹竹桃科植物 Anodendron affine 分离出多种强心苷。

当组分复杂时,往往需几种方法配合应用反复分离,才能达到满意的分离效果。

(四) 提取实例:西地兰的提制

西地兰为白色结晶性粉末,沸点 265～268 ℃,溶于甲醇(1:200),微溶于三氯甲烷(1:2 000)、乙醇(1:2 500)、水(1:5 000),不溶于乙醚。

西地兰的提取可分为三个步骤:提取总苷→分离苷丙→苷丙脱乙酰基。

1. 总苷的提取　总苷中主要含苷甲、苷乙、苷丙。总苷的溶解性能为:甲醇(1:20)、乙醇(1:40),在水中几乎不溶。

2. 苷丙的分离　总苷中苷丙极性最大,在三氯甲烷中的溶解度最小,而三者在甲醇(1:20)和水中溶解度相似。利用它们在三氯甲烷与烯乙醇中的分配系数不同,采用总苷-三氯甲烷-甲醇-水(1:500:100:500)的比例进行两相溶剂萃取分离,苷甲和苷乙容易分配到三氯甲烷层,苷丙集中在水层。分出水层,浓缩至原体积的 1/50,放置,苷丙可沉淀或析出结晶。

3. 苷丙脱乙酰基-西地兰的生成　按苷丙-甲醇-氢氧化钙(或碳酸氢钾)-水(1:33 ml:60 mg:33 ml),将苷丙溶于热甲醇中(约 25 倍量),氢氧化钙溶于水中,分别滤过后混合均匀,其 pH = 8 ～ 9,放置 24 h 后,测 pH 接近中性时,表示反应达到终点。减压浓缩至约 1/5 量,放置过夜,滤集析出的沉淀或结晶(西地兰在甲醇中的溶解度约 1:200),用甲醇重结晶即得西地兰纯品。

六、强心苷的生物活性

强心苷是治疗心力衰竭不可缺少的重要药物,但在临床应用中发现治疗指数狭窄和不易控制等缺点,目前仍有必要继续寻找和研究新的强心苷。

强心苷的结构和生物活性有重要关系,当强心苷某些结构发生改变时,强心作用也会发生改变。强心作用与甾体母核的立体构型,不饱和内酯环和取代基的种类、构型有关。糖部分本身不具有强心作用,但可以改变强心苷的油水分配系数,影响强心苷在心肌细胞膜上类脂质的亲和力,进而影响强心作用强度。

(一) 甾体母核与强心作用的关系

1. 环的稠合方式　A/B 环为顺式稠合的甲型强心苷元,C_3 有羟基则为 β 构型有强心活性,否则无活性;A/B 环为反式稠合的反式甲型强心苷元,无论 C_3 羟基是 α 构型还是 β 构型对强心活性均无明显影响。C/D 环为顺式稠合,即 C_{14} 为羟基或者氢为 β 构型时有强心活性;C/D 环为反式稠合,即 C_{14} 羟基或氢为 α 构型,或者 C_{14} 羟基与邻位氢原子脱水形成脱水苷元,强心作用消失。

2. 取代基　当 C_{10} 角甲基被羟基或者醛基取代时,强心作用增强,当 C_{10} 位被羧基或者无取代时,强心作用明显减弱,如果在甾体母核上引入 11α、5β、12β - OH 时,强心作用增强。引入 1β、6β、16β - OH 时,活性降低,引入双键 $\Delta^{4,5}$ 活性增强,引入双键 Δ^{16} 时,则活性降低或者消失。

3. 不饱和内酯环　C_{17} 侧链上的不饱和内酯环为 β 构型,具有活性,为 α 构型时,活性减弱,若不饱和内酯环的不饱和键被饱和,活性大大减弱,毒性亦减弱,若不饱和内酯环水解开环,活性降低或者消失。

（二）糖部分与强心作用的关系

糖本身不具有强心作用，但糖的种类数目可影响强心苷的油水分配系数，影响在心肌细胞膜上的类脂质上的亲和力，从而影响强心活性和毒性。

一般乙型强心苷的毒性大于甲型强心苷的毒性，乙型强心苷的毒性规律为：苷元＞单糖苷＞二糖苷。

2,6-二去氧糖亲酯性比葡萄糖大，对心肌和中枢系统亲和力强，这类苷的强心活性、毒性和亲酯性成平行关系。一般来说，苷元连接糖形成单糖苷后毒性增强，随着糖基的增多，相对分子质量增大，苷元相对比例减少而又使毒性减弱。例如洋地黄苷元与葡萄糖成苷后，其毒性和强心活性随分子中糖数目的增加而减弱，但与洋地黄毒糖成苷后，糖分子数目增加，对活性无明显影响，而毒性却随之增加。比较洋地黄毒苷元与毛地黄毒糖、葡萄糖结合形成的二糖苷或三糖苷，毛地黄毒糖均比相应的葡萄糖苷显示较强的亲脂性、强心作用和毒性。葡萄糖苷虽然活性不及 2,6-二去氧糖苷，但毒性较弱，认为有可能发展为更安全的药物。

强心苷的作用机制是抑制心肌细胞膜上的 Na^+，K^+-ATP 酶，增加细胞内钙离子的浓度。

1. 加强心肌收缩力　强心苷能够选择性的作用于心脏，显著加强衰竭心脏的收缩力，增加心排出 K^+ 量。缓解心力衰竭症状。

2. 减慢窦性心律　治疗量的强心苷对正常心率影响较小，但对心功能不全伴心率加快者，则明显减慢心率。

临床实例：地高辛可以降低血浆以及淋巴细胞中血管紧张素 Ⅱ 的浓度，通过对 25 例慢性充血性心力衰竭患者，连续 14 d 给予地高辛 0.25 mg/d，15 例健康对照组，采用放免法分别测定 CHF 患者服药前后及血浆和淋巴细胞内 Ang Ⅱ 的浓度，结果显示了地高辛能够降低血管紧张素 Ⅱ 的浓度。

第四节　甾　体　皂　苷

一、概述

甾体皂苷（steriodal saponins）是一类由螺甾烷（spirostane）类化合物与糖结合而成的苷类。

甾体皂苷在植物中分布广泛，主要分布于百合科、薯蓣科、龙舌兰科、玄参科等植物中。甾体皂苷元是合成甾体避孕药和激素类药物的原料，国内外于 20 世纪六七十年代在寻找资源和改进工艺等方面做了大量工作。进入 20 世纪 90 年代，随着甾体皂苷化学的发展，其许多新的生物活性不断被发现，特别是防治心脑血管疾病、抗肿瘤、降血糖和免疫调节等作用引起了国际上的广泛关注，一些新的甾体皂苷类药物开始进入临床使用，取得了满意的结果。如从黄山药（*Dioscorea panthaica*）植物中提取的甾体皂苷制成的地奥心血康胶囊，对冠心病、心绞痛发作疗效显著。心脑舒通为蒺藜（*Tribulus terrestris*）果实中提取的总皂苷制剂，临床用于心脑血管疾病的防治，具有扩冠、改善冠脉循环作用，对缓解心绞痛、改善心肌缺血有较好疗效。由作为云南白药原料的重楼（*Paris polyphylla*）中分得的甾体皂苷 Ⅰ 和 Ⅵ，对 P388、L1210 和 KB 细胞均有显著的抑制作用。

二、甾体皂苷的结构与分类

1. 甾体皂苷的结构　甾体皂苷元的基本骨架为螺甾烷（spirostane）的衍生物，由 27 个碳原子组成。

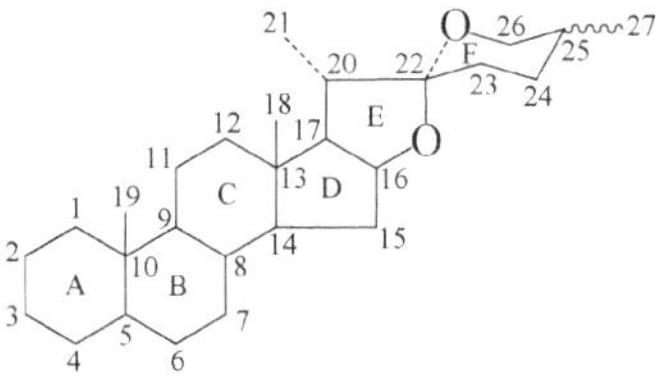

甾体皂苷元结构中有 A、B、C、D、E、F 六个环，其中 A、B、C、D 四个环构成甾体母核，E、F 环通过 C_{22} 螺原子以螺缩酮(spiroketal)的形式连接，它们共同组成甾体皂苷元的基本骨架。A/B 环的稠合方式有顺、反两种形式，B/C 和 C/D 环常为反式。甾体母核的 C_{10}、C_{13}、C_{17} 位侧链为 β 构型。

甾体母核 C_{17} 位侧链上有 C_{20}、C_{22} 和 C_{25} 三个手性碳原子。C_{25} 位甲基有两种构型，当 C_{25} 位甲基为直立键，C_{25} 绝对构型为 S 构型，为螺旋甾烷；当 C_{25} 位甲基为平伏键，C_{25} 绝对构型为 R 构型，为异螺旋甾烷。一般来说，R 构型比 S 构型稳定。

甾体皂苷元分子中常含有多个羟基，大多数在 C_3 位上有羟基，且多为 β 型。羟基除与糖结合成苷外还可与有机酸形成酯。除 C_9 和季碳外，其他各位置也可能有羟基取代，有 α 型也有 β 型。甾体皂苷分子中还常有羰基和双键，羰基大多在 C_{12} 位上，是合成肾上腺皮质激素所需要的条件；双键常在 $\Delta^{5(6)}$ 位，也有在 $\Delta^{9(11)}$ 位，少数在 $\Delta^{25(27)}$ 位。甾体皂苷分子中多不含羧基，呈中性，故甾体皂苷又称为中性皂苷。

甾体皂苷中的糖种类很多，以 D-葡萄糖、D-半乳糖、D-木糖、L-鼠李糖和 L-阿拉伯糖较为常见，也可见到夫糖和加拿大麻糖。糖链多与苷元的 C_3—OH 结合成苷，但也有少数情况糖链与其他位置的羟基结合成苷。甾体皂苷元与糖可形成单糖链皂苷或二糖链皂苷，当糖单元超过 3 个时，糖链多呈分枝状。

2. 甾体皂苷的分类　按螺甾烷结构中 C_{25} 的构型和 F 环的环合状态，可分为 4 种类型(表 7-3)。

表 7-3　甾体皂苷的结构类型及实例

结构类型及特点	实　　例	来源
螺甾烷醇(spirostanol)型 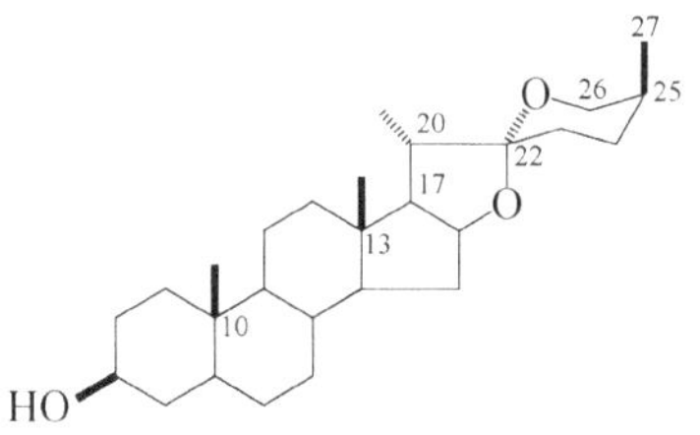	剑麻皂苷元(sisalagenin) 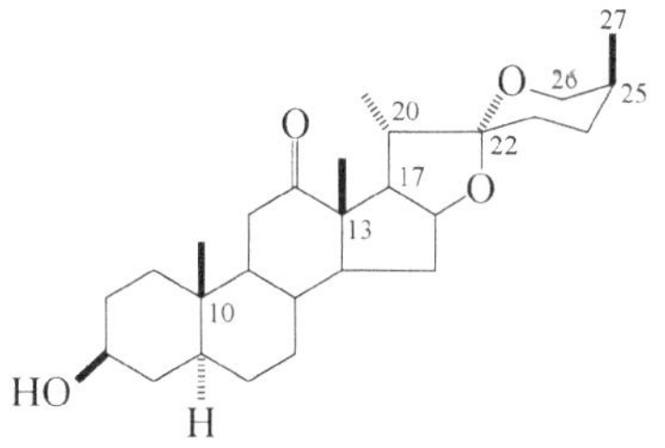	存在于龙舌兰科植物剑麻(*Agave sisalana* Perr. ex Engelm.)中，是合成激素的原料
螺甾烷醇(isospirostanol)型 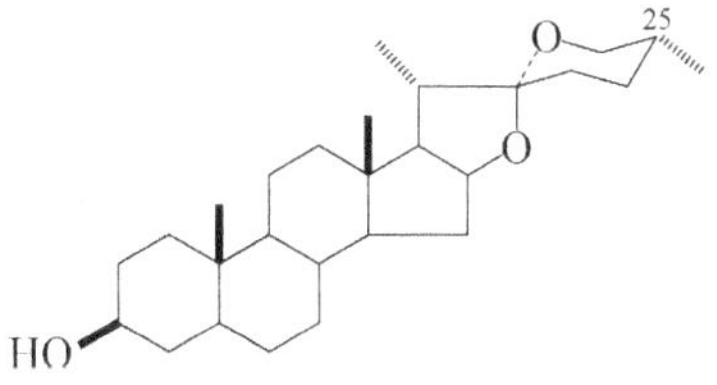	薯蓣皂苷元(diosgenin) 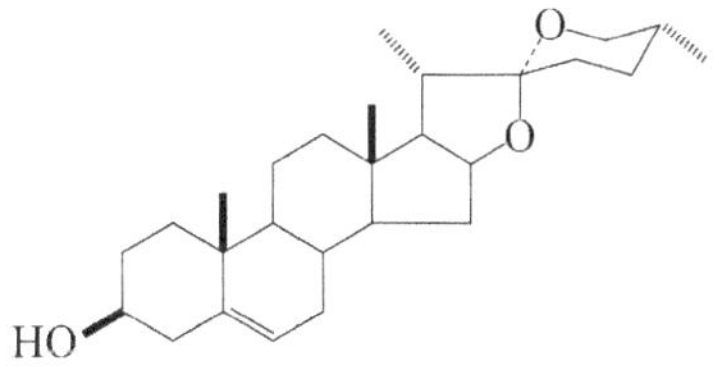	来源于薯蓣科薯蓣属植物的根茎，为薯蓣皂苷的苷元，是合成甾体激素和甾体避孕药的原料

（续表）

结构类型及特点	实　例	来源

原菝葜皂苷（sarsaparilloside）

呋甾烷醇（furostanol）型

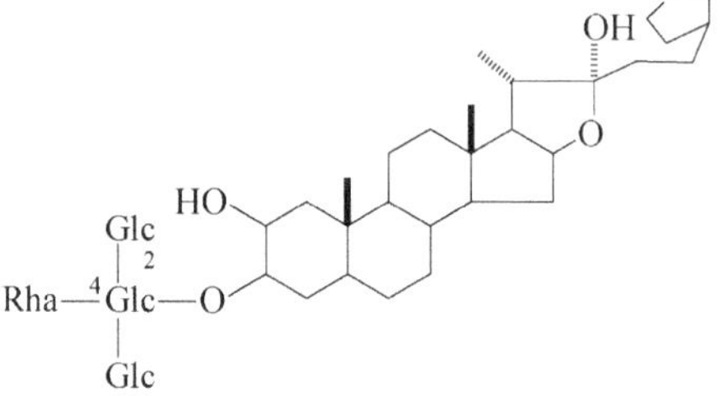

菝葜（*Smilax aristolochiaefolia*）根中的二糖链皂苷

变形螺甾烷醇（pseudo-spirostanol）型

纽替皂苷元（nuatigenin）

茄属植物 *Solanum aculeatissimum* 分得的二糖链皂苷 aculeatiside A 的苷元

（1）螺甾烷醇型（spirostanol）：C_{25} 为 S 构型

（2）异螺甾烷醇型（isospirostanol）：C_{25} 为 R 构型

（3）呋甾烷醇型（furostanol）：F 环为裂环衍生物

（4）变形螺甾烷醇型（pseudo-spirostanol）：F 环为五元四氢呋喃环。

三、甾体皂苷的理化性质

1. **性状**　甾体皂苷元多有较好的结晶；若与糖结合成为苷类，则不易结晶，多为无色无定形粉末，仅少数为结晶体，如常春藤皂苷为针状结晶。皂苷元熔点随分子中羟基数目的增加而升高。甾体皂苷及其皂苷元的旋光度几乎都是左旋，旋光度还与双键有密切关系，不饱和皂苷元或乙酰化物均较相应的饱和化合物更趋向于左旋。

2. **溶解度**　甾体皂苷元易溶于石油醚、甲苯、三氯甲烷等有机溶剂，不溶于水；甾体皂苷可溶于水，易溶于热水、稀醇、热甲醇和热乙醇中。几乎不溶于石油醚、甲苯等极性小的有机溶剂。含水的丁醇或戊醇对皂苷的溶解度较好，因此其为萃取皂苷时常用的溶剂。

3. **表面活性和溶血作用**　甾体皂苷所具有的表面活性和溶血作用等与三萜皂苷相似，但 F 环开裂的呋甾皂苷往往不具溶血作用，而且表面活性降低。

4. **分子复合物沉淀作用**　甾体皂苷的乙醇溶液可与甾醇（常用胆甾醇）形成分子复合物沉淀。这种分子复合物用乙醚回流提取时，胆甾醇可溶于醚，而皂苷不溶，从而达到纯化皂苷和检查是否有皂苷类成分存在。

5. **呋甾皂苷的特殊性**　F 环裂解的二糖链皂苷对盐酸二甲氨基苯甲醛试剂（Ehrlich 试剂，简称 E 试剂）能显红色反应，对茴香醛（Anisaldehyde）试剂（简称 A 试剂）则显黄色，而 F 环闭环的单糖链皂苷和螺旋甾烷衍生皂苷元，只对 A 试剂显黄色，对 E 试剂不显色。

6. **与三萜皂苷的区别**　甾体皂苷在无水条件下，遇某些酸类亦可产生与三萜相类似的显色反应。但在乙酸酐-浓硫酸(Liebermann-Burchard)反应中,甾体皂苷在反应过程中颜色最后变为绿色,而三萜皂苷最后出现红色;在三氯乙酸反应中,甾体皂苷加热至 60 ℃,即发生颜色变化,三萜皂苷须加热到 100 ℃才能显色。

四、甾体皂苷的检识

(一)化学检识

甾体皂苷的理化检识方法主要是利用皂苷的化学性质,如显色反应、泡沫试验、溶血试验等。虽然灵敏度比较高,但专属性较差。通常应用的显色反应有以下几种。

1. 醋酐-浓硫酸(Liebermann-Burchard)反应　将样品溶于醋酐中,加入浓硫酸-醋酐(1:20)数滴,呈红→紫→蓝→绿等颜色变化,最后褪色。此反应可区分三萜皂苷和甾体皂苷,三萜皂苷最后呈红或紫色,甾体皂苷最后呈蓝绿色。

2. 三氯乙酸反应　将含甾体皂苷样品的三氯甲烷滴在滤纸上,加三氯乙酸试液 1 滴,加热至 60℃,生成红色渐变为紫色。

3. 三氯甲烷-浓硫酸反应　样品溶于三氯甲烷后加入浓硫酸,在三氯甲烷层呈现红色或蓝色,硫酸层有绿色的荧光。此外,还有五氯化锑反应及芳香醛-硫酸/高氯酸反应。

(二)色谱检识

1. TLC 检识　甾体皂苷的色谱检识可采用吸附薄层色谱和分配薄层色谱。常用硅胶作吸附剂或支持剂,用中性溶剂系统展开。亲水性强的皂苷,用分配色谱效果较好。常用的展开剂有三氯甲烷-甲醇-水(65:35:10,下层)、正丁醇-乙酸-水(4:1:5,上层)等;亲脂性皂苷和皂苷元用吸附色谱效果好,用苯-甲醇、三氯甲烷-甲醇、三氯甲烷-苯等。

常用的显色剂有三氯乙酸、10%浓硫酸乙醇溶液、磷钼酸和五氯化锑等,喷雾后加热,不同的皂苷和皂苷元显不同的颜色。

2. HPLC 检识　按高效液相法[《中华人民共和国药典》(2015 年版)四部通则 0512]测定,常以十八烷基硅烷键合硅胶为填充剂,以乙腈或甲醇为流动相 A,以 0.1%磷酸溶液为流动相 B,按一定的比例进行洗脱;柱温为 30 ℃;流速为每分钟 1 ml,检测波长为 203 nm。

(三)光谱检识

紫外特征检识:饱和甾体化合物,在 200～400 nm 时没有吸收,若结构中引入孤立双键、羰基、α,β-不饱和酮基或共轭,则可产生吸收。一般说来,含孤立双键苷元在 205～225 nm 有吸收,含羰基苷元在 285 nm 有一弱吸收。具 α,β-不饱和酮基在 240 nm 有特征吸收($\varepsilon = 11\,000$),共轭二烯系统在 235 nm 有吸收。但不含共轭体系的甾体皂苷元,如先用化学方法,制备成具有共轭体系的反应产物,然后测定产物的紫外光谱,可以为结构鉴定提供线索。如当甾体皂苷元经降解、氧化、脱水,若得到的产物含有 α,β-不饱和酮的部分结构(Ⅰ式),在 239 nm 处应有吸收。若皂苷元 C_{14} 位有羟基取代,反应后则应得到具有 $\Delta^{14,16}$-二烯-20-酮的部分结构的产物(Ⅱ式),在 307～309 nm 处应有典型吸收,借此可用来判断 C_{14} 位是否有羟基的存在。

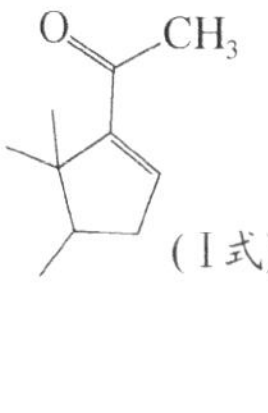

(Ⅰ式)(239 nm) 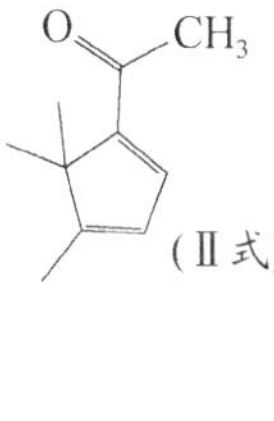　　　　(Ⅱ式)(307～309 nm)

五、甾体皂苷的提取分离

（一）甾体皂苷提取分离步骤

甾体皂苷的提取：甾体皂苷由于连有糖残基，一般有较强的极性。易溶于水、甲醇、乙醇等极性溶剂，不易溶于三氯甲烷、乙醚等非极性溶剂。甾体皂苷不易形成结晶且有时结构类似，给提取分离带来一定的困难。

甾体皂苷提取分离的基本步骤为粗提、除杂、分离。

（1）粗提：由于甾体皂苷极性较强，一般选择极性较大的溶剂提取。常用的有甲醇、无水乙醇、70％～80％乙醇、水。具体使用哪种溶剂要根据药材的情况及所含甾体皂苷的性质。如含淀粉多的药材尽量避免用水作溶剂。提取温度一般从室温到提取溶剂的沸点温度。另外注意在用甲醇提取呋甾烷型甾体皂苷时，C_{22} 羟基易发生甲醚化，C_6 位上的羟基易和 C_7 位上的氢脱水形成烯键。

（2）除杂：粗提物的除杂一般分为两种方法。一种是溶剂提取法，即将经粗提浓缩的粗提物分散于水中，先用乙醚或三氯甲烷等弱极性溶剂提取除去脂溶性杂质，再用正丁醇提取总皂苷，除去水溶性杂质。另一种是用树脂除杂法，常用的树脂有 Diaion HP20 和国产的 D101。这种方法是将粗提物加于树脂柱上，先用水洗，再用不同浓度的乙醇洗脱。这种方法不仅除去了杂质，还对总皂苷进行了初步分离，但它的缺点是溶剂回收困难。有时，这两种方法联合应用。也有将水提取物浓缩后加 $Ca(OH)_2$ 调 pH = 12 沉淀除杂后再通过 D101 柱进一步处理的。

（3）分离：总皂苷的分离主要是采用柱色谱技术。填料以硅胶为主，另外有葡聚糖凝胶（如 Sephadex LH-20），烷基键合硅胶（ODS）等。Sephadex LH-20 适合于分子量相差大的化合物的分离，ODS 对极性大的化合物分离效果较好。在柱分离模式上，有常压色谱、中压色谱（MPLC）和高压色谱（HPLC），HPLC 法用于分离高极性、大分子量及结构相似的甾体皂苷有着突出的优点。

（二）甾体皂苷的提取分离实例

薯蓣皂苷元

1. 薯蓣皂苷元的提取方法——水解法　薯蓣皂苷属植物→水 3～4 倍→浓硫酸（成 3％硫酸溶液）→通蒸汽加压水解 8 h→水洗酸性→干燥水解产物→汽油提取 20 h→浓缩提取液→放置结晶→丙酮重结晶→活性炭脱色。

2. 薯蓣皂苷元的分离方法（图 7-1）

（1）胆甾醇沉淀法分离：粗薯蓣皂苷元→溶于乙醇→饱和胆甾醇水溶液→沉淀完全→过滤→水洗、乙醇洗、乙醚洗沉淀→乙醚回流提取→残留物（即较纯薯蓣皂苷元）。

（2）色谱分离法：吸附剂——硅胶；洗脱剂——不同比例的三氯甲烷：甲醇：水。

穿龙薯蓣饮片或干燥根
　　　┃加水浸透后，在加入 3.5 倍量水，加入浓硫酸
　　　┃使达 3％ 浓度，通过蒸汽加压进行水解 8 h
水解物
　　　┃用水洗去酸液，干燥后粉碎（使含水量不超过 6％）
干燥粉
　　　┃加活性炭，然后加 6 倍量汽油，
　　　┃连续回流 20 h
提取物
　　　┃回收汽油，浓缩到约 1:40，室温放置，
　　　┃使结晶完全析出，离心
粗制薯蓣皂苷元
　　　┃乙醇或者丙酮重结晶
薯蓣皂苷元（mp 204～207 ℃）

图 7-1　薯蓣皂苷元的分离流程

六、甾体皂苷的生物活性

甾体皂苷是自然界中分布很广的一种天然有机化合物，这类物质多具有溶血及毒鱼、毒贝等生物作用，过去主要用作甾体避孕药和激素类等药物的重要合成原料。然而，越来越多的研究结果表明，甾体皂苷具有广泛的药理作用包括抗肿瘤、抗真菌、防治心血管疾病、降血糖、免疫调节等。但是，目前以甾体皂苷作为药物在临床上应用的还不多。

（一）防治心血管系统疾病的作用

目前，单一成分的甾体皂苷直接应用于临床的药物还没有，但总的甾体皂苷作为治疗心脑血管系统疾病的药物在临床应用较多，且疗效显著。例如，盾叶薯蓣（*Dioscorea zingiberensis*）根茎水溶性皂苷研制的制剂——盾叶冠心宁及临床上应用的主要成分为甾体皂苷的麦冬汤剂。

1. 抗血小板聚集作用　采用血小板聚集实验及体外药理实验表明，甾体皂苷对由二磷酸腺苷（ADP）、5-羟色胺、花生四烯酸（AA）、胶原血小板活化因子（PAF）诱导的家兔、大鼠和人血小板聚集有很强的抑制作用，且抑制作用强度与剂量呈线性依赖性关系。例如，薤白皂苷甲、薤白皂苷戊和己，蒺藜总皂苷，知母甾体皂苷都有明显的抗血小板聚集的活性。甾体皂苷的抗血小板聚集作用为其作为治疗心脑血管系统疾病、动脉粥样硬化、心肌梗死等症用药提供了科学依据。

2. 对磷酸二酯酶的抑制作用　环腺苷酸（cAMP）在各种生物过程中担任很重要的第二信使的任务，抑制钙依赖性的磷酸二酯酶（PDE）而使 cAMP 含量增加，是脑血管、冠状动脉和外围血管扩张的一个重要机理。因此，现已将某化合物对 PDE 是否有抑制作用作为治疗心血管疾病药物的初筛条件。例如从百合科百合属植物 *Lilium hansonii* 的鳞茎中分离的化合物提果皂苷元（tigogenin）23-O-α-L-鼠李吡喃糖基（1→2）]-O-[β-D 葡萄吡喃糖基（1→4）]O-β-D-葡萄吡喃糖苷。从粘鱼须（*Smilax sieboldii*）根茎中分离的甾体皂苷拉克索皂苷元（laxogenin）23-O-α-阿拉伯吡喃糖基（1→6）-O-β-D-葡萄吡喃糖苷。

3. 具有捕获自由基功能　有些皂苷具有捕获自由基的功能，如清除氧由基，因此，能应用于与磷脂、核酸、蛋白质相关的质变。这又为甾体皂苷能够治疗心血管系统疾病提供了一个理论依据。

4. 降胆固醇作用　甾体皂苷可以阻止胆固醇在肠道吸收，从而具有降低血浆胆固醇作用。研究表明，螺旋甾烷醇苷类的活性比呋甾烷醇苷类强，后者几乎无降低胆固醇活性；螺甾烷醇苷类活性随糖链中单糖数目增加而增加，且以含有 3 个单糖时，活性最强。

（二）细胞毒活性

很多甾体皂苷对多种肿瘤细胞都具有抑制或强烈的毒性，如从短葶山麦冬（*Liriope muscari*）中分离得到的短葶山麦冬皂苷 C，对肉瘤 180 和艾氏腹水癌均有抑制作用。从粗糙菝葜（*Smilax lebrunnii*）和防己叶菝葜（*Smilax menispermoidea*）的根中分离得到的 6 种甾体皂苷对肝癌 SMMC27721、子宫颈癌 HeLa 和胃腺癌 MGC8023 细胞生长都有抑制作用。从植物柴黄姜（*Dioscorea collettii var. hypoglauca*）中分离出的薯蓣皂苷、薯蓣皂苷元 A 和纤细皂苷对子宫癌和 K562 癌细胞产生强烈的活性。

（三）免疫调节作用

1. 增强免疫系统功能　中药玉竹（*Polygonatum odoratum*）经初步免疫实验筛选，认为玉竹中的甾体皂苷成分是一种以增强体液免疫及吞噬功能为主的免疫增强剂。其中玉竹皂苷 POD2Ⅱ有诱生集落刺激因子（CSF）的作用，POD2Ⅱ腹腔注射后，小鼠血清 CSF 水平明显提高，6 h 达到高水平，24 h 恢复正常，且有明显的量效关系。POD2Ⅱ能协同刀豆球蛋白和脂多糖，对淋巴细胞转化有促进作用。甾体皂苷对淋巴细胞有激活作用，对人外周淋巴细胞 NK 活性亦有促进作用。

2. 抗炎免疫活性　蒺藜水提取液（含甾体皂苷）对迟发性变态反应的抑制作用主要是通过抑制

诱导期中的效应细胞(TDTH)的分化与形成。短葶山麦冬中的皂苷 C 经药理实验表明,具有较强的抗炎免疫活性,对迟发性变态反应的抑制作用主要包括抑制 T 效应细胞的形成及抑制炎症反应。

(四)抗衰老作用

蒺藜总皂苷对 D2 半乳糖所致的小鼠亚急性衰老模型动物的体重减轻、脾脏及胸腺萎缩有抑制作用,并降低其胆固醇及血糖水平,延长大鼠的游泳时间,增加幼年小鼠肝及胸腺重量,对老年小鼠脾内色素颗粒的沉着和聚积呈明显改善趋势,表现出延缓衰老的作用。

(五)降低血糖的作用

甾体皂苷的降血糖作用是通过抑制肝脏的氨基酸转化成葡萄糖(即糖原异生作用)或抑制糖原分解而起作用的,其降血糖作用对葡萄糖的摄取和胰岛素的释放没有影响。抑制糖原异生和促进肝糖原合成是胰岛素降低血糖作用的重要环节。例如,知母水提取液中分离出的伪原知母皂苷 A Ⅲ和原知母皂苷 A Ⅲ对四氢吡啶糖尿病模型和链脲佐菌素(STZ)糖尿病模型的小鼠口服给药有降低血糖的作用,其作用呈剂量依赖性关系。

(六)其他作用

甾体皂苷除具有上述作用外,还具有杀灭精子、抗早孕、杀虫等作用。

复 习 题

【A 型题】

1. 甲型强心苷元与乙型强心苷元主要区别是: （　　）

  A. 甾体母核稠合方式   B. C_{10} 位取代基不同

  C. C_{17} 位取代基不同   D. C_{13} 位取代基不同

  E. C_3 位取代基不同

2. 强心苷中的特殊糖是: （　　）

  A. 葡萄糖   B. 6-去氧糖   C. 6-去氧糖甲醚   D. 2,6-二去氧糖

  E. 鼠李糖

3. 强心苷甾体母核的理化反应不包括: （　　）

  A. 3,5-二硝基苯甲酸反应   B. 乙酸酐-浓硫酸反应

  C. 三氯乙酸反应   D. 五氯化锑反应

  E. Legal 反应

4. 用于区别甲型和乙型强心苷的反应是: （　　）

  A. 香草醛-浓硫酸反应   B. 乙酸酐-浓硫酸反应

  C. 三氯乙酸反应   D. 亚硝酰铁氰化钠反应

  E. Keller-Kiliani 反应

5. Keller-Kiliani 反应所用的试剂是: （　　）

  A. 乙酸酐-浓硫酸   B. 三氯化铁-冰乙酸-浓硫酸

  C. 三氯化锑   D. 亚硝酰铁氰化钠

  E. 对二甲氨基苯甲醛

6. 游离 2,6-二去氧糖显阳性的反应是: （　　）

  A. 香草醛-浓硫酸反应   B. 呫吨氢醇反应

  C. 三氯乙酸反应   D. 3,5-二硝基苯甲酸反应

E．三氯化锑

7. 强心苷元的基本母核是：　　　　　　　　　　　　　　　　　　　　　　　　　　（　　）

    A．苯并 α-吡喃酮　　　　　　　　B．环戊烷并多氢菲　　　　　　　　C．五元不饱和内酯环

    D．六元不饱和内酯环　　　　　　　E．苯并 β-呋喃酮

8. 能将强心苷的苷键全部水解的条件是：　　　　　　　　　　　　　　　　　　　　　（　　）

    A．稀 $NaHCO_3$　　　　　　　　　B．稀 $Ca(OH)_2$　　　　　　　　C．2% NaOH

    D．5% HCl　　　　　　　　　　　E．0.03 mol/L 的 HCl

9. 含有 2,6-去氧糖的化合物类型是：　　　　　　　　　　　　　　　　　　　　　　　（　　）

    A．皂苷　　　　　　B．香豆素苷　　　　　C．黄酮苷　　　　　　D．蒽醌苷　　　　　E．强心苷

10. 向某强心苷固体样品中加呫吨氢醇试剂，置水浴上加热 3 min，能显红色，说明该分子中有：

    　　　　　　　　　　　　　　　　　　　　　　　　　　　　　　　　　　　　　　（　　）

    A．α-D-葡萄糖　　　　　　　　B．β-D-葡萄糖　　　　　　　C．6-去氧糖

    D．2,6-去氧糖　　　　　　　　　E．L-鼠李糖

11. 紫花苷酶水解能切断的苷键是：　　　　　　　　　　　　　　　　　　　　　　　　（　　）

    A．所有的苷键　　　　　　　　　　　　　　B．D-葡萄糖与6-去氧糖之间的苷键

    C．苷元与6-去氧糖之间的苷键　　　　　　D．苷元与2,6-去氧糖之间的苷键

    E．2,6-去氧糖之间的苷键

12. 强心苷的分配薄层色谱，常用的固定相为：　　　　　　　　　　　　　　　　　　　（　　）

    A．甲酰胺　　　　B．纤维素　　　　C．硅胶　　　　　D．氧化铝　　　　E．硅藻土

13. 能发生三氯化铁-冰乙酸反应的是：　　　　　　　　　　　　　　　　　　　　　　　（　　）

    A．薯蓣皂苷　　　　B．甘草酸　　　　C．洋地黄毒苷　　　D．芦丁　　　　E．烟碱

14. F 环裂解的二糖链皂苷具有哪些性质：　　　　　　　　　　　　　　　　　　　　　（　　）

    A．溶血性　　　　　　　　　　B．能与胆甾醇形成复合物　　　C．抗菌活性

    D．均有　　　　　　　　　　　E．均无

15. 能与胆甾醇生成水不溶性分子复合物的是：　　　　　　　　　　　　　　　　　　　（　　）

    A．甾体皂苷　　　　B．生物碱　　　　C．单萜　　　　　D．黄酮　　　　　E．蒽醌

16. 组成强心苷的糖的种类包括：　　　　　　　　　　　　　　　　　　　　　　　　　（　　）

    A．六碳醛糖　　　　　　　　　B．6-去氧糖　　　　　　　　C．2,6-二去氧糖

    D．均有　　　　　　　　　　　E．均无

17. 强心苷苷元与糖连接的方式有三种类型，其共同特点是：　　　　　　　　　　　　　（　　）

    A．葡萄糖在末端　　　　　　　B．鼠李糖在末端　　　　　　C．去氧糖在末端

    D．氨基糖在末端　　　　　　　E．都含有去氧糖

18. 在研究强心苷构效关系时，发现强心苷必备的活性基团为：　　　　　　　　　　　　（　　）

    A．环戊烷多氢菲　　　　　　　B．C_{14}-OH　　　　　　　C．C_3-OH

    D．C_{17}-内酯环　　　　　　　E．C_{10}位甲基

19. 与 3,5-二硝基苯甲酸在碱性条件下显紫红色反应的化合物是：　　　　　　　　　　（　　）

    A．甲型强心苷　　　　　　　　B．内酯化合物　　　　　　　C．乙型强心苷

    D．A 和 C　　　　　　　　　　E．甾体类结构

20. 某种草药提取液，在试管中强烈振摇后，产生大量持久性泡沫，该提取液中可能含有：　（　　）

    A．皂苷　　　　　　　　　　　B．蛋白质　　　　　　　　　C．多糖

    D．丹宁　　　　　　　　　　　E．黄酮

21. 活性皂苷化合物一般不做成针剂，这是因为：　　　　　　　　　　　　　　　　　　（　　）

A．不能溶于水　　　　　　　　B．产生泡沫　　　　　　　　C．久置产生沉淀

D．有溶血作用　　　　　　　　E．刺激性

22. 溶剂沉淀法分离皂苷是利用总皂苷中各皂苷（　　　）

A．酸性强弱不同　　　　　　　B．难溶于石油醚的性质　　　　C．极性不同

D．在乙醇中溶解度不同　　　　E．分子量大小的差异

23. 有关螺甾醇型甾体皂苷元的错误论述是（　　　）

A．27 个碳原子　　　　　　　　　　　　　　　　　　B．C22 为螺原子

C．E 环是呋喃环，F 环是吡喃环　　　　　　　　　　D．六个环组成

E．D、E 环为螺缩酮形式连接

24. Ⅱ-型强心苷分子结合形式为（　　　）

A．苷元－O－(D－葡萄糖)$_x$－(6－去氧糖)$_y$

B．苷元－O－(6－去氧糖)$_x$－O－(葡萄糖)$_y$

C．苷元－O－(D－葡萄糖)$_x$－O－(2,6－二去氧糖)$_y$

D．苷元－O－(2,6－二去氧糖)$_x$－O－(D－葡萄糖)$_y$

E．苷元－O－(6－去氧糖)$_x$－O－(6－去氧糖)$_y$

25. 甾体皂苷不具有的特征是：　　　　　　　　　　　　　　　　　　　　　　　（　　　）

A．其苷键可被酶、酸水解　　　B．具有表面活性和溶血作用　　C．可溶于水、正丁醇

D．苷元 C_3 位有羟基　　　　　E．苷元由 30 个碳原子组成

26. 地奥心血康中主要皂苷成分含薯蓣皂苷，其结构属于：　　　　　　　　　　　（　　　）

A．齐墩果烷型　　B．螺旋甾烷型　　C．异螺旋甾烷型　D．羊毛甾烷型　　E．达玛烷型

27. 合成甾体激素和甾体避孕药的重要原料是：　　　　　　　　　　　　　　　　（　　　）

A．薯蓣皂苷元　　　　　　　　　B．甘草酸　　　　　　　　　　C．齐墩果酸

D．柴胡皂苷　　　　　　　　　　E．人参二醇类皂苷

【判断题】

1. L－B 反应可用于区别萜类和甾类化合物。　　　　　　　　　　　　　　　　　（　　　）

2. 苷元相同时，2－去氧糖苷比 2－OH 糖苷更易水解。　　　　　　　　　　　　　（　　　）

3. 一般苷元较其糖苷在水中的溶解度较大。　　　　　　　　　　　　　　　　　（　　　）

4. 所有的皂苷类化合物都具有溶血作用。　　　　　　　　　　　　　　　　　　（　　　）

5. 提取强心苷苷元时，可利用发酵技术，将其所有糖酶解后，直接用亲脂性溶剂提取。（　　　）

6. 甾体皂苷分子中不含羟基，呈中性，故又称中性皂苷。　　　　　　　　　　　（　　　）

7. 甾体皂苷可被中性乙酸铅沉淀。　　　　　　　　　　　　　　　　　　　　　（　　　）

8. 强心苷的原生苷和次生苷，在溶解性上有亲水性、弱亲脂性、亲脂性之分，但均能溶于甲醇、乙醇中。　　　　　　　　　　　　　　　　　　　　　　　　　　　　　　　　　　　（　　　）

9. 凡苷元由环戊烷并多氢菲基本母核组成的苷类化合物均属于皂苷。　　　　　　（　　　）

10. 正丁醇或戊醇对皂苷溶解度较好，是提取皂苷时常用的溶剂。　　　　　　　　（　　　）

11. 甾体皂苷及其皂苷元的旋光度几乎都是右旋。　　　　　　　　　　　　　　　（　　　）

12. Liebermann 反应是甾体皂苷类化合物的专属反应。　　　　　　　　　　　　　（　　　）

【填空题】

1. 根据皂苷元结构的不同，将皂苷分为________皂苷和________皂苷两大类。

2. 甾体类化合物的生物合成途径为________。

3. 甾体成分在无水条件下,遇酸产生各种颜色反应,包括________、________和________反应。

4. 甲型强心苷元为________元环的不饱和内酯;乙型强心苷元为________元环的不饱和内酯。

5. 强心苷中苷键温和酸水解的适用对象为________,不适用于________。

6. 根据 C_2 上有无羟基,可将强心苷的糖分为________和________。

7. 五元内酯环能产生活性亚甲基,是由于在碱性条件下发生________造成的。

8. 根据试剂的作用部位,可将强心苷的显色反应分为三类________、________和________。

【名词解释】

1. C_{21} 甾类　　　**2.** 强心苷　　　**3.** 甾体皂苷　　　**4.** Liebermann-Burchard 反应　　　**5.** Salkowski 反应　　　**6.** Rosenheim 反应　　　**7.** 三氯化锑或五氯化锑反应　　　**8.** 强心甾　　　**9.** 海葱甾

10. Keller-Kiliani 反应　　　**11.** 原生苷、次生苷　　　**12.** 螺甾烷醇类　　　**13.** 异螺甾烷醇类

14. Legal 反应　　　**15.** Kedde 反应　　　**16.** Raymond 反应　　　**17.** 碱性苦味酸试剂反应

【简答题】

1. 温和酸水解为何仅适用于 2-去氧糖?

2. 强心苷按苷元结构特点分为几种类型? 如何用化学方法区分?

3. 检测强心苷的试剂分哪几类? 各有何特点?

4. 如何用化学方法区分甾体皂苷与三萜皂苷?

5. 试比较 C21 甾类、强心苷、甾体皂苷的基本母核结构特点。

第八章

生 物 碱

导 学

内容及要求

掌握生物碱的概念、结构、分类，以及部分代表化合物的结构；生物碱的碱性来源及影响碱性大小的因素；生物碱的鉴别方法和离子交换色谱原理。熟悉生物碱的提取分离方法。了解生物碱的分布、命名；主要生合成途径；生物碱的代表生物活性和临床应用。

重点、难点

重点是生物碱的结构分类；生物碱的理化性质；生物碱的检识和提取分离方法。难点是生物碱的碱性强弱比较；生物碱提取分离方法的实际应用。

专科生的要求

掌握生物碱的概念、结构、分类；生物碱的碱性来源及影响碱性大小的因素；生物碱的鉴别方法和离子交换色谱原理。熟悉生物碱的提取分离方法。了解生物碱的代表生物活性。

第一节 概 述

生物碱(alkaloids)是科学家们研究最早的一类有生物活性的天然产物。自从 1806 年德国学者 F. W. Sertürner 从鸦片中分出吗啡碱(morphine)以后，迄今已知结构的生物碱已超过 130 000 个。生物碱在植物中分布较广，其中双子叶植物中的豆科(Leguminosae)、茄科(Solanaceae)、防己科(Menispermaceae)、罂粟科(Papaveraceae)、毛茛科(Ranunculaceae)和小檗科(Berberidaceae)等科属含生物碱较多。人们已从自然界中分离得到的生物碱多来自于植物界。许多常用中药如：鸦片、麻黄、汉防己、莨菪、延胡索、苦参、秋水仙、长春花、三尖杉、乌头(附子)等都主要含有生物碱类成分。现代研究中人们发现，海洋生物、微生物、真菌及昆虫的代谢产物也是生物碱类化合物的一个重要来源。

一、生物碱的定义

生物碱因其结构、性质的多样性，其定义至今尚无一个令人满意的表述。目前较为公认的定义是:生物碱是含有负氧化态氮原子、存在于生物有机体中的环状化合物。在这个定义中环状结构排除了小分子的胺类、非环的多胺和酰胺。负氧化态氮则包括胺(−3)、氮氧化物(−1)、酰胺(−3)化合物,但排除含硝基(+3)和亚硝基(+1)的化合物如马兜铃酸(aristolochic acid)等。生物有机体是从实用考虑将其范围限于植物、动物和其他生物有机体,而排除上述简单定义中所限制的所有的化合物,但同时却包括经典定义中例外的大多数化合物如秋水仙碱、胡椒碱(piperine)、苯丙胺类(如麻黄碱)和嘌呤类(如咖啡因)等。

二、生物碱在动植物界的分布

生物碱主要分布于植物界,在动物界中少有发现。其广泛分布于各种中药和天然药物中。生物碱极少与萜类和挥发油共存于同一植物中。

生物碱多存在于双子叶植物中,如毛茛科的黄连、乌头,防己科的汉防己,马钱科的马钱子,豆科的苦参、苦豆子,茄科的洋金花、颠茄、莨菪等。少数单子叶植物如百合科的浙贝母,裸子植物如麻黄科的麻黄中也含有生物碱类成分。

生物碱在不同植物或同一植物的不同部位中含量差异很大。如黄连根茎中含生物碱 7% 以上,而长春花中长春新碱的含量仅为百万分之一;黄柏中的生物碱类成分主要集中于树皮中,而黄连中的生物碱则主要集中在根部,这也决定了其药用部位的差异。

三、生物碱的存在形式

生物碱在植物中的存在形式根据其分子中氮原子所处的状态主要分为以下 6 类:

① 游离碱:一些碱性极弱的生物碱在植物体内以游离碱的形式存在。②盐类:在植物体内,除以酰胺形式存在的生物碱外,仅少数碱性极弱的生物碱以游离形式存在。而绝大多数生物碱是以盐的形式存在的。形成盐的酸有草酸、柠檬酸、酒石酸、琥珀酸、硫酸、盐酸、硝酸等;有些生物碱可与植物体内特殊的有机酸如:乌头酸、绿原酸、延胡索酸等成盐;还有少数生物碱与无机酸结合成盐存在,如植物中存在的小檗碱盐酸盐、吗啡碱硫酸盐等。③酰胺类:分子中氮原子存在于酰胺键中,如喜树碱、秋水仙碱等。这类生物碱碱性极弱,多以游离态存在。④N-氧化物:植物体中的氮氧化物生物碱有一百余种,以苦参碱类为代表。⑤氮杂缩醛类:如阿马林,阿替生等。⑥其他:如亚胺($C=N$)、烯胺($\diagup N—C=C\diagdown$)等。

四、生物碱的命名

生物碱类型的命名主要是根据其母核结构,如喹啉、异喹啉、吲哚等或植物来源如石蒜科生物碱等。一些生物碱单体的命名则是根据其植物来源命名如秋水仙碱、麻黄碱、白屈菜碱等,或根据生物活性来命名,如吗啡碱(morphine,使睡眠)等。

五、生物碱的主要生物合成途径

生物碱主要来自于氨基酸途径。自然界存在的生物碱多来源于有限的前体氨基酸、甲戊二羟酸和乙酸酯等。目前研究表明,和生物碱生物合成有关的主要前体氨基酸有乌氨酸、赖氨酸、酪氨酸、色氨酸、组氨酸、苯丙氨酸、邻氨基苯甲酸、脯氨酸和烟酸等,这些前体物质在生物体内酶的参与下发生一系列的环合反应,C—C 键、C—N 键、C—O 键的形成和裂解反应转化形成不同类型的生物碱基本骨架。

第二节　生物碱的结构与分类

生物碱的分类方法主要有 3 种：按照植物来源分类，如石蒜生物碱、长春花生物碱；按照化学结构分类，如喹啉生物碱、吲哚生物碱；按照生合成途径结合化学分类，如来源于鸟氨酸的莨菪烷类生物碱。因为本书中对于生合成相关知识介绍不多，为了方便理解和学习生物碱的结构和特点，本书采用第二种分类方式来介绍，表 8-1 中给出了自然界中的生物碱类化合物的分类和代表性化合物，及其主要生合成途径。本书中选取自然界中常见的几类生物碱的结构特征详细介绍。

表 8-1　生物碱结构分类简表

编号	一级分类	二级分类	代表化合物举例	主要生合成来源
1	吡咯类生物碱	简单吡咯和吡咯烷类 吡咯里西啶类 吲哚里西啶类	党参碱、水苏碱 千里光碱、猪屎豆碱 一叶萩碱、娃儿藤碱	鸟氨酸 赖氨酸（吲哚里西啶类）
2	吡啶类生物碱	简单吡啶类 喹诺里西啶类	槟榔碱、胡椒碱 苦参碱、一叶萩碱	赖氨酸
3	莨菪烷类生物碱		莨菪碱、樟柳碱	鸟氨酸
4	喹啉和喹诺酮类生物碱	简单喹啉类 喹诺酮类	喜树碱、金鸡宁 蓝刺头碱、吴茱萸新碱	邻氨基苯甲酸
5	吖啶酮类生物碱		山油柑碱	邻氨基苯甲酸
6	喹唑啉类生物碱		常山碱	
7	咪唑类生物碱		察克素	
8	异喹啉类生物碱	简单异喹啉类 苄基异喹啉类 苯酞异喹啉类 双苄基异喹啉类 原小檗碱类 阿卜菲类 吗啡烷类 普托品类 菲啶类 萘基异喹啉类 其他异喹啉类	猪毛菜碱 和乌胺、木兰箭毒碱 那可丁、紫堇宁 箭毒碱、木防己碱 黄连碱、药根碱 千金藤碱、紫堇定 吗啡、可待因 原托品碱、原阿片碱 白屈菜碱、两面针碱 钩枝藤碱 吐根碱	苯丙氨酸 酪氨酸
9	吲哚类生物碱	简单吲哚类 色胺吲哚类 半萜吲哚类 单萜吲哚类 二聚吲哚类	相思子碱 β-咔波啉、骆驼蓬碱 麦角新碱 白坚木碱、马钱子碱 靛玉红、长春碱	色氨酸

（续表）

编号	一级分类	二级分类	代表化合物举例	主要生合成来源
10	嘌呤及黄嘌呤类		咖啡因、虫草素	
11	大环类生物碱		麻黄根碱	
12	萜类生物碱	单萜类	猕猴桃碱、龙胆碱	环烯醚萜
		倍半萜类	石斛碱	倍半萜
		二萜类	乌头碱、阿替生	四环、五环二萜
		三萜类	交让木胺	三萜
13	甾类生物碱	孕甾体类	藜芦嗪	孕甾烷
		环孕甾烷类	黄杨碱	环孕甾烷
		胆甾烷类	茄碱	胆甾烷
		异甾体类	藜芦碱、浙贝乙素	异胆甾烷
14	有机胺类生物碱	伯胺类	左旋多巴	复合途径
		仲胺类	秋水仙碱	
		叔胺类	大麦碱	
		季铵盐类	甜菜碱	
		胍基类	大麦亭	
		硫氰类	白芥子苷	
		酰胺类	秋水仙碱	
		硝基类	马兜铃酸	
		其他有机胺类	苦杏仁苷	
15	其他生物碱类		川芎嗪、薏苡素	

一、吡咯类生物碱

这类生物碱的基本母核是吡咯或者四氢吡咯。根据其结构特点可进一步分为：简单吡咯、吡咯烷类、吡咯里西啶类和吲哚里西啶类。

吡咯　　　　　四氢吡咯　　　　　红古豆碱(cuscohygrine)

红古豆碱是简单的吡咯类生物碱的代表，多存在于颠茄、莨菪、曼陀罗等茄科植物中。由这个结构衍生而成的红古豆苦杏仁酸酯，有类似阿托品类药物的散瞳、抑制腺体分泌、舒张平滑肌等作用。

吡咯里西啶　　　　大叶千里光碱(macrophylline)　　　　倒千里光裂碱(retronecine)

吡咯里西啶类生物碱由 2 个吡咯环稠合而成。千里光属（*Senecio*）中有多种植物都含有这一类生物碱的衍生物，如大叶千里光碱、倒千里光裂碱。有报道表明这类生物碱对人及家畜肝脏有毒性，能引起肝硬化及蔓延性肝静脉内膜炎。

吲哚里西啶   一叶萩碱(securinine)

吲哚里西啶类生物碱由吡咯烷和哌啶环稠合而成。来自于中药一叶萩（又称叶底珠，*Suffrutescent Securinega* Twig)的一叶萩碱属于这一类生物碱。一叶萩碱是一种胆碱酯酶抑制剂，临床上用于治疗面神经麻痹、神经衰弱等。

二、吡啶类生物碱

这类生物碱的基本母核是吡啶或哌啶(六氢吡啶)。根据其结构特点可分为：简单吡啶类、喹诺里西啶类和其他哌啶类。

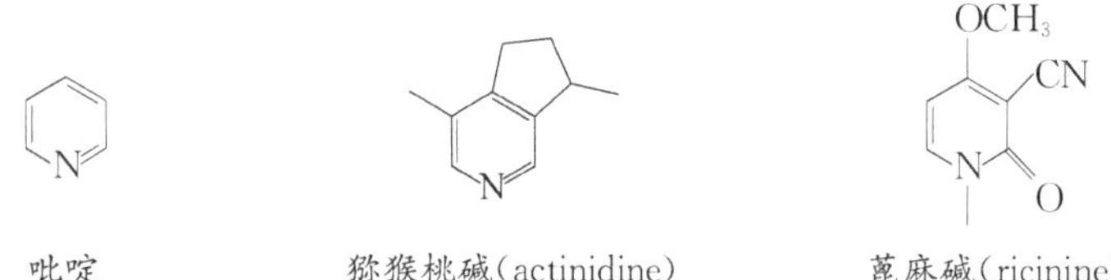

吡啶   猕猴桃碱(actinidine)   蓖麻碱(ricinine)

来自于猕猴桃属(*Actinidia* Lindl)植物的猕猴桃碱和蓖麻(*Ricinus communis* L.)种子中的蓖麻碱都属于简单吡啶衍生物。

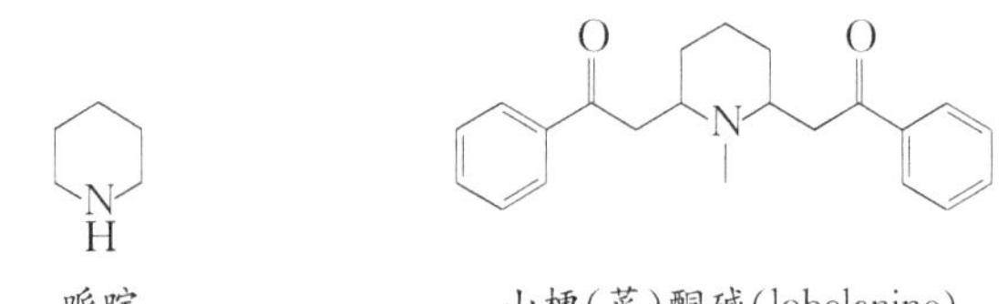

哌啶   山梗(菜)酮碱(lobelanine)

来源于山梗菜(*Lobelia inflata*)的山梗(菜)酮碱属于由哌啶衍生而来的简单吡啶类生物碱。

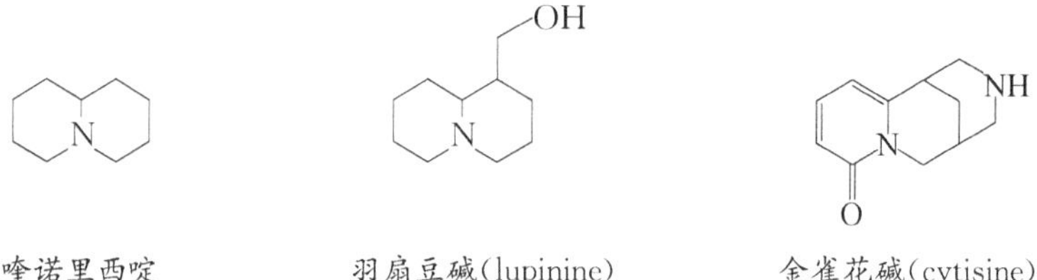

喹诺里西啶   羽扇豆碱(lupinine)   金雀花碱(cytisine)

喹诺里西啶类生物碱主要分布于豆科植物中，多具有毒性。从豆科羽扇豆属(*Lupinus*)植物中分离鉴定的一系列羽扇豆生物碱具有典型的喹诺里西啶结构母核，如羽扇豆碱和金雀花碱。研究表明，这类生物碱中的喹诺里西啶骨架是其毒性的来源。

三、莨菪烷类生物碱

这类生物碱的基本母核是由吡咯啶和哌啶并合而成的杂环。根据其结构特征可分为颠茄生物碱和古柯生物碱。

莨菪碱(hyoscyamine)　　山莨菪碱(anisodamine)　　东莨菪碱(scopolamine)　　樟柳碱(anisodine)

颠茄生物碱是从茄科植物颠茄、莨菪等中分离得到的一类生物碱，又称茄科生物碱。这类生物碱从结构上看都是由莨菪醇与莨菪酸缩合而成的酯。如阿托品（莨菪碱的消旋体）具有很好的解痉镇痛、散瞳等作用；东莨菪碱与莨菪碱的生物活性相似，临床上用作镇静药物。

古柯碱(cocaine)

古柯生物碱是由伪莨菪醇和有机酸缩合而成的酯类，如古柯碱又称可卡因，是一种临床广泛应用的局部麻醉药。

四、喹啉类生物碱

喹啉　　　　奎宁（quinine）　　　　喜树碱（camptothecine）

喹啉类生物碱的基本母核主要为喹啉和氢化喹啉。喹啉类生物碱中最重要的一类是金鸡纳生物碱。金鸡纳是茜草科 *Cinchona* 属多种木本植物的总称，最初在南美发现可用于治疗疟疾而受重视，研究发现它的有效成分是奎宁。具有显著抗癌活性的喜树碱也属于喹啉类生物碱。

五、异喹啉类生物碱

异喹啉类生物碱是最大的一类生物碱，以异喹啉或者四氢异喹啉为基本母核，根据连接基团的不同又可分为 11 类，本书中只对其中几种主要类型加以详细介绍。

（一）苄基异喹啉类生物碱

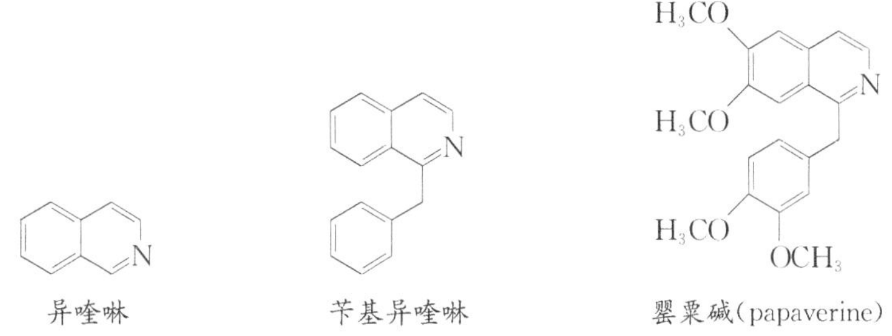

异喹啉　　　　苄基异喹啉　　　　罂粟碱（papaverine）

这类生物碱多在异喹啉母核的 1 位连接苄基,如鸦片中有解痉作用的罂粟碱等。

(二)双苄基异喹啉类生物碱

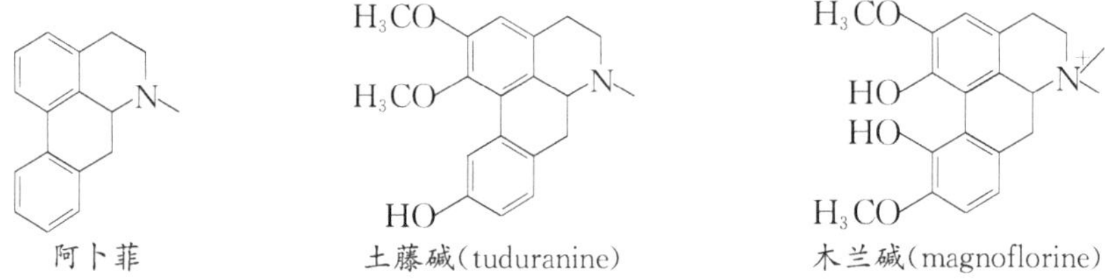

厚果唐松草碱(thalicarpine)

两分子的苄基异喹啉衍生物通过醚键方式连接而成双苄基异喹啉类生物碱,如厚果唐松草碱。

(三)原小檗碱型生物碱

原小檗碱

小檗碱(berberine)

延胡乙素(tetrahydropalmatine)

原小檗碱型生物碱是由苄基四氢异喹啉类生物碱衍生而来,如黄连、黄柏、三颗针等植物中所含的抗菌成分小檗碱(盐酸小檗碱,黄连素),延胡索中的镇静止痛成分延胡乙素(四氢巴马汀)等。

(四)阿卜菲型生物碱

阿卜菲

土藤碱(tuduranine)

木兰碱(magnoflorine)

阿卜菲型生物碱是由苄基四氢异喹啉生物碱中 2 个苯环相连组成的四环化合物。如中药防己中的土藤碱和广玉兰中的季铵盐生物碱木兰碱。

(五)吗啡烷型生物碱

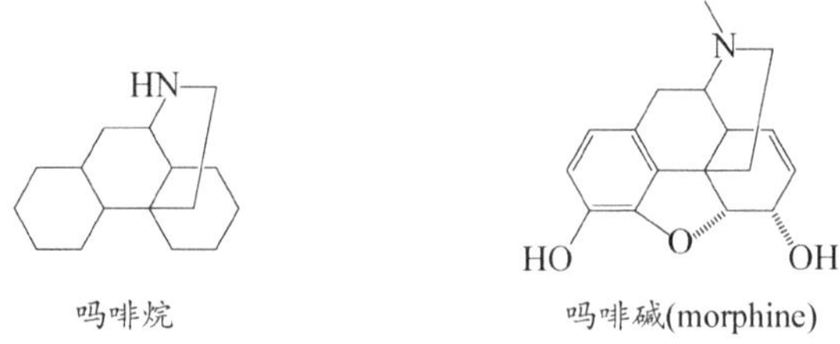

吗啡烷

吗啡碱(morphine)

吗啡烷型生物碱既属于苄基异喹啉的衍生物,同时又是多氢菲的衍生物。如鸦片中的有效成分吗啡碱。

（六）菲啶衍生物类生物碱

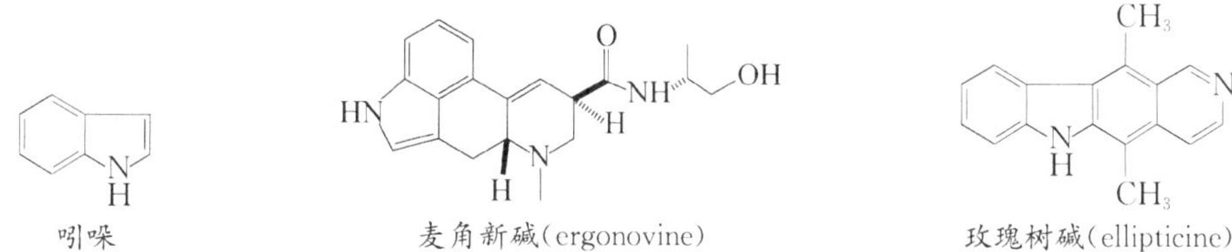

这类生物碱以菲啶为基本母核,从结构上说菲啶类衍生物也属于异喹啉基本母核的一种。该类型中比较重要的有两类:苯并菲啶类和吡咯并菲啶类。这类生物碱的典型代表有白屈菜中的主要有效成分白屈菜碱,石蒜科植物中多含有的石蒜碱等。

六、吲哚类生物碱

自 20 世纪 50 年代发现降压有效成分利血平与治疗白血病的长春碱和长春新碱以来,吲哚类生物碱的研究吸引了广大研究者的注意,现在已有多种吲哚类生物碱被分离鉴定出来,成为生物碱中的一大类。根据其结构不同可分为简单吲哚类、色胺吲哚类和萜类吲哚类生物碱。临床用于促进产后子宫收缩和减少充血的麦角新碱和从玫瑰树中分离得到的具有抗癌作用的玫瑰树碱都属于这一类。

七、萜类和甾体类生物碱

这类生物碱的基本母核是萜类或甾体类化合物,在生合成的过程中某些位置的碳原子被氮原子取代或是引入了含氮基团从而构成了萜类和甾体类生物碱。这一类型结构复杂多样,不再详细介绍,只列举 2 个代表性的化合物的结构:①典型的甾体生物碱:中药贝母中的有效成分贝母碱;②萜类生物碱:有毒中药乌头的主要毒性成分乌头碱。

八、有机胺类生物碱

以上介绍的七大类生物碱有个共同的特点,就是氮原子处于杂环结构中,这也和生物碱的定义相吻合。实际上一些小分子的有机胺类化合物,虽然氮原子不在环上,也属于生物碱类化合物。这类生物碱的典型代表是中药麻黄中的麻黄碱和伪麻黄碱;中药益母草的主要成分益母草碱等。

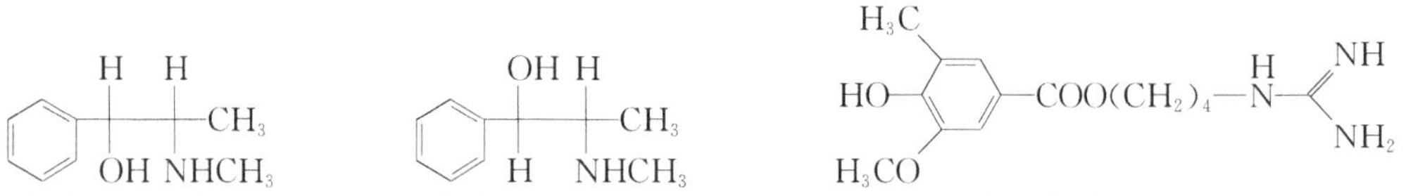

麻黄碱(ephedrine)　　　伪麻黄碱(pseudoephedrine)　　　益母草碱(leonurine)

第三节　生物碱的理化性质

一、性状

(一)形态

多数生物碱呈结晶形固体,有些为非晶形粉末,而少数是液体,如烟碱、毒芹碱等。除个别生物碱如槟榔碱等外,液体生物碱分子中多无氧原子。

液体生物碱和极少数固体生物碱(如麻黄碱)常压下可随水蒸气蒸馏而逸出。某些特殊的固体生物碱可升华,如咖啡因。

(二)颜色

绝大多数生物碱呈无色状态,仅少数具有高度共轭体系结构的生物碱显种种颜色。如小檗碱(黄色)、蛇根碱(serpentine,黄色)、小檗红碱(berberubine,红色)等。颜色的深浅与共轭系统长度有关,共轭系统越长颜色越深,一旦共轭系统变短或被破坏,则颜色随之变浅或消失,如黄色的小檗碱发生还原反应后,共轭系统被破坏,生成的四氢小檗碱是无色结晶;一叶萩碱在结晶状态下是黄色,而在酸水溶液中则是无色,原因就是一叶萩碱在结晶状态下,氮原子上的共用电子对与体系中的双键和羰基构成长共轭系统而显现黄色,当在酸水溶液中时,氮原子上的孤对电子与氢离子结合从而破坏了共轭系统,颜色消失。

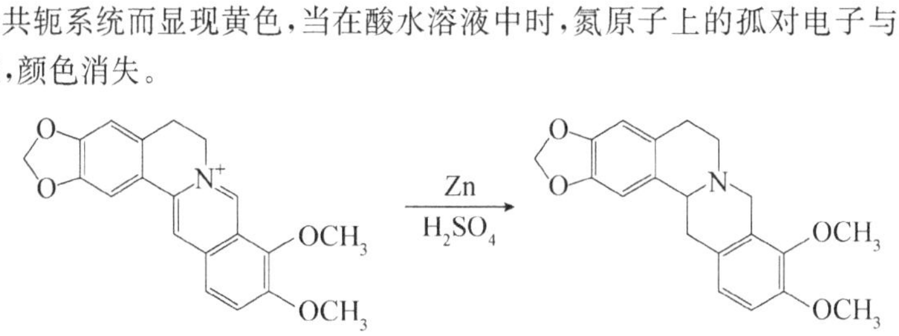

小檗碱(黄色)　　　　　　　　　　四氢小檗碱(无色)

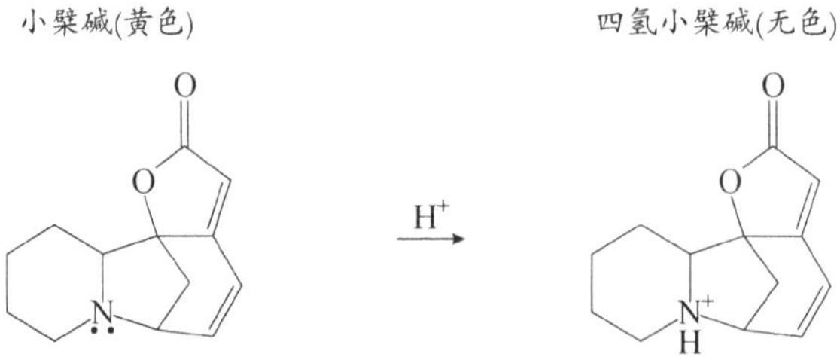

一叶萩碱(黄色)　　　　　　　　　　一叶萩碱盐(无色)

（三）味觉

生物碱多具苦味，有些味极苦如盐酸小檗碱。有些刺激唇舌有焦灼感。

二、旋光性

绝大多数生物碱分子中有手性碳，具有旋光性，且多数为左旋光性。有些生物碱有变旋现象，即旋光性受 pH、溶剂种类等因素的影响。如中性条件下，烟碱呈左旋光性，而酸性条件下变为右旋光性；麻黄碱在三氯甲烷中呈左旋光性，在水中则变为右旋光性。

生物碱的生理活性与旋光性密切相关。一般来说，左旋体多具有显著的生理活性，如 l-莨菪碱的散瞳作用是 d-莨菪碱的 100 倍。也有极少数生物碱与此相反，右旋体生理活性强，如 d-古柯碱的局麻作用强于 l-古柯碱。

三、溶解性

生物碱这类天然产物因其结构复杂多样，碱性强弱区别很大，故其溶解性需要分别来探讨，表 8-2 中按照不同生物碱类型归纳总结了其溶解性特征。

表 8-2　生物碱的溶解性

生物碱种类		极性	溶解性	在不同溶剂中的溶解度			
				水	三氯甲烷	1%酸水	1%碱水
非酚性生物碱		较弱	脂溶性	－	＋	＋	－
季铵碱		强	水溶性	＋	－	＋	＋
氮氧化物		中等	可溶	＋	±	＋	＋
两性生物碱	含酚羟基	较弱	脂溶性	－	＋	＋	＋
	含羧基	强	水溶性	＋	－	＋	＋

注：＋:可溶；－:不溶。

从上表中可以看出，大多数游离生物碱极性较弱，难溶于水，易溶于三氯甲烷、乙酸乙酯、丙酮等有机溶剂中。而生物碱的盐易溶于水难溶于有机溶剂中。一般来说，生物碱的无机酸盐或小分子有机酸盐比大分子有机酸盐的水溶性更好。少数生物碱例外，如小檗碱盐酸盐难溶于水。

季铵盐类生物碱，离子化程度高，易溶于水。氮氧化物中的氧原子通过配位键与氮原子共享 1 对电子，极性较大，在水中有一定的溶解度，如氧化苦参碱的水溶性比苦参碱强，就是这一原因。

结构中既有碱性基团（氮原子）又有酸性基团（酚羟基或羧基）的两性生物碱既能溶于酸水又能溶于碱水中。

生物碱的溶解性一定要具体问题具体分析，这一部分内容在生物碱的提取分离部分会有广泛的应用。

四、碱性

（一）碱性的来源

生物碱结构中含有氮原子，氮原子上的孤对电子可与质子结合表现出碱性。

>N: + H⁺ ⇌ [>N:H]⁺

（二）碱性的表示方法

生物碱的碱性强弱一般用其酸式离解指数 pK_a 或碱式离解指数 pK_b 来表示。pK_a 越大，碱性越强；pK_b 越大，则酸性越强。碱性强弱与 pK_a 的关系如下：$pK_a < 2$ 为碱性极弱碱，$pK_a = 2 \sim 7$ 为弱碱，$pK_a = 7 \sim 12$ 为中强碱，$pK_a > 12$ 为强碱。

（三）影响碱性强弱的因素

前边已经介绍了生物碱的碱性来源是氮原子上的孤对电子，因而决定生物碱碱性强弱的根本问题就是氮原子上孤对电子的电子云密度，只要是使其电子云密度升高的因素就促使化合物碱性增强，反之则碱性减弱。归纳来讲决定氮原子上孤对电子电子云密度的因素分为内在因素和外在因素两大类，内在因素即氮原子本身的结合状态或者说是分子中含有的碱性基团的类型，外在因素即氮原子所处的化学环境对其影响。

1. 氮原子结合状态对碱性强弱的影响　碱性基团的碱性强弱一般顺序是：胍基、季铵碱＞饱和含氮杂环＞脂肪胺＞芳香杂环（吡啶型、吡咯型、苯胺型）＞酰胺。

（1）季铵和胍基型生物碱：这两类生物碱是自然界中碱性最强的生物碱，$pK_a = 10 \sim 13$。在季铵碱结构中，实际表现碱性的是氢氧根，这就很容易理解为什么这类生物碱在水溶液中表现出强碱性，如毒蕈碱，$pK_a = 12$。含胍基的生物碱，由于胍基接受原子形成季铵离子，并具有高度共振稳定性，故显强碱性，如益母草碱，$pK_a = 11$。

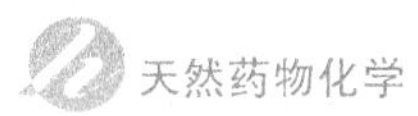

季铵碱　　　　　　　　　胍基

毒蕈碱（muscarine）　　　　益母草碱（leonurine）

（2）脂肪胺和饱和含氮杂环：这两类生物碱中的孤对电子作为供电体，碱性中等，$pK_a = 8 \sim 10$。饱和含氮杂环碱性强于脂肪胺。如麻黄碱，$pK_a = 9.6$；秋水仙胺，$pK_a = 8 \sim 9$。

麻黄碱　　　　　　　　　秋水仙胺

（3）芳香胺类：芳香胺类生物碱包括吡啶型、吡咯型和苯胺型，其碱性强弱顺序为吡啶型＞苯胺型＞吡咯型。

在吡啶型和苯胺型生物碱中，氮原子上的孤对电子虽不是 π 电子，但和芳香 π 电子形成 $p-\pi$ 共轭体系，电子云密度降低，故碱性要弱于前边介绍的脂肪胺类，$pK_a = 4 \sim 8$。在吡咯型生物碱中，氮原子上的孤对电子是芳香 6π 电子的组成，碱性更弱一些，$pK_a = 2 \sim 6$。

（4）酰胺型:酰胺型生物碱是自然界中碱性最弱的生物碱,$pK_a < 2$。其结构中的羰基与氮原子上的孤对电子发生强的 $p-\pi$ 共轭,使碱性大大降低。如秋水仙碱,$pK_a = 1.8$。

秋水仙碱

2. 氮原子化学环境对碱性强弱的影响　氮原子化学环境对碱性强弱的影响主要可以归纳为 5 个方面:电子效应,诱导-场效应,空间效应,分子内氢键效应和分子内互变异构。与前边介绍的内在影响因素不同的是,氮原子化学环境对碱性强弱的影响往往是多种效应的叠加结果,需要具体分析其成因。

（1）电子效应:氮原子所连接的基团如果为供电基团则使其碱性增强,吸电基团存在则使其碱性减弱。通过下列几组化合物的碱性变化可以很好地理解这一效应。

	氨	伯胺	仲胺	叔胺
pK_a	9.3	10.6	10.7	9.7

甲基为供电基团使氮原子的电子云密度增加,随着连接甲基数目的增多碱性增强,但是叔胺的碱性却弱于伯胺,这一结果是空间因素的影响,随后会介绍到。

	可卡因	托哌可卡因
pK_a	8.3	9.9

可卡因和托哌可卡因的结构区别在于 1 个甲氧酰基基团,其吸电作用使得氮原子碱性减弱。

pK_a	5.3	5.1	4.6	3.9	2.6

在这组化合物中以苯胺为基准,其左侧的化合物分别在氮原子上或芳香环上连接了供电基团,结果使氮原子碱性增强,而其右侧的 2 个化合物均在芳香环上连接了强吸电基团,结果使氮原子碱性减弱。

（2）诱导-场效应:生物碱分子中同时含有 2 个氮原子时,第一个氮原子质子化后,对第二个氮原子产生两种使碱性降低的效应:诱导效应和静电场效应,称其为诱导-场效应。当分子中的 1 个氮原子质子化后,形成 1 个强的带正电荷的吸电基团,其吸电诱导效应使分子中另一个氮原子碱性降低,同时这个正电荷形成的静电场在空间上会排斥氢质子,从而阻碍其与另一个氮原子结合,降低了氮原子的碱性。诱导效应通过碳链传递,随着碳链的增长而逐渐减弱,场效应则通过空间直接作用,作用的强弱取决于空间相对位置的远近。

如在烟碱结构中,两个氮原子相互之间的诱导-场效应使得 N1 和 N2 的碱性都降低。

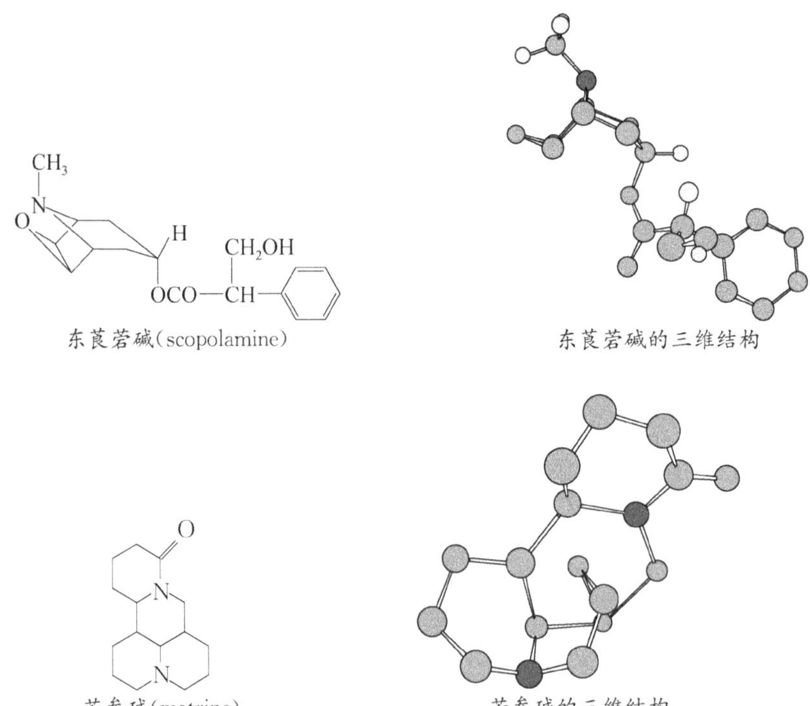

烟碱

（3）空间效应:生物碱氮原子质子化时,受到空间效应的影响,可能使其碱性增强或减弱。如在东莨菪碱分子中三元氧环结构的存在,对氮原子上的孤对电子产生显著的空间障碍,使氮原子不易接受质子,从而降低了其碱性。与此相反,在苦参碱的结构中,处于环己氮杂体系中的氮原子,空间障碍很小,利于和质子结合,从而碱性增强。空间效应的影响在不同的结构中结果不同,将待分析的结构转化为三维立体结构,有利于判断空间效应的真实作用方式。

东莨菪碱（scopolamine）　　　　　东莨菪碱的三维结构

苦参碱（matrine）　　　　　苦参碱的三维结构

（4）分子内氢键效应:分子内氢键对生物碱碱性影响很显著。如在和钩藤碱盐的结构中其质子化氮上的氢可与结构中的羰基形成氢键,使其更加稳定,而在异和钩藤碱盐的结构中则无类似的氢键结构,因而和钩藤碱（pK_a = 6.3）的碱性要强于异和钩藤碱（pK_a = 5.2）。

和钩藤碱(rhynchophylline)　　　　　异和钩藤碱(iso rhynchophylline)

（5）分子内互变异构：一些生物碱可以发生分子内互变异构转化成季铵型，从而表现出强碱性。一般情况下，环叔胺分子，氮原子的 α、β 位有双键或 α 位有羟基的情况下，易发生分子内互变异构。如蛇根碱 $pK_a = 10.8$，表现出强碱性就是因为氮原子的 α、β 位有双键，发生了分子内互变异构；而小檗碱分子中氮原子的 α 位有羟基，发生分子内互变异构后 $pK_a = 11.5$，也表现出强碱性。

蛇根碱($pK_a = 10.8$)

小檗碱($pK_a = 11.5$)

综上介绍了影响生物碱碱性强弱的主要因素，为了便于在实际工作中应用，将生物碱碱性强弱规律总结如下：

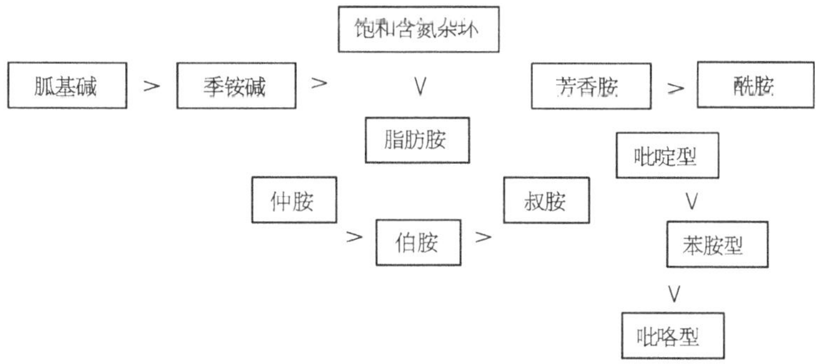

第四节　生物碱的检识

在生物碱的提取、分离、结构鉴定和药品生产过程中，常常需要一些简便、准确的检识方法。最为常用的是化学检识法和色谱检识法。化学检识法操作简单，现象直观，在生物碱的提取分离和鉴定过程中经常被用到，色谱检识法准确、高效，在药品的生产和检验中经常用到。

259

一、化学检识

（一）生物碱沉淀反应

大多数生物碱在酸性条件下能和某些酸类、重金属盐类以及一些较大分子量的复盐反应，生成弱酸不溶性复盐或络合物沉淀。利用这种沉淀反应，可以预示中药提取液中是否含有生物碱类成分，也可用于检查生物碱提取反应是否完全。

1. 生物碱沉淀试剂的种类　表 8-3 中列出了实验中常用的生物碱沉淀试剂的种类、组成和反应现象。需要特别注意的是，雷氏铵盐是季铵碱型生物碱的专属沉淀试剂。

表 8-3　常用的生物碱沉淀试剂

试剂类型	试剂名称	主要组成	与生物碱反应现象
金属盐类	碘-碘化钾	$KI-I_2$	棕、褐色沉淀
	碘化铋钾	$BiI_3 \cdot KI$	红棕色沉淀
	碘化汞钾	$HgI_2 \cdot 2KI$	类白色沉淀
	氯化金（3%）	$HAuCl_4$	黄色晶形沉淀
酸类	硅钨酸	$SiO_2 \times 12WO_3$	乳白色沉淀
酚酸类	苦味酸	2,4,6-三硝基苯酚	黄色沉淀
复盐类	雷氏铵盐	硫氰酸铬铵试剂	紫红色沉淀

2. 生物碱沉淀反应的条件　生物碱沉淀反应需要 3 个条件：①通常在酸性水溶液中生物碱成盐状态下进行，若在碱性条件下则试剂本身将产生沉淀，干扰结果判断；②在稀醇或脂溶性溶液中时，含水量>50%，当醇含量>50%时可使沉淀溶解，干扰结果判断；③沉淀试剂不宜加入过量，过量的沉淀试剂易溶解沉淀。如：过量的碘化汞钾可使产生的沉淀溶解。

3. 反应结果的判断　生物碱沉淀反应结果判断依据以下 3 个原则：①沉淀试剂对各种生物碱的灵敏度不一样，鉴别每种生物碱时需采用 3 种以上沉淀试剂；②直接对中药酸提液进行沉淀反应时，阳性结果不能判定生物碱的存在，阴性结果可判断无生物碱存在。因为中药水提液中常夹杂有氨基酸、蛋白质、多糖、鞣质等，这些物质可与生物碱沉淀试剂反应造成假阳性结果。③少数生物碱如麻黄碱与生物碱沉淀试剂不反应。

（二）生物碱显色反应

对大多数生物碱来说，最常用的显色剂是改良碘化铋钾试剂，可用于薄层色谱、纸色谱的显色，以适当的溶剂系统展开后，喷洒改良碘化铋钾，观察有无橘红色的生物碱斑点。

二、色谱检识

生物碱的色谱检识方法在中药、天然药物研究和实际工作中应用很广泛，常用的有薄层色谱法、纸色谱法、高效液相色谱法等。

（一）薄层色谱检识法

1. 吸附薄层色谱　生物碱常用的吸附剂为硅胶和氧化铝，主要适用于脂溶性生物碱。

氧化铝为中性或弱碱性的吸附剂，很适宜生物碱类化合物的分离，展开剂主要为石油醚、三氯甲烷、丙酮、甲醇等有机溶剂，根据待分离生物碱的极性调配。当点样量较大时（>50 μg），不易得到集中斑点而且常有拖尾现象，可在溶剂系统中加入少量二乙胺，克服这种现象。

硅胶为弱酸性的吸附剂，对游离生物碱的吸附力很强，需要在加碱的情况下才能得到集中斑点。

一般加碱的方法有 3 种：①在中性展开剂中加入一定量的碱性试剂，如氨水、二乙胺等。此方法最为简单实用；②在湿法铺制硅胶薄层板的时候加入一定量的氢氧化钠溶液(0.1～0.5 mol/L)或缓冲液，使薄层板显碱性；③展开过程中，在展开槽内放一小杯氨水。由于氨的挥发增大了展开剂的极性，降低了吸附剂的活性，成点性增强。

2. 分配薄层色谱　上述的吸附薄层色谱分离效果不理想时，也可采用分配薄层色谱法检识生物碱。通常在纤维或硅胶薄层上，以甲酰胺或水为固定相。操作方法是将硅胶或纤维素板浸泡于甲酰胺-丙酮混合溶剂片刻或将薄层板用此溶剂展开 1 次，取出后晾干。展开剂可根据待分离生物碱的极性选择三氯甲烷、苯或 BAW 系统。在配置展开剂时需用固定相饱和。

与吸附薄层色谱比较，分配薄层色谱一般适用于检识极性较大的生物碱。

3. 薄层色谱的观察　薄层展开结束后，大多数生物碱需用改良碘化铋钾显色，呈现橘红色斑点；少数有色生物碱可直接显色；具有荧光的生物碱可在紫外灯下显现相应现象。

4. 实例

(1) 2015 版《中华人民共和国药典》(以下简称《中国药典》)中应用薄层色谱法检识黄连中的生物碱。

1) 供试药溶液制备：取待测黄连药材粉末 0.25 g，加甲醇 25 ml，超声处理 30 min，过滤，取滤液作为供试品溶液。

2) 对照药溶液制备：取黄连对照药材同法制成。

3) 对照品溶液制备：取盐酸小檗碱对照品，加甲醇制成每 1 ml 含有 0.5 mg 的溶液，作为对照品溶液。

4) 薄层色谱条件：硅胶 G 薄层板，点样后置于浓氨水预饱和 20 min 的展开缸内展开；展开剂：环己烷-乙酸乙酯-异丙醇-甲醇-水-三乙胺(3∶3.5∶1∶1.5∶0.5∶1)

5) 检识：置紫外灯(365 nm)下观察，在与对照药材色谱相应的位置上，显 4 个以上相同颜色的荧光斑点；与对照品色谱相应的位置上，显相同颜色的荧光斑点。

(2) 2015 版《中国药典》中应用薄层色谱法检识浙贝母中的生物碱。

1) 供试药溶液制备：取待测浙贝母药材粉末 5 g，加浓氨试液 2 ml 与三氯甲烷 20 ml，放置过夜，过滤，取滤液 8 ml，蒸干，残渣加三氯甲烷 1 ml 使溶解，作为供试品溶液。

2) 对照品溶液制备：分别取贝母素甲、贝母素乙对照品，加三氯甲烷制成每 1 ml 各含有 2 mg 的混合溶液，作为对照品溶液。

3) 薄层色谱条件：硅胶 G 薄层板；展开剂：乙酸乙酯-甲醇-浓氨试液(17∶2∶1)

4) 检识：喷稀碘化铋钾试液，在与对照品色谱相应的位置上，显相同颜色的斑点。

(3) 2015 版《中国药典》中应用薄层色谱法检识麻黄中的生物碱。

1) 供试药溶液制备：取待测麻黄药材粉末 1 g，加浓氨水试液数滴，再加三氯甲烷 10 ml，加热回流 1 h，过滤，滤液蒸干，残渣加甲醇 2 ml 充分振摇，过滤，取滤液作为供试品溶液。

2) 对照品溶液制备：取盐酸麻黄碱对照品，加甲醇制成每 1 ml 含有 1 mg 的溶液，作为对照品溶液。

3) 薄层色谱条件：硅胶 G 薄层板；展开剂：三氯甲烷-甲醇-浓氨试液(20∶5∶0.5)

4) 检识：喷洒茚三酮试液，在 105 ℃加热至斑点显色清晰。与对照品色谱相应的位置上，显相同的红色斑点。

(二) 高效液相色谱检识法

高效液相色谱法广泛用于生物碱的检识，特别是对于一些结构非常相似的生物碱，能够取得很好的分离效果，弥补薄层色谱法的不足。

生物碱的高效液相色谱可选用分配色谱、吸附色谱、离子交换色谱法等，根据不同生物碱的性质来选择，其中分配色谱法应用较多。检测器可应用紫外检测、蒸发光检测、示差检测器等，紫外检测器应用较多。由于生物碱这类天然产物结构类型非常复杂，很难总结其紫外吸收的特征，这里不再详细介绍，实际工作中往往是先测定目标化合物的紫外光谱，来选择最佳检测波长。以下介绍几个 2015 版《中国药典》中应用 HPLC 法检测生物碱的实例。

1. 2015 版《中国药典》中应用 HPLC 法检识黄连中的小檗碱

（1）对照品溶液制备：取盐酸小檗碱对照品适量，加甲醇制成每 1 ml 含有 90.5 μg 的溶液，作为对照品溶液。

（2）供试品溶液制备：取待测黄连药材粉末 0.2 g，精密称定，置具塞锥形瓶中，精密加入甲醇-盐酸（100：1）的混合溶液 50 ml，密塞，称定重量，超声处理 30 min，放冷，再称定后用甲醇补足减失重量，过滤，取续滤液 2 ml，置 10 ml 容量瓶中，加甲醇定容，过滤，作为供试品溶液。

（3）色谱条件：色谱柱：C-18 色谱柱；流动相：乙腈-0.05 mol/L 磷酸二氢钾溶液（50：50）（每 100 ml 流动相中加十二烷基硫酸钠 0.4 g，再以磷酸调节 pH = 4.0）；检测波长：345 nm；检测方法：分别精密吸取对照品溶液和供试品溶液各 10 μl，以盐酸小檗碱对照品峰面积为对照，分别计算小檗碱、表小檗碱、黄连碱和巴马汀的含量，用待测成分色谱峰与盐酸小檗碱色谱峰的相对保留时间（小檗碱：1.00；表小檗碱：0.71、黄连碱：0.78；巴马汀：0.91）确定。

（4）检识：以盐酸小檗碱计算，含小檗碱不得少于 5.5%，表小檗碱不得少于 0.80%，黄连碱不得少于 1.6%，巴马汀不得少于 1.5%。

2. 2015 版《中国药典》中应用 HPLC 法检识川乌中的生物碱

（1）对照品溶液制备：取乌头碱对照品、次乌头碱对照品、新乌头碱对照品适量，精密称定，加异丙醇-三氯甲烷（1：1）混合溶液分别制成每 1 ml 含有乌头碱 50 μg、次乌头碱和新乌头碱各 0.15 mg 的混合溶液，作为对照品溶液。

（2）供试品溶液制备：取待测川乌药材粉末 2 g，精密称定，置具塞锥形瓶中，加入氨试液 3 ml，精密加入异丙醇-乙酸乙酯（1：1）混合溶液 50 ml，称定重量，超声处理 30 min，放冷，再称定后用异丙醇-乙酸乙酯（1：1）混合溶液补足减失重量，过滤，取续滤液 25 ml，40 ℃ 以下减压回收溶剂至干，残渣精密加入异丙醇-三氯甲烷（1：1）混合溶液 3 ml 溶解，过滤，取续滤液作为供试品溶液。

（3）色谱条件：色谱柱：C-18 色谱柱；流动相：乙腈-四氢呋喃（25：15）为流动相 A，以 0.1 mol/L 乙酸铵溶液（每 1 000 ml 中加冰乙酸 0.5 ml）为流动相 B，按表 8-4 梯度洗脱。

表 8-4　梯度洗脱色谱条件

时间/min	流动相 A(%)	流动相 B(%)
0～48	15→26	85→74
48～49	26→35	74→65
49～58	35	65
58～65	35→15	65→85

检测波长：235 nm；检测方法：分别精密吸取对照品溶液和供试品溶液各 10 μl，测定。

（4）检识：含乌头碱、次乌头碱和新乌头碱的总量应为 0.050%～0.17%。

第五节　生物碱的提取与分离

生物碱多具有碱性，在植物体内多以成盐的形式存在，个别生物碱由于碱性较弱不易与酸结合成盐,而以游离态存在,也有少数生物碱与糖结合成苷。在提取分离的过程中既要考虑到其酸碱性,又要考虑其存在状态,从而选择合适的提取分离方法。

一、提取与初步分离方法

(一)溶剂法

1. 水或酸水-有机溶剂提取法

(1)提取原理:生物碱与酸成盐后易溶于水,难溶于有机溶剂;其游离碱易溶于有机溶剂,难溶于水。

(2)操作:用水或稀矿酸水液(0.5%～1%)提取。提取液浓缩后碱化游离出生物碱,然后用有机溶剂如三氯甲烷、石油醚等进行萃取即得总生物碱。

(3)优缺点:本法简便易行,适用性广,但不适用于含大量淀粉或蛋白质的植物材料,且操作上提取液浓缩较难。

2. 醇-酸水-有机溶剂提取法

(1)提取原理:生物碱及其盐类易溶于亲水性醇溶剂中,如甲醇或乙醇。

(2)操作:用醇代替水或酸水按上法提取生物碱。醇提取物含有非生物碱成分,需用适量酸水使生物碱成盐溶出,过滤,酸滤液再如上述方法碱化、有机溶剂萃取、浓缩得总生物碱。

(3)优缺点:本法避免了水提过程中大量淀粉或蛋白质杂质的干扰,但操作上较复杂,在工业生产中不易推广。

3. 碱化-有机溶剂提取法

(1)提取原理:游离态的生物碱易溶于脂溶性溶剂中。

(2)操作:先将药材加碱水(石灰乳、10%氨水、Na_2CO_3 溶液等)充分润湿,使生物碱的盐转成游离状态,再用亲脂性有机溶剂如二氯甲烷、三氯甲烷、石油醚等按浸渍法或连续回流提取法提取。回收有机溶剂后即得亲脂性总生物碱。

(3)优缺点:溶剂选择性比醇强,提出的水溶性杂质较少,所得总生物碱纯度较高。但是提取时间长、毒性大、易燃。

4. 其他溶剂法　某些亲水性生物碱如 N-氧化物等,常用与水不相混溶的有机溶剂如正丁醇、异戊醇等进行提取。

(二)离子交换树脂法

应用酸水法提取生物碱的时候,普遍存在酸液体积过大浓缩困难的问题,阳离子交换树脂法可以很好地弥补这一不足。将酸水液与阳离子交换树脂(多用磺酸型)进行交换,与非生物碱成分分离。交换后的树脂,用碱液或 10%氨水碱化后,再用有机溶剂(如石油醚、三氯甲烷、甲醇等)进行洗脱,回收有机溶剂得总生物碱。其反应原理可以用下面的反应式来表示。

$$RSO_3^-H^+ + {\scriptstyle\diagup}NH^+ \longrightarrow RSO_3^- \; {\scriptstyle\diagup}NH^+ + H^+$$

$$\downarrow OH^- \quad NH_4OH$$

$$Alk \longleftarrow RSO_3^-NH_4^+ + {\scriptstyle\diagup}N + H_2O$$

Alk——生物碱

本法应用较为广泛,许多常用药用生物碱如一叶萩碱、奎宁、麦角碱、东莨菪碱、苦参碱等都是应用此法生产的。不过,个别情况下不适用,如 vincanidine 离子交换后,因强吸附作用而难于用有机溶剂洗脱下来。

（三）沉淀法

季铵生物碱为水溶性生物碱,常采用雷氏铵盐沉淀法进行提取。

雷氏铵盐沉淀法的反应过程可用如下反应式表示:

(1) $B^+ + NH_4[Cr(NH_3)_2(SCN)_4] \longrightarrow B[Cr(NH_3)_2(SCN)_4] \downarrow$

(2) $2B[Cr(NH_3)_2(SCN)_4] + Ag_2SO_4 \longrightarrow B_2SO_4 + 2Ag[Cr(NH_3)_2(SCN)_4] \downarrow$

(3) $B_2SO_4 + BaCl_2 \longrightarrow BaSO_4 \downarrow + 2B \cdot Cl$

B^+——季铵生物碱阳离子

反应式(1):首先将季铵生物碱的水溶液,用酸水调到弱酸性,加入新鲜配制的雷氏铵盐饱和水溶液至不再生成沉淀为止。滤取沉淀,用少量水洗涤 $1 \sim 2$ 次,抽干,将沉淀溶于丙酮(或乙醇)中,过滤,取滤液。

反应式(2):在滤液中,加入 Ag_2SO_4 饱和水液,形成雷氏铵盐沉淀,滤除,滤液备用。

反应式(3):在滤液中加入计算量 $BaCl_2$ 溶液,滤除沉淀,最后所得滤液即为季铵生物碱的盐酸盐。

二、精制与纯化方法

对于生物碱的分离通常分为系统分离和特定生物碱的分离。前者带有基础研究的性质,后者则侧重于生产实际。两者对分离方法的设计均有定向作用。系统分离通常采用总碱→类别或部位→单体生物碱的分离程序。类别是指按碱性强弱或酚性、非酚性粗分的生物碱类别。部位主要指最初色谱中洗脱的极性不同的生物碱。类别生物碱的一般分离流程如图 8-1 所示。特定生物碱的分离参见一些应用实例,不再做详细的介绍。

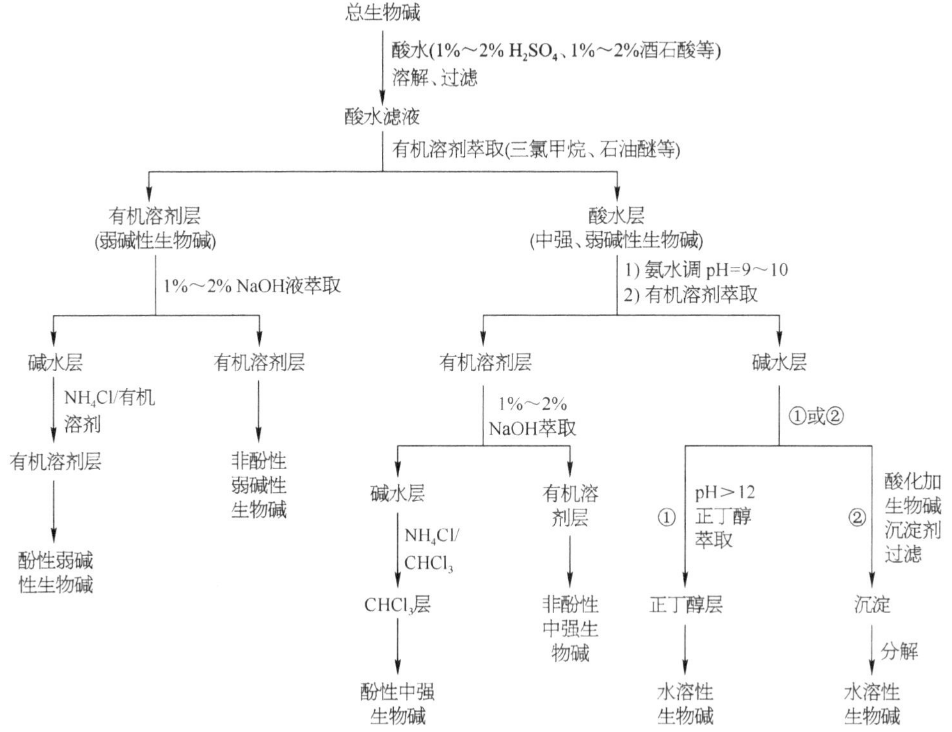

图 8-1　类别生物碱的一般分离流程

（一）利用生物碱碱性强弱不同进行分离

同一植物中含有生物碱的碱性往往不同。混合生物碱在酸水溶液中，加入适量的碱液，用有机溶剂萃取，则碱性较弱的生物碱将先游离出来转移到有机溶剂中。据此，可利用生物碱碱性强弱的差别，采用不同的 pH 条件，用水不溶性有机溶剂萃取进行生物碱的分离。利用这种方法系统分离生物碱，常采用 pH 梯度萃取。萃取时，应用缓冲液调制 pH 梯度。

（二）利用生物碱及其盐溶解度的差异进行分离

不同结构的生物碱在有机溶剂的溶解度不同，由此可以将它们分离。如从唐古特山莨菪中将莨菪碱、红古豆碱与山莨菪碱、樟柳碱分离时，就是采用 pH＝9 的条件下，依次利用四氯化碳和三氯甲烷萃取，前两者溶于四氯化碳，而后两者溶于三氯甲烷中。如果在总生物碱中某一种生物碱含量最多，可以选择合适的溶剂进行重结晶达到分离的目的，含量多的生物碱一般先结晶出来。如野百合碱（monocrotaline）在农吉利（*Herba crotalariae*）中含量很高，可从农吉利总碱的乙醇溶液中重结晶得到，一叶萩碱在一叶萩中含量很高，可从一叶萩总碱的乙醚溶液中重结晶得到。

许多生物碱的盐比其游离态易于结晶，可利用生物碱盐的溶解度不同来进行分离。如麻黄碱和伪麻黄碱的分离，就是利用它们的草酸盐在水中的溶解度不同，草酸麻黄碱的溶解度比草酸伪麻黄碱小，可以先结晶析出。少数情况下，可直接从原料中以特殊的盐类形式分出单一生物碱。典型的例子是金鸡纳（*Cinchona succirabra*）树皮中 4 种生物碱奎宁、奎尼丁（quinidine）、金鸡尼宁（cinchonine）和金鸡宁丁（cinchonidine）的分离。硫酸奎宁、酒石酸金鸡宁丁和氢溴酸奎尼丁均在水中溶解度较小，金鸡宁不溶于乙醚。据此在不同分离的步骤制备成相应的难溶盐类而彼此分离。

（三）色谱法

色谱法是目前应用最为广泛的分离方法。绝大多数采用吸附色谱，但应用分配色谱的实例亦不少。高速逆流色谱仪的出现，则更开拓了这方面的应用。吸附剂多用硅胶、氧化铝、纤维素、聚酰胺等。对生物碱苷类或极性较大的生物碱，可用反相色谱材料（如 RP－8、RP－18 等）或葡聚糖凝胶进行分离。HPLC 虽有快速、高效的特点，但用于较大量制备性分离仍有困难。实际工作中，常运用中压或低压柱色谱、制备薄层色谱进行分离。

三、提取分离实例

浙贝母（*Fritillaria thunbergii*）中生物碱的分离如图 8－2 所示。

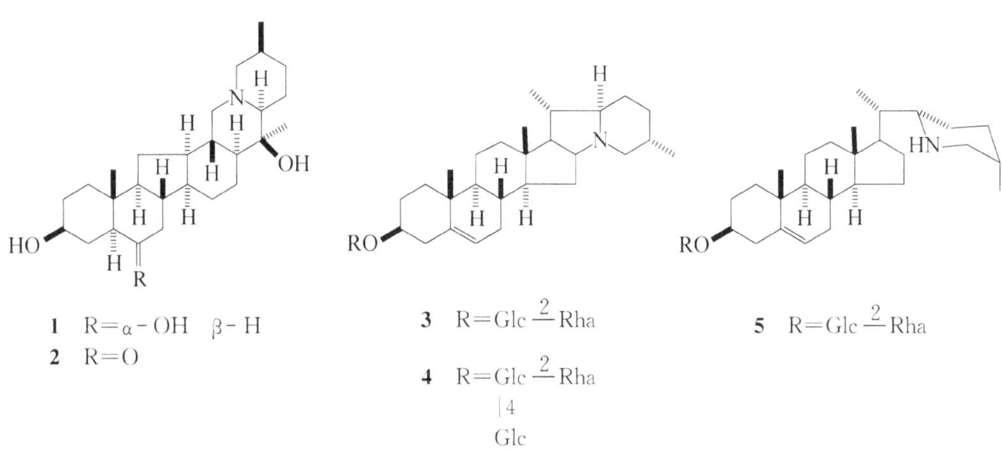

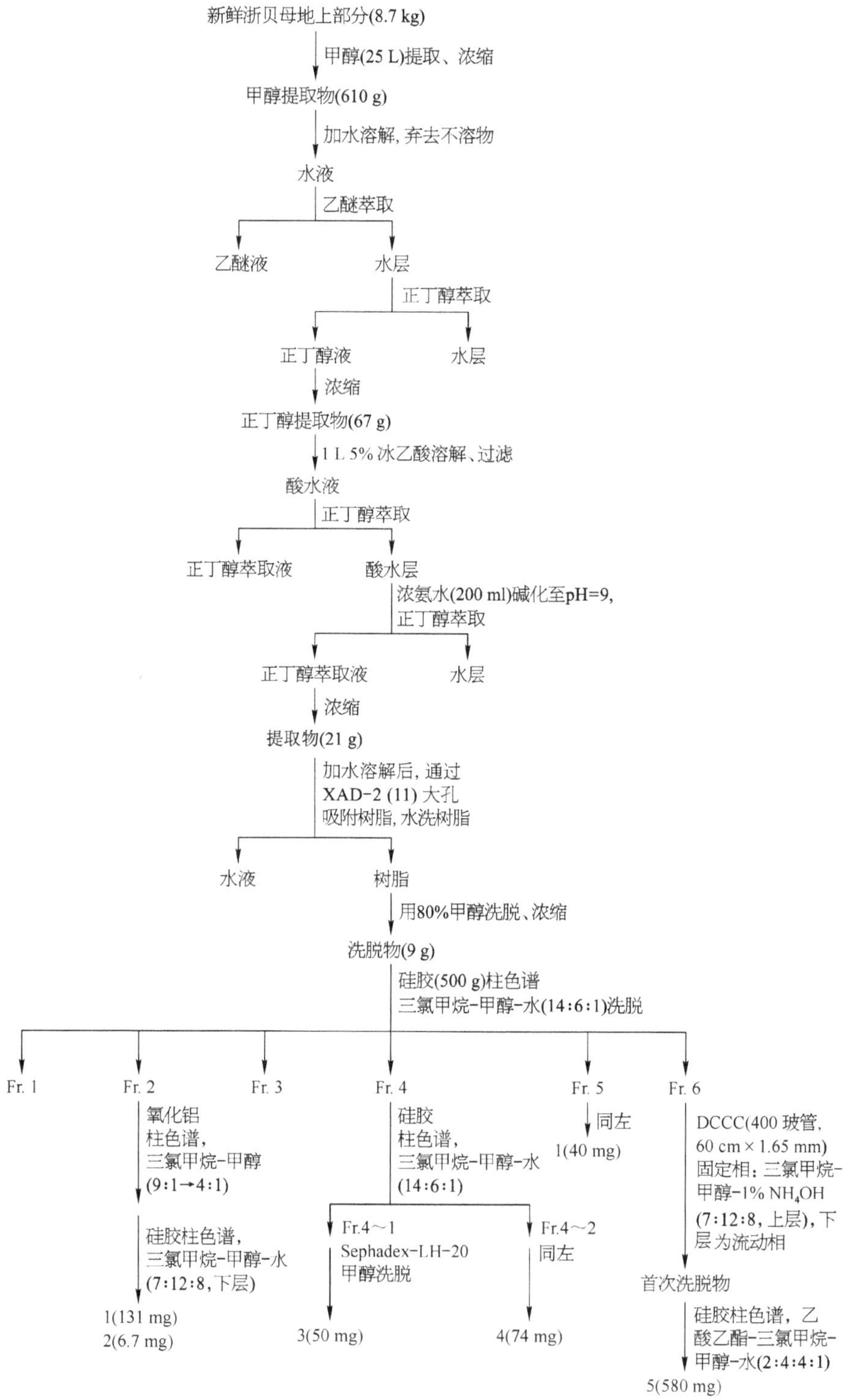

新鲜浙贝母地上部分(8.7 kg)

　↓ 甲醇(25 L)提取、浓缩

甲醇提取物(610 g)

　↓ 加水溶解, 弃去不溶物

水液

　乙醚萃取

乙醚液　　　　水层

　　　　　　正丁醇萃取

正丁醇液　　　　水层

　↓ 浓缩

正丁醇提取物(67 g)

　↓ 1 L 5% 冰乙酸溶解、过滤

酸水液

　正丁醇萃取

正丁醇萃取液　　　酸水层

　　　　　　浓氨水(200 ml)碱化至pH=9,
　　　　　　正丁醇萃取

正丁醇萃取液　　　水层

　↓ 浓缩

提取物(21 g)

　↓ 加水溶解后, 通过
　　XAD-2 (11) 大孔
　　吸附树脂, 水洗树脂

水液　　　　树脂

　↓ 用80%甲醇洗脱、浓缩

洗脱物(9 g)

　硅胶(500 g)柱色谱
　三氯甲烷-甲醇-水(14:6:1)洗脱

Fr. 1　　Fr. 2　　Fr. 3　　Fr. 4　　Fr. 5　　Fr. 6

Fr. 2:
氧化铝
柱色谱,
三氯甲烷-甲醇
(9:1→4:1)
↓
硅胶柱色谱,
三氯甲烷-甲醇-水
(7:12:8, 下层)
↓
1(131 mg)
2(6.7 mg)

Fr. 4:
硅胶
柱色谱,
三氯甲烷-甲醇-水
(14:6:1)

Fr.4~1
Sephadex-LH-20
甲醇洗脱
↓
3(50 mg)

Fr.4~2
同左
↓
4(74 mg)

Fr. 5:
同左
↓
1(40 mg)

Fr. 6:
DCCC(400 玻管,
60 cm×1.65 mm)
固定相: 三氯甲烷-
甲醇-1% NH₄OH
(7:12:8, 上层), 下
层为流动相
↓
首次洗脱物
↓
硅胶柱色谱, 乙
酸乙酯-三氯甲烷-
甲醇-水(2:4:4:1)
↓
5(580 mg)

图 8-2　浙贝母中生物碱的分离流程

第六节　生物碱的生物活性

生物碱因其结构的复杂多样性,生物活性也非常广泛,代表性生物活性主要有以下几个方面。

一、抗肿瘤作用

来自于包瑞山油柑(*Acronychia baueri* Schott)的树皮、山油柑(*A. pedunculata*)的心材或根的山油柑碱(降真香碱 acronycine)不仅能抑制细胞的有丝分裂和降低吉田腹水瘤细胞分裂指数,还能影响癌细胞核酸的生成,显著降低 L615 小鼠脾中 RNA 含量,但对正常动物组织中的 RNA 和 DNA 的含量无显著影响。山油柑碱抗动物癌谱较广,在 17 种瘤谱中,对其中 12 种瘤谱有显著抑制作用。对几种人肿瘤细胞系(胸、克隆、肺、黑色素瘤、KB-3、抗药 KB-V1)均有细胞毒作用。

来源于三尖杉(*Cephalotaxus fortunei* Hook.)、核果粗榧(*C. drupacea* Sieb. Et. Zucc)的三尖杉碱(粗榧碱,cephalotaxine)临床上对恶性淋巴瘤和淋巴性白血病有显著疗效。其结构类似物,如粗榧莱胺(cephalezomine)A-M 均有显著的细胞毒活性。

来源于喜树(*Camptotheca acuminata* Decne.)的喜树碱(camptothecin)临床用于治疗胃癌、直肠癌、结肠癌及肺癌取得较佳疗效。

二、阿托品作用

来源于茄科植物的一系列莨菪烷类生物碱均具有(类)阿托品作用。如阿托品、山莨菪碱、樟柳碱等,在临床上有广泛应用。

三、抗疟作用

来自于虎耳草科植物常山(*Dichroa febriguga* Lour.)的常山碱甲、常山碱乙,来自于红色金鸡纳树(*Cinchona suceirubra* Pav.)的奎宁(quinine)均为常用临床抗疟剂。

四、降压作用

来源于黎科植物猪毛菜(*Salsola collina* Pall.)的猪毛菜碱(salsoline)临床适用于轻、中度高血压症、脑血管痉挛等。

五、抗菌作用

临床广泛应用的小檗碱(berberine)及其结构类似物黄连碱(coptisine)、药根碱(jatrorrhizine)均具有很好的抗菌作用。

六、镇咳作用

罂粟科植物罂粟(*Papaver somniferum* L.)中的那可丁(narcotine)临床上作为镇咳药代替可待因使用。

七、抗炎、镇痛作用

来源于防己科植物粉防己(*Stephania tetrandra* S. Moore)的汉防己乙素(hanfangichin B)临床上用于治疗风湿病、关节痛、神经痛等症。

复 习 题

【A 型题】

1. 下列有关生物碱的论述,正确的是: （   ）
   A. 含有氮原子　　　　　　　　　B. 显碱性　　　　　　　　　　　C. 自然界的所有含氮成分
   D. 无色　　　　　　　　　　　　E. 在植物体内以盐的状态存在

2. 生物碱不具有的特点是: （   ）
   A. 分子中含氮原子　　　　　　　B. 氮原子多在环内　　　　　　　C. 具有碱性
   D. 分子中多有苯环　　　　　　　E. 显著而特殊的生物活性

3. 小檗碱的结构类型是: （   ）
   A. 喹啉类　　　　B. 异喹啉类　　　　C. 哌啶类　　　　D. 有机胺类　　　　E. 吲哚类

4. 水溶性生物碱从化学结构上多属于: （   ）
   A. 伯胺碱　　　　B. 仲胺碱　　　　C. 叔胺碱　　　　D. 季铵碱　　　　E. 酰胺碱

5. 氧化苦参碱在水中溶解度大于苦参碱的原因是: （   ）
   A. 属季铵碱　　　　　　　　　　B. 具有半极性 N→O 配位键　　　C. 相对分子质量大
   D. 碱性强　　　　　　　　　　　E. 酸性强

6. 下列生物碱属于有机胺类的是: （   ）
   A. 一叶萩碱　　　　B. 苦参碱　　　　C. 喜树碱　　　　D. 麻黄碱　　　　E. 小檗碱

7. pK_a 的含义是: （   ）
   A. 生物碱的溶解度　　　　　　　B. 生物碱的解离度　　　　　　　C. 生物碱共轭酸的溶解度
   D. 生物碱共轭酸的解离度　　　　E. 生物碱共轭酸解离常数的负对数

8. 下列生物碱碱性最强的是: （   ）
   A. 伯胺生物碱　　　B. 叔胺生物碱　　　C. 仲胺生物碱　　　D. 季铵生物碱　　　E. 酰胺生物碱

9. 碱性最弱的生物碱是: （   ）
   A. 季铵生物碱　　　B. 叔胺生物碱　　　C. 仲胺生物碱　　　D. 伯胺生物碱　　　E. 酰胺生物碱

10. 下述生物碱碱性叙述中不正确的是: （   ）
    A. 酰胺生物碱几乎不显碱性　　B. 脂肪胺为中等碱性　　　　　　C. 季铵生物碱为强碱性
    D. 吡啶为弱碱性　　　　　　　E. 苯胺类为中强碱性

11. 下列生物碱碱性大小排序正确的是: （   ）
    a 酰胺生物碱　　b 季铵生物碱　　c 伯、仲、叔胺类生物碱
    A. a＞b＞c　　　B. c＞b＞a　　　C. c＞a＞b　　　D. b＞c＞a　　　E. b＞a＞c

12. 决定生物碱碱性最主要的因素是: （   ）
    A. 氮原子的结合状态　　　　　　B. 诱导效应　　　　　　　　　　C. 共轭效应
    D. 分子内氢键　　　　　　　　　E. 空间效应

13. 和钩藤碱和异和钩藤碱的碱性差异是因为: （   ）
    A. 诱导效应　　　　　　　　　　B. 共轭效应　　　　　　　　　　C. 分子内氢键效应
    D. 共轭酸分子内氢键效应　　　　E. 立体效应

14. 用酸水提取生物碱时,一般采用: （   ）
    A. 渗漉法　　　　B. 回流法　　　　C. 煎煮法　　　　D. 连续回流法　　　E. 沉淀法

15. 从药材中提取季铵型生物碱时,一般采用的方法是: （   ）
    A. 碱溶酸沉法　　　　　　　　　　　　　　　B. 醇-酸水-碱化-三氯甲烷提取法

　　C．pH 梯度萃取法　　　　　　　　　　　　　　D．酸水-三氯甲烷-提取法

　　E．醇-酸水-碱化-雷氏铵盐沉淀法

16. 在酸水溶液中可直接被三氯甲烷提取出来的生物碱是：　　　　　　　　　　（　　　）

　　A．强碱　　　　　　B．中强碱　　　　　C．弱碱　　　　　D．含 COOH 碱　　E．季铵碱

17. 碱性不同的生物碱混合物的分离可选用：　　　　　　　　　　　　　　　　（　　　）

　　A．简单萃取法　　　　　　　　B．酸提取碱沉淀法　　　　　　　　C．pH 梯度萃取法

　　D．有机溶剂回流法　　　　　　E．分馏法

18. 吸附色谱法分离生物碱常用的吸附剂是：　　　　　　　　　　　　　　　　（　　　）

　　A．聚酰胺　　　　　　B．氧化铝　　　　　C．凝胶　　　　　D．活性炭　　　　E．硅藻土

19. 在生物碱酸水提取液中,加碱调 pH 由低到高,每调一次用三氯甲烷萃取一次,首先得到：

　　　　　　　　　　　　　　　　　　　　　　　　　　　　　　　　　　　　（　　　）

　　A．强碱性生物碱　　　　　　　B．弱碱性生物碱　　　　　　　C．季铵碱

　　D．中等碱性生物碱　　　　　　E．水溶性生物碱

20. 将生物碱总碱溶于三氯甲烷中,用不同 pH(由高到低)缓冲液依次萃取,最后萃取出的生物碱

　　是：　　　　　　　　　　　　　　　　　　　　　　　　　　　　　　　　（　　　）

　　A．强碱性生物碱　　　　　　　B．弱碱性生物碱　　　　　　　C．季铵碱

　　D．中等碱性生物碱　　　　　　E．水溶性生物碱

21. 生物碱进行薄层色谱时,一般使用的显色剂是：　　　　　　　　　　　　　（　　　）

　　A．碘化汞钾试剂　　　　　　　B．苦味酸试剂　　　　　　　C．硅钨酸试剂

　　D．雷氏铵盐试剂　　　　　　　E．改良碘化铋钾试剂

22. 用氧化铝薄层色谱法分离生物碱时,化合物的 R_f 大小取决于：　　　　　　（　　　）

　　A．极性大小　　　　B．碱性大小　　　　C．酸性大小　　　　D．分子大小　　　E．挥发性大小

【X 型题】

1. 根据结构母核分类,生物碱主要分为：　　　　　　　　　　　　　　　　　（　　　）

　　A．异喹啉类　　　　B．吡啶类　　　　C．莨菪烷类　　　　D．吲哚类　　　　E．有机胺类

2. 常温下为液态生物碱的是：　　　　　　　　　　　　　　　　　　　　　　（　　　）

　　A．烟碱　　　　　　B．咖啡因　　　　C．麻黄碱　　　　D．槟榔碱　　　　E．苦参碱

3. 下列有关生物碱旋光性的叙述中,正确的是：　　　　　　　　　　　　　　（　　　）

　　A．生物碱旋光性受溶剂影响　　　　　　　B．生物碱旋光性影响其生理活性

　　C．生物碱旋光性受 pH 影响　　　　　　　D．麻黄碱在三氯甲烷中呈右旋光性

　　E．麻黄碱在水中呈右旋光性

4. 酚性叔胺碱可溶于：　　　　　　　　　　　　　　　　　　　　　　　　　（　　　）

　　A．苯　　　　　　　B．氢氧化钠　　　　C．水　　　　　　D．盐酸　　　　　E．乙醇

5. 亲水性生物碱常指：　　　　　　　　　　　　　　　　　　　　　　　　　（　　　）

　　A．两性生物碱　　　　　　　　B．游离生物碱　　　　　　　C．季铵生物碱

　　D．仲胺生物碱　　　　　　　　E．具有 N→O 配位键的生物碱

6. 能使生物碱碱性减弱的因素是：　　　　　　　　　　　　　　　　　　　　（　　　）

　　A．吸电子诱导效应　　　　　　　　　　　B．供电子诱导效应

　　C．吸电子共轭效应　　　　　　　　　　　D．供电子共轭效应

　　E．立体效应

7. 能使生物碱碱性增强的因素是：　　　　　　　　　　　　　　　　　　　　（　　　）

    A．吸电子诱导效应   B．供电子诱导效应

    C．吸电子共轭效应   D．供电子共轭效应

    E．其共轭酸易形成分子内氢键

8. 使生物碱碱性减弱的吸电子基团是：   （   ）

    A．烷基   B．羰基   C．醚基   D．酯基   E．卤素原子基团

9. 生物碱分子结构与其碱性强弱的关系正确的是：   （   ）

    A．氮原子的孤对电子与羰基形成 p-π 共轭，碱性减弱

    B．氮原子附近有吸电子基团，碱性增强

    C．氮原子处于季铵状态，碱性极强

    D．生物碱的立体结构有利于氮原子接受质子，碱性增强

    E．氮原子附近取代基不利于其共轭酸质子形成氢键缔合，碱性增强

10. 用酸水提取植物中的生物碱可采用的方法是：   （   ）

    A．煎煮法   B．渗漉法   C．回流法   D．浸渍法   E．连续回流法

【填空题】

1. 请根据给出的生物碱的结构完成下表

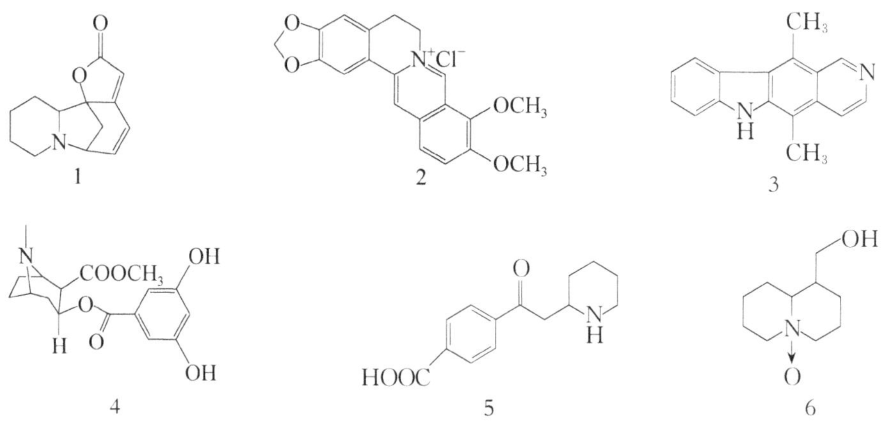

化合物	极性	溶解性	在不同溶剂中的溶解度			
			水	三氯甲烷	1%酸水	1%碱水
1						
2						
3						
4						
5						
6						

2. 小檗碱呈黄色，而四氢小檗碱则无色，其原因在于________。

3. 弱碱性生物碱在植物体内是以________状态存在。

4. 在生物碱的色谱检识中常用的显色剂是________，它与生物碱斑点作用常显________色。

5. 总生物碱的提取方法大致有以下 3 类：________、________、________。

6. 生物碱沉淀反应可应用于：________、________等。

7. 用硅胶吸附剂进行生物碱的薄层色谱时，为克服硅胶的酸性，得到集中的斑点，有三种方法：________、________、________。

8. 用 pH 梯度萃取法分离生物碱，是将总生物碱溶于有机溶剂中，用不同 pH 的缓冲液进行萃取，缓冲液 pH 由________到________，所得生物碱的碱度则由________到________。

【简答题】

1. 请简要介绍生物碱类天然产物的结构分类方法和主要的生物碱类型。

2. 请说明影响生物碱类化合物碱性强弱的因素，并举出实例。

3. 请说明不同类型生物碱的溶解性差异及其在提取分离中的应用。

4. 请介绍生物碱的检识方法和其各自的应用。

5. 请列举三种常用的生物碱沉淀试剂和其使用条件。

6. 请介绍判断中药提取液中有无生物碱的方法和注意事项。

7. 分离生物碱常用的吸附剂有哪些？在应用上有何区别？

8. 请列举 10 种富含生物碱类天然产物的天然药物。

9. 请介绍生物碱类天然产物的常用提取方法。

10. 请介绍生物碱类天然产物的常用分离方法。

11. 请介绍生物碱的代表性生物活性，并举出几个临床应用的实例。

12. 结合本章学习的知识，谈谈你对生物碱类天然产物的认识和对这类天然产物进行新药开发的设想。

【问答题】

1. 写出下列生物碱类化合物的二级分类

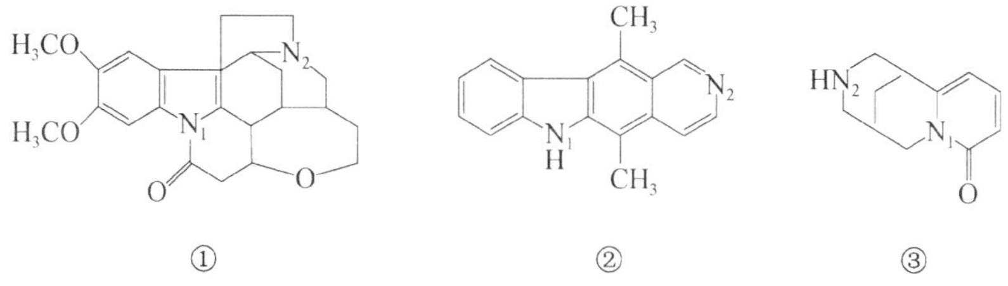

2. 分析比较

（1）比较下列生物碱中各 N 原子的碱度强弱，并简述理由

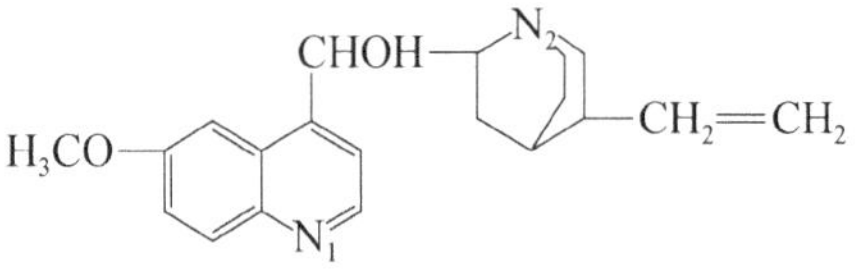

④

（2）比较下列各组化合物的碱性大小，并简述理由。

① 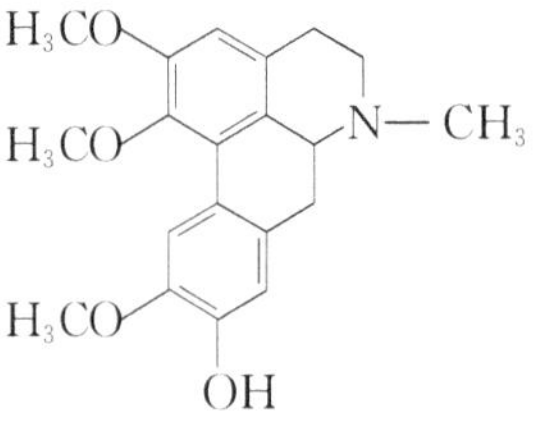
A

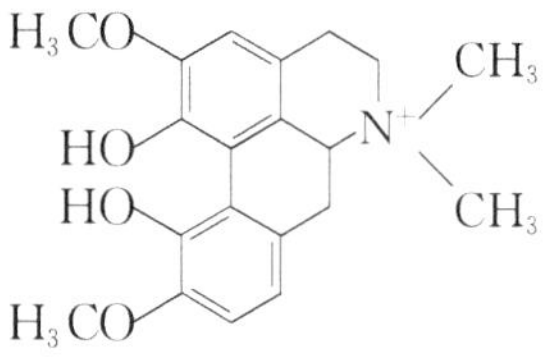

B

② 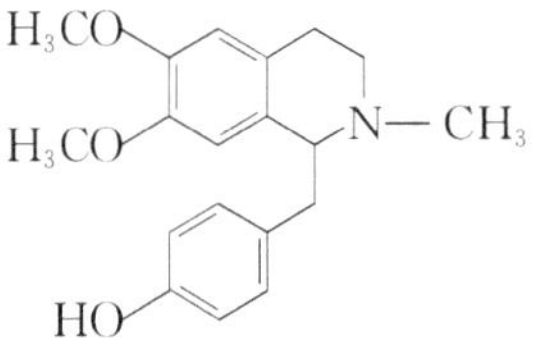
A

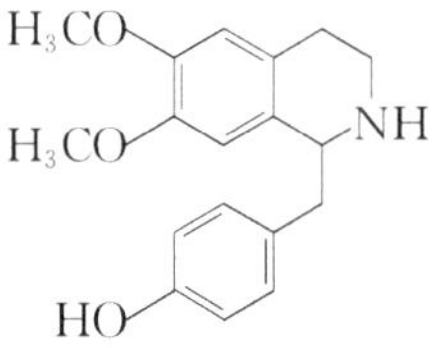

B

③ 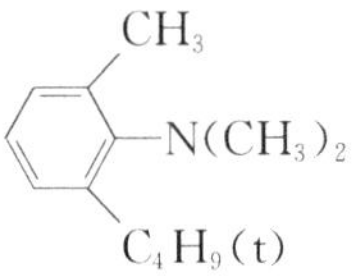
A

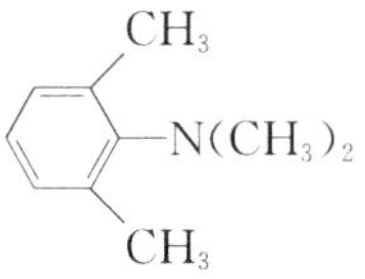

B

④ 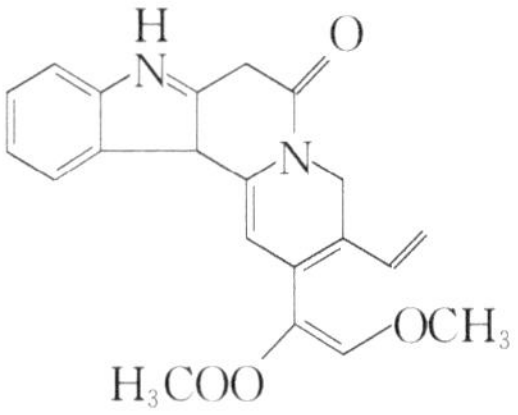
A

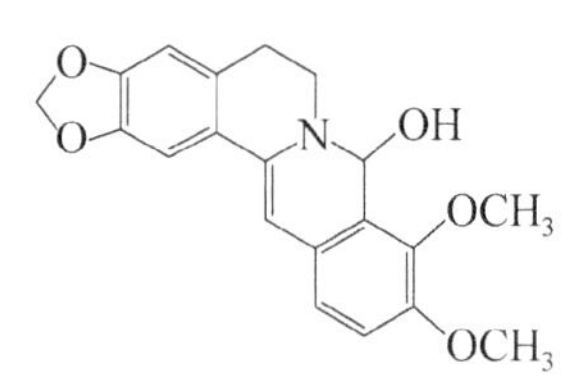

B

⑤ 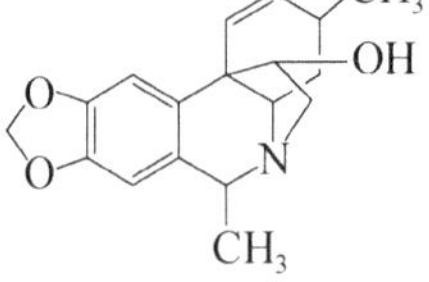
A

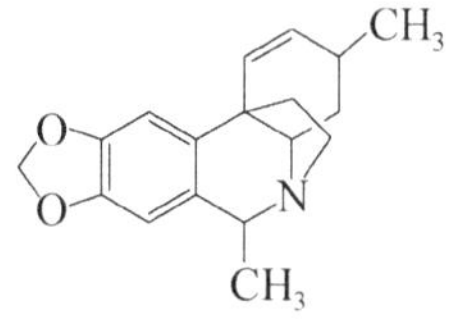

B

（3）比较下列各组化合物 R_f 大小，并简要说明理由。

① PC:甲酰胺为固定相,甲酰胺饱和乙酸乙酯为展开剂。

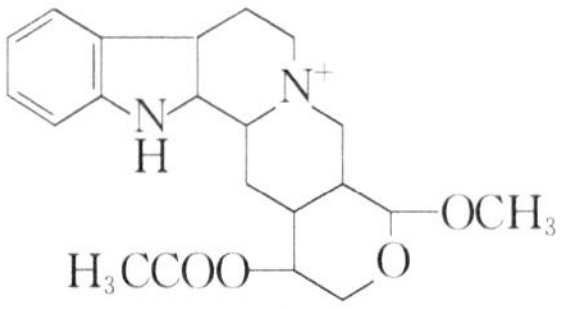

A

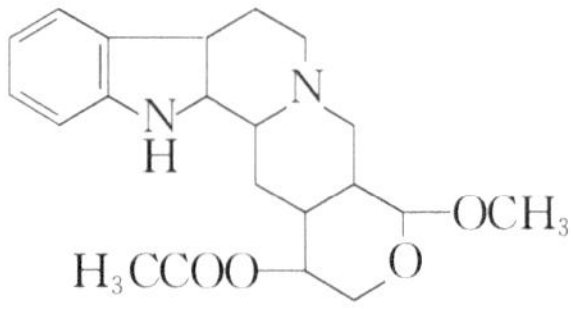

B

② TLC:在石蜡溶液中浸过的硅胶板,展开剂为石蜡饱和丙酮。

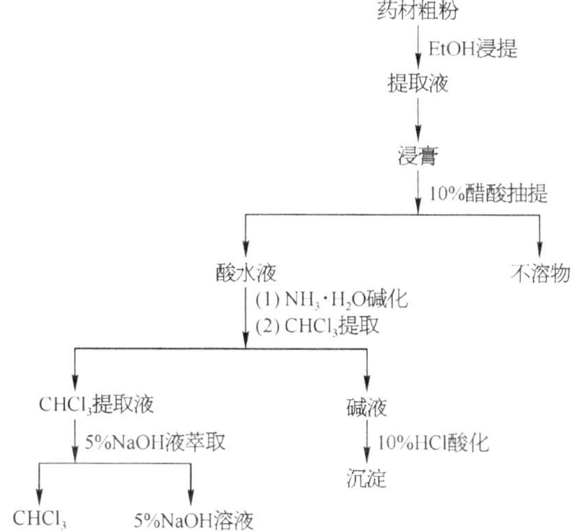

③ 缓冲 PC:展开剂为三氯甲烷-甲醇(1∶1)。

④ 硅胶 G TLC:展开剂为三氯甲烷-甲醇-氨水(7∶1∶0.5),比较

   Ⅰ   苦参碱(A)与氧化苦参碱(B)

   Ⅱ   汉防己甲素(A)与汉防己乙素(B)

   Ⅲ   莨菪碱(A)与东莨菪碱(B)

3. 提取分离流程

  (1) 某中草药含有下列 3 种生物碱,若按下面提取工艺,这些生物碱分别存在哪些部位,简要说
明理由。

（2）某植物中,有下列几个生物碱,按下表分离时,应在哪个部位获得,将生物碱代号填入空格。

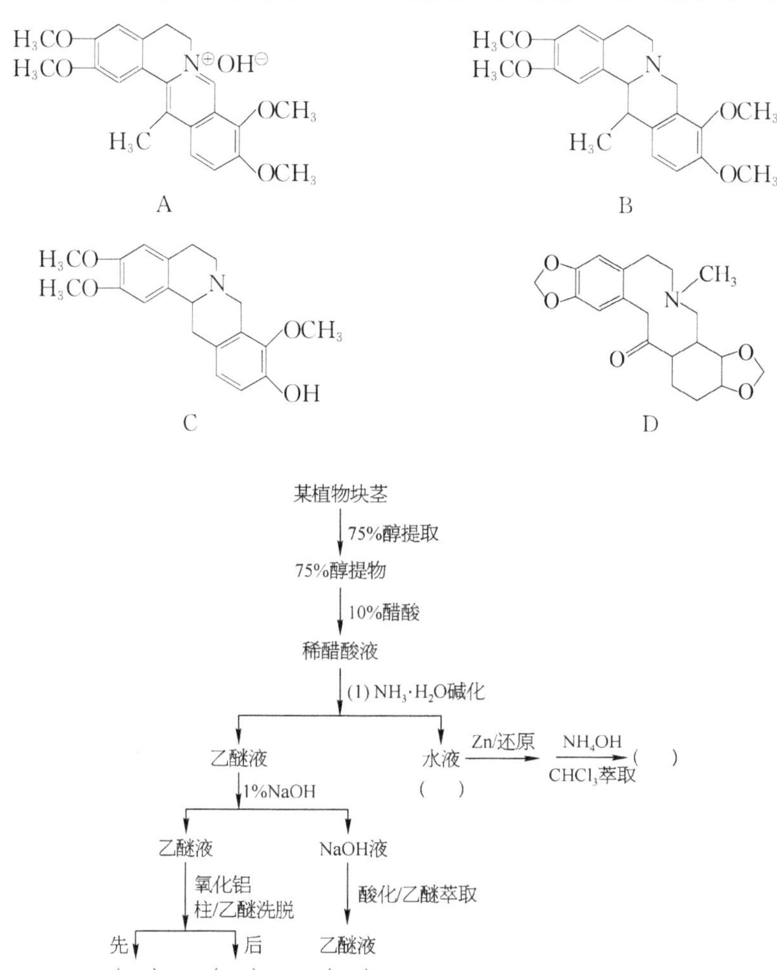

鞣　质

第一节　概　述

鞣质又称为单宁(tannins)，为天然植物中含有的一类多酚类化合物的总称。大部分鞣质具有分子量大，结构复杂的特点。

鞣质名称的来源已有二百余年的历史，其最早源于制革工艺中植物鞣制过程中，起到鞣化作用的有效物质。在鞣制过程中通过植物中的鞣质与皮胶原多肽链之间生成交联键，增加了胶原结构的稳定性，改善了皮革抗酸、碱、酶的能力。经过植物鞣制的皮革质地柔软，呈棕色。但随时间会褪色，而且耐水性较差。

鞣质广泛存在于植物界，约 70% 以上的生药中含有鞣质类化合物，尤以在裸子植物及双子叶植物的杨柳科、山毛榉科、蓼科、蔷薇科、豆科、桃金娘科和茜草科中为多。鞣质存在于植物的皮、木、叶、根、果实等部位，树皮和树叶中尤为常见，某些虫瘿(galls)中含量较多。在正常生活的细胞中，鞣质仅存在于液泡中，不与原生质接触，大多呈游离状态存在，部分与其他物质(如生物碱类)结合而存在。

鞣质由于分子结构的特点，化学性质不稳定，在酸、碱、热的条件下易发生变化，暴露在空气中也易氧化变质，且容易与金属离子、蛋白质等其他物质产生沉淀。鞣质成分的存在易导致中药复方及其制剂尤其是液体制剂稳定性较差。因此长期以来，鞣质都作为无效成分被去除，但随着科学技术的不断进步和对其活性研究的不断深入，发现鞣质具有多种多样的生物活性，促进了其在医药、化工、食品和化妆品领域的广泛应用。

第二节　鞣质的结构与分类

早期，由于仪器和技术条件的限制，确定鞣质类化合物的结构通常要综合使用降解和多种光谱方法。随着科技的不断发展，尤其是光谱技术的进步，现在通过 1D‑NMR 和 HMBC、DQF、TOCSY 等 2D‑NMR 技术即可基本确定分子量 3 000 以下鞣质类化合物的化学结构。

鞣质按照其理化性质和分子组成的不同分为可水解鞣质（hydrolysable tannins）和缩合鞣质（condensed tannins）。此外，近年来发现的一些新型鞣质分子中同时包含了前两者的结构单元，称为复杂鞣质（complex tannins）。

一、可水解鞣质

可水解鞣质（hydrolysable tannins）由酚酸及其衍生物与葡萄糖或多元醇通过苷键或酯键形成的一系列化合物。因此，可被酸、碱、酶（如鞣酶 tannase、苦杏仁酶 emulsin 等）催化水解，依水解后所得酚酸种类的不同，又可分为没食子酸鞣质（gallotannins）、逆没食子酸鞣质（ellagitannins）、碳苷鞣质（C‑glycosidic tannins）和咖啡鞣质（coffee tannins）。此外，自然界中还存在前两者的 2～4 聚体，称为寡聚鞣质（oligomeric tannins）。含有可水解鞣质的天然药物有五味子、没食子、柯子、石榴皮、大黄、桉叶、丁香等。

组成可水解鞣质常见的多元醇有很多，常见的有 D‑葡萄糖、木糖、果糖、金缕梅糖、原栎皮醇等。此外，还有多元醇酸类如奎宁酸、莽草酸等。

葡萄糖　　金缕梅糖　　原栎皮醇　　奎宁酸　　莽草酸

（一）没食子酸鞣质

没食子酸鞣质（gallotannins）由没食子酸或没食子酸缩聚物与分子中心的多元醇通过酯键相连形成。其中前者被称为简单没食子酸鞣质，后者被称为缩酚型（depsidic）没食子酸鞣质。没食子酸缩聚物通常由两分子或两分子以上没食子酸结构单元缩合形成，其中一分子没食子酸通过羧基与另一分子没食子酸的酚羟基通过酯键缩合形成，常见的缩合方式有间位缩合和对位缩合两种。

没食子酸　　　　　　间‑双没食子酸　　　　　　　对‑双没食子酸
gallic acid　　　　　m‑digallate acid　　　　　p‑digallate acid

　　常见的简单没食子酸鞣质的连接方式有 1,2,6 连接、1,2,3,6 连接和 1,2,3,4,6 连接,多元醇部分除常见的 β-D-葡萄糖外还有阿洛糖等。

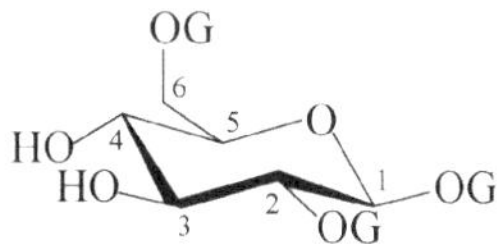

1,2,6-三-O-没食子酰-
β-D-葡萄糖
1,2,6 - tri - O - galloyl -
β - D - glucose

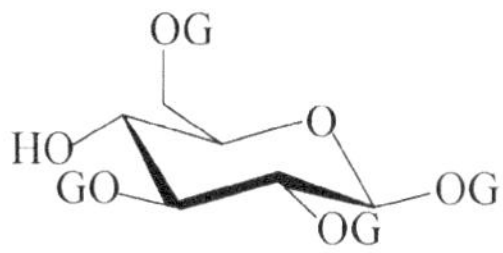

1,2,3,6-四-O-没食子酰-
β-D-葡萄糖
1,2,3,6 - tetra - O - galloyl -
β - D - glucose

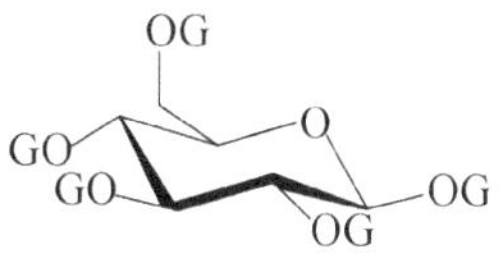

1,2,3,4,6-五-O-没食子酰-
β-D-葡萄糖
1,2,3,4,6 - penta - O - galloyl -
β - D - glucose

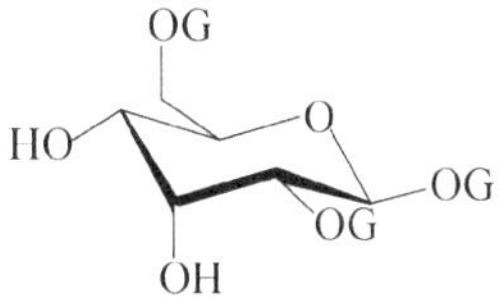

1,2,6-三-O-没食子酰-β-D-阿洛糖
1,2,6 - tri - O - galloyl - β - D - allose

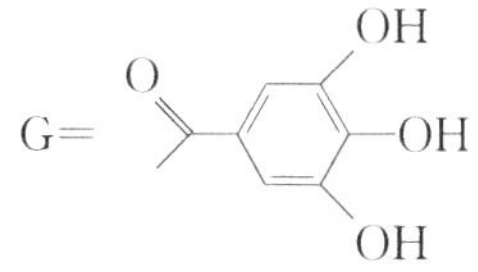

没食子酰基
galloyl

　　五倍子单宁(gallic tannin)是一种典型的缩酚类没食子酸鞣质,是若干葡萄糖没食子酸鞣质的混合物。其典型结构为 β-D-葡萄糖 1,3,4,6 位连有没食子酰基,2 位连有没食子酸的缩聚物。

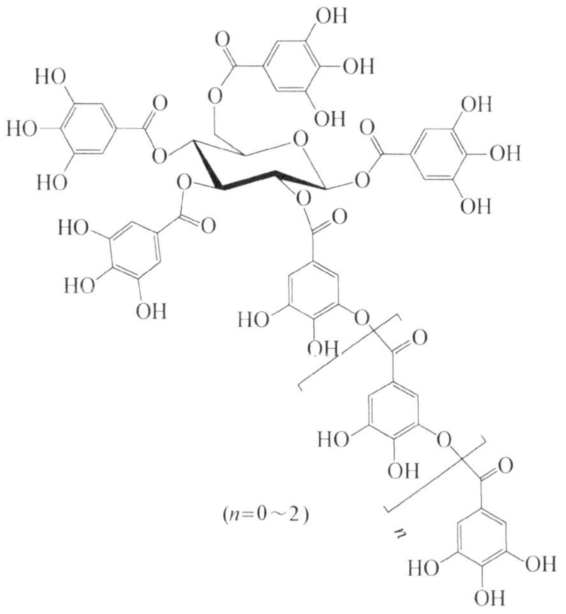

$(n=0\sim2)$

(二) 逆没食子酸鞣质

　　逆没食子酸鞣质(ellagitannin)在自然界分布较没食子酸鞣质更加广泛。该类鞣质经水解常可生成逆没食子酸(鞣花酸,ellagic acid)或六羟基联苯二甲酸。其分子主要是六羟基联苯二甲酸或其衍生物与多元醇形成的酯。其中多元醇大多数情况下为 β-D-葡萄糖,多酚取代基主要有六羟基联苯二甲酰(HHDP)、脱氢六羟基联苯二甲酰基(DHHDP)、脱氢二没食子酰基(DHDG)等。

六羟基联苯二甲酰基（HHDP）　　逆没食子酸（鞣花酸）（ellagic acid）

脱氢六羟基联苯二甲酰基（DHHDP）　　脱氢二没食子酰基（DHDG）

其中 HHDP 和 DHHDP 的常见连接位置为 2,3 位、4,6 位或 2,4 位、3,6 位。如果 HHDP 和 DHHDP 连接在葡萄糖 2,3 位、4,6 位时，葡萄糖常采用 C1 式，此时较大的取代基团连接在平伏键上。如 HHDP 和 DHHDP 与葡萄糖 2,4 位、3,6 位相连，由于空间位阻的原因，此时葡萄糖采用 1C 式，多酚取代基连接在竖直键上。DHDG 常作为两个结构单元的连接位点出现在逆没食子酸鞣质二聚体分子中。

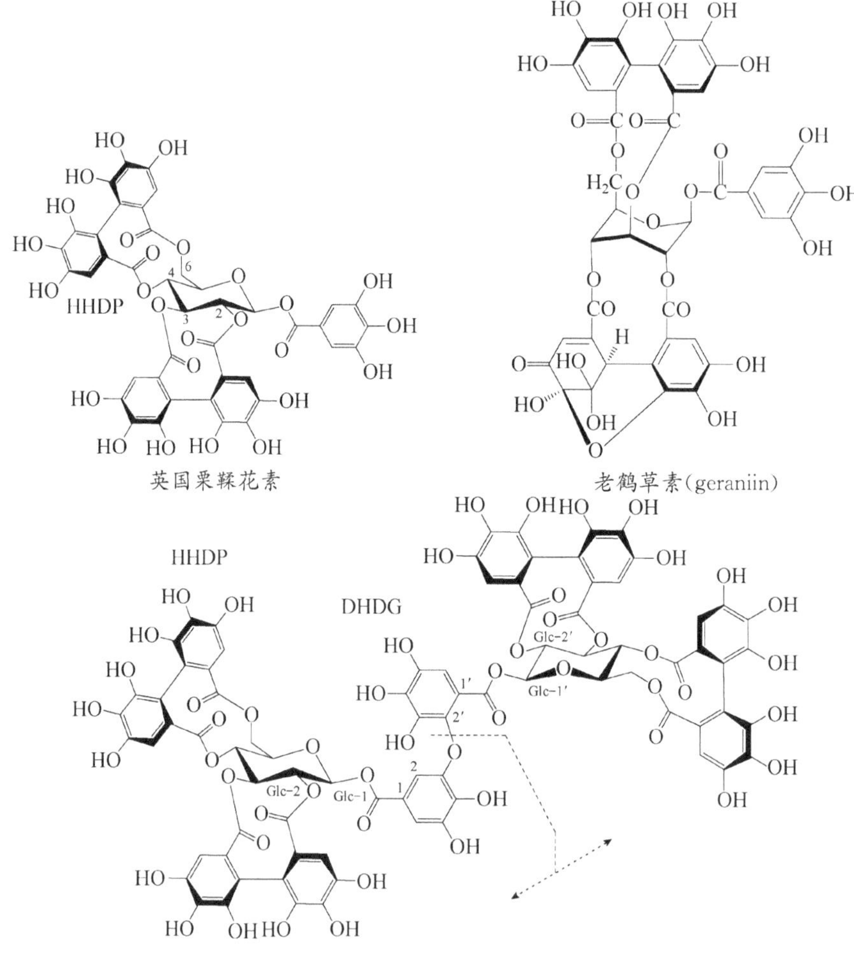

英国粟鞣花素　　老鹳草素（geraniin）

逆没食子酸鞣质二聚体（euscaphinin）

（三）咖啡鞣质

咖啡鞣质是指一类多元醇与咖啡酸形成的酯。常见的咖啡鞣质如绿原酸（咖啡鞣酸）就是奎宁酸与咖啡酸形成的酯。绿原酸遇铁呈蓝色，性质与鞣质相似，但与鞣质不同的是绿原酸不沉淀蛋白质，故无鞣质常见的收敛作用。

绿原酸（咖啡鞣酸，chlorogenic acid）

绿原酸（chlorogenic acid）口服后在结肠部位经多种微生物代谢，酯基断裂生成咖啡酸（caffeic acid）和奎宁酸（quinic acid）。其中咖啡酸在微生物的进一步代谢过程中脱羟基生成桂皮酸（cinnamic acid）和苯丙酸（phenylpropionic acid），进而在肝脏中经 β 氧化生成苯甲酸（benzoic acid）。奎宁酸在结肠部位微生物的代谢下脱羟基生成环己酸（cyclohexane carboxylic acid），进而生成苯甲酸。生成的苯甲酸经肾脏随尿液排出体外或与甘氨酸结合生成马尿酸（hippuric acid）随尿液排出体外。

除绿原酸外，近年来从黄褐毛忍冬（*Lonicera fulvotomentosa* Hsu *et* S. C. Cheng）等植物中陆续分离了多种咖啡酰奎宁酸类化合物，其中常见的单咖啡酰奎宁酸如 3（或 5）- *O* - caffeoylquinic acid，双咖啡酰奎宁酸如 3,4（或 3,5、4,5）- di - *O* - caffeoylquinic acid，三咖啡酰奎宁酸如 1,3,5 - tri - *O* - caffeoylquinic acid。其中 3,5 - di - *O* - caffeoylquinic acid 分子中奎宁酸除采取常见的椅式构象外，还有一种少见的船式构象，在该构象下 1,3 位咖啡酰基处于平伏键，如（－）- 3,5 - dicaffeoyl - *muco* - quinic acid。

3,4 - DQ:R_2＝R_3＝caffeoyl，R_1＝R_4＝H(3,4 - di - O - caffeoylquinic acid)

3,5 - DQ:R_2＝R_4＝caffeoyl，R_1＝R_3＝H(3,5 - di - O - caffeoylquinic acid)

4,5 - DQ:R_3＝R_4＝caffeoyl，R_1＝R_2＝H(4,5 - di - O - caffeoylquinic acid)

1,3,5 - TQ:R_1＝R_2＝R_4＝caffeoyl，R_3＝H(1,3,5 - tri - O - caffeoylquinic acid)

5 - CQ:R_4＝caffeoyl，R_1＝R_2＝R_3＝H(5 - O - caffeoylquinic acid)

3 - CQ:R_2＝caffeoyl，R_1＝R_3＝R_4＝H(3 - O - caffeoylquinic acid)

R＝caffeoyl(3,5 - di - O - caffeoyl - *muco* - quinic acid)

(四)寡聚鞣质

寡聚鞣质(oligomeric tannins)又称为寡聚可水解鞣质,是一类由没食子酸或逆没食子酸鞣质结构单元聚合形成的聚合物。聚合物中通常含有2～4个结构单元。如 Haizhou Li 等学者从中国广西甜茶(*Rubus suavissimus* S. LEE)中分离得到了 6 个可水解鞣质,其中包含了二聚体、三聚体和四聚体,且每个结构单元内既包含了逆没食子酸部分,又包含了没食子酸部分。

二、缩合鞣质

缩合鞣质(condensed tannins)是由儿茶素(catechin)或其衍生物棓儿茶素(gallocatechin)等黄烷- 3 -醇(flavan - 3 - ol)类化合物以碳-碳键聚合形成的化合物。通常三聚体以上才具有鞣质的性质。由于结构中无苷键和酯键,故不能被酸、碱水解。缩合鞣质的水溶液在空气中久置能进一步缩合,生成不溶于水的红棕色沉淀,称为鞣红(phlobaphene)或鞣酐。当与酸、碱共热时,鞣红的形成更为迅速。如切开的生梨、苹果等久置会变红棕色,茶水久置形成红棕色沉淀等。缩合鞣质经加热裂解能够生成花色素类化合物,因此缩合鞣质又被称为原花色素(proanthocyanidin)。含缩合鞣质的天然药物较多,如儿茶、茶叶、虎杖、桂皮、四季青、桉叶、钩藤、金鸡纳皮、绵马、槟榔等。

一种花色素(天竺葵素,pelargonidin)

儿茶素是缩合鞣质中常见的结构单元,儿茶素分子中 C 环 2,3 位为手性碳,因此产生相应的 4 个异构体。其中 3 位 S 构型的用(＋)表示,3 位 R 构型用(−)表示;2,3 位手性碳绝对构型不同的称为儿茶素,2,3 位绝对构型相同的称为表儿茶素。

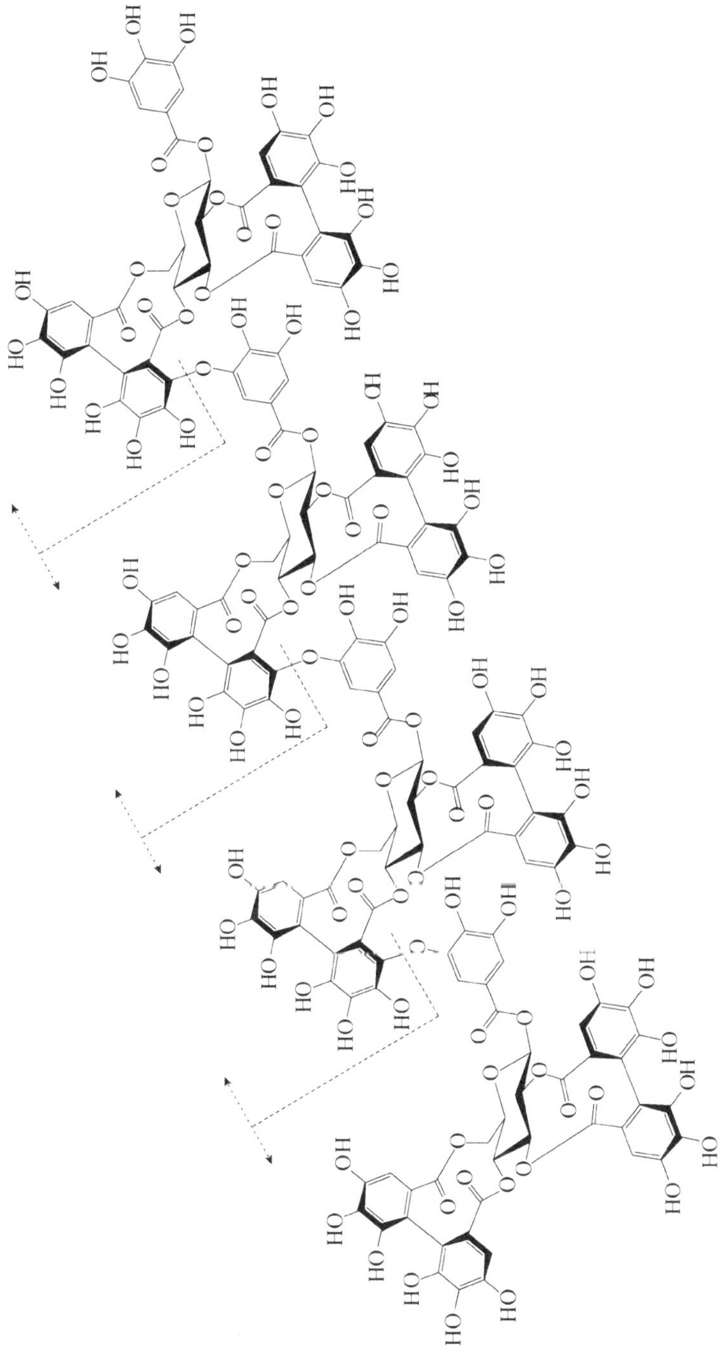

rubusuaviin E
（四聚体葡萄聚鞣质）

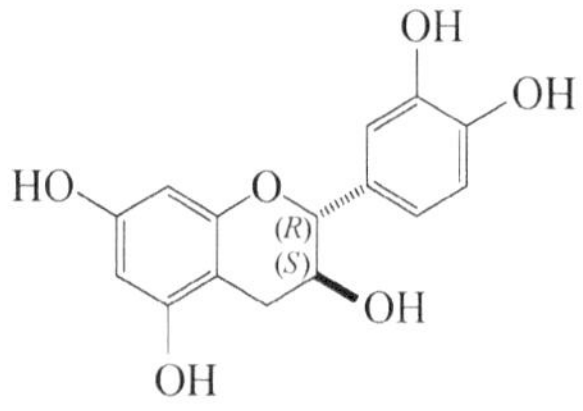

（＋）-儿茶素(2R，3S)
（＋）- catechin

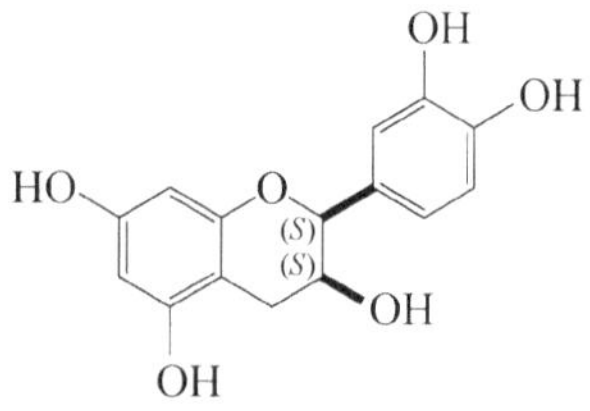

（＋）-表儿茶素(2S，3S)
（＋）- epicatechin

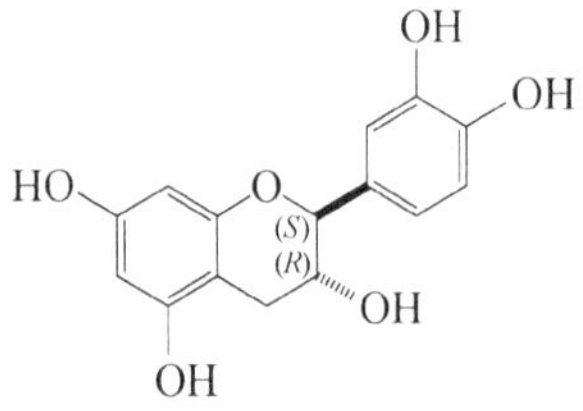

（－）-儿茶素(2S，3R)
（－）- catechin

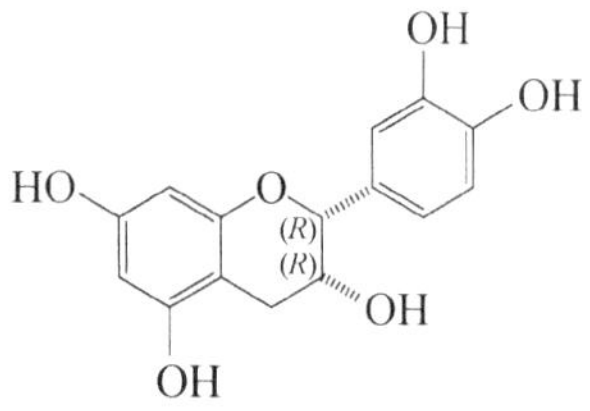

（－）-表儿茶素(2R，3R)
（－）- epicatechin

　　棓儿茶素也是缩合鞣质中常见的结构单元。棓儿茶素分子中 B 环含有 3′,4′,5′-邻三酚羟基。棓儿茶素同样存在 4 个立体异构体,其命名规则与儿茶素相同,部分结构如下:

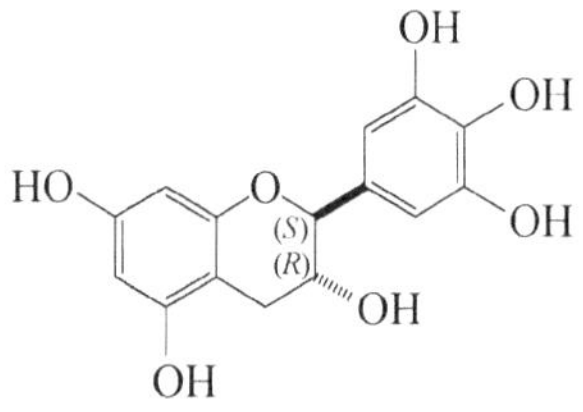

（－)-棓儿茶素(2S，3R)
（－)- gallocatechin

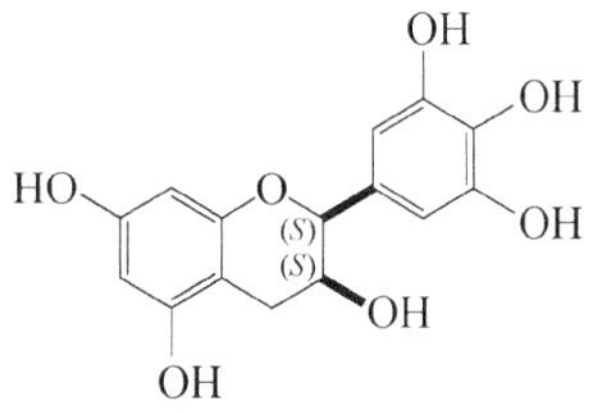

（＋)-表棓儿茶素(2S，3S)
（＋)- epigallocatechin

　　儿茶素或棓儿茶素 3-没食子酸酯或 4-间苯三酚也是常见的结构单元。除此之外,还有少见的 B 环 4′-酚羟基的发福豆素和表阿福豆素等。

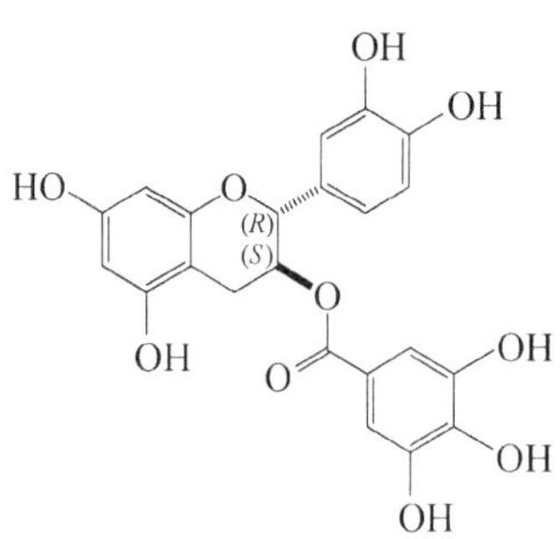

（＋)-儿茶素-3-没食子酸酯
（＋)- catechin-3-gallate (CG)

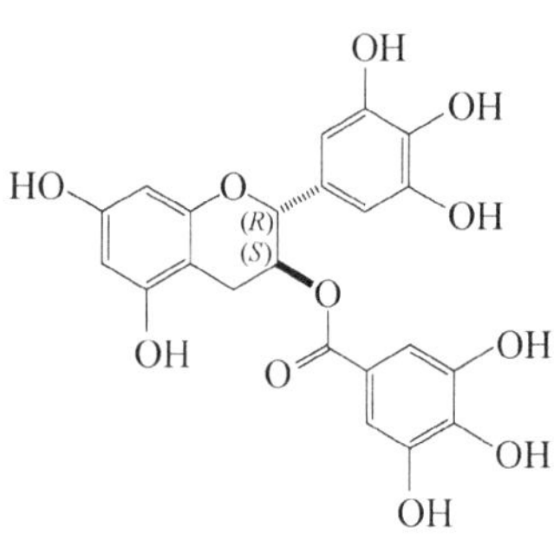

（＋)-棓儿茶素-3-没食子酸酯
（＋)- gallocatechin-3-gallate (GCG)

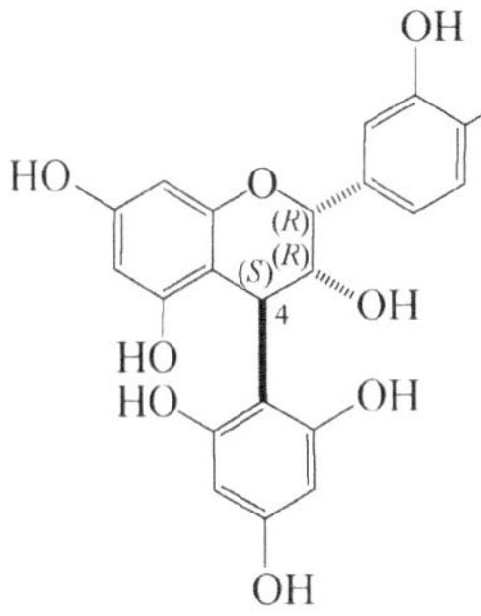

（一）-表儿茶素-(4β→2)-间苯三酚
（－）- epicatechin -(4β→2)- phloroglucinol

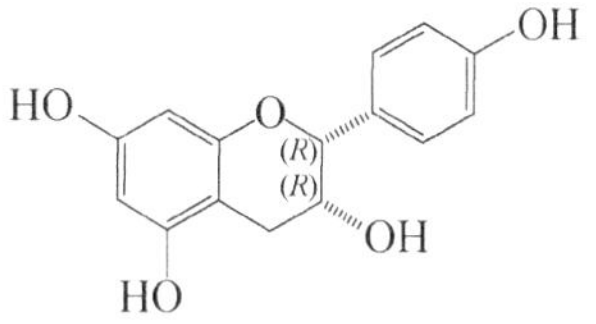

（＋）-表阿福豆素
（＋）- epiafzelechin

　　缩合鞣质根据结构单元之间的连接方式和位置的不同可分为 3 种类型，称为 A 型、B 型和 AB
混合型。

（一）B 型缩合鞣质

　　B 型缩合鞣质的结构单元间通过 4→8 位或 4→6 位碳碳键相连。其中碳碳键的取向可以为 β 型
或 α 型。但近年来的研究结果表明，在形成缩合鞣质的过程中，由于空间位阻等原因，3 位羟基和 4
位碳碳键的取向相反。即如果 3 位为 α 羟基，则 4 位为 β 型碳碳键，反之也成立。

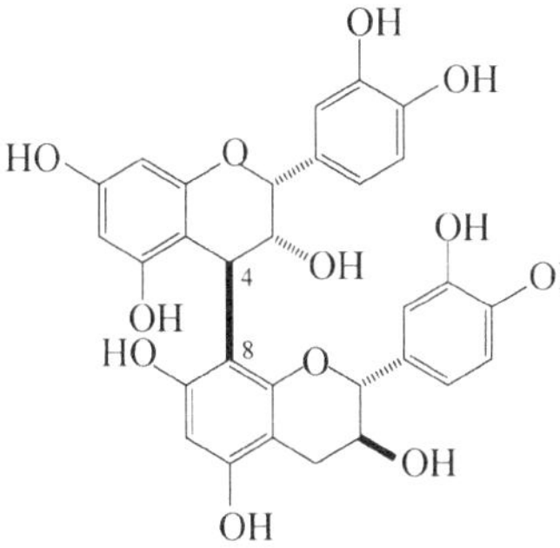

epicatechin -(4β→8)- catechin

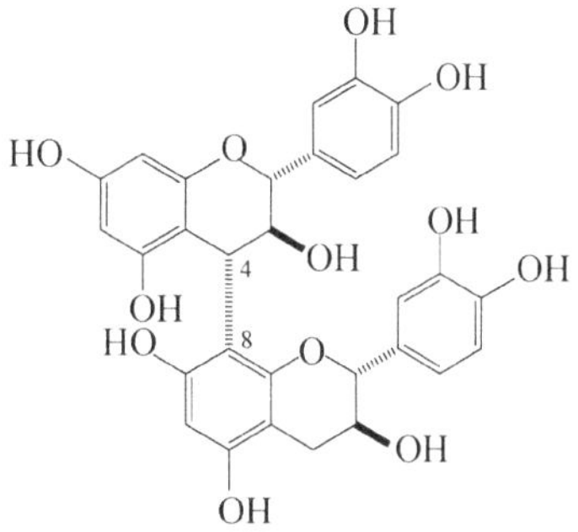

catechin -(4α→8)- catechin

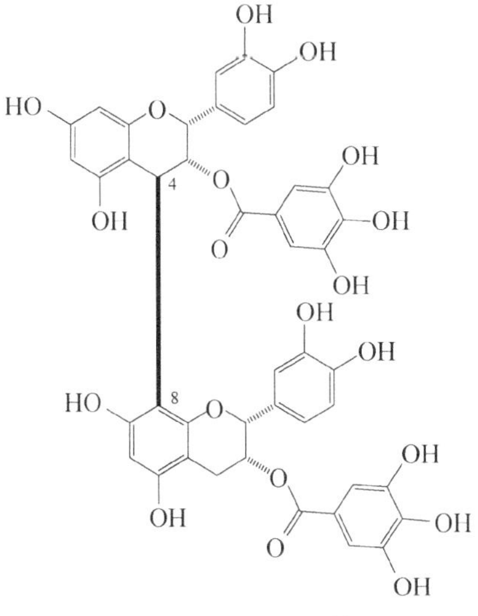

epicatechin - 3 - *O* - gallate -
(4→8)- epicatechin - 3 - *O* - gallate

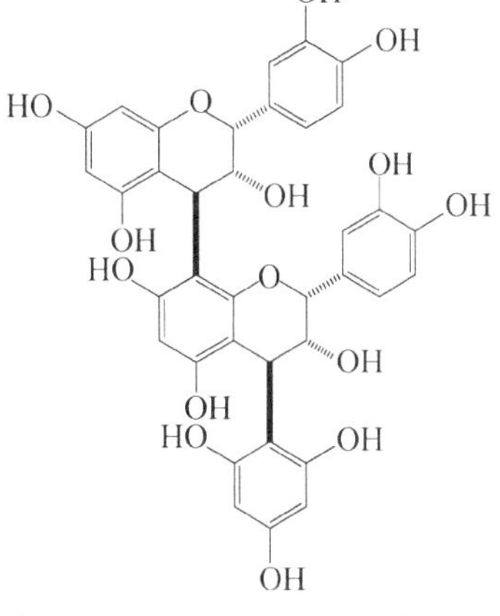

epigallocatechin -(4β→8)- epigallocatechin -
(4β→2)- phloroglucinol

ent - fisetinidol –(4β→6)– catechin

epigallocatechin –(4β→6)– epigallocatechin –
(4β→2)– phloroglucinol

三聚体以上的 B 型缩合鞣质,结构单元间可以形成直链连接,如连续的 4→8 或 4→6 位相连;或者可以形成支链连接,如分子中既存在 4→8 位又存在 4→6 位相连的情况。

epicatechin –(4β→8)– epicatechin –(4β→8)–
epicatechin –(4β→8)– epicatechin

profisetinidin

(二) A 型缩合鞣质

A 型缩合鞣质结构单元间可形成 2 个连接位点。除了常见的(4→8)位或(4→6)位连接外,还存在 2 位与 7 位或 5 位形成的醚键相连。同样由于空间位阻的原因,结构单元间形成的 2 个连接键一般为顺式(绝大多数情况下为 β 键),且取向与 3 位羟基相反。

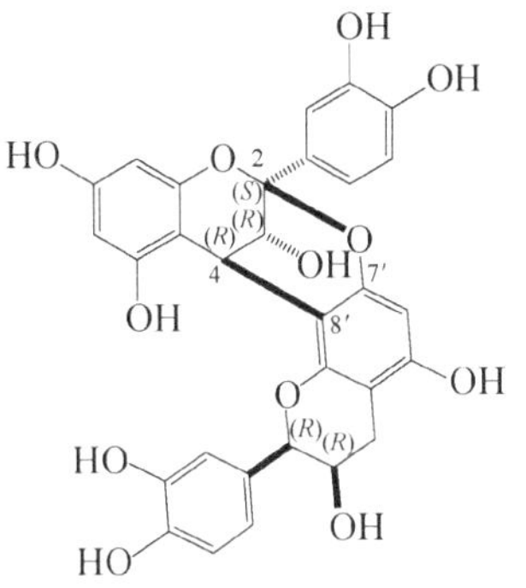

epicatechin -(2β→7,4β→8)- epicatechin

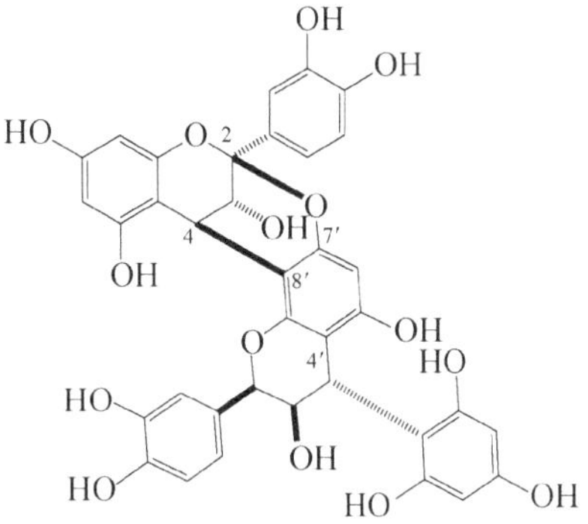

epicatechin -(2β→7,4β→8)-
epicatechin -(4β→8)- phloroglucinol

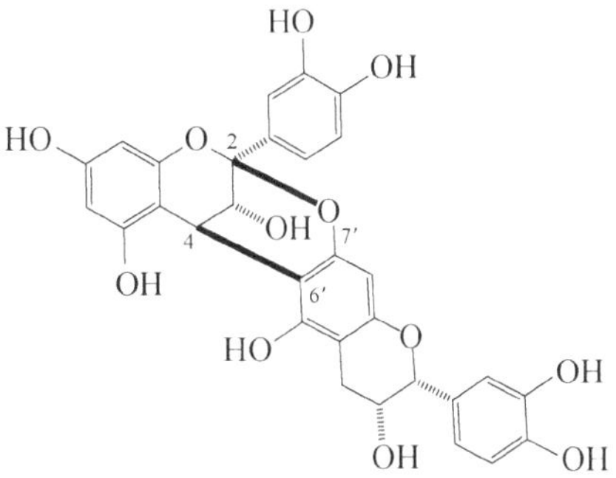

epicatechin -(2β→7,4β→6)- epicatechin

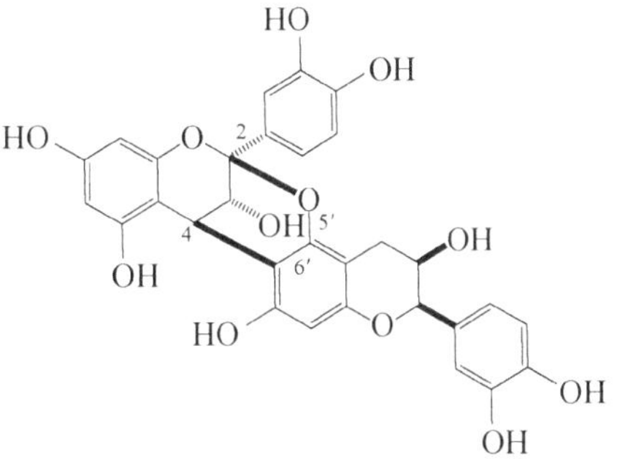

epicatechin -(2β→5,4β→6)- epicatechin

（三）AB 混合型缩合鞣质

部分缩合鞣质分子中同时存在 A 型和 B 型两种结构，称为混合型缩合鞣质。混合鞣质同样也存在直链型和支链型两种形式。

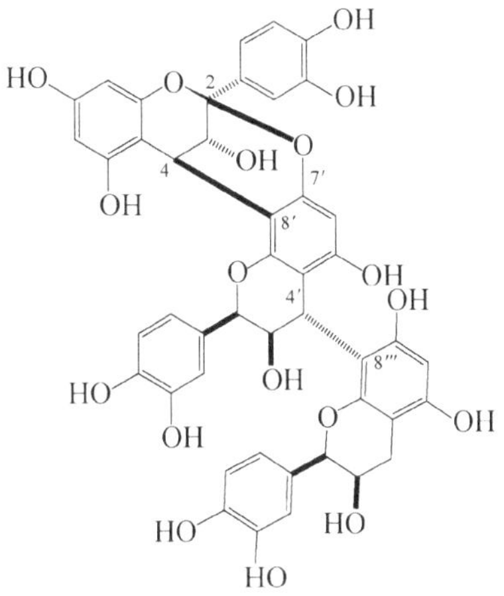

epicatechin -(2β→7,4β→8)-
epicatechin -(4β→8)- epicatechin

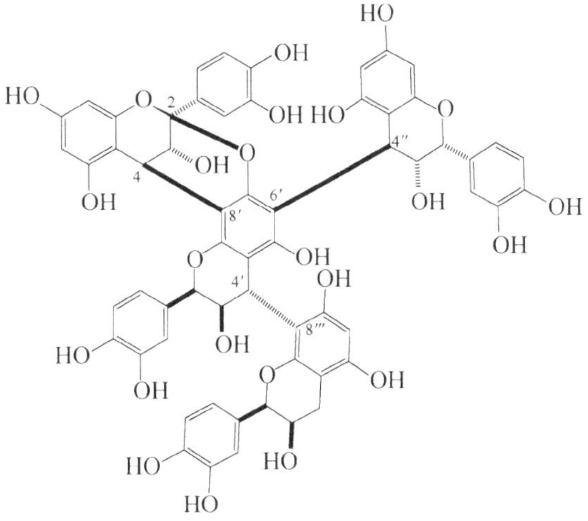

epicatechin -(2β→7,4β→8)-[epicatechin -
(4β→6)]- epicatechin -(4β→8)- epicatechin

三、其他鞣质

近年来，随着提取纯化和光谱技术手段的不断发展和进步，从天然产物中陆续分离得到一些结构新颖的鞣质类化合物。如从 *Rosa multiflora* 中分离得到黄烷 3 醇的 A 环 5,6 位与另一分子并合形成的鞣质，缩合鞣质形成的糖苷，或者富含鞣质的天然植物在加工处理过程中生成的七元并合芳环等。

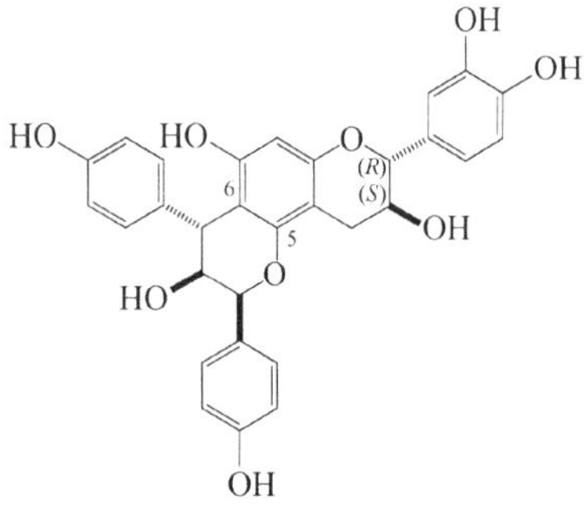

unnamed tannin

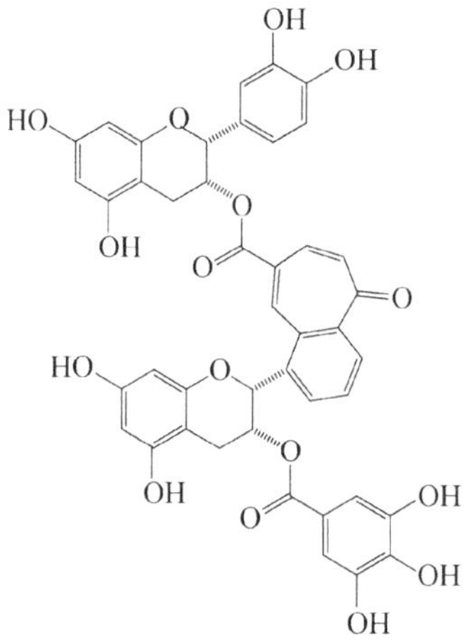

theaflavate A

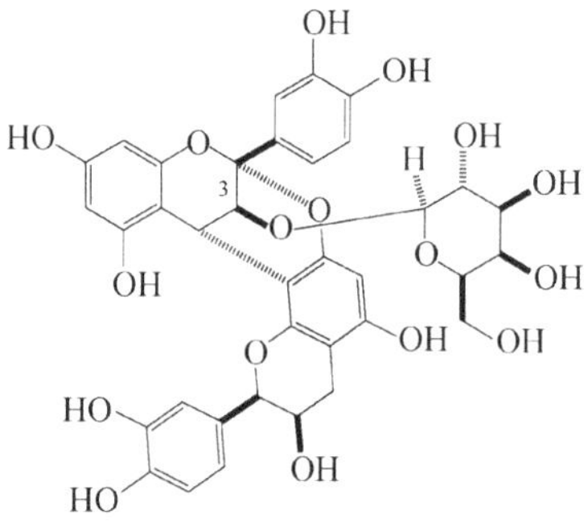

epicatechin $-(2\alpha \rightarrow 7,4\alpha \rightarrow 8)-$
epicatechin $-\beta - D -$ galactose

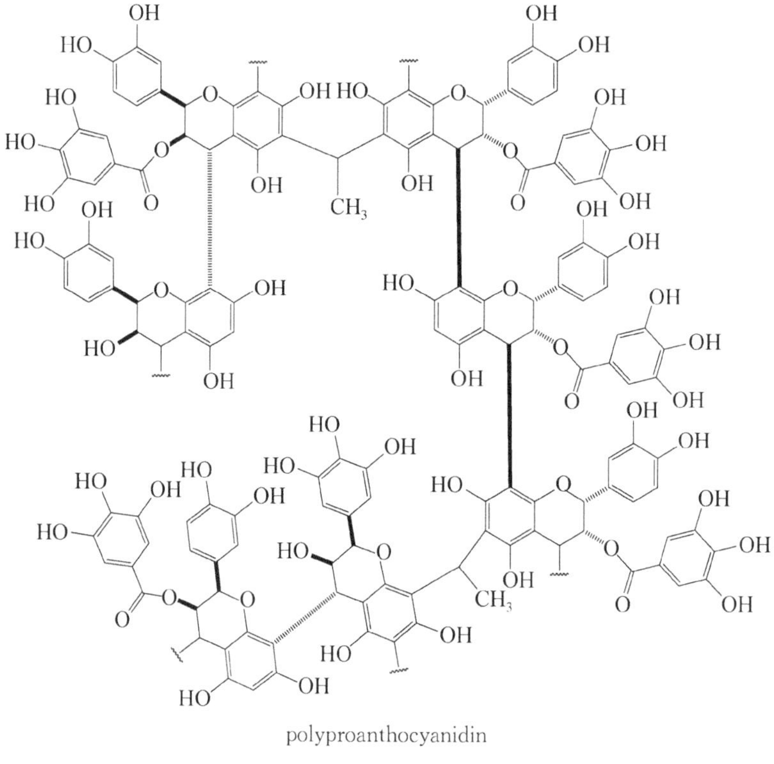

polyproanthocyanidin

第三节　鞣质的理化性质

一、性状

鞣质理论上应为无色至淡黄色无定形粉末,但由于其分子中含有较大量的邻酚羟基,在空气中易氧化变为黄色甚至是棕褐色,很难得到无色的单体。

二、溶解性

因鞣质分子中含有较多酚羟基,分子极性较大,可溶于水、甲醇、乙醇和丙酮等大极性溶剂,不溶于石油醚、三氯甲烷、苯等小极性有机溶剂。由于酚羟基的原因,鞣质分子显弱酸性,在碱水中溶解度大于中性或酸性水溶液。

三、酸碱性及稳定性

鞣质分子中含有较多酚羟基,因此分子显弱酸性。由于分子中存在邻二或邻三酚羟基,因此还原性较强,易被氧化变为醌类化合物。此外,鞣质分子还可与蛋白质和过渡金属离子生成沉淀。

(一)与蛋白质形成沉淀

鞣质由于分子结构的特点,可与蛋白质形成复合物,这也是在皮革的鞣制工艺中加入植物鞣剂进行鞣制(又称为植鞣)的反应机制。根据鞣质分子结构的不同,形成复合物的机制也不尽相同。可水解鞣质分子中含有较多没食子酸和邻酚羟基结构单元,形成负离子的能力较强,一般认为其与蛋白质主要通过电价结合,其键能大于氢键,也远远大于水分子与蛋白质的结合能力,因此可造成蛋白质脱水。在制革工业中主要用于制造皱纹革或具收缩粒面的革品。在较高 pH 条件下,可水解鞣质分子使其缔合度减小,渗透速度大,鞣制效果较好,但较高的 pH 易导致鞣制后的皮革颜色加深。缩合鞣质分子中以儿茶素类结构单元为主,主要通过氢键与蛋白质结合。在制革工艺中使用富含缩合鞣质的植物鞣剂,宜在 pH = 4.5 ～ 5.0 条件下进行鞣制。pH < 4.5 则缩合鞣质中的酚羟基大多以游离形式存在,降低了植物鞣剂的水溶性和渗透性。pH > 5.0 缩合鞣质易氧化变为醌类化合物,分子中较长的共轭体系易导致鞣制后的革品颜色加深,在制革工业中适用于较厚革坯的鞣制。

(二)与金属离子形成络合物沉淀

由于金属离子尤其是过渡金属(Cr、Mn、Fe、Cu、Ni、Co 等)离子中常存在空 d 轨道,过渡金属很容易形成络合物。金属元素采用杂化轨道接受电子以达到 16 或 18 电子的稳定状态。鞣质分子则以羰基氧原子上的孤对电子,或者芳环上的离域 π 电子与金属离子络合,形成的络合物通常情况下为沉淀。在天然药物的提取纯化过程中可以通过加入金属离子(Fe^{2+} 或 Cu^{2+} 等),形成络合物沉淀,再采用过滤或离心的方法可以去除鞣质。

第四节　鞣　质　的　检　识

鞣质是天然药物中比较普遍存在的成分,几乎所有的具有收敛性的天然药物都含有鞣质。中草药如地榆、石榴皮、虎林、诃子、重楼、老松树皮、四季青、侧柏叶、茶叶、仙鹤草等都含有大量的鞣质。一些寄生于植物的昆虫所生的虫瘿中也常含有大量的鞣质，如我国四川省产量极为丰富的五倍子，其鞣质含量可高达 $60\%\sim70\%$。

一、化学检识

1. 感观试验　取制备的鞣质溶液，尝其味，并以石蕊试纸检查溶液是否呈酸性反应。

2. 三氯化铁反应　取制备的鞣质溶液 $1\sim2$ ml，加入三氯化铁试液，鞣质产生绿色或蓝黑色反应或沉淀，伪鞣质产生蓝色反应。

3. 明胶沉淀反应　取鞣质溶液 $1\sim2$ ml，加氯化钠明胶溶液 $2\sim3$ 滴，即生成白色沉淀物。

4. 生物碱反应　取鞣质溶液 $1\sim2$ ml，加入 0.1%咖啡因水溶液，鞣质液产生沉淀反应，伪鞣质不产生沉淀反应。

除了以上一般鉴别反应外，还可使用一些鉴别反应区别可水解鞣质和缩合鞣质。

1. 鞣红反应　取五倍子浸液（含可水解鞣质），儿茶浸液（含缩合鞣质）各 2 ml，分别加盐酸 0.5 ml，加热煮沸 30 min 左右放冷。可水解鞣质不发生沉淀，缩合鞣质有红色沉淀产生。

2. 三氯化铁反应　取上述两者水溶液各 $1\sim2$ ml，分别加入三氯化铁试液数滴，可水解鞣质显蓝色或黑蓝色反应，缩合鞣质显黑绿色反应。

3. 溴水反应　取上述两者水溶液各 $1\sim2$ ml，分别加入溴水数滴，可水解鞣质不产生沉淀反应，缩合鞣质产生沉淀。

4. 石灰水反应　取上述两者水溶液各 $1\sim2$ ml，分别加入新制石灰水数滴，可水解鞣质显青灰色沉淀，缩合鞣质显棕色沉淀。

5. 乙酸铅反应　取上述两者水溶液各 $1\sim2$ ml，分别加乙酸液数滴，摇匀后再分别滴加乙酸铅溶液数滴，可水解鞣质产生絮状沉淀，缩合鞣质无沉淀产生。

二、色谱检识

鞣质类化合物的鉴别检识通常可以使用薄层色谱（TLC）法和高效液相色谱（HPLC）法进行。

（一）薄层色谱检识

薄层色谱检识较化学检识具有更高的专属性和准确性。常用的薄层色谱法有纤维素色谱法和硅胶色谱法，其中硅胶色谱法较纤维素色谱法具有更高的分辨率和更好的分离效果，是鞣质类化合物快速 TLC 检识的常用方法。硅胶 TLC 检识常用的固定相有硅胶 G、硅胶 H 和硅胶 GF254，常用的展开相组成有甲苯-甲酸乙酯-甲酸（1∶5∶1）、三氯甲烷-甲醇-水（6∶3∶1，下层）以及苯-乙酸乙酯-甲酸等。由于鞣质分子显弱酸性，薄层展开时在展开相中加入少量酸可抑制鞣质分子的解离，起到防止拖尾、改善分离效果的作用。TLC 检识常用的显色剂有乙酸-亚硝酸钠-氢氧化钠、碘蒸汽熏蒸、1%三氯化铁、三氯化铁-铁氰化钾等。

如雷其云等人采用硅胶 G$+0.6\%$CMC－Na 作为 TLC 固定相（105 ℃，1 h 活化），苯-乙酸乙酯-甲酸（80∶50∶8）为展开相，对地榆的乙醇冷浸提取液进行了分析。经乙酸-亚硝酸钠-氢氧化钠显色，结果显示地榆提取液中含有没食子酸结构单元的可水解鞣质。在使用该显色剂显色时先将 36%乙酸∶0.1 mol/L 亚硝酸钠（2∶1）混合液均匀喷在 TLC 薄层板上，再用 10%氢氧化钠溶液喷至呈碱性显色为止（图 9－1）。

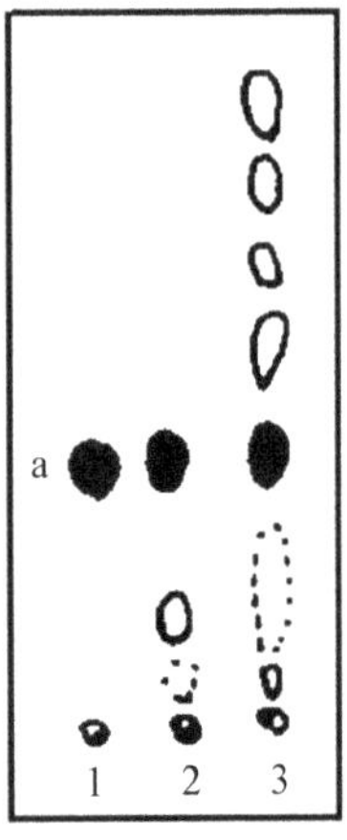

图 9－1　鞣质的 TLC 色谱图

1.没食子酸　2.鞣质
3.地榆提取液

此外，为了改善分离效果，还可采用双向纤维素色谱或硅胶色谱的方法。如雷其云等人采用上述相同的色谱条件，对鞣质和丹参注射液进行了双向 TLC 分析。结果显示，鞣质与丹参注射液中的化学成分有较好的分离度，且丹参注射液中几乎不含有鞣质类成分（图 9-2）。

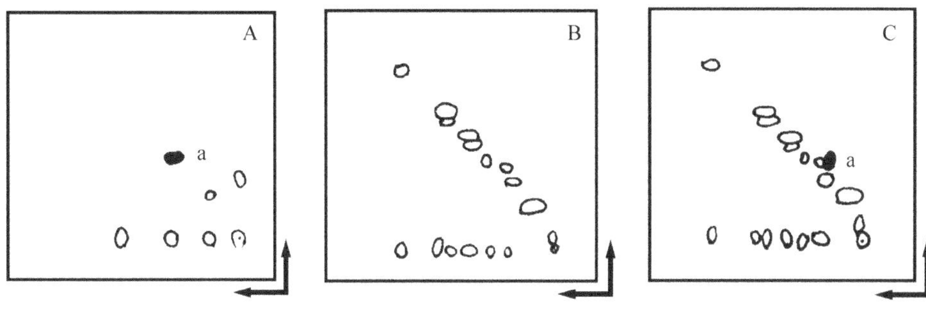

图 9-2　鞣质的双向 TLC 色谱图

A.鞣质；B.丹参注射液；C.丹参注射液＋鞣质

（二）高效液相色谱检识

由于鞣质为一类复杂结构化合物的总称，其中包括以没食子酸酯为结构单元的可水解鞣质和以黄烷三醇为结构单元的缩合鞣质。不同类型鞣质间不仅化学结构差异较大，而且理化性质也有明显的不同。因此，使用 HPLC 法能够将不同类型及不同聚合度的鞣质分离，并进行定性鉴别。常用的 HPLC 色谱包括正相色谱和反相色谱，正相色谱常使用硅胶填料的色谱柱如 Agilent ZorbaxSIL（4.6×150 mm，5 μm）等，流动相常采用环己烷-甲醇-四氢呋喃-甲酸（55∶33∶11∶1）＋草酸（450 mg/L）。反相色谱常使用 ODS 为填料的色谱柱，如 HIQ SIL C18（4.6×150 mm，5 μm），为防止拖尾，改善分离效果，流动相中通常加入一定比例的酸以抑制鞣质分子中酚羟基解离的作用，如乙腈-水-乙酸（10∶85∶5）。流动相流速 1.0～1.5 ml/min，检测波长通常为 275～280 nm。

除此之外，还可采用 RP-HPLC/MS 的方法分析鉴定天然药物中的鞣质类成分。如采用 ESI-MS 质谱，正负离子模式鉴定大黄中的缩合鞣质，其质谱给出的碎片离子峰情况如表 9-1、表 9-2 所示，儿茶素二聚体的 RDA 裂解途径如图 9-3 所示。

表 9-1　大黄中缩合鞣质类成分的 ESI-MS 定性结果

化学成分	分子量	聚合度	[M−H]⁻	[M+H]⁺
儿茶素	290	1	289	291
二聚体	578	2	577	579
三聚体	866	3	865	867
四聚体	1 154	4	1 153	1 155
五聚体	1 442	5	1 441	1 443

表 9-2　大黄中缩合鞣质类成分的主要碎片离子峰

化学成分	聚合度	[M−H]⁻	[M+H]⁺
儿茶素	1		193，139
二聚体	2		427，291，193

（续表）

化学成分	聚合度	$[M-H]^-$	$[M+H]^+$
三聚体	3	652，577，369	579
四聚体	4	865，579，289	1 171，867，291，149
五聚体	5	1 153，1 017，865，652，577，508，369，289，197	1 459，1 171，1 155，1 019，867，149

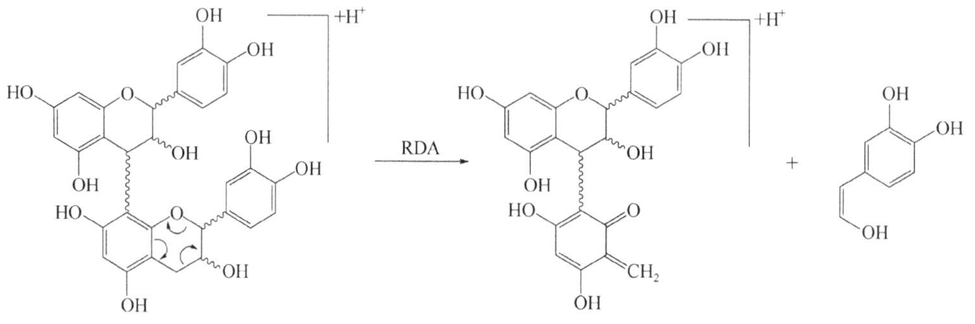

图 9-3 儿茶素二聚体的 RDA 裂解途径

三、含量测定

由于天然药物中的鞣质多为多种复杂结构的混合物，因此无法使用如 HPLC 等方法进行精细分离和测定。在实际工作中通常使用沉淀法或显色法测定总鞣质（总酚酸）的含量。2000 版《中国药典》曾采用皮粉法测定总鞣质的含量，2015 版《中国药典》四部通则改用了更加准确的磷钼钨酸-干酪素法进行测定。除此之外，常用的测定方法还有金属离子络合法、氧化还原滴定法、比色法等。但这些方法的专属性较低，因此只能用做参考或半定量分析。目前还没有一种方法可以专属性测定总鞣质的准确含量。

第五节　鞣质的提取与分离

一、提取

由于鞣质类化合物分子中含有较多酚羟基，极性较大，因此可以使用大极性溶剂提取天然药物中的鞣质类成分。常用的溶剂如水、70％乙醇、50％丙酮等。提取方法包括加热回流提取、冷浸提取和超声提取法等。

由于天然药物复杂成分之间的助溶作用，上述方法得到的提取液中除鞣质类成分外还包含了大量的非鞣质类杂质，可以适当浓缩提取液后先用石油醚或三氯甲烷萃取，去除小极性杂质，再使用乙酸乙酯萃取，浓缩乙酸乙酯层即获得粗鞣质提取物。

操作流程见图 9-4。

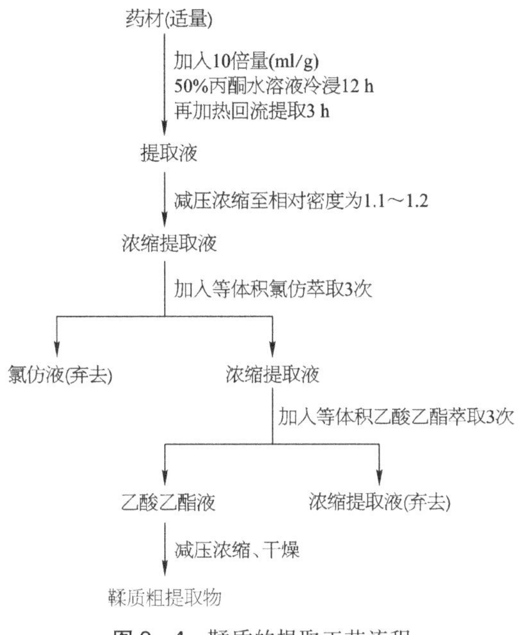

图 9-4　鞣质的提取工艺流程

二、精制与分离

经过上述提取过程得到的提取液或提取物通常含有较多杂质，必须进行进一步的纯化和精制。根据纯化的目的不同，精制手段也不尽相同。以大规模制备和工业化生产为目的进行纯化，通常要考虑纯化流程的周期、复杂程度、生产成本、使用的有机试剂种类、有毒有害及易燃易爆等问题，最终产物通常为鞣质精制提取物，同时还要兼顾提取物的纯度和收率。以分离纯化鞣质单体化合物为目的的纯化过程，通常只需要考虑分离效果即可。依据纯化精制的方法和手段的不同，可将其分为沉淀法、色谱法及凝胶滤过法等。

(一) 沉淀法

由于鞣质类化合物可与蛋白质和金属离子形成沉淀，因此可以利用该性质使用沉淀法提取鞣质。常用的蛋白质沉淀剂有皮粉和明胶，金属离子有 Fe^{2+}，Cu^{2+}，Ca^{2+} 和 Pb^{2+} 等。鞣质与蛋白质形成的沉淀可通过在丙酮中加热回流去除蛋白质（蛋白质不溶于丙酮），与金属离子形成的沉淀，可向混有沉淀的溶液中通入 H_2S 气体，鞣质络合物中的金属离子可与 S^{2-} 形成不溶物沉淀，从而鞣质类化合物重新游离出来，溶解在溶液中，通过过滤、浓缩干燥即可得到精制的鞣质提取物。

(二) 色谱法

1. 大孔吸附树脂法　纯化鞣质类化合物可采用大孔吸附树脂法。但由于大孔吸附树脂的理论塔板数较小，分离效果较差，不能用于鞣质单体化学成分的分离。但由于其色谱填料性质稳定并可再生反复利用，色谱操作简便等优点，在大规模制备鞣质总提取物方面具有较广泛的应用。据报道，通过动态吸附和解吸附试验，对鞣质类化合物纯化效果较好的树脂有 LSA-21、NKA-9、AB-8、X-54 等。不同树脂吸附鞣质类化合物的原理不同，其饱和吸附量也不尽相同。此外，在使用大孔树脂纯化鞣质类成分时，上柱的浓度、pH、流速、洗脱溶剂种类及用量等均对鞣质类成分的吸附和解吸附产生较大影响，在实际操作中应予以注意。

操作流程举例：使用 LSA-21 大孔吸附树脂纯化广西甜茶中的可水解鞣质类成分。经过正交试验分析,结果表明 LSA－21 树脂的静态吸附量为 65.21 mg/g,最佳吸附工艺为:鞣质水提取物上柱浓度为 3 mg/ml,pH＝4.8,上柱流速为 1.2 保留体积/h,上柱后静置 1 h 即可。最佳解吸附工艺为:使用 60％乙醇洗脱,洗脱得到可水解鞣质纯度为 71.03％。

2. **反相吸附色谱法**　使用反相色谱法可以分离鞣质类化合物,常用的反相色谱填料为 ODS,通常可以使用开放柱色谱法或半制备、制备型高效液相色谱法进行分离。常用的色谱柱型号包括 LiChroprep C18、Spherisorb ODS2 C18 等,常使用甲醇-水,乙腈-水以及异丙烷-水等作为流动相进行梯度洗脱。其中有机相洗脱能力异丙烷＞乙腈＞甲醇,与水的混合溶剂中有机相的比例越大,洗脱能力越强。

3. **凝胶滤过法**　羟丙基葡聚糖凝胶 Sephadex LH－20 分离鞣质类化合物的原理包括分子筛作用和正相吸附作用,其中以对鞣质类成分中的酚羟基起到的吸附作用为主。常用的流动相组成包括甲醇-水、乙醇-水以及甲醇-水-丙酮等。其中洗脱能力丙酮＞甲醇＞水,甲醇和丙酮的比例越大洗脱能力越强。而鞣质类成分分子量越大,含有的酚羟基越多,越难洗脱。

除此之外,在实际操作中经常将 Sephadex LH－20 和 MCI－gel CHP 20P(聚苯乙烯型吸附树脂)配合使用,进行系统分离。其中 MCI－gel CHP 20P 常使用甲醇-水或乙醇-水进行梯度洗脱。如采用两种色谱方法从乌药中分离得到了 8 个鞣质类成分,分离流程如图 9－5 所示。

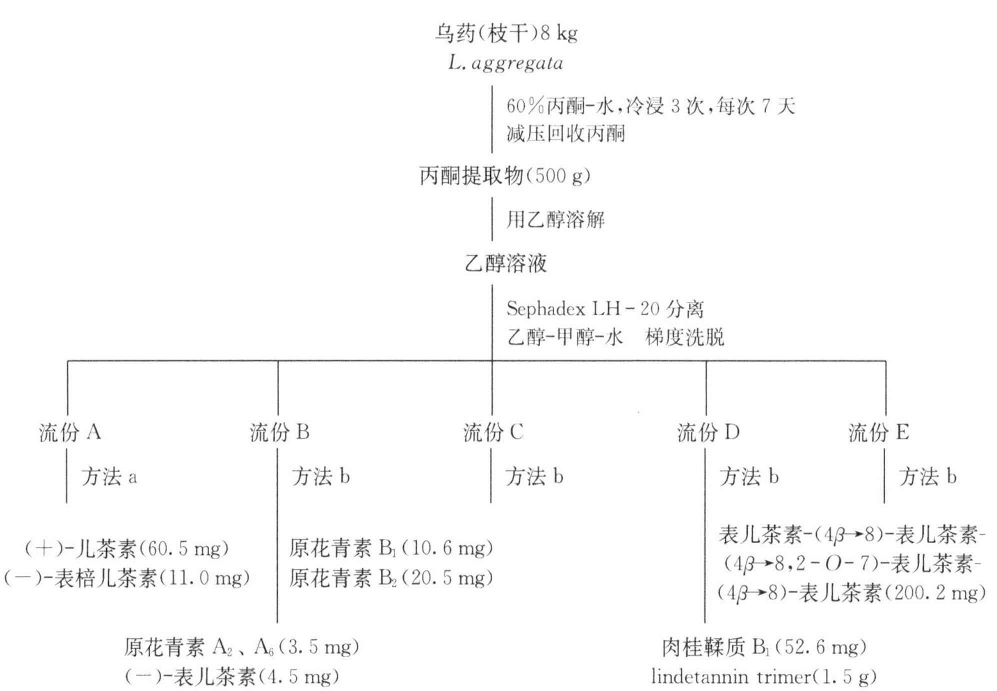

图 9－5　乌药中鞣质成分的分离流程

4. **其他色谱方法**　除上述色谱法外,还有采用 DEAE 纤维素色谱法,0～2 mol/L NaCl 溶液梯度洗脱纯化鞣质类化合物。但由于其柱效低、分离效果不理想,现已很少单独使用,但可以和凝胶过滤法配合使用起到系统分离的作用。

此外,据报道还可使用高速逆流色谱(HSCCC)分离鞣质类成分。以正己烷-乙酸乙酯-甲醇-水(1∶20∶1∶20,V/V)为双相洗脱剂,洗脱剂流速为 1.5 ml/min,螺旋管转速为 800 rpm,温度为

20 ℃。在上述条件下，从 *Terminalia chebula* 提取物中分离得到两个鞣质类化合物（图 9 - 6），经 HPLC 分析，纯度分别为 95. 3% 和 96. 1%，后经 NMR 和 MS 鉴定其化学结构为诃黎勒酸（chebulagic acid）和诃子酸（chebulinic acid）。

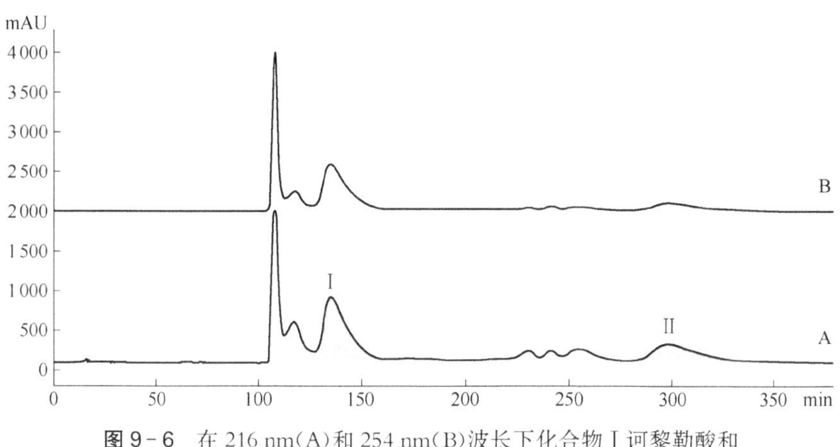

图 9 - 6　在 216 nm（A）和 254 nm（B）波长下化合物 I 诃黎勒酸和化合物 II 诃子酸的 HSCCC 色谱图

（三）除鞣

由于鞣质类成分易氧化分解，和蛋白质或金属离子形成沉淀，容易导致中药或天然药物制剂的稳定性减弱。因此，在很多中药的提取纯化过程中都将鞣质类成分作为杂质除去。去除鞣质类成分的方法与上述精制分离的过程大同小异，主要也可分为沉淀法和吸附法两种，所不同的是这里需要将形成沉淀或吸附的鞣质弃去，而保留溶解在溶液中或非吸附的化学成分。

在沉淀法除鞣质的过程中，大多以明胶或金属离子作为沉淀试剂，通过沉淀、过滤的方法去除中药或天然药物中的鞣质类成分。如使用 $CuCl_2$ 去除红景天中鞣质类成分的工艺过程如图 9 - 7 所示。

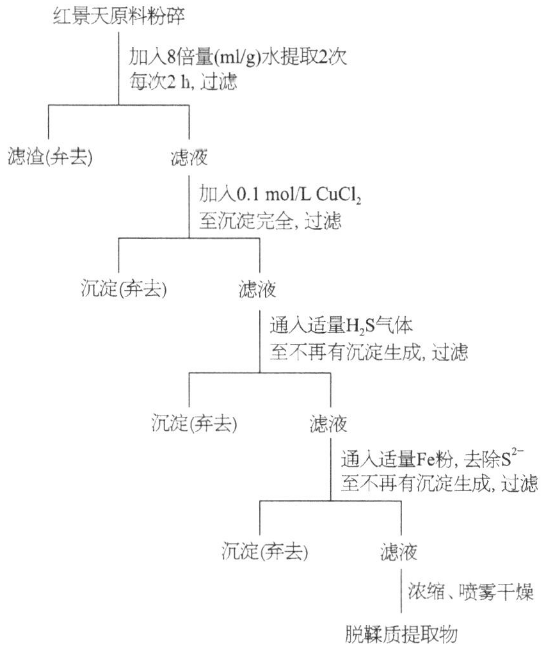

图 9 - 7　红景天除鞣工艺流程

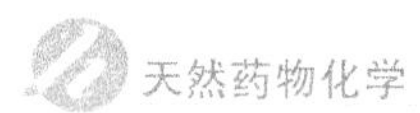

　　吸附法除鞣质除使用大孔吸附树脂外，还可使用聚酰胺作为吸附填料。由于鞣质类成分分子中多酚羟基与聚酰胺填料中的酰胺基团产生多位点的氢键吸附，吸附较牢固，适用于除去水溶液中的鞣质类成分。但由于蒽醌、黄酮和其他酚酸类活性成分也可与聚酰胺产生吸附，因此在去除鞣质的过程中不可避免会造成上述活性成分的损失。经过进一步的研究，可采用戊二醛作交联剂制备的胶原纤维吸附剂作为吸附填料，利用鞣质类成分可与胶原蛋白形成复合物的原理结合并吸附鞣质类成分，可以有效去除鞣质类成分的同时，保留其他活性成分。

　　除此之外，据报道还可使用蒟蒻（amorphophalms konjac）中的葡甘露聚糖经去乙酰化处理后制备的吸附材料去除水溶液中的鞣质类成分。吸附材料扫描电镜图，如图 9-8 所示。

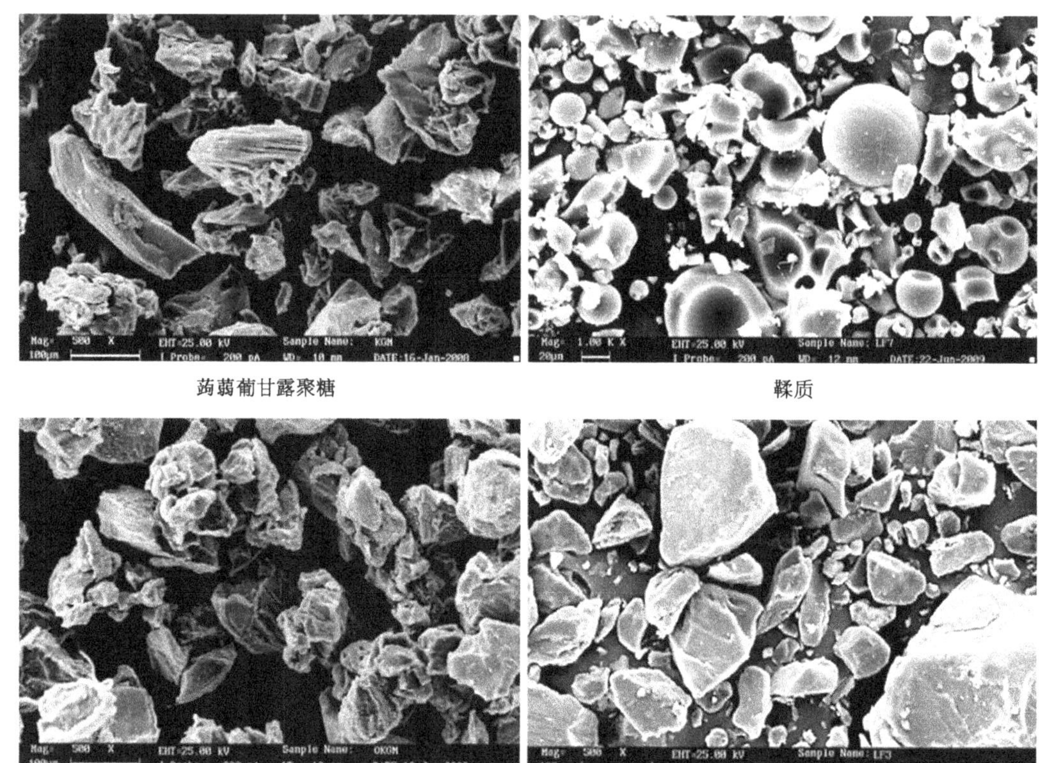

蒟蒻葡甘露聚糖　　　　　　　　　　鞣质

去乙酰蒟蒻葡甘露聚糖　　　　吸附了鞣质的去乙酰蒟蒻葡甘露聚糖

图 9-8　吸附材料扫描电镜图

第六节　鞣质的生物活性

　　人类对鞣质的应用可追溯到 5 000 年前。据《素问·至真要大论》记载：散者收之，是立法的依据。老年、久病、元气不固引起的自汗盗汗、泻痢不止、滑精遗尿，应用固涩收敛滑脱、遏制气血津液的耗散，该种治疗方法叫固涩法。现代研究表明固涩类药物都含有丰富的鞣质成分。鞣质是植物的次生代谢产物，属于天然有机化合物，广泛存在于植物、水果和蔬菜中，大约 70% 天然植物中均含有鞣质。多年来，鞣质成分在医药领域被认为仅有收敛及蛋白质凝固作用，临床上用于各种止血，止泻及抗菌抗病毒。近十年来，由于新技术、新方法的应用，人们对植物中鞣质的研究取得重大进展，除发现其有抗菌、抗炎、止血药理活性外，还发现具有抗突变、抗脂质过氧化、清除自由基、抗肿瘤与抗艾滋病等多种药理活性。尤其在抗肿瘤治疗中显示出了诱人的前景。

一、抗菌抗病毒和杀虫作用

鞣质具收敛性,内服可用于治疗胃肠道出血、溃疡和水泻等症;外用于创伤、灼伤,可使创伤后渗出物中蛋白质凝固,形成痂膜,可减少分泌和防止感染,鞣质能使创面的微血管收缩,有局部止血作用。鞣质能凝固微生物体内的原生质,故有抑菌作用,有些鞣质具抗病毒作用,如贯众能抑制多种流感病毒。

赵今等学者研究了没食子酸鞣质对口腔细菌的抑制作用,研究结果显示没食子酸鞣质通过与生物膜结合,改变了生物膜的形态结构,降低生物膜密度,具有一定的抑菌作用。此外,研究还显示没食子酸鞣质具有一定的抑制口腔细菌酸代谢和糖代谢的作用。此外,在亚洲中东地区生存的大马士革和 Mamber 山羊患肠道细菌感染和螨虫感染的比率明显低于其他地区,经观察发现,该两种羊主要以中东地区分布较广的 *Acacia pennatula*, *Piscidia piscipula* 等植物为主要食物,根据国外学者近期的研究发现,这几种植物中富含鞣质类成分,通过体内、体外试验表明,该几种植物的提取物不仅具有杀螨虫作用,而且对羊捻转血矛线虫等肠道寄生虫也具有杀灭作用。该地区山羊通过食用富含鞣质类成分的植物,可以显著减少粪便中的虫卵数量、降低虫卵的孵化能力。此外,另据报道从老鹳草中分离得到的鞣质类成分老鹳草素具有抗乙肝病毒 B 的作用。

由此可见,鞣质类成分多具有明显的抗菌、抗病毒和杀虫作用。因此,鞣质类成分可开发成外用抑菌或口服杀虫等制剂,或在开发生物农药等方面具有较广阔的应用前景。尤其是对于现阶段减少抗生素滥用,抑制细菌抗药性等方面具有更加积极的意义。

二、抗氧化作用

鞣质类成分的分子中常含有多酚羟基和邻酚羟基,具较强的还原性,可清除生物体内的超氧自由基,延缓衰老。如根据研究表明,在巴西东北半干旱地带分布的多种植物中富含鞣质类成分,通过 $2,2$ -二苯基- 2 -三硝基苯肼(DPPH)试验表明其植物提取物具有明显的清除自由基作用。此外,从金缨子植物中提取的鞣质类成分通过 TBA 实验表明具有较好的抗氧化作用。从仙鹤草中分离的鞣质成分则可以阻断亚硝胺的合成,具有清除亚硝酸盐的作用,其阻断率和清除率分别为 91.85% 和 92.5%。此外,从干玫瑰花瓣中分离得到分子量为 15 万道尔顿的鞣质-蛋白复合物也具有较好的抗氧化作用。

由此可见,鞣质类成分可开发成天然抗氧化剂,在药品、食品和化妆品等领域具有更加广泛的应用前景。

三、降糖降血脂作用

国内外学者经体内、体外实验研究发现,鞣质类成分可以显著降低高脂小鼠外周血总胆固醇、甘油三酯和血糖的平均含量,促进 HepG2 细胞对葡萄糖的利用,增加胞内糖元含量。此外,研究发现,虎杖鞣质通过选择性抑制 α - D -葡萄糖苷酶、蔗糖酶和乳糖酶活性,起到降低血糖的作用。此外,国外学者通过活性跟踪分离的技术,从芍药(*Paeonia lactiflora*)根中纯化得到的可水解鞣质类成分具有较好的蛋白质酪氨酸磷酸酯酶 1B(PTP1B)抑制活性,对于治疗糖尿病和肥胖症具有较好的开发前景。

四、其他作用

(1) 抗癌作用:经国外学者研究表明,逆没食子酸鞣质类化合物在体外试验中显示出较好的抑制乳腺癌细胞芳香化酶 P450 和细胞增殖的作用。从石榴果汁中纯化得到的逆没食子酸鞣质类成分对人前列腺癌细胞也显示出较好的抑制活性。此外，逆没食子酸鞣质在肝脏中的代谢产物 urolithin 也具有较好的抗癌活性和抑制 NF-kappa-B 作用。除逆没食子酸鞣质显示出较好的抗癌活性外，据报道缩合鞣质的低聚物对人直肠癌细胞 SNU-C4 也具有一定的诱导细胞凋亡的作用。由此可见，无论是可水解鞣质还是缩合鞣质都具有一定的抗癌作用。由于鞣质过去都作为杂质弃去，因此关于鞣质类成分抗癌活性研究的报道较少，但这恰恰也为发现新颖结构和新作用机制的抗癌药物提供了新的机遇。2001 年首个鞣质类抗癌药物——威麦宁的上市更是为该类药物的研发提供了依据。

（2）器官保护作用：近期的研究表明，五没食子酸鞣质在体外试验中对人脾细胞具有抑制细胞凋亡的作用。从石榴皮中分离的鞣质提取物对嘌呤导致的肾衰竭和大鼠肝脏细胞 DNA 具有一定的保护作用。此外，从山茶中提取的鞣质类成分可以提高组织细胞对砷的耐受程度，在对抗砷中毒的治疗方面具有一定的应用价值。由于鞣质类成分能够和生物碱及金属离子形成复合物沉淀，鞣质还可用作生物碱及某些重金属中毒时的解毒剂。

另据报道鞣质类成分具有一定的抗炎镇痛作用，推测其机制可能与抑制 NF-kappa-B，下调巨噬细胞中一氧化氮合酶的表达从而抑制一氧化氮的产生有关，但另有学者推测其可能与鞣质分解生成小分子酚酸类物质有关，而非鞣质类化合物本身的生理活性。

另外，据报道鞣质类成分通过抑制 gp41 六螺旋结构的生成，从而阻止 HIV-1 病毒进入宿主细胞，起到抗 HIV-1 病毒的作用。从可可（*Theobroma cacao*）中分离得到的缩合鞣质低聚物具有抑制血小板活性的作用。

五、毒副作用及用药安全性

据报道，鞣质类成分在低浓度（0.1～0.3 mg/L）时能够促进细胞的有丝分裂，提高精子受精率，而在高浓度（30 mg/L）时则转为抑制作用。此外，由于鞣质类成分在体内由肾脏经尿液排出体外，因此如长期大剂量服用易导致肾衰竭。

中药注射剂中含有鞣质类成分，常可导致注射剂外观性状的改变、澄明度下降甚至产生沉淀，从而引起较严重的不良反应。此外，鞣质类成分进入体内后，可以和组织器官中的蛋白质结合形成鞣酸蛋白沉淀，可引起局部硬结，多次注射可导致局部组织坏死或造成无菌炎症反应。因此，中药注射液除鞣质就成为一个迫切需要解决的重要问题。

此外，由于鞣质类成分中含有较多的酚羟基，反应活性较高，可以和其他化学成分发生氧化缩合反应。因此，富含鞣质类成分的中药材（如地榆、石榴皮、五倍子等）与西药（如维生素 B_1、B_6、抗生素、生物碱、异烟肼等）配伍使用时常可导致药效成分降解失效，或产生沉淀影响活性成分的吸收，因此在临床上应用含有该类成分的药物时应引起高度的注意。

六、成药性及其他应用

由于鞣质类成分分子量大，在酸性、碱性条件下不稳定，容易被氧化聚合或分解，易与其他化学成分及金属离子形成复合物沉淀，因此，如将鞣质类成分开发成治疗用药首先应解决其稳定性问题。经过吴春等人的研究，以 β-环糊精、乙基纤维素、海藻酸钠为复合壁材，单甘酯为乳化剂，制成的鞣质微囊制剂大大提高了鞣质成分的光稳定性和热稳定性，同时改善了其脂溶性问题。

此外，利用鞣质类成分及蛋白质能够和多种金属离子络合的特性，将 valonia 中的鞣质类成分及胶原蛋白经提纯，键合到基质材料上制成的鞣质键合树脂（tannin resin）或胶原蛋白-鞣质复合树脂（collagen-tannin resin）能够竞争性吸附水溶液中的 Pb^{2+}、Cu^{2+}、Zn^{2+}、Au^{3+}、Cr^{3+} 等离子，可在化工领域中用于吸附回收工业废水中的重金属离子。

复 习 题

【A 型题】

1. 从化学结构角度,鞣质是天然界植物中广泛存在的一类：　　　　　　　　　　（　　）
  A. 糖苷类　　　　　B. 多元酚类　　　　　C. 黄烷醇类　　　　D. 酯糖苷类

2. 五倍子鞣质从结构上看属于：　　　　　　　　　　　　　　　　　　　　　（　　）
  A. 没食子鞣质　　　　　　　　　　B. 逆没食子鞣质
  C. 可水解鞣质低聚体　　　　　　　D. 咖啡鞣质

3. 逆没食子鞣质在酸的存在下加热水解一般可形成：　　　　　　　　　　　　（　　）
  A. 没食子酸和葡萄糖
  B. 黄烷-3-醇或黄烷-3,4-二醇和葡萄糖
  C. 逆没食子酸和葡萄糖
  D. 咖啡酸和葡萄糖

4. 以下方法中,不适用于鞣质类成分提取的方法为：　　　　　　　　　　　　（　　）
  A. 超声提取法　　　B. 煎煮法　　　　　C. 渗漉法　　　　D. 冷浸法

5. 水解后主要产生没食子酸和葡萄糖的鞣质为：　　　　　　　　　　　　　　（　　）
  A. 没食子酸鞣质　　　　　　　　　B. 逆没食子酸鞣质
  C. 咖啡鞣质　　　　　　　　　　　D. 缩合鞣质

6. 可水解寡聚鞣质二聚体、三聚体的划分依据是：　　　　　　　　　　　　　（　　）
  A. 结构中多元醇的数目　　　　　　B. 结构中没食子酰基的数目
  C. 水解后产生多元醇的种类　　　　D. 水解后产生酚酸的种类

7. 鞣质与下列物质中不能产生沉淀的是：　　　　　　　　　　　　　　　　　（　　）
  A. 生物碱　　　　　B. 金属盐　　　　　C. 蛋白质　　　　D. 葡萄糖

8. 从植物药材中提取鞣质类成分最常用的溶剂是：　　　　　　　　　　　　　（　　）
  A. 乙醚　　　　　　B. 丙酮　　　　　　C. 含水丙酮　　　D. 三氯甲烷

9. 用酸、碱、酶处理后可产生小分子酚酸类化合物和糖或多元醇的是：　　　　（　　）
  A. 可水解鞣质　　　B. 缩合鞣质　　　　C. 两者均是　　　D. 两者均不是

10. 用酸、碱、酶处理或久置均不能水解,但可缩合为高分子不溶于水产物的是：　（　　）
  A. 可水解鞣质　　　B. 缩合鞣质　　　　C. 两者均是　　　D. 两者均不是

11. 可以和明胶发生反应生成不溶于水沉淀的是：　　　　　　　　　　　　　　（　　）
  A. 可水解鞣质　　　B. 缩合鞣质　　　　C. 两者均是　　　D. 两者均不是

12. 与 $FeCl_3$ 作用,产生显色反应或产生沉淀的是：　　　　　　　　　　　　（　　）
  A. 可水解鞣质　　　B. 缩合鞣质　　　　C. 两者均是　　　D. 两者均不是

13. 咖啡鞣质属于：　　　　　　　　　　　　　　　　　　　　　　　　　　（　　）
  A. 可水解鞣质　　　B. 缩合鞣质　　　　C. 两者均是　　　D. 两者均不是

【X 型题】

1. 在水溶液中加热后能产生沉淀但水解后一般不产生小分子有机酸和糖(或多元醇)的鞣质是：

　　　　　　　　　　　　　　　　　　　　　　　　　　　　　　　　　　　（　　）
  A. 咖啡鞣质　　　　　　　　B. 缩合鞣质　　　　　　　　C. 复合鞣质
  D. 没食子酸鞣质　　　　　　E. 逆没食子鞣质

2. 结构中同时含有可水解鞣质和黄烷醇结构片段的是： （　　）

  A．咖啡鞣质   B．缩合鞣质   C．复合鞣质

  D．没食子酸鞣质   E．逆没食子鞣质

3. 用酸、碱、酶处理后主要产生逆没食子酸,同时还可能有少量没食子酸的鞣质为： （　　）

  A．咖啡鞣质   B．缩合鞣质   C．复合鞣质

  D．没食子酸鞣质   E．逆没食子鞣质

4. 可水解鞣质在酸、碱、酶的作用下,水解后可能的产物有： （　　）

  A．表儿茶素   B．糖   C．多元醇

  D．儿茶素   E．小分子酚酸

5. 组成缩合鞣质常见的结构片断有： （　　）

  A．黄烷-3-醇   B．黄烷-3,4-二醇类 C．没食子酰基

  D．逆没食子酰基   E．葡萄糖

6. 下列几种溶剂中能够溶解鞣质的有： （　　）

  A．水   B．甲醇   C．丙酮

  D．三氯甲烷   E．乙酸乙酯-丙酮混合液

7. 分离鞣质类成分多用的柱填料有： （　　）

  A．MCI gel CHP-20P B．碱性氧化铝   C．Sephadex LH-20

  D．Diaion HP-20   E．ODS

8. 下列物质可以和鞣质反应生成沉淀的是： （　　）

  A．明胶   B．蛋白质   C．生物碱

  D．50%的乙醇   E．乙酸铅溶液

【填空题】

1. 根据鞣质的化学结构特征,鞣质分为________、________、________3大类。

2. 根据可水解鞣质化学结构特征,可分为________、________、________、________4种。

3. 组成可水解鞣质的糖中最常见的为________,其中没食子酸鞣质根据没食子酸与中心多元醇连接方式的不同可分为________、________2种。

4. 缩合鞣质的基本结构多是由________或________通过4、8或4、6位以C-C缩合而成的一类多元酚类化合物。由于该类鞣质经加热裂解能够生成________,因此该类鞣质又称为________。

5. 可水解鞣质因分子中含有________键,因此可以在酸、碱、酶的作用下水解为________或________及________。

6. 缩合鞣质根据分子中黄烷类结构单元连接方式的不同,可分为________、________、________3类。

7. 缩合鞣质类用酸、碱、酶处理或久置均不能水解,但可缩合为高分子不溶于水的________,故又称为________。

【简答题】

1. 简述鞣质类化合物的生理活性。

2. 简述鞣质的分类。

3. 可水解鞣质中常见的糖(或多元醇)主要有哪些?

4. 什么叫复合鞣质? 它由哪些部分组成?

5. 简述鞣质的一般理化性质。

6. 简述鞣质的一般提取方法及注意事项。

7. 如何用沉淀法从含鞣质的水溶液中分离出鞣质？

8. 为什么薄层鉴定鞣质类成分时，展开剂中要加入少量的酸？

9. 利用柱色谱对鞣质进行分离纯化的主要柱填料有哪些？

参 考 答 案

第一章

【A型题】

1. D 2. B 3. D 4. B 5. B 6. B 7. B 8. D 9. A 10. B 11. D 12. B 13. A 14. D
15. C 16. A 17. C 18. D 19. E 20. D 21. E 22. A 23. A 24. C 25. A 26. A 27. A
28. A 29. B 30. B 31. A 32. D 33. A 34. C 35. E 36. A 37. B 38. E 39. D 40. A
41. D 42. C 43. B 44. B 45. C 46. D 47. A 48. B 49. C

【X型题】

1. ACE 2. DE 3. ABDE 4. CD 5. ABC 6. BCE 7. ABDE 8. ABE 9. AB 10. ABD
11. ABCD

【判断题】

1. × 2. × 3. × 4. × 5. √ 6. × 7. √ 8. × 9. √ 10. √ 11. √ 12. √ 13. √
14. √ 15. × 16. √ 17. × 18. √ 19. × 20. × 21. √

第二章

【A型题】

1. B 2. B 3. A 4. A 5. A 6. A 7. D 8. A 9. D 10. C 11. A 12. B 13. C 14. B
15. A 16. A 17. B 18. D 19. C 20. B 21. C 22. D 23. C 24. C 25. D 26. A 27. C
28. A 29. C 30. D

【X型题】

1. ABC 2. BD 3. AC 4. AD 5. ABC 6. ABC 7. BCD 8. ABC 9. ABC 10. BD

【判断题】

1. √ 2. × 3. √ 4. √ 5. × 6. × 7. √ 8. × 9. √ 10. √ 11. √ 12. √ 13. ×
14. × 15. × 16. × 17. √ 18. × 19. √ 20. ×

第三章

【A型题】

1. C 2. B 3. A 4. D 5. A 6. B 7. D 8. C 9. A 10. E

【X型题】

1. ABDE 2. ACD 3. ABC 4. ABCDE 5. CE 6. BCE 7. AB 8. CD 9. ABCDE 10. ABC

【判断题】

1. × 2. √ 3. × 4. × 5. √ 6. √ 7. × 8. ×

【问答题】

1.

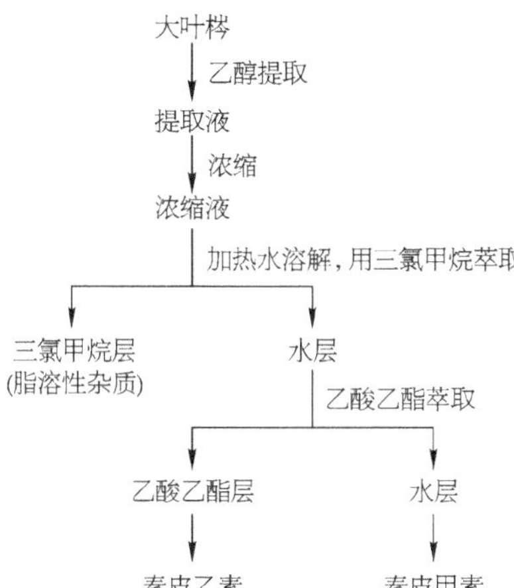

2.

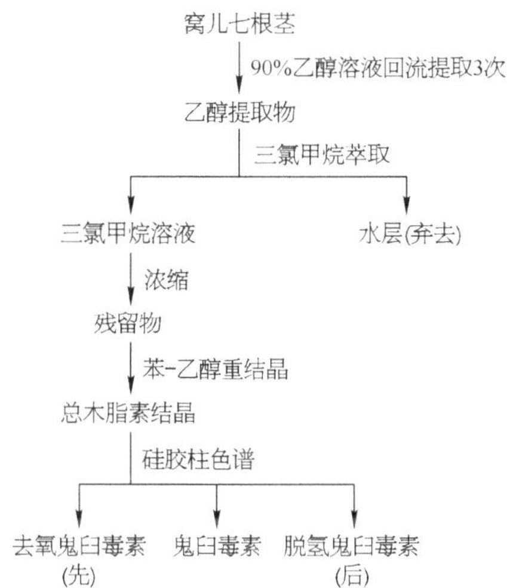

3. （1）三氯化铁试剂鉴别：A 呈现阳性结果,B 呈现阴性结果。

（2）A、B 属于香豆素类,A 的 C_6 位无取代,可用 Gibb's 反应与 B 区分。

（3）Molish 反应鉴别：A 呈现阳性结果,B 呈现阴性结果。

（4）Labat 反应或 Ecgrine 反应鉴别：A 呈现阳性结果,B 呈现阴性结果;或通过三氯化铁试剂鉴别。

第四章

【A 型题】

1. C　**2.** D

【判断题】

1. √　**2.** ×　**3.** ×

【问答题】

1. B＞A＞C＞D

2. 酸性强弱：B＞A＞D＞C

R_f 的大小顺序：C＞D＞A＞B

3. (1) A　(2) C　(3) B　(4) D　(5) E

第五章

【A 型题】

1. B　**2.** C　**3.** C　**4.** D　**5.** A　**6.** D　**7.** A　**8.** D　**9.** B　**10.** D

【判断题】

1. ×　**2.** ×　**3.** √　**4.** √　**5.** √　**6.** √　**7.** ×　**8.** √　**9.** ×　**10.** ×

【问答题】

1～10.（略）

11. (1) Labat 反应：A(+)，B(−)，C(−)；硼氢化钠反应：B(−)，C(+)

(2) 锆-枸橼酸反应：A(+)，B(−)

(3) 硼氢化钠反应：B(+)，A(−)，C(−)；Molish 反应：A(−)，C(+)

(4) 盐酸-镁粉反应：A(+)，B(−)

(5) 硼氢化钠反应：B(+)，A(−)，C(−)；锆-枸橼酸反应：A(−)，C(+)

第六章

【A 型题】

1. A　**2.** C　**3.** C　**4.** A　**5.** C　**6.** B　**7.** A　**8.** B　**9.** C　**10.** B　**11.** C　**12.** D　**13.** B　**14.** A
15. E　**16.** A　**17.** A　**18.** C　**19.** A　**20.** A　**21.** B　**22.** D　**23.** C　**24.** A　**25.** E　**26.** B　**27.** A
28. B　**29.** B　**30.** C　**31.** E　**32.** B　**33.** D　**34.** D　**35.** B　**36.** D　**37.** C　**38.** C　**39.** D　**40.** D

【X 型题】

1. BCD　**2.** BDE　**3.** ABE　**4.** BCDE　**5.** ABDE　**6.** ABCDE　**7.** ABCD　**8.** CE　**9.** ACE　**10.** CD
11. ABC　**12.** CD　**13.** BC　**14.** CD　**15.** AC

第七章

【A 型题】

1. C　**2.** B　**3.** A　**4.** D　**5.** B　**6.** B　**7.** B　**8.** D　**9.** E　**10.** D　**11.** B　**12.** A　**13.** C　**14.** E
15. A　**16.** D　**17.** A　**18.** D　**19.** A　**20.** A　**21.** D　**22.** D　**23.** E　**24.** B　**25.** E　**26.** C　**27.** A

【判断题】

1. √　**2.** √　**3.** ×　**4.** ×　**5.** √　**6.** √　**7.** ×　**8.** √　**9.** ×　**10.** √　**11.** ×　**12.** ×

第八章

【A 型题】

1. A　**2.** D　**3.** B　**4.** D　**5.** B　**6.** D　**7.** D　**8.** D　**9.** E　**10.** E　**11.** D　**12.** A　**13.** D　**14.** A
15. E　**16.** C　**17.** C　**18.** B　**19.** B　**20.** B　**21.** E　**22.** A

【X 型题】

1. ABCDE　**2.** AD　**3.** ABCDE　**4.** ABDE　**5.** CE　**6.** ACE　**7.** BDE　**8.** BCDE　**9.** ACD　**10.** BD

第九章

【A 型题】

1. B　**2.** A　**3.** C　**4.** B　**5.** A　**6.** A　**7.** D　**8.** C　**9.** A　**10.** B　**11.** C　**12.** C　**13.** A

【X 型题】

1. B　**2.** C　**3.** C　**4.** ABCDE　**5.** AB　**6.** ABCE　**7.** ACDE　**8.** ABCE

参 考 文 献

[1] 陈琼华,郑武飞,苏学良,等.中药大黄的综合研究Ⅰ.大黄中蒽醌衍生物抗菌效价的研究[J].药学学报,1962,9(12):757-762.

[2] 梅尺純夫.抗菌性グリコシドの構造と合成[J].有機合成化学協会誌,1966,24:85-91.

[3] 李英,虞佩琳,陈一心,等.青蒿素衍生物的合成[J].科学通报,1979,24(14):667-669.

[4] 吕富华.强心甙研究的重要目的和途径[J].药学学报,1979,14(10):632-640.

[5] 北川勲.サポニンの化学構造研究とその展開[J].化学の領域(増刊),1980,125:45-62.

[6] 方积年.多糖体的结构分析[J].国外医学·药学分册,1981,(4):222-228.

[7] 杨保津,钱名堃,秦国伟,等.丹参有效成分的研究Ⅴ.紫丹参甲素和乙素的分离和化学结构[J].药学学报,1981,16(11):837-841.

[8] 中国科学院上海药物研究所植物化学研究室.黄酮体化合物鉴定手册[M].北京:科学出版社.1981.

[9] 贺师鹏,魏莫愁,李荣芷,等.某些中药的黄酮类化合物对磷酸二酯酶抑制作用的研究[J].北京医学院学报,1982,14(3):253-257.

[10] 朱大元.近年来有生理活性的植物成分[J].中草药,1982,13(8):41-46.

[11] 洪永福.中药知母的药理与化学研究[J].药学实践杂志,1987,5(4):62-66.

[12] 倪慕云,韩力.中药朱砂根化学成分的研究[J].中药通报,1988,13(12):737-738.

[13] 李景荣.胡枝子属药用植物的化学研究[D].中国药科大学博士学位论文.1989.

[14] 董俊兴,韩公羽.中药知母有效成分研究[J].药学学报,1992,27(1):26-32.

[15] 彭军鹏,吴雁,姚新生,等.薤白中两种新甾体皂甙成分[J].药学学报,1992,27(12):918-922.

[16] 杨燕军,舒惠一,闵知大.巴戟天和恩施巴戟的蒽醌化合物[J].药学学报,1992,27(5):358-364.

[17] 彭军鹏,王宣,姚新生.薤白中两种新呋甾皂甙成分[J].药学学报,1993,28(7):526-531.

[18] 王宪楷.天然药物化学[M].北京:人民卫生出版社,1988.

[19] 吴庆夫,李荣芷.独活化学成分的研究[J].中草药.1993,24(1):3,48

[20] 易进海.麦冬研究进展[J].华西药学杂志,1993,8(1):32-38.

[21] 冯子玉.地奥心血康胶囊治疗冠心病心绞痛Ⅱ期临床试验[J].中国新药与临床杂志,1994,13(3):152-155.

[22] 周瑞,顾仁樾,朱大元,等.白蒺藜有效组分治疗脑血管障碍(瘀血型)的临床观察[J].中医杂志,1995,36(5):289-290.

[23] 郭孝武,林书玉,王蕊娥.不同频率超声对提取芸香甙成分的影响[J].陕西师范大学学报(自然科学版),1996,24(1):50-52.

[24] 郭孝武,王蕊娥,员维俭,等.超声提取与碱性浸泡法对小檗碱成分提出率的影响[J].陕西师范大学学报(自然科学版),1997,25(1):47-49.

[25] 肖崇厚.中药化学[M].上海:上海科学技术出版社,1997.

[26] 陈卫平,黄亚博.中医药现代化研究中若干问题探讨[J].北京中医,1998,(6):12-13.

[27] 陆兔林,叶定江,毛春芹,等.三棱总黄酮抗血小板聚集及抗血栓作用研究[J].中草药,1999,30(6):

439－440.

[28] 贾敏.血竭总黄酮对实验性静脉血栓及体外血小板聚集的抑制作用[J].中药药理与临床,2000,16(3):18－19.

[29] 金京玲,金哲洙,任东鲜,等.刺蒺藜果实中两种甾体皂苷的分离与鉴定[J].中草药,2000,31(2):90－91.

[30] 吴立军.天然药物化学[M].3版.北京:人民卫生出版社,2000.

[31] 杨晓春,吴镭.天然药物化学研究在我国新药创制中的作用[J].中国新药杂志,2000,9(6):361－363.

[32] 陈健康,王雷,李珂,等.银杏黄酮与蚓激酶的抗凝溶栓作用[J].心脏杂志,2001,13(4):308－309.

[33] 李传勋,周琴,高广猷,等.银杏叶黄酮对高血脂大鼠血脂水平的影响[J].大连医科大学学报,2001,23(3):179－180.

[34] 周江林.七叶皂苷及其衍生物的药理作用和临床应用[J].中国医师杂志,2001,3(10):793－794.

[35] 卢志雁,黄玉云,田月莲.中药化学的研究进展[J].大同医学专科学校学报,2002(4):25－27.

[36] 于德泉.展望从天然产物创新药物研究[J].中国医学科学院学报,2002,24(4):335－338.

[37] 张朝凤.乌药与鼎湖钓樟的化学成分及抗 HIV－1 整合酶活性研究[D].沈阳药科大学博士学位论文,2002.p146.

[38] 汤大卫.微波提取[J].医药工程设计杂志,2003,24(5):5－6.

[39] 吴立军.天然药物化学[M].4版.北京:人民卫生出版社,2003.

[40] 袁黎明,谌学先,刘国祥,等.高速逆流色谱对芦荟有效成分的制备性分离研究[J].分析化学,2003,31(2):251.

[41] 裴月湖.天然药物化学实验[M].北京:人民卫生出版社,2005.

[42] 宋晓凯.天然药物化学[M].北京:化学工业出版社,2004.

[43] 徐勤.鞣质的研究进展[J].华夏医学,2004,17(1):113－115.

[44] 徐任生.天然产物化学[M].2版.北京:科学出版社,2004.

[45] 杨宏健.天然药物化学[M].郑州:郑州大学出版社,2004.

[46] 车景俊,池文杰.HPLC 法在中药鞣质类研究中的应用[J].黑龙江医药,2005,18(2):33－34.

[47] 李剑敏,陈志红,李浩.CuCl$_2$ 沉淀法去除草药提取液中鞣质的研究[J].西安文理学院学报(自然科学版),2005,8(3):11－16.

[48] 龙云惠,黄兆龙,郭亚力,等.用薄层层析法检测石榴皮的鞣质[J].红河学院学报,2005,3(6):25－26.

[49] 裴月湖.天然药物化学实验指导[M].北京:人民卫生出版社,2007.

[50] 杨秀伟.实用天然产物手册——生物碱[M].北京:化学工业出版社,2005.

[51] 郭爱华.天然药物的研究方向探析[J].山西中医学院学报,2006,7(2):42－43.

[52] 卢艳花.中药有效成分提取分离实例[M].北京:化学工业出版社,2007

[53] 吴春,郭丽娟,张艳.微胶囊化提高鞣质稳定性的研究[J].化学世界,2006,47(12):756－758.

[54] 吴剑峰,周晶.天然药物化学[M].北京:高等教育出版社,2012.

[55] 孔令义.香豆素化学[M].北京:化学工业出版社,2007.

[56] 卢艳花.中药有效成分提取分离技术[M].2版.北京:化学工业出版社,2008.

[57] 沈嘉.体外药物筛选[M].北京:化学工业出版社,现代生物技术与医药科技出版中心,2006.

[58] 屠鹏飞,姜勇.中药创新药物的发现与研发[J].中国天然药物,2007,5(2):81－86.

[59] 王天玲.天然药物化学基础[M].2版.北京:人民卫生出版社,2008.

[60] 吴立军.天然药物化学[M].北京:人民卫生出版社,2007.

[61] 吴立军.全国成人高等学校医学学历教育(专科)教材·天然药物化学[M].北京:人民卫生出版社,2007.

[62] 吴立军.天然药物化学[M].6版.北京:人民卫生出版社,2011.

[63] 吴立军.实用天然有机产物化学[M].北京:人民卫生出版社,2007.

[64] 陈俊辉,王少彬,李恩民,等.冬凌草甲素注射液对人胃腺癌裸鼠移植瘤的抑制作用及其机制[J].中华肿瘤杂志,2008,30(2):89-92.

[65] 郭垒.CO_2-SFE 的萃取原理及其在天然药物化学成分提取中的应用[J].中国医药导报,2008,5(9):28-30.

[66] 郝联春,金哲雄,吴亚.榛子叶鞣质的镇痛作用初探[J].黑龙江医药,2008,21(6):21-22.

[67] 李娟,廖学品,唐睿,等.胶原纤维吸附剂对银杏叶中鞣质的选择性去除作用[J].中草药,2008,39(1):62-65.

[68] 梁英,何雯娟,韩鲁佳.微波辅助提取黄芩黄酮的研究[J].中兽医医药杂志,2008,27(1):14-16.

[69] 王强,吴美清,赵玲辉,等.人参皂苷 Rh_2 对小鼠移植瘤生长及对细胞间连接黏附分子表达的影响[J].中国中药杂志,2008,33(18):2116-2119.

[70] 吴继洲,孔令义.天然药物化学[M].北京:中国医药科技出版社,2008.

[71] 吴立军.中药学专业知识.2—中药化学部分[M].北京:中国医药科技出版社,2008.

[72] 张卫东.中药现代化研究新思路——天然药物化学与生物学研究相结合[J].中国天然药物,2008,6(1):2-5.

[73] 花雷,张晓娜,雷帆,等.石榴叶鞣质对高血脂小鼠糖代谢影响及其机制[J].世界科学技术:中医药现代化,2009(4):545-550.

[74] 蒋波,高珣,毕开顺,等.HPLC 法同时测定六味安消胶囊中蒽醌类成分含量[J].中药材,2009,32(6):975-977.

[75] 吴剑峰,王宁.天然药物化学[M].北京:人民卫生出版社,2009.

[76] 萧伟,陈凤龙,章晨峰等.国内外天然药物研究的发展现状和趋势[J].中草药,2009,40(11):1681-1687.

[77] 杨义芳,杨必成,金丽丽.中药创新药物研究开发的回顾、策略与实践[J].中草药,2009,40(10):1513-1519.

[78] 张艳萍,俞远志,张虹.气相色谱分析生地黄多糖的单糖组成及其含量[J].中国中药杂志,2009,34(4):419-422.

[79] 赵今,孙玉亮,牛巧丽,等.没食子鞣质及有效提取物对致龋细菌代谢的影响[J].新疆医科大学学报,2009,32(1):3-6.

[80] 周本宏,郭志磊,王慧媛,等.石榴皮鞣质对腺嘌呤性慢性肾衰大鼠保护作用的研究[J].中国药学杂志,2009,44(22):1699-1703.

[81] Eleanob M B, Phoebe X Q. 探索胶原纤维间隙区域鞣质作用:儿茶素-胶原相互作用[J].北京皮革:下,2010(9):91-95.

[82] 高晓燕,卢建秋.HPLC-DAD 法同时测定大黄中 7 个蒽醌类化合物的含量[J].药物分析杂志,2010,30(9):1636-1641.

[83] 国家药典委员会.中华人民共和国药典二部[M].北京:中国医药科技出版社,2015.

[84] 国家药典委员会.中华人民共和国药典一部[M].北京:中国医药科技出版社,2015.

[85] 康胜利.天然药物化学[M].北京:中国人民大学出版社,2010.

[86] 李森林,张建斌,张正付,等.湿地松松针中鞣质的提取与分离工艺研究[J].林产化学与工业,2010,30(5):99-102.

[87] 牛德斌.HPLC 测定痛风舒片中 3 个蒽醌类成分的含量[J].中国实验方剂学杂志,2010,16(10):69-70.

[88] 史清文,李力更,霍长虹,等.天然药物化学研究与新药开发[J].中草药,2010,41(10):1583-1589.

[89] 孙萍,张根林,马彦梅,等.大孔树脂对沙枣鞣质的吸附及解吸性能研究[J].安徽农业科学,2010,30(13):6912-6913.

[90] 许慧,黄丽英.植物多糖生物活性的研究进展[J].福建医科大学学报,2010,44(1):79-82.

［91］ 杨世林,热娜·卡斯木. 天然药物化学[M]. 北京:科学出版社,2010.

［92］ Angyal SJ，Macdonald CG. The structure of pinitol and quebrachitol [J]. Journal of the Chemical Society，1952:686 – 695.

［93］ Geissman TA. Modern methods of plant analysis (ed. by Peach K. et al). 1955,1:473.

［94］ Horowitz R. Detection of flavanones by reduction with sodium borohydride [J]. The Journal of Organic Chemistry，1957,22(12):1733 – 1735.

［95］ Roux DG，Paulus E. Condensed tannins. 11. Isolation of a condensed tannin from black-wattle heartwood，and synthesis of 7 : 3′ : 4′– trihydroxyflavan – 4 – ol [J]. Biochemical Journal，1961，80:476 – 481.

［96］ Lindberg B. Recent advances in methods of isolating and purifying hemicelluloses [J]. Pure and Appllied Chemistry，1962,5(1 – 2):67 – 75.

［97］ Katyal M. Flavones as analytical reagents-a review [J]. Talanta，1968,15(1):95 – 106.

［98］ Markham KR，Mabry TJ. The identification of twenty-three 5-deoxy-and ten 5-hydroxy-flavonoids from *Baptisia lecontei* (Leguminosae) [J]. Phytochemistry，1968,7(5):791 – 801.

［99］ Stahl E. Thin-Layer chromatography [M]. 2nd ed. Berlin，New York: Springer-Verlas，1969.

［100］ Mabry，T J. Systematic identification of flavonoids [M]. Berlin: Springer-Verlag，1970.

［101］ Nagai M，Ando T，Tanaka N，et al. Chemical studies on the Oriental plant drugs. XXVIII. Saponins and sapogenins of Ginseng. Stereochemistry of the sapogenin of Ginsenosides – Rb_1，Rb_2，and Rc [J]. Chemical & Pharmaceutical Bulletin，1972,20(6):1212 – 1216.

［102］ Markham K R. The flavonoids (ed. by Harborne J B. et al) [M]. London: Charpmann and Hall，1975. 2.

［103］ Sasaki T，Takasuka N. Further study of the structure of lentinan，an anti-tumor polysaccharide from *Lentinus edodes* [J]. Carbohydrate Research，1976，47(1):99 – 104.

［104］ Oshio H，Naruse Y，Tsukui M，et al. Quantitative analysis of the purgative components of rhubarb and senna [J]. Chemical Pharmaceutical Bulletin，1978,26(8):2458 – 2464.

［105］ Shimizu S，Shibata H. Amorphaquinone，a new isoflavanquinone from *Amorpha fruticosa* L [J]. Heterocycles，1978,10(1):85 – 86.

［106］ Grün M，Franz G. Isolierung zweier stereoisomerer Aloine aus Aloe [J]. Pharmazie，1979,34:669 – 670.

［107］ Ravikumar PR，Hammesfahr P，Sih CJ. Cytotoxic saponins from the chinese herbal drug Yunnan Bai Yao [J]. Journal of Pharmaceutical Sciences，1979,68(7):900 – 903.

［108］ Saitô H，Ohki T and Sasaki T. A ^{13}C-nuclear magnetic resonance study of polysaccharide gels. Molecular architecture in the gels consisting of fungal，branched $(1→3)-\beta-D–$ glucans (lentinan and schizophyllan) as manifested by conformational changes induced by sodium hydroxide [J]. Carbohydrate Research，1979,74(1):227 – 240.

［109］ Sasaki K，Yamauchi K，Kuwano S，et al. Metabolic activation of sennoside A in mice [J]. Planta Medica，1979,37(12):370 – 378.

［110］ Manito P. Biosynthesis of Natural Products [M]. New York: John wiley & sons，1981.

［111］ No authors listed. Tripterygium Wilfordii Hook F in systemic lupus erythematosus: report of 103 cases [J]. Chinese Medical Journal. 1981,94(12):827 – 834.

［112］ Riccio R，Simone E.，Dini A.，et al. Starfish saponins VI – unique 22,23 – epoxysteroidal cyclic glycosides，minor constituents from *Echinaster sepoeitus* [J]. Tetrahedron Letters，1981,22:1557 – 1560.

［113］ Saijo R，Fuk C，Murakami K，et al. Two steroidal glycosides，aculeatiside A and B from Solanum aculeatissimum [J]. Phytochemistry, 1983,22(3):733 - 736.

[114] Yao XS, Yutaka E, Hiroshi N. Structure of arnebinone, a novel monoterpenylbenzoquinone with inhibitory effect to prostaglandin biosynthesis [J]. Tetrahedron Letters, 1983,24(31):3247 - 3250.

[115] Nikaido T, Ohmoto T, Sankawa U, et al. Inhibitors of adenosine 3′,5′ - cyclic monophosphate phosphodiesterase in cassia seed [J]. Chemical Pharmaceutical Bulletin, 1984,32(8):3075 - 3078.

[116] Shimada K, Kyuno T, Nambara T, et al. New cleavage methods for cardiac glycosides having a doubly linked sugar [J]. Planta Medica, 1984,50(1):9 - 11.

[117] Kanwal K, Maheshwari P and Anakshi K. A pregnane ester and its glycoside from *Orthenthera viminea* [J]. Phytochemistry, 1985,24(12):3007 - 3009.

[118] Braquet P, Touqui L, Shen TY, et al. Perspectives in platelet - activating factor research [J]. Pharmacological Review, 1987,39(2):97 - 145.

[119] Hosford D, Braquet P. Antagonists of platelet - activating factor: chemistry, pharmacology and clinical applications [J]. Progress in Medicinal Chemistry, 1990,27:325 - 380.

[120] Abd El-Hafiz MA, Weniger B, Quirion JC, et al. Ketoalcohols, lignans and coumarins from *Chiococca alba* [J]. Phytochemistry, 1991,30(6):2029 - 2031.

[121] Kikuchi Y, Sasa H, Kim T, et al. Inhibition of human ovarian cancer cell proliferation in vitro by ginsenoside Rh$_2$ and adjuvant effects to cisplatin in vivo [J]. Anti-cancer Drugs, 1991,2(1):63 - 68.

[122] Daniele D, Gall C, Gredt M, et al. Ergosterol biosynthesis and its inhibition by fenpropimorph in Fusarium species [J]. Phytochemistry, 1992,31(4):1223 - 1233.

[123] Kubo S, Mimaki Y, Sashi Y. Steroidal saponins from the rhizomes of Smilax sieboldii [J]. Phytochemistry, 1992,31(7):2445 - 2450.

[124] Ori K, Mimaki Y, Mito K, et al. Jatropham derivatives and steroidal saponins from the bulbs of Lilium hansonii [J]. Phytochemistry, 1992,31(8):2767 - 2775.

[125] Urban S, Capon RJ. 5 - *epi* - Isospongiaquinone, a new sesquiterpene/quinone antibiotic from an Australian marine sponge, *Spongia hispida* [J]. Journal of Natural Products, 1992,55(11):1638 - 1642.

[126] Nakashima N, Kimura I, Kimura M, et al. Isolation of pseudoprototimo saponin. A Ⅲ from rhizomes of Anemarrhena asphodeloides and its hypoglycemic activity in streptozotocin-induced diabetic mice [J]. Journal of Natural Products, 1993,56(3):345 - 350.

[127] Lee SW, Kuo SC, Chen ZT, et al. Novel anthraquinones from *Damnacanthus indicus* [J]. Journal of Natural Products, 1994,57(9):1313 - 1315.

[128] Tashmukhamedov MS, Mirzaakhmedov SY, Ibragimov BT, et al. Arenobufagin and gamabufotalin from the venom of the Central Asian green toad Bufo viridis. Introduction, structural-functional features [J]. Chemistry of Natural Compounds, 1995,31(2):214 - 220.

[129] Attele AS, Wu JA, Yuan CS. Ginseng pharmacology: multiple constituents and multiple actions [J]. Biochemical Pharmacology, 1999,58(11):1685 - 1693.

[130] Giner-Larzaa EM, Máez S, Recio MC, et al. Oleanonic acid, a 3 - oxotriterpene from pistacia, inhibits leukotriene synthesis and has anti-inflammatory activity [J]. European Journal of Pharmacology, 2001,428(1):137 - 143.

[131] Hanson JR. The development of strategies for terpenoid structure determination [J]. Natural Product Reports, 2001,18(6):607 - 617.

[132] Qingchun Z, Chengbin C, Bing C, et al. One New and Two Known Hydrolysable Tannins Obtained as New Cell Cycle Inhibitors from Rubus aleaefolius Poir [J]. Chinese Journal of

Medicinal Chemistry, 2001,11(6):343 - 344,346.

[133] Gao XD, Ye WC, Yu AC, et al. Pulsatilloside A and anemoside A3 protect PC12 cells from apoptosis induced by sodium cyanide and glucose deprivation [J]. Planta Medica, 2003,69(2):171 - 174.

[134] Ikezoe T, Chen SS, Tong XJ, et al. Oridonin induces growth inhibition and apoptosis of a variety of human cancer cells [J]. International Journal of Oncology, 2003,23(4):1187 - 1193.

[135] Itharat A, Plubrukarn A, Kongsaeree P, et al. Dioscorealides and dioscoreanone, novel cytotoxic naphthofuranoxepins, and 1,4-phenan-thraquinone from *Dioscorea membranacea*. Pierre [J]. Organic Letters, 2003,5(16):2879 - 2882.

[136] Singha P K, Roy S, Dey S. Antimicrobial activity of *Andrographis paniculata* [J]. Fitoterapia, 2003,74(7):692 - 694.

[137] Srinivas G, Anto R J, Srinivas P, et al. Emodin induces apoptosis of human cervical cancer cells through poly(APD-ribose) polymerase cleavage and activation of caspase - 9 [J]. European Journal of Pharmacology, 2003,473(2 - 3):117 - 125.

[138] De Nicola E, Gallo M, Iaccarino M, et al. Hormetic versus toxic effects of vegetable tannin in a multitest study [J]. Archives of Environmental Contamination and Toxicology, 2004,46(3):336 - 344.

[139] Williams CA, Grayer RJ. Anthocyanins and other flavonoids [J]. Natural Product Reports, 2004, 21(4):539 - 573.

[140] Zeng XL, Tu ZG. Effect of Telomerase on Ginsenoside Rh_2 - Induced Differentiation of Hepatocarcinoma cell line SM MC - 7721 [J]. Chinese Journal of Cancer, 2004,23(12):1655 - 1659.

[141] Eyong KO, Folefoc GN, Kuete V, et al. Newbouldiaquinone A:a naphthoquinone-anthraquinone ether coupled pigment, as a potential antimicrobial and antimalarial agent from *Newbouldia laevis* [J]. Phytochemistry, 2006,67(6):605 - 609.

[142] Ng TB, Pi ZF, Fu M, et al. A polysaccharopeptide complex and a condensed tannin with antioxidant activity from dried rose (Rosa rugosa) flowers [J]. Journal of Pharmacy and Pharmacology, 2006,58(4):529 - 534.

[143] Wu Q, Ma D. Recent progress on the total synthesis of natural products in China [J]. Natural Product Reports, 2006,23(5):772 - 788.

[144] Newman DJ, Cragg GM. Natural Products as Source of New Drugs from 1981 to 2014 [J]. *Journal of Natural Products*, 2016,79(3):629 - 661.

[145] Li H, Tanaka T, Zhang YJ, et al. Rubusuaviins A - F, monomeric and oligomeric ellagitannins from Chinese sweet tea and their alpha-amylase inhibitory activity [J]. Chemical & Pharmaceutical Bulletin, 2007,55(9):1325 - 1331.

[146] Liu Y, Wang L, Jung JH, et al. Sesterterpenoids [J]. Natural Product Reports, 2007,24(6):1401 - 1429.

[147] Li J, Huang H, Zhou W, et al. Anti-hepatitis B virus activities of Geranium carolinianum L. extracts and identification of the active components [J]. Biological & Pharmaceutical Bulletin, 2008,31(4):743 - 747.

[148] Tang D, Li HJ, Li P, et al. Interaction of bioactive components caffeoylquinic Acid derivatives in Chinese medicines with bovine serum albumin [J]. Chemical & Pharmaceutical Bulletin, 2008,56(3):360 - 365.

[149] Bicker J, Petereit F, Hensel A. Proanthocyanidins and a phloroglucinol derivative from *Rumex*

acetosa L [J]. Fitoterapia, 2009,80(8):483 - 495.

[150] Duan WJ, Chen LX, Qiu F, et al. Monoterpenes from Paeonia albiflora and their inhibitory activity on nitric oxide production by lipopolysaccharide-activated microglia [J]. Journal of Natural Products, 2009,72(9):1579 - 1584.

[151] Geris R, Simpson TJ. Meroterpenoids produced by fungi [J]. Nat Prod Rep. 2009,26(8):1063 - 1094.

[152] Kuo RY, Qian K, Morris-Natschke SL, et al. Plant-derived triterpenoids and analogues as antitumor and anti - HIV agents [J]. Nat Prod Rep, 2009,26(10):1321 - 1344.

[153] Maeda H, Matsuo Y, Tanaka T, et al. Euscaphinin, a new ellagitannin dimer from Euscaphis japonica (THUNB.) KANITZ [J]. Chemical & Pharmaceutical Bulletin, 2009,57(4):421 - 423.

[154] Sengil IA, Özacar M. Competitive biosorption of Pb^{2+}, Cu^{2+} and Zn^{2+} ions from aqueous solutions onto valonia tannin resin [J]. Journal of Hazard Mater, 2009,166(2 - 3):1488 - 1494.

[155] Zhou K, Chen L, Qiu F, et al. Triterpenoids and flavonoids from celery (Apium graveolens) [J]. *Journal of Natural Products*. 2009 Sep;72(9):1563 - 1567.

[156] Adams LS, Zhang Y, Seeram NP, et al. Pomegranate ellagitannin-derived compounds exhibit antiproliferative and antiaromatase activity in breast cancer cells in vitro [J]. Cancer Preview Research (Phila), 2010,3(1):108 - 113.

[157] Baumgartner RR, Steinmann D, Heiss EH, et al. Bioactivity-guided isolation of 1,2,3,4,6 - Penta - O - galloyl - D - glucopyranose from Paeonia lactiflora roots as a PTP1B inhibitor [J]. Journal of Natural Product, 2010,73(9):1578 - 1581.

[158] Bing SJ, Kim MJ, Park E, et al. 1, 2, 3, 4, 6 - penta - O - galloyl - β - D - glucose protects splenocytes against radiation-induced apoptosis in murine splenocytes [J]. Biological & Pharmaceutical Bulletin, 2010,33(7):1122 - 1127.

[159] Chandronitha C, Ananthi S, Ramakrishnan G, et al. Protective role of tannin-rich fraction of Camellia sinensis in tissue arsenic burden in Sprague Dawley rats [J]. Human & Experimental Toxicology, 2010,29(9):705 - 719.

[160] Lee BI, Nugroho A, Bachri MS, et al. Anti-ulcerogenic effect and HPLC analysis of the caffeoylquinic acid-rich extract from Ligularia stenocephala [J]. Biological & Pharmaceutical Bulletin, 2010,33(3):493 - 497.

[161] Liu D, Su Z, Wang C, et al. Separation and purification of hydrolyzable tannin from Geranium wilfordii Maxim by reversed-phase and normal-phase high-speed counter-current chromatography [J]. Journal of Separation Science, 2010,33(15):2266 - 2271.

[162] Liu F, Luo X, Lin X. Adsorption of tannin from aqueous solution by deacetylated konjac glucomannan [J]. Journal of Hazard Mater, 2010,178(1 - 3):844 - 850.

[163] Martinez-Ortiz-de-Montellano C, Vargas-Magana JJ, Canul-Ku HL, et al. Effect of a tropical tannin-rich plant Lysiloma latisiliquum on adult populations of Haemonchus contortus in sheep [J]. Veterinary Parasitology, 2010,172(3 - 4):283 - 290.

[164] Park KH, Kim SK, Choi SE, et al. Three new stereoisomers of condensed tannins from the roots of Rosa multiflora [J]. Chemical & Pharmaceutical Bulletin, 2010,58(9):1227 - 1231.

[165] Fernández-Salas A, Alonso-Diaz MA, Acosta-Rodríguez R, et al. In vitro acaricidal effect of tannin-rich plants against the cattle tick Rhipicephalus (Boophilus) microplus (Acari: Ixodidae) [J]. Veterinary Parasitology, 2011,175(1 - 2):113 - 118.

[166] Gescher K, Hensel A, Hafezi W, et al. Oligomeric proanthocyanidins from *Rumex acetosa* L. inhibit the attachment of herpes simplex virus type - 1 [J]. Antiviral Research, 2011,89(1):9 - 18.

［167］ Yoshikawa M，Murakami T，Ueno T，et al. Bioactive saponins and glycosides. Ⅷ. Notoginseng （1）: new dammarane-type triterpene oligoglycosides，notoginsenosides-A，-B，-C，and -D，from the dried root of *Panax notoginseng* （Burk. ）F. H. Chen ［J］. Chemical & Pharmaceutical Bulletion，1997，45（6）：1039 – 1045.

www.ingramcontent.com/pod-product-compliance
Lightning Source LLC
LaVergne TN
LVHW071508180726
843512LV00014B/1038